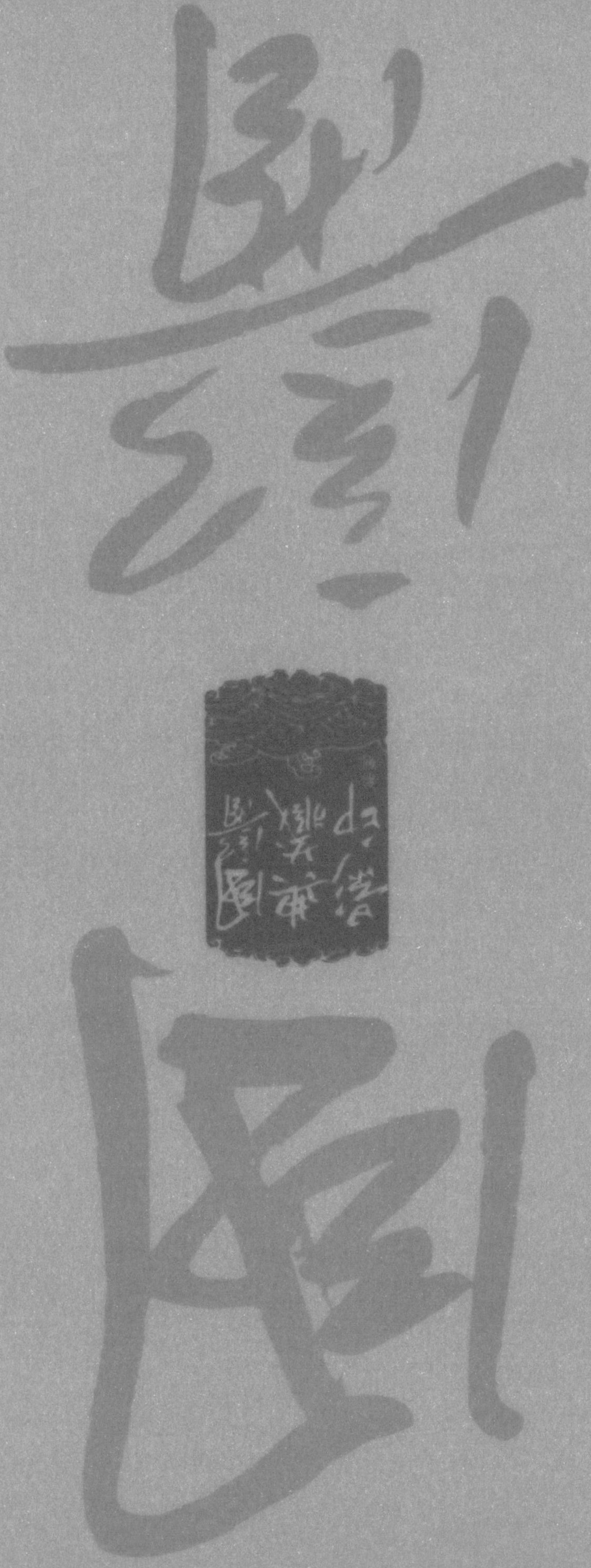

國醫典藏影印系列

黄帝内經太素

隋・楊上善 撰注

人民衛生出版社
・北京・

民國十三年歲次甲子
仲秋仿宋嘉祐本刻行

圖書在版編目（CIP）數據

黄帝内經太素 /（隋）楊上善撰注 .—北京：人民衛生出版社，2022.11
（國醫典藏影印系列）
ISBN 978-7-117-34099-1

Ⅰ. ①黄… Ⅱ. ①楊… Ⅲ. ①《黄帝内經太素》 Ⅳ. ①R221.3

中國版本圖書館 CIP 數據核字（2022）第 227775 號

國醫典藏影印系列

黄帝内經太素

Guoyi Diancang Yingyin Xilie

Huangdi Neijing Taisu

撰　　注：楊上善
出版發行：人民衛生出版社（中繼綫 010-59780011）
地　　址：北京市朝陽區潘家園南里 19 號
郵　　編：100021
E - mail：pmph @ pmph.com
購書熱綫：010-59787592　010-59787584　010-65264830
印　　刷：三河市宏達印刷有限公司（勝利）
經　　銷：新華書店
開　　本：787 × 1092　1/16　　印張：15.5　　插頁：1
字　　數：330 千字
版　　次：2022 年 11 月第 1 版
印　　次：2023 年 1 月第 1 次印刷
標準書號：ISBN 978-7-117-34099-1
定　　價：89.00 元
打擊盜版舉報電話：010-59787491　E-mail：WQ @ pmph.com
質量問題聯系電話：010-59787234　E-mail：zhiliang @ pmph.com
數字融合服務電話：4001118166　E-mail：zengzhi @ pmph.com

中國的傳世古籍浩如烟海，汗牛充棟，其中中醫藥古典醫籍占有重要的地位。據不完全統計，存世的中醫藥古籍超過一萬種，若包括不同版本在内，數量更多。中醫藥古籍是傳承中華優秀文化的重要載體，是中醫文化寶庫中之瑰寶。這些珍貴的中醫文化遺産是當代中醫藥學繼承和創新的源泉，藴藏着精深的無可替代的學術價值和實用價值。保護和利用好中醫藥古籍，是弘揚中華優秀傳統文化、傳承中醫學術的必由之路。大凡古今醫家，無不是諳熟中醫藥古籍，并在繼承前人經驗的基礎上而成爲一代宗師。步入新時代，中醫的發展創新仍然離不開繼承，而繼承的第一步必須是學習古籍，奠定基礎，在此基礎上創立新説，真正做到傳承精華，守正創新。

人民衛生出版社自一九五三年成立以來即開始承擔中醫古籍出版工作。先後出版了影印本、點校本、校注本、校釋本等數百種古籍著作。通過近七十年的積澱，人衛社形成了中醫古籍整理規範，爲中醫藥教材、專著建設做了大量基礎性工作；并通過古籍整理，培養了一大批中醫古籍整理人才；同時，造就了一批治學嚴謹，并具有中醫古籍編輯職業素養的專業編輯隊伍，形成了編輯、排版、校對、印製各環節成熟的質量保證體系。多個項目獲得國家古籍整理出版資助，榮獲中國出版政府獎、國家科技進步獎等殊榮，并且形成了「品牌權威、名家雲集」「版本精良、校勘精準」「讀者認可、歷久彌新」的特點，贏得了讀者和行業内的一致認可與高度評價。

讀經典、跟名師、做臨床、成大醫是中醫人才成長的重要路徑。中醫古籍的影印最忠實於原著，也是中醫古籍整理的重要方法之一，具有較高的學術價值和文獻價值。爲了更好地貫徹落實中共中央辦公廳、國務院辦公廳於二〇二二年四月印發的《關於推進新時代古籍工作的意見》精神，滿足讀者學習和研究中醫古籍需要，我們精選了十種曾在我社二十世紀六十年代先後影印出版，頗受廣大讀者歡迎的中醫經典古籍影印本，作爲《國醫典藏影印系列》出版。其内容涉及中醫理論、中醫臨床、中藥等；所選版本，均爲傳世之本，部分品種現已成爲市場稀有的收藏之作。爲便於讀者研習和收藏，本次影印在版式上進行了擴印，對於影印本中不清楚的字進行描修等，并以精裝版面世。本次影印出版不僅具有實用價值，更具有珍貴的版本價值與文獻價值，期待本系列的出版，能真正起到讀古籍、築根基、做臨床、提療效的作用，爲推動我國中醫藥事業的發展與創新做出貢獻。

《國醫典藏影印系列》（十種）

《黄帝内經素問》
《黄帝内經靈樞》
《黄帝内經太素》
《注解傷寒論》
《金匱玉函經》
《神農本草經》
《本草綱目》（全二册）
《備急千金要方》
《千金翼方》
《外臺秘要》（全三册）

人民衛生出版社
二〇二二年八月

本次影印選用蕭延平蘭陵堂本《黄帝内經太素》23卷本（1924年）作爲底本，卷首有校訂者蕭延平例言，卷末附《太素遺文》及《校正内經太素楊注後序》。蕭氏不但據《素問》《靈樞》《針灸甲乙經》等書對校《太素》，而且與海内外流傳的其他手抄本參校，與《素問》新校正，林億校《針灸甲乙經》《脉經》《外臺秘要》，及日本《醫心方》他校。校補經文及楊上善注處，均逐一加按語説明所補何字，所據何書，并在每章篇目下注明該章經史各段起止，參見《素問》《靈樞》《針灸甲乙經》的卷篇。蕭氏校補《太素》，歷時二十餘年，校勘詳細精當，有根有據，按語允當，原抄俗字也一律加以更正。加之蘭陵堂本刻工精湛，很少誤字，故蕭本至今仍被視爲《太素》研究的範本。

本次影印爲保留古籍原貌，書中部分目録與正文標題不符處，如第十四卷目録爲「四時脉診」，正文爲「四時診脉」，未作更改。

爲便于讀者閱讀查找，本次影印目録新增各篇頁碼。

黃帝內經太素例言

漢志黃帝內經十八卷。晉皇甫謐序甲乙經云。今有鍼經九卷。（因素問亦九卷無以別此經特取其篇首之名謂鍼經九卷）素問九卷。二九十八卷。即內經也。（漢張機敘傷寒雜論古醫經於素問外稱曰九卷不標異名存其實也王叔和脈經同）復云素問論病精微。九卷原本經脈。其義深奧。故其書內仍稱九卷。本書楊注凡援引今本靈樞篇目經文皆稱九卷。據此足知今本靈樞與素問即漢志所稱內經十八卷也。唐王冰注素問。因全元起注本第七卷久亡。（隋志黃帝內經八卷）自謂得舊藏之卷。羼入天元紀大論七篇於素問中。（宋林億等新校正疑為陰陽大論之文）復於全本素問多所遷移。（檢素問新校正自知）又因隋志有九靈之名稱九卷為靈樞。（見王冰素問敘注）而全本素問既失其真古九卷之名亦就湮沒。本書合九卷（即今靈樞）素問兩部為一書。於王注素問天元紀大論等七篇無一語竄入。足存全本素問之真。於九卷經文多所詮釋。足袪靈樞晚出之惑。茲取靈樞（即古九卷）素問甲乙經詳為對勘。倣素問新校正例。於每篇篇首標名自某處至某處見靈樞（仍今名以便省覽）素問甲乙經卷幾第幾篇。復於書中凡與靈素甲乙字異者。仍倣新校正例於注後空一格。用平按二字。註明某字某書作某。其原鈔經文缺字。據靈素甲乙補入者。亦於平按下注明某處原缺幾字。據某書補入。其楊注缺字無可考補者。即計字空格。以存其真。其可據經文補入者。仍於原缺處空格。將據經文所補之字附註於平按下。間或參以臆說。僭擬一二者。仍於原缺處空格。附臆說於平按下。以備參稽而昭慎重。

新舊唐志楊上善黃帝內經太素三十卷。（鄭樵通志同）宋志僅存三卷。宋史修於元。其散佚當在南宋金元間。故自金元以降。惟王履溯洄集一為徵引。餘不多見。今則中國並宋志所載三卷而亦不存。此書乃假楊惺吾氏所獲日本唐人卷子鈔本影寫卷高七寸五分強弱。每行十六七字不等。計缺第一第四第七第十六第十八第二十第二十一凡七卷。又殘卷一册。共十三紙。尾間有以仁和寺宮御所藏本影寫字樣。考日本森立之經籍訪古志黃帝內經太素三十卷。唐通直郎太子文學楊上善奉勅撰注。所缺凡七卷。卷第與楊氏鈔本同。下注傳寫仁和三年舊鈔本。按日本仁和三年。當中國唐僖宗光啟三年。楊氏鈔本既據仁和寺宮御所藏本影寫。其為唐人卷子鈔本無疑。其殘卷十三紙。謹據靈樞素問補入本書卷五卷六卷十卷二十二卷三十陰陽合等篇。均詳本書所補諸篇篇目校記。

本書既係影寫仁和寺宮御藏本。據楊氏日本訪書志。日本舊諸侯錦小路復有鈔本。余長武昌醫館時。柯巽菴中丞曾出太素一部相示。乃尋常鈔本。字體較小。卷第與本書同。惟無殘卷。書中凡殘缺處。無論字數多少。只空一格。不若本書影寫之能存真相。中丞曾語余云。是書手校多年。後為袁忠節取去付梓。并以袁刻一部相贈。暇時取中丞校本與袁刻對勘。凡袁刻改定處。與中丞所校多同。前言或不誣也。後即以袁刻校對本書。其袁刻與本書字異者。即於平按下註明某字袁刻作某。至中丞所校。以混入袁刻中。不復區別。余旅居京師時。又於同鄉左笏卿年丈處獲見一部。卷第與中丞鈔本同。亦無殘卷。曾借校數月。計與本書不同者十餘字。仍於平按下註明別本某字作某。存以備考。

楊上善爵里時代。正史無徵。據林億等重廣補校素問序云。隋楊上善纂而為太素。又據李濂醫史徐春甫醫統。并云楊上善隋大業中為太醫侍御。述內經為太素。顧隋志無其書。楊氏日本訪書志。據本書殘卷中丙字避唐太祖諱作景。以為唐人。復據唐六典。謂隋無太子文學之官。唐顯慶中始置。楊氏奉勅撰注。稱太子文學。當為顯慶以後人。余則更有一說。足證明其為唐人者。檢本書楊注凡引老子之言。均稱玄元皇帝。考新舊唐書本紀追號老子為玄元皇帝。在高宗乾封元年二月。則楊為唐人更無疑義。再查隋大業距唐乾封不過五十餘載。自來醫家多享大年。（史稱孫思邈生於後周中間歷隋逮唐至永淳元年始卒壽百餘歲）或上善初仕隋為太醫侍御。後仕唐為太子文學。亦未可知。總之太子文學。隋既無此官。唐封老子為玄元皇帝。又在乾封元年。則楊書當成於乾封以後。可斷言矣。故書中於丙作景。淵作泉之類。一仍其舊。惟於平按下註明某字係避唐諱作某。

自來校書。苦無善本。醫書尤甚。蓋中國自科舉制興。凡聰明才智之士。多趨重詞章聲律之文。即間有卓犖異材。又或肆力於經史漢宋諸學。於醫學一門輒鄙爲方技而不屑爲故自林億等校正醫書後從事此道者實不多覯晦盲否塞幾近千年紕繆糾紛問津無路茲所據校勘諸書素問用宋嘉祐本明顧氏影宋嘉祐本趙府居敬堂本吳勉學本靈樞用道藏本趙府居敬堂本吳勉學本甲乙經用正統本（惜不全）吳勉學嘉靖刊本（惜校注多混入經文）醫統正脈本（即吳本）以外如難經用醫統本脈經用楊大令褫初仿刻宋嘉定何氏本醫統本千金方用日本金澤文庫本餘多用通行本惟日本醫心方所引太素楊注頗多此書撰於日本永觀二年當中國宋雍熙元年楊氏日本訪書志稱其多存古書爲中土醫家所不逮洵非虛語至金元以下醫書間因考訂字義偶一徵引而採用甚少非謂金元以後醫家一無可取因本書金元間已佚無由考證也

全元起所注素問久亡林億等新校正每引以糾正王註素問其所引全本多與太素同足徵太素所編之文爲唐以前舊本可校正今本靈樞素問者不尠茲於本書中凡遇新校正引全糾王之處具錄於平按下以存全本之真而正王氏之誤

古文字多假借此書既係唐人卷子鈔本書中如癃作𤸇顖作囟貌作皃銳作兊之類皆古味盎然茲所校正如遇此等字凡靈素甲乙改用今文者仍於平按下註明某書某字作某至本書一仍舊觀不敢妄爲竄改以存古義

本書字義有靈素甲乙均同而本書獨異者如開作闢篡作纂宦作宮之類不憚多方引證反覆辨明冀衷一是蠡測管窺未審當否通儒碩學幸垂教焉餘或字異而無關宏旨者則多從畧

本書首卷已佚卷首總目亦復不存茲特取各卷子目編次於前以便稽考

本書原鈔俗字頗多如發作癹關作開焦作膲之類均一律更正

素問新校正所引太素多至百六十餘條其已具本書者凡百餘條不見本書者五十餘條他如林億等所校甲乙經脈經外臺諸書共引太素三十餘條日本醫心方所引凡二十餘條檢本書復有存有佚茲於其存者凡引用經文楊注與本書字異者於平按下註明其佚者別編佚文附後并逐條註明某條見某書以見零璧斷珪尤堪寶貴也

例言以簡要爲主。無取冗繁。兹因本書中國久亡。來自海外。若不說明原委。誠恐後人真贋莫明。不知本書之足貴。特倣林億等校正千金方例言。反覆陳說。冀闡明軒岐奥旨。内經真詮。俾後之學者。有途轍之可尋。大雅君子如不以爲辭費。而諒其苦心焉。則幸甚。

黄陂蕭延平北承甫謹識

黄帝内經太素目録

黃帝內經太素卷第二 攝生之二

通直郎守太子文學臣楊上善奉 敕撰注

黃陂蕭延平北承甫校正

順養

六氣

九氣

調食

壽限

順養

平按此篇自篇首至不致邪僻見靈樞卷六第二十九師傳篇自夫治民至不致邪僻見甲乙經卷六第二自久視傷血至久所病也見靈樞卷十二第七十八九鍼論又見素問卷七第二十三宣明五氣篇自春三月至末見素問卷一第二四時調神大論又見甲乙經卷一第二

黃帝曰余聞先師有所心藏弗著於方余願聞而藏之則而行之 先師心藏比斲輪之巧不可□□遂不著於方也又上古未有文著□□□暮代也非文不傳故請方傳之藏而則之 平按有所心藏所字原缺之則而行四字原缺謹依靈樞補入注斲輪之巧袁刻巧誤作功不可下原缺二字暮代上原缺三字袁刻不缺謹依原鈔以存真相 上以治民下以治身 先人後已大聖之情也 使百姓无病上下和親德澤下流 理國之意 子孫无憂 理家之意 傳於後世无有終時可得聞乎 言其益遠 平按終時別本作終始 岐伯曰遠乎哉問夫治民與治自治彼與治此治小與治大治國與治家未有逆而能治者也夫唯順而已矣 人之與已彼此大小國家八者守之取全循之取美須順道德陰陽物理故順之者吉逆之者凶斯乃天之道 平按岐素問靈樞均作歧下同不再舉治自別本作治身靈樞甲乙經均作自治 順者非獨陰陽脈論氣之逆順也百姓人民皆欲順其志也 非獨陰陽之道十二經脈營衛之氣有逆有順百姓之情皆不可逆是以順之有吉也故曰聖人無常心以百姓為心也志願也 黃帝曰順之奈何岐伯曰入國問俗入家問諱上堂問禮臨病人問所便 夫為國為家為身之道各有其理不循其理而欲正之身者未之有也所以並須問者欲各知其理而順之也俗諱禮便人之理也陰陽四時天地之理也存生之道闕一不可故常問之也便宜也謂問病人寒熱等病量其所宜隨順調之故問所便者也 平按自上節順者至本節岐伯曰甲乙經無此文注其理二理字袁刻均作禮所便下原鈔本有者字袁刻無 黃帝曰便病人奈何 言何方而知其所便也 平按甲乙經病下無人字 岐伯曰夫人中熱消癉則便寒寒中之屬則便熱 中腸胃中也腸胃中熱多消飲食即消癉病也癉熱也音丹熱中宜以寒調寒中宜以熱調解其便也 平按夫人人字靈樞甲乙經均無注癉病下原有也字寒調上原有以字袁刻均無謹依原鈔本補入 胃中熱則消穀令人懸心善飢齊以上皮熱 自此以下廣言熱中寒中之狀胃中熱以消穀虛以喜飢胃在齊上胃中食氣上薰故皮熱也 腸中熱則出黃如糜齊以下皮寒 腸上陰下胃熱腸冷自是常理今胃中雖熱不可過熱過熱乖常腸中雖冷不可不和不和則多熱出黃腸冷多熱不通故齊下皮寒也 平按糜下甲乙經有色字齊靈樞甲乙經均作臍上同 胃中寒則䐜脹腸中寒則腸鳴飧泄 䐜叱鄰反張起也飧音孫謂食不消下洩如水和飯也冷氣不下故多脹腸中冷而氣轉故腸鳴也 平按䐜靈樞作腹甲乙經作填 胃中寒腸中熱則脹且泄 以上腸胃俱熱俱寒此乃胃寒腸熱俱下時也脹是胃寒泄是腸熱腸中不可熱令熱則腸中不和故脹且泄也 平按脹下靈樞有而字注令熱袁刻作今熱 胃中熱腸中寒則疾飢少腹痛 此胃熱腸寒俱時胃熱故疾飢腸寒故腹痛也 平按痛下靈樞甲乙經均有脹字 黃帝曰胃欲寒飲腸欲熱飲兩者相逆便之奈何且夫王公大人血食之君驕恣從欲輕人而無能禁之禁之則逆其志順之則加其病便之奈何治之何先 胃中常熱故欲滄滄而飲腸中恒冷故欲灼灼而食寒熱乖和則損於性命若從欲則加病逆志則生怒二者不兼故以先為問也 平按寒飲靈樞飲作饑 岐伯曰人之情莫不惡死而樂生告之

以其馭語之。以其道。示以其所便。開之以其所苦。雖有無道之人。惡有不聽令者乎。正可逆志以取其所樂不可順欲而致其所苦故以道語之無理不聽也　平按靈樞馭作敗其道作其善示以其所便作道之以其所便聽令者乎作聽者乎注理字疑衍袁刻無　黃帝曰。治之奈何。岐伯曰。春夏先治其標。後治其本。秋冬先治其本。後治其標。本謂根與本也標末也方昭反謂枝與葉也春夏之時萬物之氣上升在標秋冬之時萬物之氣下流在本候病所在以行療法故春夏取標秋冬取本也　黃帝曰。便其相逆者奈何。謂適於口則害於身違其心而利於體者奈何　平按甲乙經相逆作先逆　岐伯曰。便此者。食飲衣服。亦欲適寒溫。寒無淒淒。暑無出汗。食飲者熱毋灼灼。寒毋滄滄。滄滄寒也音倉寒無淒等謂調衣服也熱毋灼等謂調食飲也皆逆其所便也　平按淒淒靈樞甲乙經均作淒愴　寒溫中適。故氣將持。乃不致邪僻。五藏之中和適則其真氣內守外邪不入病無由生　平按將持甲乙經作搏持邪僻下靈樞有也字

久視傷血。夫爲勞者必內有所損然後血等有傷役心注目於色久則傷心心主於血故久視傷血　平按注役心役字別本作侵　久臥傷氣。人臥則肺氣出難故久臥傷肺肺傷則氣傷也　久坐傷肉。人久靜坐脾則不動不動不使故久坐傷脾脾傷則肉傷也　久立傷骨。人之久立則腰腎勞損腎以主骨故骨髓傷也　久行傷筋。人之久行則肝膽勞損肝傷則筋傷也　此久所病也。平按此久所病也靈樞作此五久勞所病也

春三月。此謂發陳。陳舊也言春三月草木舊根舊子皆發生也　天地俱生。萬物以榮。天之父也降之以德地之母也資之以氣德之與氣俱能生也物因德氣英華開發也　夜臥蚤起。春之三月主膽肝之府足少陽用事陰消陽息故養陽者至夜即臥順陰消也蚤字古早字旦而起順陽息也　平按蚤素問巢氏病源均作早注主膽肝之府袁刻作主肝膽之府謹按主膽二字爲句肝之府三字爲句膽爲足少陽經與足厥陰經肝經爲表裏於義既足玩下文小陽心之府注自明　廣步於庭。被髮緩形。以使志生。廣步於庭勞以使志也被髮緩形逸以使志也勞逸處中和而生也故其和者是以內攝生者也　生而勿殺。予而勿奪。賞而勿罰。此春氣之應也。養生之道也。生予賞者順少陽也殺奪罰者逆少陽也故順成和則外攝生也內外和順春之應也斯之順者爲身爲國養生道也　平按素問應下無也字　逆則傷於肝。夏爲寒爲變。奉生長者少。肝氣在春故晚臥形晚起逸體急形殺奪罰者皆逆少陽也故其爲身者逆即傷肝夏爲傷寒熱病變也其爲國也霜雹風寒災害變也春時內外傷者奉夏生長之道不足也　平按素問逆則傷於肝作逆之則傷肝夏爲寒爲變作夏爲寒變奉下無生字巢氏病源夏字下有變字寒下無爲變二字注晚臥下形字恐衍文袁刻無

夏三月。此謂蕃秀。蕃代元反茂也夏三月時萬物蕃滋茂秀增長者也　天地氣交。萬物英實。陰陽氣和故物英華而盛實也　平按素問英作華　晚臥蚤起。夏之三月主小腸心之府手太陽用事陰虛陽盈故養陽者多起少臥也晚臥以順陰虛蚤起以順陽盈實也　平按素問晚作夜　無厭於日。使志無怒。日者爲陽故不可厭之怒者爲陰故使志無怒之　使英成秀。使氣得洩。使物華皆得秀長使身開腠氣得通洩也　平按素問英上有華字洩作泄下同不再舉　若所愛在外。此夏氣之應也。養生之道也。內者爲陰外者爲陽諸有所愛皆欲在陽此之行者應太陽之氣養生之道也　平按素問應下無也字生作長巢氏病源同　逆之則傷心。秋爲痎瘧。則奉收者少。冬至重病。蚤臥晚起厭日生怒傷英不秀壅氣在內皆逆太陽氣也故夏爲逆者則傷乎心秋爲痎瘧奉秋收之道不足得冬之氣成熱中病重也　平按素問奉上無則字巢氏病源無則奉收者少冬至重病二句

秋三月。此謂容平。夏氣盛長至秋也不盛不長以結其實故曰容平也　天氣以急。地氣以明。天氣急者風清氣涼也地氣明者山川景淨也　蚤臥蚤起。與雞俱興。秋之三月主肺藏手太陰用事陽消陰息故養陰者與雞俱臥順陰息也與雞俱起順陽消也　使志安寧。以緩秋形。春之緩者緩於緊急秋之緩者緩於滋盛故寧志以緩形　平按素問形作刑　收斂神氣。使秋氣平。夏日之時神氣洪散故收斂順秋之氣使之和平也　平按注洪袁刻作渙　無外其志。使肺氣精。此秋氣之應也。養收之道也。攝志存陰使肺氣之無雜此應秋氣養陰之道也　平按素問精作清應下無也字巢氏病源同　逆之則傷肺。冬爲飧洩。則奉養者少。晚臥晚起志不寧者秋時以逆太陰氣秋即傷肺至冬飧洩奉冬養之道少也　平按素問奉養作奉藏巢氏病源無則奉養者少句

冬三月。此謂閉藏。陰氣外閉陽氣內藏　平按素問無氣字巢氏病源同　水冰地

坼。敕白反分也 毋擾于陽。言居陰分故毋擾陽 平按于素問作乎 蚤卧晚起。冬之三月主腎藏足少陰用事陽虛陰盈故養陰者多卧少起蚤卧順陽虛晚起順陰盈也 必待日光。使志若伏匿。伏匿靜也卧盡陰分使志靜也 平按素問匿上有若字 若有私意。若已有德。去寒就温。言十一月陰去陽來故養陰者凡有私意諸有所得與陰俱去順陽而來無相擾也 平按有德素問巢氏病源均作有得玩本注亦作得恐係傳寫之訛 毋洩皮膚。使氣不極。此冬氣之應也。養藏之道也。閉諸腠理使氣不洩極也斯之行者應冬腎氣養陰之道也 平按素問不極作亟奪 逆之則傷腎。春爲痿厥。則奉生少也。早起晚卧不待日光志氣外洩冬爲逆者傷腎痿厥奉春養生之道少也痿厥不能行也一曰偏枯也於危反 平按素問則奉生少也作奉生者少 天氣清靜光明者也。天道之氣清虛不可見安靜不可爲故得三光七耀光明者也玄元皇帝曰虛靜者天之明也 平按靜顧本素問作淨趙府本仍作靜 藏德不上。故不下。天設日月列星辰張四時調陰陽日以曝之夜以息之風以乾之雨露濡之其生物也莫見其所養而物長其所殺也莫見其所喪而物亡此謂天道藏德不上故不下者也聖人象之其起福也不見其所以而福起其除禍也不見其所由而禍除則聖人藏德不上故不下也玄元皇帝曰上德不德是以有德即其事也 平按素問上作止新校正云別本亦作上 上下則日月不明。君上情在於己有私修德遂不爲德玄元皇帝曰下德不失德是以無德君之無德則令日月薄蝕三光不明也 平按素問上下作天明 邪害空竅。空竅謂三百六十五穴也君不修德和陽氣者則疵癘賊風入人空竅傷害人也 陽氣閉塞。地氣冒明。陽氣失和故令陰氣冒覆三光 平按兩氣字下素問均有者字 雲露不精。則上應甘露不下。陰氣失和致令雲露無潤澤之精無德應天遂使甘露不降陰陽不和也言白露者恐後代字誤也 平按素問雲露作雲霧甘露作白露 交通不表。萬物命故不施。陰陽不得交通則一中分命無由布表生於萬物德澤不露故曰不施也 不施則名木多死。惡氣發。風雨不節。甘露不下。則菀槀不榮。賊風數至。暴雨數起。天地四時不相保。乃道相失。則未央絕滅。盜夸之君德不施布禍及昆蟲災延草木其有八種一者名木多死謂名好草木不黃而落二者惡氣發謂毒氣疵癘流行於國三者風雨不節謂風不時而起雲不族而雨四者甘露不下謂和液无施菀槀當爲死槁宛痿死槁枯也於阮反陳根舊枝死不榮茂五者賊風數至謂風從衝上來破屋折木先有虛者被剋而死六者暴雨數起謂驟疾之雨傷諸苗稼七者天地四時不相保謂陰陽乖繆寒暑無節八者失道未央絕滅未央者久也言盜夸之君絕滅方久也 平按素問惡氣發作惡氣不發甘露作白露乃道作與道 唯聖人順之。故身無奇疾。萬物不失。生氣不竭。唯聖人順天藏德不止故有三德一者身无奇疾奇異邪氣不及於身也二者萬物不失澤及昆蟲恩霑草木各得生長也三者生氣不竭生氣和氣也和氣不竭致令雲露精潤甘露時降也 平按素問順作從疾作病

逆春氣則少陽不生。而肝氣內變。少陽足少陽膽府脈爲外也肝藏爲陰在內也故府氣不生藏氣變也 逆夏氣則太陽不長。心氣內洞。太陽手太陽小腸府脈在外也心藏爲陰居內也故府氣不生藏氣內洞洞疾流洩也 逆秋氣則太陰不收。肺氣焦漏。太陰手太陰肺之脈也腠理豪毛受邪入於經絡則脈不收聚深入至藏故肺氣焦漏焦熱也漏洩也 平按焦漏素問作焦滿新校正云焦滿全元起本作進滿甲乙經太素作焦滿玩本注焦熱也漏洩也若作滿於洩字義不合仍从原鈔本作焦漏爲是 逆冬氣。則少陰不藏。腎氣濁沈。少陰足少陰腎之脈也少陰受邪不藏能靜深入至藏故腎氣濁沈不能營也 平按濁沈素問作獨沈新校正云詳獨沈太素作沈濁與此亦異甲乙經作濁沈同此 失四時陰陽者。萬物之根也。陰陽四時萬物之本也人君違其本故萬物失其根 平按素問作夫四時陰陽者萬物之根本也 是以聖人春夏養陽。秋冬養陰。以順其根。故與萬物沈浮於生長之門。聖人與萬物俱浮即春夏養陽也與萬物俱沈即秋冬養陰也與萬物沈浮以爲養者志在生長之門也 平按順素問作從下同 逆其根。則伐其本。壞其真。逆四時之根者則伐陰陽之本也壞至真之道也 故陰陽四時者。萬物之終始也。死生之本也。逆之則災害生。順之則奇疾不起。是謂得道。陰爲萬物終死之本也陽爲萬物始生之源也逆之則災害生入於死地也順之則奇疾除得長生之道也 平按甲乙經無四時二字素問奇疾作苛疾 道者。聖人行之。愚者佩之。聖人得道之言行之於身寶之於心府也愚者得道之章佩之於衣裳寶之於名利也 順陰陽則生。逆之則死。順之則治。逆之則亂。生死在身理亂在國 反順

為逆，是謂內格。不順四時之養身內有關格之病也是故聖人不治已病治未病，不治已亂治未亂，此之謂也。夫病已成形而後藥之，亂成而後治之，譬猶渴而穿井，鬬而鑄兵，亦不晚乎？身病國亂未有豪微而行道者古之聖人也病亂已微而散之者賢人之道也病亂已成而後理之者衆人之失也理之無益故以穿井鑄兵無救之失以譬之也　平按素問病已成下無形字亂下有已字鑄兵作鑄錐亦不晚乎作不亦晚乎

六氣平按此篇見靈樞卷六第三十決氣篇又見甲乙經卷一第十二

黃帝曰：余聞人有精、氣、津、液、血、脈，余意以為一氣耳。今乃辨為六名，余不知其所以，願聞何謂精。一氣者真氣也真氣在人分一以為六六別故惑其義也　平按靈樞所以下有然字無願聞何謂精句岐伯曰：兩神相薄，合而成形，常先身生，是謂精。但精及津液與氣異名同類故皆稱氣耳雄雌二靈之別故曰兩神陰陽二神相得故謂之薄和為一質故曰成形此先於身生謂之為精也　平按薄靈樞甲乙經均作搏何謂氣？下焦如瀆謂之津液中焦如漚謂之為營血上焦如霧為衛稱氣未知所由平按甲乙經無何謂氣岐伯曰六字岐伯曰：上焦開發，宣五穀味，熏膚熏肉，充身澤毛，若霧露之溉，是謂氣。上焦開發宣揚五穀之味熏於膚肉充身澤毛若霧露之溉萬物故謂之氣即衛氣也　平按靈樞甲乙經均無熏肉二字何謂津？岐伯曰：腠理發洩，汗出腠理，是謂津。腠理所洩之汗稱之為津　平按汗出腠理靈樞作汗出溱溱何謂液？岐伯曰：穀氣滿，淖澤注於骨，骨屬屈伸，光澤，補益腦髓，皮膚潤澤，是謂液。淖□卓反濡潤也通而言之小便汗等皆稱津液今別骨節中汁為液故餘名津也五穀之精膏注於諸骨節中其汁淖澤因屈伸之動流汁上補於腦下補諸髓旁益皮膚令其潤澤稱之為液　平按穀氣滿靈樞甲乙經作穀入氣滿光澤靈樞作洩澤甲乙經作出洩何謂血？岐伯曰：中焦受血於汁，變化而赤，是謂血。五穀精汁在於中焦注手太陰脈中變赤循脈而行以奉生身謂之為血也　平按中焦受血於汁靈樞作中焦受氣取汁甲乙經作中焦受汁

何謂脈？岐伯曰：壅遏營氣，令毋所避，是謂脈。盛壅營血之氣日夜營身五十周不令避散故謂之脈也　平按甲乙經壅作擁黃帝曰：六氣者，有餘不足，氣之多少，腦髓之虛實，血脈之清濁，何以知之？六氣之中有餘不足總問也腦髓等別問取其所知也　平按注取別本作求岐伯曰：精脫者耳聾。腎以主耳故精脫則耳聾氣脫者目不明。五藏精氣為目故氣脫則目闇津脫則腠理開，汗大洩。前之二脫言脫所由故有脫也以下三脫直著其脫狀故津脫腠理開汗洩為狀液脫者骨屬屈伸不利，色夭，腦髓消，胻痠，耳數鳴。骨節相屬之處無液故屈伸不利無液潤澤皮毛故色夭腦髓無補故腦髓消胻痠耳鳴胻衡孟反　平按甲乙經骨屬作骨痺靈樞胻作脛血脫者色白，夭然不澤，其脈空虛，此其候也。以無血故色白無血潤膚故不澤脈中無血故空虛以為不足虛之狀也　平按不澤下甲乙經有脈脫者三字黃帝曰：六氣者貴賤何如？岐伯曰：六氣者，各有部主也，其貴賤善惡，可為常主，然五穀與為大海。六氣有部有主有貴有賤有善有惡人之所受各有其常皆以五穀為生成大海者也平按與為大海靈樞甲乙經均作與胃為大海也

九氣平按此篇見素問卷十一第三十九舉痛論篇又見甲乙經卷一第一

黃帝曰：余聞百病生於氣也，怒則氣上，喜則氣緩，悲則氣消，恐則氣下，寒則氣收聚，炅則腠理開，氣洩，憂則氣亂，勞則氣耗，思則氣結，九氣不同，何病之生？炅音桂熱也人之生病莫不內因怒喜思憂恐等五志外因陰陽寒暑以發於氣而生百病所以善攝生者內除喜怒外避寒暑故無道夭遂得長生久視者也若縱志放情怒以氣上傷魂魂傷肝傷也若喜氣緩傷神神傷心傷也若憂悲氣消亦傷於魂魂傷肝傷也恐以氣下則傷志志傷腎傷也若多寒則氣收聚內傷於肺也若多熱腠理開洩內傷於心也憂則氣亂傷魄魄傷則肺傷也若多勞氣耗則傷於腎思以氣結傷意意傷則脾傷也五藏既傷各至不勝時則致死也皆由九邪生於九氣所生之病也　平按素問余聞作余知氣收下無聚字氣洩上有腠理開三字憂作驚新校正云按太素驚作憂與此正合又注傷魄魄

傷二魄字原鈔作魂原校作魄按經文云肺藏氣氣舍魄又云肺在志爲憂作傷魄亦合

岐伯曰。怒則氣逆。甚則歐血及食而氣逆上也。因引氣而上故氣逆怒甚氣逆則致歐血及食氣逆上也　平按食而氣逆素問作飧泄按新校正云按甲乙經太素作食而氣逆與此正合

喜則氣和志達。營衛行通利故氣緩焉。喜則氣和志達營衛行利故氣緩爲病也　平按通上素問甲乙經均無行字

悲則心系急。肺布葉舉。兩焦不通。營衛不散。熱氣在中。故氣消。肝脈上入頏顙連目系支者從肝別貫膈上注肺肺以主悲中上兩焦在於心肺悲氣聚於肺葉舉心系急營衛之氣在心肺聚而不散神歸不移所以熱而氣消虛也　平按素問兩焦不通作而上焦不通新校正云按甲乙經太素作兩焦不通與此正合又王注釋布葉謂布蓋之大葉新校正疑非是復引全元起云悲則損於心心系急則動於肺肺氣繫諸經逆故肺布而葉舉安得謂肺布爲肺布蓋之大葉據此則全注與本注意合

恐則精卻。卻則上焦閉。閉則氣還。還則下焦脹。故氣不行。雖命門藏精通名爲腎腎脈起腎上貫肝膈入肺中支者從肺絡心注胸中故人驚恐其精卻縮上焦起胃口上上焦既閉不通則氣不得上還於下焦下焦脹滿氣不得行　平按精卻甲乙經作神卻又素問新校正云氣不行當作氣下行玩本注仍當作氣不行

熱則腠理開。營衛通。故汗大洩。氣不得行或因熱而腠理開營衛外通汗大洩也　平按素問甲乙經熱作炅素問故汗大洩作汗大泄故氣泄

寒則腠理閉。氣不行。故氣收聚。因營衛不通遇寒則腠理閉塞則氣聚爲病也　·平按寒則腠理閉甲乙經無此三句素問在炅則腠理開三句之前聚素問作矣

憂則心無所寄。神無所歸。慮無所定。故氣亂。心神之用人之憂也忘於衆事雖有心情無所任物故曰無所寄氣營之處神必歸之今既憂繫氣聚不行故神無歸也慮亦神用也所以憂也不能逆慮於事以氣無主守故氣亂也　平按素問甲乙經憂均作驚新校正云太素驚作憂寄素問甲乙經均作倚注心情別本作心精

勞則喘喝汗出。內外皆越。故氣耗。人之用力勞乏則氣并喘喝皮腠及內藏府皆汗以汗即是氣故汗出內外氣衰耗也　平按喘喝顧本素問作喘息趙府本作喘且甲乙同內外素問作外內

思則身心有所存。神有所止。氣留而不行。故氣結矣。專思一事則心氣駐一物所以神務一物之中心神引氣而聚故結而爲病也　平按身素問甲乙經均無甲乙經存作傷素問止作歸正新校正云按甲乙經歸正二字作止字氣留甲乙經作氣流

調食

平按此篇自篇首至皆辛見靈樞卷八第五十六五味篇又見甲乙經卷六第九惟編次前後稍異自肝色青至五味所宜見素問卷七第二十二藏氣法時論自黃帝問少俞曰至走肉矣見靈樞卷九第六十三五味論自五味至末見靈樞卷十二第七十八九鍼論又見素問卷七第二十三宣明五氣篇

黃帝曰。願聞穀氣有五味。其入五藏。分別奈何。穀氣津液味有五種各入其五藏別之奈何

伯高曰。胃者。五藏六府之海也。水穀皆入於胃。五藏六府皆稟於胃。胃受水穀變化以滋五藏六府五藏六府皆受其氣故曰皆稟也　平按甲乙經伯高曰作岐伯對曰無水穀二字稟下靈樞有氣字

五味各走其所喜。穀味酸先走肝。穀味苦先走心。穀味甘先走脾。穀味辛先走肺。穀味鹹先走腎。五味所喜謂津液變爲五味則五性有殊性有五行故各喜走同性之藏　平按甲乙經自穀味酸以下至走腎文法與此不同而義意相類

穀氣津液已行。營衛大通。乃化糟粕。以次傳下。水穀化爲津液清氣猶如霧露名營衛行脈內外無所滯礙故曰大通其沈濁者名爲糟粕泌別汁入於膀胱故曰以次傳下也粕頗洛反　平按甲乙經穀氣下有營衛俱行四字糟粕上無化字

黃帝曰。營衛之行奈何。因前營衛大通之言故問營衛所行　平按甲乙經之行作俱行

伯高曰。穀始入於胃。其精微者。先出於胃之兩焦。以既五藏。別出兩行於營衛之道。精微津液也津液資五藏已衛氣出胃上口營氣出於中焦之後故曰兩行道也　平按既靈樞甲乙經均作溉行上甲乙經有焦字

其大氣之摶而不行者。積於胸中。命曰氣海。出於肺。循喉嚨。故呼則出。吸則入。摶謗各反聚也穀化爲氣計有四道精微營衛以爲二道化爲糟粕及濁氣并尿其與精下傳復爲一道摶而不行積於胸中名氣海以爲呼吸復爲一道合爲四道也　平按甲乙經命曰作名曰靈樞嚨作咽

天之精氣。其大數常出三入一。故穀不入。半日則氣衰。一日則氣少矣。天之精氣則氣海中氣也氣海之中穀之精氣隨呼吸出入也人之呼也穀之精氣三分出已及其吸也一分還入即須資食充其腸胃之虛以接不還之氣若半日不食則腸胃

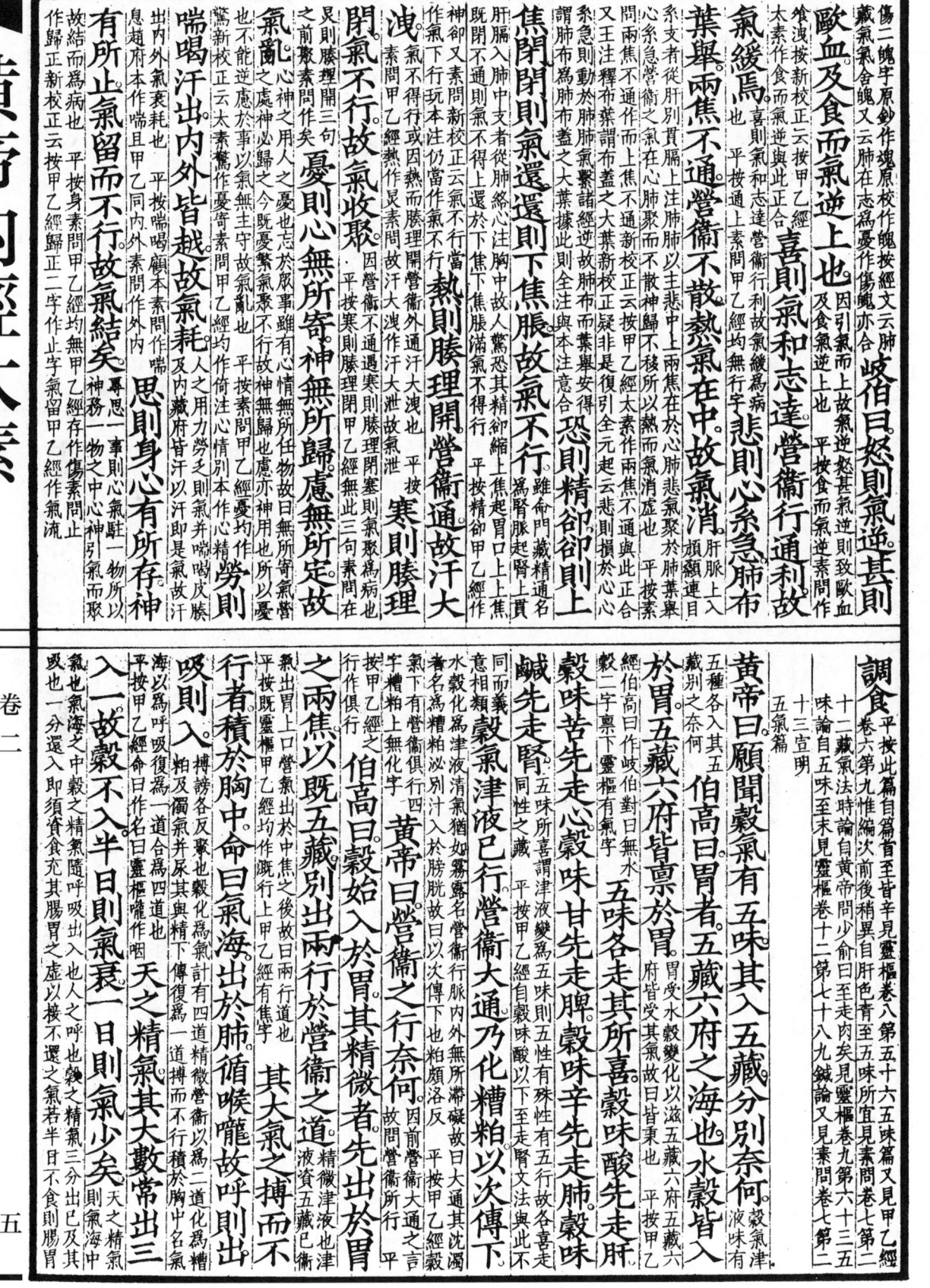

漸虛穀氣衰也一日不食腸胃大虛穀氣少也七日不食腸胃虛竭穀氣皆盡遂命終也　平按天之精氣靈樞甲乙經作天地之精氣黄帝曰。穀之五味。可得聞乎。伯高曰。請盡言之。充虛接氣內穀爲實故因其問請盡言之五穀。五穀五畜五菓五菜用之充飢則謂之食以其療病則謂之藥是以脾病宜食粳米即其藥也用充飢虛即爲食也故但是入口資身之物例皆若是此穀畜菓菜等二十物乃是五行五性之味藏府血氣之本也充虛接氣莫大於茲奉性養生不可斯須離也黄帝並依五行相配相剋相生各入藏府以爲和性之道也案神農及名醫本草左右不同各依其本具錄注之冀其學者量而取用也粳米飯甘。味苦平無毒稻米味甘溫生　平按靈樞粳作秔音庚靈樞甲乙經均無飯字注生原鈔作生原校作平麻酸。胡麻味甘平麻子味甘平大豆鹹。大豆黄卷味甘平無毒生大豆味甘平麥苦。大麥味鹹溫微寒無毒似穬麥無皮穬麥味甘微寒無毒小麥味甘微寒無毒黄黍辛。丹黍米味苦微溫無毒黍米味甘溫無毒五菓。棗甘。大棗味甘平殺烏頭毒生棗味辛李酸。李人味苦甘平無毒實味苦　平按注人別本作李栗鹹。栗味鹹溫無毒杏苦。核味甘苦溫花味苦無毒實味□酸桃辛。核味苦甘平無毒實味酸五畜。牛甘。肉味甘平無毒犬酸。牝犬肉味鹹酸無毒豬鹹。肉味苦　平按甲乙經豬作豕下同羊苦。味甘大熱無毒雞辛。丹雄雞味甘微溫微寒無毒白雄雞肉微溫烏雄雞肉溫也　平按甲乙經牛犬豕羊雞下均有肉字五菜。葵甘。冬葵子味甘寒無毒黄芩爲之使葵根味甘寒無毒葉爲百菜主心傷人韭酸。味辛酸溫無毒藿鹹。案別錄小豆葉爲藿薤苦。味辛苦溫無毒蔥辛。蔥實味辛溫無毒根主傷寒頭痛汁平五色。黄色宜甘。青色宜酸。黑色宜鹹。赤色宜苦。白色宜辛。養生療病各候五味之外色以其味益之也　平按甲乙經黄青黑赤白下均無色字凡此五者。各有所宜。所言五宜者。脾病者宜食粳米飯牛肉棗葵。脾病食甘素問甘味補苦味爲寫　平按所言五宜靈樞作五宜所言五色者心病者宜食麥羊肉杏薤。心病食苦素問鹹味補甘味爲寫腎病者宜食大豆黄卷豬肉栗藿。腎病食鹹素問鹹味寫苦味爲補也黄卷以大豆爲之肝病者宜食麻犬肉李韭。肝病食酸素問酸味寫辛味爲補肺病者宜食黄黍雞肉桃蔥。肺病食辛素問辛味寫酸味爲補　平按甲乙經黍上無黄字五禁。肝病禁辛。心病禁鹹。脾病禁酸。腎病禁甘。肺病禁苦。五味所剋之藏有病宜禁其能剋之味肝色青。宜食甘。粳米飯牛肉棗皆甘。肝者木也甘者土也宜食甘者木剋於土以所剋資肝也　平按素問無飯字棗下靈樞素問均有葵字心色赤。宜食酸。犬肉李皆酸。心者火也酸者木也木生心也以母資子也　平按酸下素問有小豆二字新校正云太素小豆作麻應依新校正補入犬肉下靈樞有麻字李下素問靈樞均有韭字脾色黄。宜食鹹。大豆豕肉栗皆鹹。脾者土也鹹者水也土剋於水水味鹹也故食鹹以資於脾也　平按栗下素問靈樞均有藿字素問此段在肺色白段之下肺色白。宜食苦。麥羊肉杏皆苦。肺者金也苦者火也火剋於金也以能剋爲資也　平按杏下素問靈樞均有薤字腎色黑。宜食辛。黄黍雞肉桃皆辛。腎者水也辛者金也金生於水以母資子　平按桃下素問靈樞均有蔥字辛散。肝酸性收欲得散者食辛以散之酸收。肺辛性散欲得收者食酸以收之甘緩。脾甘性緩欲得緩者食甘以緩之苦堅。心苦性堅欲得堅者食苦以堅之鹹濡。腎鹹性濡欲得濡者食鹹以濡也　平按濡素問作耎下同毒藥攻邪。前總言五味有攝養之功今說毒藥攻邪之要邪謂風寒暑溼外邪者也毒藥俱有五味故次言之五穀爲養。五穀五味爲養生之主也五菓爲助。五菓五味助穀之資五畜爲益。五畜五味益穀之資五菜爲埤。五菜五味埤穀之資　平按埤素問作充袁刻作稗恐誤氣味合而服之。以養精益氣。穀之氣味入身養人五精益人五氣也此五味者。有辛酸甘苦鹹。各有所利。或散或收。或緩或堅。或濡。五味各有所利利五藏也散收緩堅濡等調五藏也　平按素問五下無味字四時五藏病。五味所宜。於四時中五藏有所宜五味有所宜　平按素問病下有隨字黄帝問少俞曰。五味之入於口也。各有所走。各有所病。酸走筋。多食之令人癃。力中反淋也篆字癃也　平按癃漢書高祖本紀年老癃病勿遣作罷乃古文癃字也鹹走血。多食之令人渴。辛走氣。多食之令人洞心。大貢反心氣流洩疾苦走骨。多食之令人變歐。甘走肉。多食之令人悗心。余知其然也。不知其何由？願聞其故。五味各走五藏所主益其筋血氣骨肉等不足皆有所少有餘並招於病其理是要故請聞之　平按靈樞歐作嘔下同少俞對曰：酸入胃，其氣濇以收，上之兩焦，弗能出入也，濇所歛反不滑也酸味性爲濇收故上行兩焦不能與營俱出而行復不能自反還入於胃也不出則留於胃中，胃中和溫，即下注膀胱，膀胱之胞薄以濡，得酸即縮卷，約而不通，水道不通，故癃。既不能出胃因胃氣熱下滲膀胱之中膀胱皮薄而又耎故得酸則縮約不通所以成病爲癃癃淋也胞苞盛尿也　平按靈樞濡作懦陰者，積筋之所終也，故酸入走筋。人陰器一身諸筋終聚之處故酸入走於此陰器黄帝曰：鹹走血，多食之，令人渴，何也？少俞曰：鹹入於胃，其氣上走中焦，注於脈，則血氣走之，血與鹹相得則血涘，血涘則胃汁注之，注之則胃中竭，竭則咽路焦，故舌乾善渴。腎主於骨鹹味走骨言走血者以血爲水也鹹味之氣走於中焦血脈之中以鹹與血相得即澁而不中胃汁注之因即胃中枯竭咽焦舌乾所以渴也咽爲下食又通於嗌故爲路也涘音俟水厓義當凝也　平按靈樞血涘血涘四字作凝凝二字汁上有中字舌下有本字血脈者，中焦之道也，故鹹入而走血矣。血脈從中焦而起以通血氣故味之鹹味走於血也黄帝曰：辛走氣，多食之，令人洞心，何也？少俞曰：辛入於胃，其氣走於上焦，上焦者，受氣而營諸陽者也，洞通洩也辛氣慓悍走於上焦上焦衛氣行於脈外營腠理諸陽薑韭之氣薰之，營衛之氣不時受之，久留心下，故洞心。以薑韭之氣辛薰營衛之氣非時受之則辛氣久留心下故令心氣洞洩也辛者與氣俱行，故辛入而與汗俱出矣。辛走衛氣即與衛氣俱行故辛入胃即與衛氣汗俱出也黄帝曰：苦走骨，多食之，令人變歐，何也？少俞曰：苦入於胃，五穀之氣皆不能勝苦，苦入下管，三焦之道皆閉而不通，故變歐。苦是火味計其走血以取資骨令堅故苦走骨也苦味堅強五穀之氣不能勝之故入三焦則營衛不通下焦復約所以食之還出名曰變歐也　平按靈樞管作脘齒者，骨之所終也，故苦入而走骨，齒爲骨餘以楊枝苦物資齒則齒鮮好故知苦走骨故入而復出，知其走骨。人食苦物入咽還出故知走骨而出歐也黄帝曰：甘走肉，多食之，令人心悗，何也？少俞曰：甘入於胃，其氣弱少，不能上於上焦，而與穀留於胃中，甘者令人柔潤者也，胃柔則緩，緩則蟲動，蟲動則令人心悗。甘味氣弱不能上於上焦又令柔潤胃氣緩而蟲動蟲動者穀蟲動也穀蟲動以撓心故令心悗悗音悶　平按靈樞弱少作弱小於上焦作至於上焦中下無甘字心悗作悗心其氣外通於肉，故曰甘入走肉矣。脾以主肉甘通於肉故甘走肉也

五味所入：酸入肝，辛入肺，苦入心，甘入脾，鹹入腎，淡入胃，是謂五味。五味各入其藏甘味二種甘與淡也穀入於胃變爲甘味未成曰淡屬其在於胃已成爲甘走入於脾也　平按靈樞無所入二字素問無淡入胃三字新校正云太素又云淡入胃與此正合

五走：酸走筋，辛走氣，苦走血，鹹走骨，甘走肉，是謂五走。九卷此文及素問皆苦走骨鹹走血此文言苦走血鹹走骨皆左右異具釋於前也

五裁：病在筋，無食酸；病在氣，無食辛；病在骨，無食鹹；病在血，無食苦；病在肉，無食甘。口嗜而欲食之，不可多也，必自裁也，命曰五裁。裁禁也筋氣骨肉血等乃是五味所資以理食之有益於身從心多食致招諸病故須裁之　平按素問宣明五氣篇注新校正云按太素五禁云肝病禁辛心病禁鹹脾病禁酸肺病禁苦腎病禁甘名此爲五裁楊上善云口嗜而欲食之不可多也必自裁之命曰五裁按新校正所引太素經文與此小異所引楊注乃本書經文與此亦異

壽限

平按此篇自篇首至故中年而壽盡矣見靈樞卷八第五十四天年篇自黃帝曰其氣盛衰至末見甲乙經卷六第十二自黃帝問於岐伯曰人年老而無子者至末見素問卷一第一上古天真論

黄帝曰：人之夭壽各不同，或夭或壽，或卒死或病久。

願聞其道。（問有四意，夭壽、卒死、病久。平按：靈樞人之夭壽作人之壽夭，或夭或壽作或夭壽。）岐伯曰：（答中答其得壽，餘三略之。得壽有九。）五藏堅固，（謂五藏形堅而不虛，固而不變，得壽一也。）血脈和調，（謂血常和，脈常調，得壽二也。）肌肉解利，（謂外肌肉各有分利，得壽三。平按：注上肉字恐是內字之誤。）皮膚緻密，（緻，大利反。謂皮膚閉密，肌膚緻實，得壽四。）營衛之行，不失其常，（謂營衛氣一日一夜各循其道，行五十周，營衛其身而無錯失，得壽五。）呼吸微徐，（謂吐納氣微微不麤，徐徐不疾，得壽六。）氣以度行，（呼吸定息，氣行六寸，以循度數，日夜百刻，得壽七。）六府化穀，（胃受五穀，小腸盛受，大腸傳導，膽為中精決，三焦司決瀆，膀胱主津液，共化五穀，以奉生身，得壽八。）津液布揚，（所謂泣、汗、涎、涕、唾等，布揚諸竅，得壽九也。平按：注涎袁刻作液。）各如其常，故能久長。（上之九種營身之事，各各無失，守常不已，故得壽命長生久視也。平按：久長靈樞作長久。）

黃帝曰：人之壽百歲而死者，何以致之？（問其得壽所由。）岐伯曰：使道隧以長，（謂有四事得壽命長。使道，謂是鼻空使氣之道，隧以長，出氣不壅，為壽一也。）基牆高以方，（鼻之明堂，牆基高大方正，為壽二也。）通調營衛，三部三里，（三部，謂三焦部也。三里，謂是膝下三里胃脈者也。三焦、三里皆得通調，為壽三。）起骨高肉滿，百歲乃得終也。（起骨，謂是明堂之骨。明堂之骨高大，肉滿則骨肉堅實，為壽四也。由是四事，遂得百歲終也。）

黃帝曰：其不能終壽而死者何如？（問其夭死。平按：靈樞自黃帝曰其不能終壽而死者至故中年而壽盡矣一段，敘次在形骸獨居而終矣之後。）岐伯曰：其五藏皆不堅，（夭者亦四。五藏皆虛，易受邪傷，為夭一也。）使道不長，空外以張，喘息暴疾，（使道短促，鼻空又大，洩氣復多，為夭二也。平按：不長袁刻作不通，依原鈔更正，靈樞亦作不長。）又卑基牆，（鼻之明堂基牆卑下，為夭三也。）薄脈少血，其肉不實，數中風，血氣不通，真邪相攻，亂而相引，（脈小血少，皮肉皆虛，多中外邪，血氣壅塞，真邪相攻，引亂真氣，為夭四。平按：靈樞不實作不石，中風作中風寒。）故中年而壽盡矣。

黃帝曰：善。（黃帝聞夭壽之所由，故讚述之也。平按：故中年而壽盡矣，靈樞作故中壽而盡也。）

黃帝曰：其氣之盛衰，以至其死，可得聞乎？（消息盈虛，物化之常，故人氣衰，時時改變，以至於死，地各不同，形故請陳之也。）

岐伯曰：人生十歲，五藏始定，血氣已通，其氣在下，故好走。二十歲，血氣始盛，肌肉方長，故好趨。三十歲，五藏大定，肌肉堅固，血脈盛滿，故好步。四十歲，五藏六府十二經脈皆大盛以平定，腠理始疏，榮華頹落，髮鬢頒白，平盛不搖，故好坐。（血，營血也。氣，衛氣也。大盛，內盛也。始疏，外衰。平按：甲乙經人生作人年，始疏作始開，頹落作剝落，髮鬢作鬢髮。靈樞鬢作頒，頒作斑。又按：原鈔平盛不搖平字傍有丕彼悲反大也六字，疑平盛應作丕盛，別本作丕。）五十歲，肝氣始衰，肝葉始薄，膽汁始減，目始不明。六十歲，心氣始衰，喜憂悲，血氣懈惰，故好臥。七十歲，脾氣虛，皮膚枯。八十歲，肺氣衰，魄離，魄離故言喜誤。九十歲，腎氣焦，藏枯，經脈空虛。百歲，五藏皆虛，神氣皆去，形骸獨居而終矣。（肝為木，心為火，脾為土，肺為金，腎為水，此為五行相生次第，故先肝衰，次第至腎也。至於百歲，五藏虛壞，五神皆去，枯骸獨居，稱為死也。平按：始減靈樞作始滅，喜憂悲靈樞作苦憂悲，甲乙經作乃善憂悲。又甲乙經惰作墯，皮膚枯作皮膚始枯，故四支不舉。魄離二字靈樞不重，甲乙經作魂離魄散。喜誤靈樞、甲乙經均作善誤。藏枯甲乙經作藏萎枯，靈樞藏上有四字，下無枯字。又甲乙經百歲上有至字，終下有盡字。）

黃帝問於岐伯曰：人年老而無子者，材力盡邪？將天數然？（材力，攝養之力也。天數，天命之數也。平按：甲乙經無此一段及下岐伯曰三字。）岐伯曰：女子七歲，腎氣盛，齒更髮長。（腎主骨髮，故腎氣盛，更齒髮長。平按：更齒素問、甲乙經均作齒更。）二七而天癸至，任脈通，伏衝脈盛，月事以時下，故有子。（天癸，精氣也。任衝脈起於胞中下極者也。今天癸至，故任脈通也。伏衝之脈起於氣街，又天癸至，故衝脈盛也。二脈並營子胞，故月事來以有子也。平按：天癸甲乙經作天水，下同。伏衝素問作太衝，新校正云：太素作伏衝，下同，與此正合。）三七，腎氣平均，故真牙生而長極。（真牙，後牙也。長極，身長也。）四七，筋骨堅，髮長極，身體盛壯。（身之筋骨體髮無不盛極。）

五七陽明脈衰面始焦髮始惰。陽明脈起於面行於頭故陽明衰面與髮始焦落　平按始焦甲乙經作皆焦惰作白素問作墮 六七三陽脈衰於上。面皆焦髮白。三陽太陽少陽陽明也三陽脈俱在頭故三陽衰面焦髮白　平按髮白素問作髮始白甲乙經無此一段 七七任脈虛。伏衝衰少。天癸竭。地道不通。故形壞而無子。任衝二脈氣血俱少精氣盡子門閉子宮壞故無子　平按伏衝衰少素問甲乙經作太衝脈衰少 丈夫年八歲。腎氣實。髮長齒更。二八腎氣盛。天癸至。精氣溢寫。陰陽和。故能有子。三八腎氣平均。筋骨勁強。故真牙生而長極。四八筋骨隆盛。肌肉滿。五八腎氣衰。髮惰齒槁。六八陽氣衰於上。面焦鬢髮頒白。七八肝氣衰。筋不能動。天癸竭。精少腎藏衰。形體皆極。八八則齒髮去。齒槁者骨先衰肉不附故令齒枯也　平按寫甲乙經作寫下同肌肉滿素問甲乙經均作肌肉滿壯陽氣衰於上素問作陽氣衰竭於上腎藏衰甲乙經作腎氣衰 腎者生水。受五藏六府之精而藏之。故五藏盛乃寫。今五藏皆衰。平按素問甲乙經生水均作主水乃寫均作乃能瀉以下據素問上古天真論及甲乙經形氣盛衰大論補入 筋骨解墮。天癸盡矣。故髮鬢白。身體重。行步不正。而無子耳。

黄帝内經太素卷第二　攝生之二

黄陂　陳孝啟　蕭延昌　校字

黃帝内經太素卷第三 陰陽

通直郎守太子文學臣楊上善奉　勑撰注

黄陂蕭延平北承甫校正

平按此篇自傷腫上殘脱篇目亦不可考故自黄帝曰以下至痛形謹依素問卷二第五陰陽應象大論補入自傷腫以下至末見素問陰陽應象大論又見甲乙經卷六第七惟編次小異

黄帝曰陰陽者天地之道也萬物之綱紀變化之父母生殺之本始神明之府也治病必求於本故積陽爲天積陰爲地陰靜陽躁陽生陰長陽殺陰藏陽化氣陰成形寒極生熱熱極生寒寒氣生濁熱氣生清清氣在下則生飧泄濁氣在上則生䐜脹此陰陽反作病之逆從也故清陽爲天濁陰爲地地氣上爲雲天氣下爲雨雨出地氣雲出天氣故清陽出上竅濁陰出下竅清陽發腠理濁陰走五藏清陽實四支濁陰歸六府水爲陰火爲陽陽爲氣陰爲味味歸形形歸氣氣歸精精歸化精食氣形食味化生精氣生形味傷形氣傷精精化爲氣氣傷於味陰味出下竅陽氣出上竅味厚者爲陰薄爲陰之陽氣厚者爲陽薄爲陽之陰味厚則泄薄則通氣薄則發泄厚則發熱壯火之氣衰少火之氣壯壯火食氣氣食少火壯火散氣少火生氣氣味辛甘發散爲陽酸苦涌泄爲陰

陰勝則陽病陽勝則陰病陽勝則熱陰勝則寒重寒則熱重熱則寒寒傷形熱傷氣氣傷痛形 以上從素問陰陽應象大論補入 傷腫 既迫痛傷形即便爲腫也 故先痛而後腫者氣傷形也 先邪傷衞氣致痛後形腫者謂衞氣傷及於形也 先腫而後痛者形傷氣也 邪先客於皮膚爲腫而後壅衞氣爲痛者謂形傷及於氣也 風勝則腫燥勝則乾 邪風客於皮膚則爲䐜腫也邪熱燥於皮膚則皮乾無汗　平按素問甲乙經腫均作動腫下均有熱勝則腫句 寒勝則胕 快付反檢義當腐寒勝肉熱肉當腐　平按胕素問甲乙經均作浮 溼勝則濡 陰溼氣盛則多汗也　平按濡下素問甲乙經均有寫字 天有四時五行 天之用也 以生長收藏 四時之用 以生寒暑燥溼 五行所生也有本有風謂具五者也　平按溼下素問甲乙經均有風字 人有五藏 人之有也 有五氣以喜怒悲憂恐 五氣五藏氣也喜怒等心肺肝脾腎五志者　平按有五氣素問作化五氣甲乙經作化爲五氣喜上素問甲乙經均有生字 故喜怒傷氣 内傷者也 寒暑傷形 外傷者也 故曰喜怒不節寒暑過度生乃不固 内外傷已生得堅固不道夭者未之有也　平按素問無故曰二字此節以上有暴怒傷陰暴喜傷陽厥氣上行滿脈去形十六字甲乙經同 重陰必陽重陽必陰故曰冬傷於寒春必病温 傷過多也冬寒陰也人於冬時温衣熱食腠理開發多取寒涼以快其志者寒入腠理腠理遂閉内行藏府至春寒極變爲温病也　平按病温顧本素問作温病趙府本素問仍作病温 春傷於風夏生飧泄 春風陽也春因腠理開發風入腠閉内行藏府腸胃之中至夏飧泄也飧水洗飯也音孫謂腸胃有風水穀不化而出也 夏傷於暑秋生痎瘧 夏因汗出小寒入腠藏之於内至□氣發腠理外閉風氣内發以成痎瘧痎音皆　平按素問秋生作秋必注氣發上原缺一字玩經文應作秋袁刻作夏 秋傷於溼冬生欬嗽 秋多雨溼人傷受溼溼從上下至冬寒並傷肺故成欬嗽也愷代反又邱吏反謂逆氣也　平按自此以下素問有帝曰余聞上古聖人至陽在外陰之使也一段其文甚長中間新校云所引太素及楊注甚多當在今本所闕七卷中惜不可考矣 黄帝問曰法陰陽奈何 陰陽者天地綱紀變化父母養生之道法之以成故問之 岐伯答曰陽勝則身熱 陽勝八益爲實陰勝七損爲虛言八益者

身熱一益也陰弱陽盛故通身熱也腠理閉二益也陽開腠理過盛則閉而麤三益也熱盛則腠理皮上麤澀也 平按而麤
素問作喘麤甲乙經作喘息麤爲之俛仰四益也熱盛上下故身俛仰 平按俛仰甲乙經作後悶汗不出而熱
五益也陰氣內絕故汗不出身仍熱乾齒六益也熱盛至骨故齒乾也 平按素問甲乙經作齒乾以煩俛七益也熱以亂神故
煩悶也 平按俛素問作俛甲乙經作悶腹滿死八益也熱盛胃中故腹滿也前已七益復加腹滿故致死 平按滿甲乙經作脹
能冬不能夏。以其內熱故能冬之大寒不能夏之小熱 平按二能字甲乙作耐陰勝則身寒。下言
七損也身寒一損也身苦寒汗出。二損也无陽禁腠故汗出身常清。三損也清冷也身皮膚常冷也 平按素問甲乙經
清作清衰刻亦作清數慄四損也數數戰慄也而寒。五損也戰而復寒也寒則厥。六損也寒則手足逆冷也厥
則腹滿死。七損也前已六損復加冷氣滿腹冷氣滿腹故致死也能夏不能冬。寒人遇熱故堪能也 平
按兩能字甲乙經均作耐此陰陽更勝之變也病之形能也。此是陰陽變極之理亦是
人之病所能也黃帝問曰。調此二者奈何。陰陽相勝遂有七損八益虛實不和故謂調之岐伯
答曰。能去七損八益。則二者可調也。損者損於身益者益於病若人能修道察同去
損益之病則陰陽氣和无諸衰老壽命无窮與天地同極也 平按去素問甲乙經均作知不知用此則蚤衰。人不
脩道不去損益則陰陽不調是謂不道不道早衰也 平按注不道二字原鈔重衰刻刪去不合仍依原鈔衰之節。年四十。
而陰氣自半也。起居衰矣。始衰時節年四十也六府爲陽氣五藏爲陰氣人年四十五藏陰氣自半已衰
腠理始疏榮華頹落髮鬢頒白行立之起坐臥之居日漸已衰也年五十。體重耳目不聰明矣。
人年五十脾氣衰故體重肝氣衰故目不明腎氣衰故聽不聰也年六十。陰痿大氣衰九竅不
利。人年六十腎氣衰精氣減筋弛故宗筋痿也十二經脈三百六十五絡爲大氣也其氣皆上於面而走空竅其精陽氣上於目而爲睛其別氣走於
耳而爲聽其宗氣上出於鼻而爲臭其濁氣出於胃走唇舌而爲味今經脈大氣皆衰故九竅不利下虛上實涕泣俱
出。腰以上爲陽以居上也腰以下爲陰以居下也年六十者精減陰痿行步無力即下虛上實也神衰失守故涕泣俱出 平按出下素問有矣字
故曰。知之則强知察於同去七損八益其身日强不知則老。人察於異有損有益故身速衰也玄

元皇帝曰物壯則老謂之不道不道早已此之謂也故同名異邪。道理无物不通故同名也物有方殊故異邪也 平按故同名
異邪句素問作故同出而名異耳注方殊方字疑是萬字之誤智者察同愚者察異。察觀也智者反物觀道愚
者反道觀物愚者不足。智者有餘。有餘則耳目聰明。身體輕
强。年老復壯。壯者益理。愚者觀物有三不足目暗耳聾則視聽不足也體重力衰則身不足也老者曰衰壯
者曰老則壽不足也智者觀道神清性明故三有餘也視聽曰勝則耳目有餘也身强體輕則身有餘也年老反同乳子之形年壯更益氣色之理則壽有餘
平按素問年老作老者理作治是以聖人爲無爲之事。聖人謂廣成子等也忘物喪我任物之動即爲
無爲之事也 平按注無爲衰刻作無物樂恬惔之能。怡神適性即樂恬惔之能也從欲快志於
虛無之守。聖人欲無欲之欲志無求之志故從快於虛無不失其道謂之守也故壽命無窮。與天
地終。此聖人之治身也。虛無守者其神不擾其性不穢性不穢故外邪不入神不擾故藏府□內與虛無同
道與天地齊德遂獲有餘無窮之壽也故廣成子語黃帝曰吾以目無所見耳無所聞心無所知神將自守故人盡死而我獨存即其事也斯乃聖人理身之
道也 平按注藏府下原鈔空一格傍注安欣二字天不足西北。故西方陰也。而人右
耳目不如左明。地不滿東南。故東方陽也。人左手足
不如右强也。夫天地者形之大也陰陽者氣之大也大形而生萬形則大形以爲父母萬形爲子也故大形有所不足而生萬物
萬物不可足也故人頭法天則右耳目聰明不足也手足法地故左手足便强不足也以其天陽不足西北地陰不足東南故也 平按素問西方作西北方
東方作東南方黃帝問曰。何以然。岐伯答曰。東方陽也。其精并
上。故上明而下虛。故使耳目聰明。而手足不便也。東方
是陽陽氣上昇故上實下虛則人左箱上勝下劣也 平按素問陽也下有陽者二字并上作并於上并於上六字故上明作則上明西方陰
也。陰者其精并於下。并於下則下盛而上虛。故其耳
目不聰明。而手足便也。西方是陰陰氣下沈故下實上虛則人右箱下勝上劣也 平按此段原鈔無謹據
素問補於西方是陰注上故俱感於邪。其在上也則右甚。在下則左

甚此天地陰陽所不能全。故邪居之。非直左右陰陽虛處耳目手足有所不善然左右俱感於邪虛處獨甚今人患手足左甚耳目右甚即其事也則天地陰陽有所不全人法天地何取可具其全非直人有不全萬物皆爾不可全也故聖人法天則地中順萬物居不得已安於不足是謂攝生之大妙　平按注已安下袁刻有居也二字乃因原安字右旁有此二字不宜混入正文故天有精。地有形。天有氣之精成人耳目地有質之形成人手足天有八紀。地有五理。故能爲萬物父母。天有八風之紀紀生萬物地有五行之理理成萬物故爲父母也　平按理素問作里物下素問有之字清陽上天。濁陰歸地。故陰陽和也稱爲萬物陰陽離也號爲天地也是故天地之動靜。神明爲之紀。故能以生長化成收藏。終而復始。是故以天之動也以地之靜也以神明御之爲綱紀也三者備故能爲四時生長化成收藏終始者也　平按紀上素問有綱字化成二字素問無唯賢人上配天以養頭。下象地以養足。中象人事以養五藏。人頭象天故配天養頭使七竅俱美同七曜之明也足以象地故使五常安倜山岳雙鎮也中身象於人事人有五藏餘禽獸等有不具者故象人事以養五藏同眞人　平按中象象字素問作傍注雙字原缺原校作雙天氣通於肺。肺爲四藏上蓋是人之天故天氣通肺也地氣通於咽。咽中入食以生五藏六府故地氣通咽也東方生風風生木木生酸酸生肝故風氣通於肝　平按咽素問作嗌雷氣通於心。心能覺動四支百體故雷氣通心也穀氣通於脾。五穀滋味入脾故穀氣通脾也　平按穀素問作谷雨氣通於腎。雨者水也故雨氣通腎也六經爲川。三陰三陽六經之脈流諸血氣以注腸胃故爲川也　平按川袁刻作水注同腸胃爲海。夫海者一則衆川歸之二則利澤萬物腸胃爲彼六經所歸又滋百節故爲海也九竅爲水注。聲色芳味知水從外流於上之七竅注入經川溲後糟粕之水從內出下二竅也有本爲外注理亦相似　平按注經川川字袁刻作水水注之氣。以天地爲之陰陽。聲色芳味之氣從外入內有養故以地爲陰也糟粕溲後從內出外得通故以天爲陽也　平按素問水注二字不重陽之汗。以天地雨名之。陽發腠理出汗同天地間雨故汗名雨也氣以天地之風。前明人汗以天地之雨爲名則人之氣以天地之風名也　平按素問氣上有陽之二字風上有疾字風下有名之二字暴氣象雷。人身中氣上下有聲故象雷也氣逆象陽。無陰之陽即爲災故氣逆不和者象於陽也　平按氣逆素問甲乙經均作逆氣故治不法天之紀。不用地之理。則災害至矣。爲家爲國之道不依天之八紀地之五理國有亡破之災身有夭喪之害也故風之至傍如風雨。風謂天之邪氣者也邪氣至觸身傍傷人體者如暴風雨入人腠理漸深爲病者也　平按風上素問有邪字傍素問甲乙經均作疾故善治者治皮毛。其次治肌膚。其次治筋脈。其次治六府。其次治五藏。五藏半死半生。善者謂上工善知聲色形脈之候妙識本標故療皮毛能愈藏府之病亦療藏府能除皮毛之疢故病在皮毛療於皮毛病在五藏療於五藏或病淺而療淺或病深而療深或病淺而療深或病深而療淺皆愈者斯爲上智十全者也今夫邪氣始入皮毛之淺遂至五藏之深上工療之有十五死五生者以其陰陽兩感深重故也　平按五藏二字袁刻不重五藏下素問有治五藏者四字故天之邪氣。感則害五藏。謂天降八正虛風從衝上來爲損至深故害五藏也　平按害下素問有人字水穀之寒溫。感則害六府。天地之間資生氣味謂水穀也六府貯於水穀節之失和次害六府也　平按素問溫作熱害下有於字地之溼氣。感則害皮肉筋脈。腎爲水藏主骨又深少溼未能即傷餘之四藏所主皮肉筋脈在外感即先傷未至六府也故用鍼者。從陰引陽。從陽引陰。肝藏足厥陰脈實肝府膽足少陽脈虛須寫厥陰以補少陽即從陰引陽也若少陽實厥陰虛須寫少陽以補厥陰即從陽引陰也餘例准此　平按故下素問有善字以右治左。以左治右。謂以繆刺刺諸絡脈謂以巨刺刺諸經脈以我知彼。謂醫不病能知病人以表知裏。或瞻六府表脈以知五藏裏脈或瞻聲色之表能知藏府之裏也以觀過與不及之理。見微得過。用之不殆。寸口之脈過五十動然後一代謂之過不滿五十謂之不及見關格微病得過失也見微過而救人者謂未病之病療十十全故無危殆　平按得甲乙經作則善診者按脈。善謂上工善能診候診候之要謂按脈　平按素問按脈上有察色二字甲乙經同先別陰陽。審清濁。而知部候。按脈之道先須識別五藏陰脈六府陽脈亦須審量營氣爲濁衛氣爲清和兩手各有寸關尺三部之別也　平按部候素問甲乙作部分別本亦作部分注和兩手和字疑是知字傳寫之誤視喘息。聽音聲。而知所苦。須看病人喘息遲急麤細聽病人五行音聲即知五藏六府皮毛膚肉筋脈骨髓何者所苦此謂聽聲而知者也　平按甲乙音聲作聲音知下有病字觀權衡規矩而知病所在。面部有五藏六府五行氣色觀乎即知病在何藏府也此謂察色而知也　平按規上甲乙有視字在素問作主甲乙作生按尺寸而觀浮沈滑濇而知病所生。濇所敕反不滑也人之兩手從關至魚九分為寸也從關至尺一寸為尺也尺寸終始一寸九分為尺寸也凡按脈也者按寸口得五藏六府十二經脈之氣以知善惡又按尺部得知善惡依此大經竟無關部關者尺寸分處關自無地依秦越人寸口為陽得地九分尺部為陰得地一寸尺寸終始一寸九分亦無關地華佗云尺寸關三部各有一寸三部之地合有三寸未知此言何所依據王叔和皇甫謐等各說不同並有關地既無依據不可行用但關部不得言無然是尺寸分處自無其地脾脈在中有病寄見尺寸兩間至下脈經之中具定是非也按脈之道先別陰陽清濁知部分以次察聲色知病所苦所在始按尺寸觀浮沈等四時之脈以識病源也　平按所生下素問有以治二字新校正云按甲乙經作知病所在以治則無過下無過二字續此為句與此正合注尺寸分處哀刻作寸尺分處以治無過以診則不失矣。此以診候知病源已然後命諸鍼艾湯藥等法療諸病者必有祛疾服靈之福定無夭年損傷之罪以其善診則無失也　平按甲乙治下有則字不作無故曰。病之始起也可刺而已。以其善診病之始生即以小鍼消息去之不用毒藥者此則其微易散者也其盛可待而衰也。病盛不可療者如堂堂之陣不可即擊待其衰時然後療者易得去之如瘧病等也　平按而衰也素問甲乙作衰而已故曰因其輕而揚之。謂風痺等因其輕動道引微鍼揚而散之因其重而減之。謂溼痺等因其沈重燔鍼按熨漸減損也　平按注溼痺哀刻誤作溢痺因其衰而彰之。謂癲狂等取其衰時彰寫去之也形不足者溫之以氣。謂寒瘦少氣之徒補其陽氣也精不足者補之以味。五藏精液少者以藥以食五種滋味而補養之其高者因而越之。風熱實於頭胸因寫越之其下者引而竭之。寒溼實於腰足引寫竭之中滿者寫之於內。氣脹腸胃之中可以寫之其有邪者清以為汗。其在皮者汗而發之。清冷也邪腸胃寒熱病氣也或入藏府或在皮毛皆用鍼藥以調汗而出之也　平按清素問甲乙作漬形二字哀刻作漬今依原鈔作清其慓悍者按而投之。慓芳照反急疾也悍胡旦反禁其氣急不散以手按取然後投鍼也　平按投素問甲乙作收其實者散而寫之。諸有實者皆散寫之審其陰陽以別柔剛。陽病治陰。陰病治陽。夫物柔弱者陽之徒也剛強者陰之徒也陰經受邪流入陽經為病是為陰經為本陽經為標療其本者療於陰經即陽病療陰也陽經受邪准陰療陽也即陰病療陽也人陰陽二經陰經若實陽經必虛陽經若實陰經定虛故陽虛病者宜寫陰陰實病者宜補陽也定其血氣。各守其鄉。血實宜決之。氣虛宜掣引之。須定所病在氣在血各守血氣病之別鄉寫乃用鍼刺去實血補乃用鍼引氣引皮補已縱皮閉門使氣不洩掣死曳反引也　平按氣虛甲乙作氣實掣素問作掣注縱皮縱字哀刻作從

調陰陽

平按此篇見素問卷一第三生氣通天論

黃帝問於岐伯曰。夫自古通天者生之本也。古謂上古中古者也調陰陽而攝其生則通天之義上古中古人君攝生莫不法於天地故生同天地長生久視通天地者生之本也不言通地者天為尊也本於陰陽。本於天地陰陽之氣天地之間。六合之內。其氣九州九竅五藏十二節。皆通於天氣。在於天地四方上下之間所生之物即九州等也九州即是身外物也九竅等物身內物也十二節者謂人四支各有三大節也謂九州等內外物皆通天氣也　平按素問於作乎其生在其氣三。謂天地間九州等物其生皆在陰陽及和三氣　平按素問在作五別本亦作五數犯此者。則邪氣傷人。此壽之本。陰陽分為四時和氣人之縱志不順四時和氣攝生為風寒雨溼邪氣傷也此順三氣養生壽之本也　平按素問數上無謂字壽下有命字本下有也字蒼天之氣清靜。則志意治。蒼天色也氣謂四時和氣者也天之和氣清而不濁靜而不亂能令人志意皆清靜也　平按素問靜作淨夫順之則陽氣固。雖有賊邪。弗能害也。此因時之序也。人能順清靜和氣則藏氣守其內府氣固其外則雖有八正虛風賊邪不能傷也斯因四序之和自調攝也　平按素問順上無夫字序下無也字故聖人摶精神或服天氣通神明。摶附也或有也聖人令精神相附不失有服清靜之氣通神令清通性令明故得壽蔽天地而不道夭　平按素問摶作傳服天上無或字通上有而字氣失之則內閉九竅。外壅肌肉。衛氣散解。此謂自傷。氣之削也。陰氣失和則內閉九竅令使不通外壅肌肉使腠理壅塞也陽氣失和則腠理開解衛氣發洩也此之失者皆是自失將攝故令和氣銷削也　平按素問失上無氣字衛原鈔作衛據本注應作衛素問亦作衛陽氣者若天與日。失

其行。獨壽不章。故天運當以日光明。是故陽因上而衛外者也。人之陽氣若天與日不得相無也如天不得無日日失其行則天不明也故天之運動要藉日行天得光明也人與陽氣不得相無若無三陽行於頭上則人身不得章延壽命也故身之生運必待陽脈行身已上故壽命章也是以陽上於頭衛於外也　平按素問行獨二字作所則折三字上而二字作而上二字

因於寒。志欲如連樞。起居如驚。神氣乃浮。連數也樞動也和氣行身因傷寒氣則志欲不定數動不住故起居如驚神魂飛揚也　平按素問寒下無志字連樞作運樞新校正云全元起本作連樞

因於暑。汗煩則喘喝。靜則多言。體若燔炭。汗出如散。喝讀曷反呵也謂喘呵出氣聲也汗者陰氣也故汗出即熱去今熱汗出而煩擾也若靜而不擾則內熱狂言如此者雖汗猶熱汗如沐浴汗不作珠故曰如散也　平按素問如散作而散

因於溼。首如裹攘。大筋濡短。小筋施長。長者爲痿。如而也攘除也人有病熱用水溼頭而以物裹人望除其熱是則大筋得寒溼縮小筋得熱緩長施緩也絕爾反筋之緩瘲四支不收故爲痿也　平按素問裹下有溼熱不三字濡作緛施作弛小筋施長下有緛短爲拘四字爲痿上無者字

因陽氣爲腫。四維相代。陽氣而竭。因邪氣客於分肉之間衛氣壅遏不行遂聚爲腫四時之氣各自維守今四氣相代則衛之陽氣竭壅不行故爲腫也　平按因陽氣爲腫素問作因於氣爲腫而竭作乃竭

陽氣者。煩勞則張。精絕。辟積於夏。使人前厥。辟稗尺反夏日陽氣盛時入房過多則陽虛起精絕辟積生前厥之病也辟積辟疊停廢之謂也前厥即前仆也　平按前厥素問作煎厥

目盲不可以視。耳閉不可以聽。精絕則腎府足太陽脈衰足太陽脈起目內眥故太陽衰者即目盲也精絕腎虛則腎官不能聽也

潰潰乎若壞都。滑滑不止。潰胡對反潰潰滑滑皆亂也陽氣煩勞則精神血氣亂若國都亡壞不可止也一曰滑不正則都大也言非直精神血氣潰亂四支十二大骨痿癈不正也平按滑滑不止素問作汩汩乎不可止注滑不正則應作都骨不正按原鈔滑滑不止右偏有滑滑不止都骨不正八小字

陽氣大怒。則形氣而絕。血菀於上。使前厥。有傷於筋縱。陰并於陽盛怒則衛氣壅絕血之菀陳上并於頭使人有仆故曰前厥并傷於筋故痿瘲也平按陽氣下素問有者字而絕作絕而菀作菀使前厥作使人薄厥

其若不容。而出汗偏阻。使人偏枯。阻壞也慈呂反容緩也陽氣盛者必傷筋痿緩其若不緩則令汗偏出壞身偏枯不隨之病也或偏枯疼者也平按而出汗偏阻素問作汗出偏沮

汗出見溼。乃生痤疽。若汗徧身見溼於風即邪風客於肌肉壅遏營衛傷肉以生痤疽也痤癤之類然小也俗謂之癤子久壅陷骨者爲痤疽也　平按素問疽作痱

膏粱之變。足生大釘。受如持虛。膏粱血食之人汗出見風其變爲病與布衣不同多足生大釘腫膏粱身虛見溼受病如持虛器受物言易得也　平按素問膏作高釘作丁新校正云按丁生之處不常如足者謂膏粱之變饒生大丁非偏著足也又素問持虛下有勞汗當風寒薄爲皶鬱乃痤十一字

陽氣者。精則養神。柔則養筋。衛之精氣晝行六府夜行五藏令五神清明行四支及身令筋柔弱也

開闔不得。寒氣從之。乃生大僂。腠理有邪開令邪出則開爲得也腠理無邪閉令不開即闔爲得也今腠理開邪入即便閉之故不得也寒邪入巳客於腰脊以尻代踵故曰大僂僂曲也力矩反

陷脈爲瘻。流連肉腠。寒邪久客不散寒熱陷脈以爲膿血流連在肉腠之間故爲瘻　平按流素問作留

輸氣化薄。傳爲善畏。乃爲驚駭。輸者各繫於藏氣化薄則精虛不守故善畏而好驚也　平按素問輸作俞乃作及

營氣不順。逆於肉理。乃生癰腫。脈肉營氣爲邪氣傷不得循脈陰陽相注故逆於肉理敗肉即生癰也　平按素問順作從癰作癰注脈肉肉字別本作內

魄汗不盡。形弱而氣爍。穴輸已閉。發爲風瘧。故風者。百病之始也。魄肺之神也肺主皮毛腠理人之汗者皆是肺之魄神所營因名魄汗夏傷於暑汗出不止形之虛弱氣之衰損淫邪藏於腠理腠理巳閉至秋得寒內外相感遂成風瘧而氣爍故邪風者百病始爍式藥反淫邪氣　平按素問不盡作未盡

清靜則肉腠閉距。雖有大風苛毒。弗之能客。此因時之序也。不爲躁動毛腠閉距八風不能傷者順四時之序調養故無病也苛害也音柯　平按素問距作拒客作害

故人病久則傳化。上下不并。良醫弗爲。人病雖久得有傳變上下陰陽不并至其所王必當自愈故良醫不爲也　平按素問病上無人字

故陽畜積病死。而陽氣當隔。隔者當寫。不亟正治。旦乃敗亡。故陽病者畜積不得傳化有其死期者陽脈當隔脈有隔之時當即寫之不急療者必當死也隔格也亟急也　平按旦乃敗亡素問作粗乃敗之別本旦作且注療者別本作療之

故陽氣者。一日而主外。平旦人氣生。日中而陽氣隆。日西陽

氣已虛，氣門乃開，是故暮而收距，毋擾筋骨，毋見霧露。夫陽者生氣也陰者死氣也故陽氣一日而主外陰氣一夜而主內一日外者分爲三時平旦人氣始生爲少陽也日中人氣隆盛爲太陽也日西人氣始衰爲虛陽也陽氣虛者陰氣即開也陰氣開者即申酉戌少陰生也故暮須收距無令外邪入皮毛也亥子丑時即至陰也故至陰時無擾骨也寅卯辰即厥陰也故厥陰時無擾於筋見霧露也陰衰見溼因招寒溼病　平按素問開作閉反此三時，形乃困薄。不順晝夜各三時氣以養生者必爲病困迫於身薄迫也岐伯曰：陰者，藏精而極起者也；陽者，衛外而爲固者也。五藏藏精陰極而陽起也六府衛外陽極而陰固也故陰陽相得不可偏勝也　平按素問極起作起亟陰不勝其陽，則其脈流薄疾，并乃狂。陽勝即人迎脈動或停或速是則陰并陽盛發爲狂病　平按素問脈上無其字陽不勝其陰，五藏氣爭，九竅不通。陰勝則藏氣無衛故外九竅閉而不通也　平按五藏上素問有則字是以聖人陳陰陽，筋脈和同，骨髓堅固，氣血皆順，如是則外內調和，邪不能容，耳目聰明，氣立如故。故聖人陳陰陽使人調內外之氣和而不爭也　平按素問順作從外內作內外容作害風客淫氣，精乃亡，邪傷肝。風客淫情之氣遂令陰盛施精不已故精亡也肝脈循陰入肝故精亡傷肝也　平按注淫情情字別本作精因而飽食，筋脈橫解，腸澼爲痔。澼音僻洩膿血也肝主於筋亦生於血肝既傷已又因飽食穀氣盛迫筋脈解裂廣腸漏洩膿血名之爲痔也．平按腸澼袁刻誤作傷澼因而一飲則逆氣。一者大也既已亡筋傷肝又因大飲則爲逆氣之病也　平按一素問作大因而強力，腎氣乃傷，高骨乃壞。亡精傷肝復因力已入房故傷腎也腎以藏精主骨腎傷則大骨壞也高大也凡陰陽之要，陰密陽固，而兩者不和，若春無秋，若冬無夏，因而和之，是謂聖度。腠理密不洩者乃內陰之力也五藏藏神固者外陽之力也故比四時和氣不得相無也因四時和氣和於身者乃是先聖法度也　平按陰密陽固素問作陽密乃固故強不能，陰氣乃絕。陰氣衰者可以補陰更強入房寫其陰故陰氣絕也　平按故強不能素問作故陽強不能密衰刻於能下加一密字與原鈔不合因於露風，乃生寒熱。精亡肝傷更得寒溼風邪邪風成者爲寒熱病也　平按素問此段上有陰平陽祕精神乃治陰陽離決精氣乃絕四句後二句本書見下文是以春傷於風，邪氣流連，乃爲洞洩；夏傷於暑，秋爲痎瘧；秋傷於溼，氣上逆而欬，發爲痿厥；陰陽離決，精氣乃絕；冬傷於寒，春乃病熱。洞大貫反疾流也肺惡寒溼之氣故上逆欬也至冬寒溼變熱四支不用名曰痿厥二氣離分不和故精氣絕也　平按素問流連作留連春乃病熱作春必溫病四時之氣，爭傷五藏也。風寒暑溼四時邪氣爭而不和即傷五藏也陰之生本在五味，身內五藏之陰因五味而生也　平按素問生上有所字陰之五官，陽在五味。五藏陰之官也謂眼耳鼻口舌等五官之陽本於五味者也故五味內滋五藏五官於是用強也　平按素問官作宮陽作傷是故味過酸，肝氣以津，肺氣乃絕。夫五味者各走其藏得中則益傷多則損故傷酸者能令肝氣下流膀胱胞薄遂成於癃漏洩病也肺氣剋肝今肝氣津洩則肺無所剋故肺氣無用也　平按肺素問作脾味過於鹹，則大骨氣勞，短肌，氣抑。鹹以資骨今鹹過傷骨則脾無所剋故肌肉短小脾氣壅抑也　平按素問肌下有心字味過苦，心氣喘滿，色黑，腎不衛。苦以資心今苦過傷心喘滿歐吐則腎氣無力故色黑而不能衛也　平按素問苦作甘腎不衛作腎氣不衡味過於甘，脾氣濡，胃氣乃厚。甘以資脾氣今甘過傷脾氣濡令心悶胃氣厚盛也　平按素問甘作苦濡上有不字味過於辛，筋脈沮弛，精神乃英。辛以資肺今辛多傷肺肺以主氣筋之氣壞洩於皮毛也心神剋肺氣沮洩神氣英盛浮散無用也　平按英素問作央王注作久字解新校正謂此論味過所傷不宜作精神長久解央乃殃也此古文簡略字多假借用也其說爲長是故謹和五味，則骨正筋柔，氣血以流，腠理以密。調五味各得其所者則鹹能資骨故骨正也酸能資筋故筋柔也辛能資氣故氣流也苦能資血故血流也甘能資肉故腠理密也如是則氣骨以精，謹道如法，長有天命。謹順也如是調養身者則氣骨常得精勝上順天道如先聖法則壽弊天地故長有天命也　平按顧本素問氣骨作骨氣趙府本仍作氣骨

陰陽雜說

平按此篇自篇首至是謂得道見素問卷一第四金匱真言論自黃帝問於岐伯曰人有四經至陰陽相過曰彈見素問卷二

第七陰陽別論自凡痺至痺聚在脾見素問卷十二第四十三痺論自陰爭於內至末見素問陰陽別論

黃帝問於岐伯曰：天有八風，經有五風。八風發邪氣，經風觸五藏，八風，八正邪風也。正月朔日有此八風發，爲邪氣傷人者也。經風，八虛風也，謂五時八風從虛鄉來觸於五藏，舍之爲病也。平按：素問問下無於岐伯三字，五風下有何謂岐伯對曰六字，發邪下無氣字，有以爲二字。注八正，袁刻作八方。按前調陰陽篇雖有邪賊句，楊注云雖有八正虛風不能傷，也依原鈔作八正爲是。邪氣發病，所謂得四時之脈者，謂得四時相勝之脈以爲候。平按：素問脈作勝，別本亦作勝。春勝長夏，長夏勝冬，冬勝夏，夏勝秋，秋勝春，所謂得四時之勝也。謂天風經風在身，邪氣行於寸口，有相勝之候。平按：素問無得字。東風生於春，病在肝，輸在頸項。東風從春生，已與肝爲病者，肝之病氣運致於頸項，頸項爲春也。平按：注運致別本作逆致。南方風生於夏，病在心，輸在胸脇。胸脇當心，故爲夏也。西方風生於秋，病在肺，輸在肩背。肩背當肺，故爲秋也。北方風生於冬，病在腎，輸在腰股。腰股近腎，故爲冬也。中央爲土，病在脾，輸在脊。故精者身之本也。脊，脊當脾，故爲仲夏也。土爲五穀之精，以長四藏，故爲身之本也。平按：素問輸作俞，下同。南西北下均無方字，故精者身之本也句在後。故春氣者病在頭，在頭頸項。夏氣者病在藏，藏謂心腹。秋氣者病在肩背，肩背爲秋氣也。冬氣者病在四支。冬爲痺厥，多在四支。故春喜病鼽衄，傷寒春病在頭，故喜鼽衄也。夏喜病洞泄寒，傷風夏病在藏，故喜病洞泄寒中也。平按：素問寒作寒中，夏作長夏，在仲夏之後。仲夏喜病胸脇，傷溫夏病在胸脇，故喜病胸脇。秋喜病風瘧，仲夏傷暑者，秋喜病風瘧也。冬喜病痺厥。傷溼冬病，故爲痺厥。故冬不按蹻，春不病鼽衄，春不病頸項，夫冬傷寒氣在於腠理者，以冬強勇按蹻多勞困，腠理開，寒氣入客。今冬不作按蹻，則無傷寒，至春不患熱病鼽衄，故春不病頸項者也。蹻，几小反，強勇兒也。平按：素問鼽上無病字。夏不病洞泄寒中，仲夏不病胸脇，春傷風時，多循於頭，入於府藏，故至夏日作飧泄寒中病也。所以春無傷風，即無夏飧泄之病，故至仲夏不病胸脇。平按：素問夏不病洞泄作長夏，在仲夏不病胸脇下。秋不病風瘧，秋不病肩背胸脇，仲夏不傷暑於胸脇，至秋無瘧及肩背胸脇病也。平按：素問無秋不病肩背胸脇句。冬不病痺厥飧泄而汗出，藏於清者至春不病溫，冬病痺厥，飧泄內虛，又因汗出，寒入藏於內，故至春病溫，是爲冬傷於寒，春爲溫病所由者也。平按：清素問作精，藏於清上素問有夫精者身之本也故八字。夏暑汗不出者，秋成風瘧。小寒入腠理，不得汗洩，至秋寒氣感而成瘧也。此平人脈法地也。平人脈法，要須知風寒暑溼四氣爲本，然後候知弦鉤毛沈四時脈也。地，即本也。平按：素問無地字。

岐伯曰：陰中有陰，陽中有陽，平旦至日中，天之陽，陽中之陽也；日中至昏，天之陽，陽中之陰也；子午巳東，晝爲陽也；卯酉巳北，夜爲陰，故平旦至日中，陽中之陽也；日中至昏，陽中之陰也。平按：岐伯曰素問作故曰，昏上有黃字。合夜至雞鳴，天之陰，陰中之陰也；雞鳴至平旦，天之陰，陰中之陽也。子午巳西，夜爲陰；卯酉巳南，晝爲陽。故合夜至雞鳴，陰中之陰也；雞鳴至平旦，陰中之陽也。故人亦應之。人同陰陽，故人亦有陽中之陽，陽中之陰，陰中之陰，陰中之陽也。夫言人之陰陽，則外爲陽，內爲陰；皮毛膚肉在外爲陽，筋骨藏府在內爲陰。言人身之陰陽，則背爲陽，腹爲陰；背在胸上近頭，故爲陽也；腹在胸下近腰，故爲陰也。言人之身，五藏中之陰陽，則藏者爲陰，府者爲陽。肝心脾腎五藏皆爲陰，膽胃大腸小腸三焦膀胱六府皆爲陽。就身之中，五藏藏於精神爲陰，六府貯於水穀爲陽也。平按：素問言人之身五藏中之陰陽作言人身之藏府中之陰陽，肺肝心脾腎作肝心脾肺腎，三焦二字在膀胱下。所以欲知陰中之陰、陽中之陽，何也？爲冬病在陰，夏病在陽，春病在陰，秋病在陽，所以須知陰陽相在者，以其四時風寒暑溼在陰陽也。何者？冬之所患欬嗽痺厥，得之秋日傷溼，陰也；夏之所患飧泄病者，得之春日傷風，陽也；春之所患溫病者，得之冬日傷寒，陰也；秋之所患欬瘧病者，得之夏日傷暑，陽也。平按：注欬瘧恐係痎瘧之誤，以上篇夏傷於暑秋爲痎瘧也。皆視其所在，爲施鍼石。視贍候也宜以三部九候瞻知所在然後命於鍼灸砭石湯藥導引五立療方施之不誤使十全者也 故背爲陽陽中之陽心也。背爲陽陽中之陰肺也。心肺在隔已上又近背上所以爲陽也心以屬火火爲太陽故爲陽中之陽也肺以屬金金爲少陰故爲陽中之陰也 腹爲陰陰中之陰腎也。腹爲陰陰中之陽肝也。腎肝居隔以下又近下極所以爲陰也腎以屬水水爲太陰故爲陰中之陰也肝以屬木木爲少陽故爲陰中之陽也 腹爲陰陰中之至陰脾也。脾居腹中至陰之位以資四藏故爲陰中之陰 此皆陰陽表裏外内左右雌雄上下相輸應也。故以應天之陰陽也。五藏六府即表裏陰陽也皮膚筋骨即内外陰陽也肝肺所主即左右陰陽也牝藏牡藏即雌雄陰陽也腰上腰下即上下陰陽也此五陰陽氣相輸會故曰合於天也 平按素問外内作内外無左右上下四字 問曰。五藏應四時有放乎。答曰。有。東方青色。入通於肝。開竅於目。藏精於肝。精謂木精也汁也三合藏之肝府膽中也 平按素問問曰作帝曰有放乎作各有收受乎 其病發驚駭。起怒亡魂故驚駭也 其味辛。肝味正酸而言辛者於義不通有云金剋木爲妻故肝有辛氣 平按素問辛作酸注而言辛衰刻作有本言辛 其類草木。五行各別多類故五行中各稱類也草木類同別也 其畜雞。其穀麥。其應四時上爲歲星。春當歲星 是以春氣在頭也。其音角。頭爲身之初首故春氣在也 其數八。成數八 是以知病在筋也。其臭臊。是知筋位居春故以病在筋也 赤色入通於心。火生於木心又屬火火色赤故通心 平按赤色上素問有南方二字 開竅於耳。九卷云心氣通舌舌既非竅通於耳 藏精於心。心有七孔三毛盛精汁三合 故病在五藏。心爲五藏主不得受於外邪受外邪則五藏皆病也 其味苦酸。酸爲苦母並母言之故有苦酸 平按素問無酸字 其類火。其畜羊。其穀黍。九卷云黃黍味辛苦味剋辛仍金火相濟故并言之 其應四時。其星上爲熒惑。夏時上爲熒惑 以知病在脉也。脉位居夏故病在脉 其音徵。其數七。成數七也 其臭焦。黃色入通於脾胃。五色皆自通藏不言其府此言府者以胃

爲四藏資糧故兼言也 平按素問黃色上有中央二字脾下無胃字 開竅於口。藏精於脾。精脾中散膏半斤主裹血温五藏也 故病在於舌本。脾脉足太陰連舌本故夏病在舌本也 其味甘。其類土。其畜牛。其穀稷。其應四時上爲鎮星。其脾王四季故季夏上爲鎮星也 故知病在肉也。其音宫。其數五。脾肉在夏故有病在肉其數五謂生數 其臭香。白色入通於肺。開竅於鼻。藏精於肺。精肺液也 平按白色上素問有西方二字 故病在於背。肺爲陽中之陰在背故病在背 其味辛。其類金。其畜馬。其穀稻。九卷云粳米味甘黍味辛此中稻辛 其應四時上爲大白星。秋時上爲大白星 故知病在皮毛。皮毛在秋故病在皮毛也 其音商。其數九。其臭腥。九爲成數 黑色入通於腎。開竅於二陰。二陰謂前後陰也 平按黑色上素問有北方二字 藏精於腎。精謂腎液 病在於谿谷。其味鹹。其類水。其畜豕。其穀豆。肉之大會爲谷小會爲谿肉分之間谿骨之會腎間動氣爲原氣在谿谷間故冬病在也 平按素問谿下無谷字豕作彘 其應四時上爲辰星。冬時上爲辰星 以知病在骨。骨氣在冬故病在骨 其音羽。其數六。其臭腐。六爲成數 岐伯曰。善爲脉者。謹察五藏六府逆順。陰陽表裏雌雄之紀。藏之心意。合之於精。非其人勿教。非其人勿授。是謂得道。善候脉者須察藏府之氣有逆有順陰陽表裏雌雄綱紀得之於心合於至妙然後教於人教於人之道觀人所能妙知聲色之情可使瞻聲察色諸如是等謂其人也教謂教童蒙也授謂授久學也如是行者可謂上合先聖人道也 平按素問善上有故字無岐伯曰三字逆順二字作一逆一從四字合之於精作合心於精 黃帝問於岐伯曰。人有四經十二順。四經謂四時經脉也十二順謂六陰爻六陽爻相順者也 平按素問黃帝問下無於岐伯三字順作從下同下有何謂岐伯對曰六字 四經應四時。十二順應十二月。肝心肺腎四脉應四時之氣十二爻應十二月 十二月應十二脉。十二經脉也 脉有陰陽。十二經脉六陰六陽

知陽者知陰，知陰者知陽（妙知人迎之變，即懸識氣口；於氣口之動，亦達人迎）。凡陽有五，五五二十五陽（五藏之脉於五時見，隨一時中即有五脉，五脉見時皆有胃氣，即陽有五也。五時脉見，即有二十五陽數者也）。所謂陰者，真藏，其見則爲敗，敗必死（於五時中五藏脉見，各無胃氣，唯有真藏獨見，此爲陰也。平按：其，素問作也；又素問死下有也字；注爲陰爲字，袁刻作所謂二字）。所謂陽者，胃胞之陰陽（胃胞之中，苞裹五穀，具五藏爲糧，此則真藏陰爲陽，故曰胃胞陰陽者也。平按：素問胞作脘，陽上無陰字，下有也字）。別於陽者，知病之處（陽，胃氣也。足陽明脉通於胃，是以妙別陽明胃氣，則諸脉受病所在並知之）。別於陰者，知死生之期（妙別五藏之脉，即知死生有期）。三陽在頭，三陰在手（三陽行胃人迎之脉在頭，三陰行太陰寸口之脉在手也）。所謂一也（陰陽上下動如引繩，故曰一也）。別於陽者，知病忌時（善別胃脉，即和胃氣有無禁忌在於四時。平按：注和，別本作知）。別於陰者，知死生之期（善別手太陰脉，即知真藏脉之有無、死生之期）。謹熟陰陽，無與衆謀（謹能純熟陰陽脉氣之道，決於心者，不復有疑，故不與衆人謀議也）。所謂陰陽者，去者爲陰，至者爲陽；動者爲陽，靜者爲陰；數者爲陽，遲者爲陰（凡陰陽者，去、靜與遲皆爲陰，至、動與數皆爲陽。平按：素問靜下有者字，靜者句在動者句上，遲者句在數者句上）。凡持真藏之脉者，肝至懸絶九日死（有本爲十八日。平按：素問藏之二字作脉之藏三字，九作急，十八三字），心至懸絶九日死，肺至懸絶十日死，腎至懸絶五日死，脾至懸絶四日死（得真藏脉者死，然死之期，得五藏懸絶已去，各以其藏之氣分晝日爲數，脉至即絶，久而不來，故曰懸絶。平按：素問十日作十二日，五日作七日）。問曰：二陽之病發心痺，有不得隱曲，女子不月，其傳爲風消，其傳爲息賁，三日者死不治（二陽者，陽明也。陽明謂手陽明大腸脉也，足陽明胃脉也。陽明所發心痺等病也。隱曲，大小便。風消，謂風熱病消骨肉也。息賁，賁，隔也，爲隔息也。平按：素問曰上無問字，痺作脾，息賁下無三日二字）。曰：三陽爲病，發寒熱，下爲癰腫，及爲痿厥喘悁，其傳爲索澤，其傳爲頹疝（三陽，太陽也，謂手太陽小腸脉也，足太陽膀胱脉也。太陽所發寒熱等病。悁，季綿反，憂患也。索，奪也。憂恚不已，傳爲奪人色潤澤也。平按：素問喘悁作腨痟）。曰：一陽發病，少氣，喜欬，喜洩，傳爲心瘛，其傳爲隔（一陽，少陽也，手少陽三焦脉也，足少陽膽脉也。少陽發少氣等病，隔塞也。平按：素問喜作善，瘛作掣；少氣，原鈔作小氣，玩注宜作少，素問亦作少；又注少陽少字，原鈔亦作小，恐係鈔寫之誤，謹更正）。二陽一陰發病，生驚駭，背痛，喜噫，喜欠，名曰風厥（二陽，陽明也。一陰，厥陰也，手厥陰心包脉也，足厥陰肝脉也。此二脉發驚駭等病，風厥也。平按：素問生作主）。二陰一陽發病，喜脹，心滿，喜氣（二陰，少陰也，手少陰心脉也，足少陰腎脉。少陰少陽發喜脹等病。平按：注腎脉下袁刻有一陽少陽也五字）。三陽三陰發病，爲偏枯痿易，四支不舉（三陽，太陽也；三陰，太陰也。手太陰肺脉也，足太陰脾脉也。太陰發偏枯等病也）。鼓一陽曰鈎（一陽，少陽也。少陽脉至手太陰寸口，其脉鼓也。鼓，脉鼓動也。一陽之鼓曰鈎也。下按素問鈎平無曰字），鼓一陰曰毛（一陰，厥陰也。厥陰脉至之寸口曰毛，此陰脉不稱鼓也。有本一曰陰曰毛也）。鼓陽勝隱曰弦（脉鼓陽勝於隱曰弦。平按：素問隱作急，別本隱上有陰字）。鼓陽至而絶曰石（至者爲陽也，鼓陽至絶曰石也）。陰陽相過曰彈（陰陽之脉至寸口相擊曰彈也。平按：彈，素問作溜）。凡痺之客五藏者，肺痺者，煩則滿，喘而歐（邪氣客肺及手太陰，故煩滿喘歐也。平按：素問煩下無則字，歐作嘔）。心痺者，不通，煩則下鼓，暴上氣而喘，嗌乾，喜噫，厥氣上則恐（邪氣客心及手太陽，故上下不通，煩則少腹故脹等病也。平按：素問不通上有脉字，則上有心字，喜作善；注少腹故脹，故恐係鼓字之誤）。肝痺者，夜卧則驚，多飲，數小便，上爲演壞（邪氣客肝及足厥陰脉，厥陰脉係目及陰，故卧驚數小便。演當涎，謂涎流壞中心也。平按：演壞，素問作引如懷三字）。腎痺者，善脹，尻以代踵，脊以代項（邪客腎及少陰之脉，故喜脹脊曲也。平按：素問善作喜，兩代字均作代，項作頭，脹下袁刻有足攣二字，原鈔無）。脾痺者，四支懈惰，發欬歐汁，上爲大寒（邪客脾及足太陰脉，不得營於四支，故令懈惰，又發脾欬，胃寒歐冷水也。平按：素問懈惰作解墯，歐作嘔，寒作塞）。大腸痺者，數飲出而不得，中氣喘爭，時發飧洩（邪客大腸及手

黃帝内經太素卷第五 人合

通直郎守太子文學臣楊上善奉　敕撰注

黃陂蕭延平北承甫校正

平按此篇自注文不足二節故得懷子也以上殘脫不完篇目亦不可考故自黃帝問於伯高曰至以抱人形謹從靈樞卷十第七十一邪客篇補入自天有陰陽以下至天地相應者見靈樞邪客篇

黃帝問於伯高曰：願聞人之肢節以應天地奈何？伯高荅曰：天圓地方，人頭圓足方以應之。天有日月，人有兩目；地有九州，人有九竅；天有風雨，人有喜怒；天有雷電，人有音聲；天有四時，人有四肢；天有五音，人有五藏；天有六律，人有六府；天有冬夏，人有寒熱；天有十日，人有手十指；辰有十二，人有足十指、莖垂以應之；女子不足二節，以抱人形。以上從靈樞邪客篇補入不足二節故得懷子也 天有陰陽，人有夫妻；歲有三百六十五日，人三百六十五節。平按靈樞人下有有字 地有高山，人有肩膝；地有深谷，人有腋膕。戈麥反曲腳也 地有十二經水，人有十二經脈；地有雲氣，人有衛氣；地有草蔖，千古反草名也又死草也　平按雲氣原鈔雲字下半不全只餘上半雨字按素問陰陽應象大論云地氣上爲雲此云地有雲氣正合袁刻因靈樞作泉脈遂作泉氣恐誤蔖靈樞作蓂 人有豪毛；天有晝晦，人有卧起；天有列星，人有齒牙；地有小山，人有小節；地有山石，人有高骨；地有林木，人有募筋；地有聚邑，人有䐃肉；歲有十二月，人有十二節；地有時不生草，人有毋子。此人所以與天地相應者。募當爲膜亦幕覆也膜筋十二經筋及十二筋之外裹膜分肉者名膜筋也人身上有二十六形應天地之形也　平按靈樞齒牙作牙齒時上有四字

陰陽合

平按此篇自篇首至此之謂也見靈樞卷七第四十一陰陽繫日月篇篇中間自在上者爲陽至蒼色一段經文楊注原鈔殘闕平於日本仁和寺宮御藏本殘卷十二紙中檢出證以靈樞陰陽繫日月篇經文補入生於火故及有肝肝者之間而此篇缺處復完亦幸事也自此之謂也黃帝曰至末見素問卷二第六陰陽離合論又見靈樞卷二第五根結篇又見甲乙經卷二第五

黃帝曰：余聞天爲陽，地爲陰，日爲陽，月爲陰，其合之於人奈何？岐伯曰：腰以上爲天，腰以下爲地，故天爲陽，地爲陰。夫人身陰陽應有多種自有背腹上下陰陽有藏府内外陰陽有五藏雄雌陰陽有身手足左右陰陽有腰上下天地陰陽也 足之十二脈，以應十二月，月生於水，故在下者爲陰；腰下爲地故兩足各有三陰三陽應十二月故十二脈也人身左右隨是一邊即有十二脈者天地通取也月爲太陰之精生水在地故爲陰也　平按靈樞足上有故字脈上有經字 手之十指，以應十日，日生於火，故在上者爲陽。日爲太陽之精生火在天故爲陽也　平按日生於火靈樞作日主火 黃帝曰：合之於脈奈何？岐伯曰：寅者，正月生陽也，主左足之少陽；未者，六月，主右足之少陽；卯者，二月，主左足之太陽；午者，五月，主右足之太陽；辰者，三月，主左足之陽明；巳者，四月，主右足之陽明。此兩陽合於前，故曰陽明。從寅至未六辰爲陽從申至丑六辰爲陰十一月一陽生十二月二陽生正月三陽生三陽巳生能令萬物生起故曰生陽生物陽氣正月未大故曰少陽六月陽氣巳少故曰少陽二月陽氣巳太故曰太陽五月陽氣猶大故曰太陽三月四月二陽合明故曰陽明也　平按正月下靈樞有之字 申者，七月生陰也，主右足之少陰；丑者，十二月，主左足之少陰；酉者，八月，主右足之太陰；子者，十一月，主左足之太陰；

陽明脈大腸中熱大便難肺氣喘爭時有飧泄也　平按素問腸上無大字出而作而出注爭字原鈔作年謹依經文作爭胞痹者少腹膀胱按之兩髀若沃以湯濇於小便上爲淸涕。膀胱盛尿故謂之胞即尿脬脬匹苞反邪客膀胱及足太陽膀胱中熱故按之髀熱下則小便有濇上則鼻淸涕出也　平按少腹原鈔作少腸素問作少腹袁刻作小腸與原鈔素問均異謹依素問作少腹兩髀素問作內痛新校正云全元起本作兩髀據此則全元起本與此相合若沃以湯湯字原鈔作陽恐傳寫之誤謹依素問作湯別本亦作湯陰氣者靜則神藏躁則消亡。五藏之氣爲陰氣也六府之氣爲陽氣也人能不勞五藏之氣則五神各守其藏故曰神藏也賊郎反若怵惕思慮悲哀動中喜樂無極愁憂不解盛怒不止恐懼不息躁動不已則五神消滅傷藏者也飲食自倍腸胃乃傷。凡人飲食胃實則腸虛腸實則胃虛腸胃更實更虛故得氣通長生久視若飲食自倍則氣不通夭人壽命也此則傷府也淫氣喘息痹聚在肺。淫過也喘息肺所爲也喘息過者則肺虛邪客故痹聚也淫氣憂思痹聚在心。憂思心所爲憂思過者則心傷邪客故痹聚也淫氣歐唾痹聚在腎。歐唾腎所爲也歐唾過者則腎虛邪客故痹聚也　平按歐唾素問作遺溺淫氣渴乏之痹聚在肝。肝以主血今有渴乏多傷血肝虛故痹聚也　平按渴乏素問作乏竭淫氣飢絕痹聚在胃。飢者胃少穀也飢過絕食則胃虛故痹聚淫氣壅塞痹聚在脾。穀氣過塞則實而痹聚於脾也　平按飢絕素問作肌絕下無痹聚在胃淫氣壅塞二句新校正云詳從上凡痹客五藏者至此全元起本在陰陽別論中此王氏所移據此則全元起本與太素同也陰爭於內。陽擾於外。魄汗未藏四逆而起起則動肺使人喘喝。五藏爲陰內邪陰氣以傷五藏故曰爭內六府爲陽外邪陽氣以侵六府故曰擾外皮毛腠理也肺魄所主故汗出腠理名魄汗也藏猶閉也陰陽爭擾汗出腠理未閉寒氣因入四支逆冷內傷於肺故使喘喝喝喘聲呼割反　平按素問動作熏喝作鳴陰之所生和本曰味。五藏所生和氣之本曰五味也　平按素問味作和是故剛與剛陽氣破散陰氣乃消亡。剛與剛陽盛也陽盛必衰故破散也無陽之陰必消亡也淖則剛柔不和經氣乃絕。淖亂也音濁言陽散陰消故剛柔不和則十二經氣絕也　平按素問此段下有死陰之屬不過三日而死生陽之屬不過四日而死數句本書在後岐伯曰。所謂生陽死陰者。肝之心謂之生陽。木生火也心之肺謂之死陰。火剋金也肺之腎謂之重陰。少陰重至陰也腎之脾謂之辟陰死不治。辟重疊至陰太陰重也結陽者腫四支。結聚結陰者。便血一升。再結二升。三結三升。血聚多至三升也陰陽結者鍼多陰少陽曰石水。少腹腫。少陰爲水故多字誤也　平按素問結下無者字鍼作斜石原鈔作右恐誤素問作石腹腫二字原鈔缺左方只餘右方復重二字謹依素問作腹腫三陽結謂之消。消渴消中也三陽太陽平按素問三陽作二陽注消渴渴字袁刻誤作濁二陽結謂之隔。便溲不通也二陽陽明也　平按素問二作三三陰結謂之水。三陰太陰一陰一陽結謂之喉痹。厥陰少陽也陰搏陽別謂之有子。陰脈聚陽脈不聚也陰陽虛腸辟。陰陽府藏脈皆虛者腸辟疊死　平按素問辟下有死字死陰之屬不過三日而死生陽之屬不過四日而已。陰陽死生期也　平按素問此數語在經氣乃絶之下四日而已素問作四日而死新校正云按別本作四日而生全元起注本作四日而已俱通詳上下文義作死者非據此則全元起注本與此正合袁刻誤作四日而死陽加於陰謂之汗。加勝之也陰虛陽搏謂之崩。崩下血也三陰俱搏三十日夜半死。太陰總得三陰之氣　平按素問三十作二十二陰俱搏十五日夕死。少陰總得二陰之氣　平按素問十五作十三夕下有時字別本亦有時字一陰俱搏十日平旦死。厥陰氣皆來聚故曰俱也　平按顧本素問無平旦二字趙府本有三陽俱搏且鼓三日死。三陽之脈聚而且鼓三陽三陰俱搏。心腹滿發盡不得隱曲五日死。二陽俱搏募病溫。死不治。不過十日死。陽明之氣皆聚則陽明募病有本爲募也　平按素問募作其

黃帝內經太素卷第三　陰陽

黃陂蕭貞昌校字

戊者九月。主右足之厥陰。亥者十月。主左足之厥陰。此兩陰交盡。故曰厥陰。五月一陰生六月二陰生七月三陰已生能令萬物始衰故曰生陰生物七月陰氣尚少故曰少陰十二月陰氣已衰故曰少陰八月陰氣已大故曰太陰十一月陰氣猶太故曰太陰九月十月二陰交盡故曰厥陰厥盡也　平按七月下靈樞有之字 甲主左手之少陽。巳主右手之少陽。乙主左手之太陽。戊主右手之太陽。景主左手之陽明。丁主右手之陽明。此兩火并合。故爲陽明。甲乙景丁戊巳爲手之陽也庚辛壬癸爲手之陰也甲乙爲少陽者春氣浮於正月故曰少陽巳爲夏陽將衰故曰少陽甲在東方故爲左也巳在中宮故爲右也乙戊爲手太陽者乙爲二月陽氣已太故曰太陽戊夏陽盛故爲太陽乙在東方戊在中宮故有左右也景丁爲陽明者景爲五月丁爲六月皆是南方火也二火合明故曰陽明也　平按景靈樞作丙唐人避太祖諱丙爲景猶諱淵爲泉也注夏陽將衰夏衰二字因蟲蝕不全玩其剩處與夏衰二字相近證以上注陽氣巳少故曰少陽陰氣巳衰故曰少陰於義亦合謹擬作夏衰二字 庚主右手之少陰。癸主左手之少陰。辛主右手之太陰。壬主左手之太陰。故足之陽者。陰中之少陽也。足之陰者。陰中之大陰也。庚癸爲少陰者十二辰爲地十幹爲天天中更有陰陽故甲乙等六爲陽庚辛等四爲陰庚爲七月申陰氣未大故曰少陰癸爲十二月丑陰氣將終故曰少陰辛壬爲太陰者辛爲八月酉陰氣已大故曰太陰壬爲十一月子陰氣盛大故曰太陰心主厥陰之脈非正心脈於十幹外無所主也足爲陰也足之有陽陰中少也足之有陰陰中大也　平按注八月下原缺一字證以上注七月申則此八月應是酉字謹擬作酉又注十幹幹字原缺右方疑是幹字謹擬作幹 手之陽者。陽中之太陽也。手之六陽乃是腰以上陽中之陽故曰太陽 手之陰者。陽中之少陰也。手之六陰乃是腰以上陽中之陰陽大陰少故曰少陰 腰以上者爲陽。腰以下者爲陰。此上下陰陽也 其於五藏也。心爲陽中之太陽。肺爲陽中之少陰。以上上下陰陽此爲五藏陰陽心肺居鬲以上爲陽肝脾腎居鬲以下爲陰故陽者呼心與肺也陰者吸脾與腎也心肺俱陽心以屬火故爲陽中大陽也心肺俱陽肺以屬金故爲陽中少陰也　平按注陰者吸者字原缺據上文陽者呼當是者字謹擬作者 肝爲陰中之少陽。脾爲陰中之至陰。腎爲陰中之太陰。三藏居鬲以下爲陰肝藏屬木故爲陰中少陽也脾在鬲下屬土且以居下故爲陰中至陰腎下屬水故爲陰中之太陰也　平按素問六節應象論謂肺爲陽中之太陰腎爲陰中之少陰肝爲陽中之少陽新校正引太素肺爲陽中之少陰腎爲陰中之太陰肝爲陰中之少陽以證素問王注之失其說甚詳檢素問卷三第九六節應象論王注下新校正自知

黃帝曰。以治之奈何。岐伯曰。正月二月三月。人氣在左。無刺左足之陽。春之三月人三陽氣在左足王處故不可刺也 四月五月六月。人氣在右。無刺右足之陽。夏之三月人三陽氣在右足王處故不可刺也 七月八月九月。人氣在右。無刺右足之陰。秋之三月人三陰氣在右足王處故不可刺也 十月十一月十二月。人氣在左。無刺左足之陰。冬之三月人三陰氣在左足王處故不可刺也

黃帝曰。五行以東方爲甲乙木主春。春者蒼色。蒼色有肝。肝者主足厥陰也。今乃以甲爲左手少陽。不合於數何也。岐伯曰。此天地之陰陽也。非四時五行之以次行也。且夫陰陽之者。有名而無形。故數之可十。離之可百。散之可千。推之可萬。此之謂也。五行次第陰陽以甲爲厥陰上下天地陰陽以甲爲陽者良以陰陽之道無形無狀裁成造化理物無窮可施名以名實故數之可十推之可萬也　平按靈樞主春作王春蒼色二字不重有肝作主肝主足厥陰作足厥陰無主字可十十字原缺原校補推之推字袁刻誤作椎注同謹更正

黃帝曰。余聞天爲陽。地爲陰。日爲陽。月爲陰。三百六十五日成一歲。人亦應之。今聞三陰三陽。不應陰陽。其故何也。三陰三陽之數各三不應天地日月陰陽二數何也黃帝非不知之欲因問廣衍陰陽變化無窮之數也　平按素問黃帝下有問字六十下無五字今下無聞字 岐伯曰。陰陽者。數之可十。離之可百。散之可千。推之可萬。萬之大。不可勝數也。然其要一也。言陰陽之理大

而無外細入無間豪末之形並陰陽彫刻故其數者不可勝數也故陰中有陰陽中有陽陽中有陰陰中有陽然則混成同爲一氣則要一也　平按素問岐伯下有對字離作推散作數 天覆地載萬物方生也 二儀合氣也 未出地者 命曰陰處名曰陰中之陰 辨陰陽所謂雌雄者也人之與物未生以前含在陰中未出地也未生爲陰在陰之中故爲陰中之陰也 則出地者命曰陰中之陽 所生已生曰陽初生未離於地故曰陰中之陽也 陽予之正陰爲之主 陽氣以爲人物生正陰氣以爲人物養主也 故生因春長因夏收因秋藏因冬失常則天地四塞 一氣離爲陰陽以作生養之本復分四時遂爲生長收藏之用終而復始如環無端謂之常也若失其常四時之施壅塞不行也　平按注施袁刻作弛 陰陽之變其在人者亦數之可散也 散分也陰陽之變俱通內外外物既爾內身之變亦可分爲衆□□可勝數也 黃帝曰願聞三陰三陽之離合也 別爲三陰三陽推之可萬故爲離也唯一陰一陽故爲合也 岐伯曰聖人南面而立 古者聖人欲法天地人三才形象處於明堂南面而立以取法焉也 前曰廣明後曰太衝太衝之地名曰少陰 聖人中身以上陽明爲表在前故曰廣明太陰爲裏在後故廣明下名曰太陰衝脈在太陰之下故稱後曰太衝太衝脈下次有少陰故曰少陰爲地以腎最居下故也 少陰之上名曰太陽 太陽即足太陽是腎之府膀胱脈也藏陰在內府陽居外故爲上者也 太陽根於至陰結於命門 至陰是腎少陰脈也是陰之極陽生之處故曰至陰太陽接至陰而起故曰根於至陰上行絡項聚於目也結聚也　平按素問根下有起字 名曰陰中之陽 少陰水中而有此陽氣故曰陰中之陽也 中身而上名曰廣明廣明之下名曰太陰 身中表之上名曰廣明脾藏足太陰脈從足至舌下太陰脈在廣明裏故爲下也廣明爲表故爲上也 太陰之前名曰陽明陽明根起於厲兌結於顙大 陽明脾府之脈在太陰表前從足指厲兌上行聚於顙上顙顱額額也蘇蕩反　平按結於顙大素問無此句靈樞作結於顙大顙大者鉗耳也甲乙經作結於頏顙頏顙者鉗大鉗大者耳也原鈔本作顙大又本書卷十經脈根結亦作顙大袁刻作顙上 名曰陰中之陽 人腹爲陰陽明從太陰而起行於腹陰上至於顙故爲陰中陽 厥陰之表名曰少陽少陽根起於竅陰結於窗籠名曰陰中之少陽 厥陰之脈起於足大指叢毛之上循陰股上注於肺陰藏行內也少陽肝府之脈起足竅陰上聚於耳爲表陽府也以少陽屬木故爲陰中少陽也　平按素問無結於窗籠四字 是故三陽之離合也太陽爲關陽明爲闔少陽爲樞 三陽離合爲關闔樞以營於身也夫爲門者具有三義一者門關主禁者也膀胱足太陽脈主禁津液及於毛孔故爲關也二者門闔謂是門扉主關閉也胃足陽明脈令真氣止息復無留滯故名爲闔也三者門樞主轉動者也膽足少陽脈主筋綱維諸骨令其轉動故爲樞也　平按太陽爲關關字甲乙經素問靈樞均作開日本鈔本均作關乃關字省文玩楊注門有三義一者門關主禁者也主禁之義關字爲長若開字則說不去矣再考靈樞根結篇及甲乙經經脈根結篇於太陽爲開之上均有不知根結五藏六府折關敗樞開闔而走之文本書卷十經脈根結與靈樞甲乙同則是前以關樞闔三者並舉後復以爲關爲闔爲樞分析言之足證明後之爲關關字即前之折關關字無疑矣下太陰爲關與此同義不再舉再按嘉祐本素問新校正云九墟太陽爲關作關 三經者不得相失摶而勿傳命曰一陽 唯有太陽關者則真氣行止留滯骨搖動也唯有陽明闔者則肉節敗骨動搖也唯有少陽樞者則真氣行止留滯肉節內敗也相得各守所司同爲一陽之道也摶相得也傳失所守也　平按傳素問作浮 願聞三陰岐伯曰外者爲陽內者爲陰然則中爲陰其衝在下者名曰太陰太陰根起隱白結於太倉名曰陰中之陰 衝在太陰之下少陰脈上足太陰脈從隱白而出聚於太倉上至舌本是脾陰之脈行於腹陰故曰陰中之陰也　平按素問隱上有於字隱白下無結於太倉四字 太陰之後名曰少陰少陰根起於涌泉結於廉泉名曰少陰 腎脈足少陰從足小指之下入涌泉上行聚於廉泉至於舌本也　平按素問無結於廉泉四字名曰少陰作名曰陰中之少陰 少陰之前名曰厥陰厥陰根起於大敦結於玉英 肝脈足厥陰在少陰前起於大指叢毛之上入大敦聚於玉英上頭與督脈會於顛注於肺中也　平按素問無結於玉英四字 陰之絕陽名曰陰之絕陰 無陽之陰是陰必絕故曰陰之絕陰 是故三陰之離合也太陰爲關厥陰爲闔少陰爲樞 三陽爲外門三陰爲內門內門亦有三者一者門關主禁者也脾藏足太陰脈主禁水穀之氣輸納於中不失故爲關也二者門闔主開閉者也肝藏足厥陰脈主守神氣出

入通塞悲樂故爲闔也三者門樞主動轉也腎藏足少陰脈主行津液通諸經脈故爲樞者也三經者不得相失也。搏而勿沈，名曰一陰。三陰經脈也三陰之脈搏聚而不偏沈故得三陰同一用也陰陽鍾鍾也，傳爲一周。鍾鍾行不止住皃營衛行三陰三陽之氣相注不已傳行周旋一日一夜五十周也　平按素問鍾鍾作䡴䡴傳字上無也字有積字氣裏形表而相成者也。五藏之氣在裏內營形也六府之氣在表外成形者也　平按而相成者也素問作而爲相成也

四海合

平按此篇自篇首至末見靈樞卷六第三十三海論自人亦有四海至逆者必敗見甲乙經卷一第八惟文法微有不同

黃帝問岐伯曰：余聞刺法於夫子。夫子之所言，不離於營衛血氣。夫十二經脈者，內屬於府藏，外絡於支節，夫子乃合之於四海乎。血謂十二脈中血也氣謂十二脈中當經氣也　平按靈樞問下有於字支作肢四海下無何字岐伯曰：人亦有四海十二經水。十二經水者，皆注於海。海有東西南北，命曰四海。黃帝曰：以人應之奈何？岐伯曰：人亦有四海。黃帝曰：請聞人之四海。岐伯曰：人有髓海，有血海，有氣海，有水穀之海，凡此四者，所以應四海者也。十二經水者皆注東海東海周環遂爲四海十二經脈皆歸胃海水穀胃氣環流遂爲氣血髓骨之海故也水穀之海比於東海也　平按靈樞以人應之奈何下無岐伯曰人亦有四海黃帝曰請聞人之四海十七字黃帝曰：遠乎哉，夫子之合人天地四海也，願聞應之奈何？岐伯曰：必先明知陰陽表裏營輸所在，四海定矣。胃脈以爲陽表也手太陰足少陰脈爲陰裏也衝脈爲十二經脈及絡脈之海即亦表亦裏也　平按營靈樞作滎黃帝曰：定之奈何？岐伯曰：胃者爲水穀之海，其輸上在氣街，下至三里。胃盛水穀故名水穀之海胃脈足陽明也足陽明脈過於氣街三里其氣上下輸此等穴也　平按甲乙輸作腧下同不再舉衝脈者爲十二經之海，其輸上在於大杼，下出於巨虛之上下廉。衝脈管十二經脈大杼是足太陽手太陽脈所發之穴巨虛上下廉則足陽明脈所發之穴此等諸穴皆是衝脈致氣之處故名輸也膻中者爲氣之海，其輸上在柱骨之上下，前在於人迎。膻胸中也音檀食入胃已其氣分爲三道有氣上行經隧聚於胸中名曰氣海爲肺所主手陽明是肺府脈行於柱骨上下入缺盆支者上行至鼻爲足陽明循頸下人迎之前皆是膻中氣海氣之輸也腦爲髓之海，其輸上在其蓋，下在風府。胃流津液滲入骨空變而爲髓頭中最多故爲海也是腎所生其氣上輸腦蓋百會之穴下輸風府也

黃帝曰：凡此四海者，何利何害？何生何敗？岐伯曰：得順者生，得逆者敗；知調者利，不知調者害。得生得敗言逆順天也爲利爲害言調不人也黃帝曰：四海之逆順奈何？岐伯曰：氣海有餘者，氣滿胸中，急息面赤；氣海不足，則氣少不足以言。有餘謂邪氣益真氣也面赤謂氣上衝面陽脈盛也　平按急息靈樞作悗息甲乙作悗急息血海有餘者，則常想其身大，怫然不知其所病；血海不足，則常想其身小，狹然不知其所病。血多脈盛故神想見身大也怫扶弗反怫鬱不安不知所苦也　平按怫下甲乙有鬱也二字水穀之海有餘者，則腹滿脹；水穀之海不足，則飢不受穀食。髓海有餘者，則輕勁多力，自過其度；髓海不足，則腦轉耳鳴，胻痠眩瞑，目無所見，懈怠安臥。腦減不滿顱中故腦易轉喜耳鳴也髓不滿胻中故胻痠疼也腦虛少筋肉血等精液不足故眩冒無所見也髓虛四支腰□無力故懈怠安臥也痠息官反眩元遍反瞑目亂也瞑亡到反瘦也　平按滿脹甲乙作脹滿胻靈樞作脛甲乙作脛胻眴靈樞甲乙均作冒殆均作怠注腰下一字原缺袁刻作脊黃帝曰：余以聞逆順，調之奈何？岐伯曰：審守其輸，而調其虛實，毋犯其害，順者得復，逆者必敗。黃帝曰：善。輸謂四海之輸　平按毋字原

缺下半靈樞甲乙均作無應是毋字甲乙無黄帝曰善四字

十二水 平按此篇見靈樞卷三第十二經水篇又見甲乙經卷一第七惟文法略異

黄帝問於岐伯曰。經脈十二者。外合於十二經水。而內屬於五藏六府。天下凡有八十一州此中國州之一也名爲赤縣神州每一州之外有一重海水環之海之外有一重大山遶之如此三重海三重山環而圍遶人居其內名曰一州一州之內凡有十二大水自外小山小水不可勝數人身亦爾大脈總有十二以外大絡小絡亦不可數天下八十一州之中唯取中國一州之地用法人身十二經脈內屬藏府以人之生在此州中稟此州地形氣者也　夫十二經水者。其大小深淺廣狹遠近各不同。五藏六府之高下小大。受穀之多少亦不等。相應奈何。問其十二經脈取法所由也　夫經水者。受水而行之。此問其藏府經絡各有司主調養所由十二經水各從其源受水輸之於海故曰受水行也　五藏者。合神氣魂魄而藏。五藏合五神之氣心合於神肝合於魂肺合於魄脾合於營腎合於精五藏與五精神氣合而藏之也　平按藏下靈樞甲乙均有之字袁刻同　六府者。受穀而行之。受氣而揚之。胃受五穀成熟傳入小腸小腸盛受也小腸傳入大腸大腸傳導也大腸傳入廣腸廣腸傳出也胃下別汁出膀胱之胞傳陰下洩也膽爲中精有木精三合藏而不寫此即府受穀行之者也五府與三焦共氣故六府受氣三焦行之爲原故曰揚也　平按注成熟熟字袁刻誤作熱別汁出膀胱五字原缺不完平細玩蟲蝕剩處與此五字相近謹擬作此袁刻作膀胱膀胱四字　經脈者。受血而營之。合而以治奈何。刺之深淺。灸之壯數。可得聞乎。營氣從中焦並胃口出上焦之後所謂受氣泌糟粕□津液化津液精微注之肺脈之中化而爲血流十二脈中以奉生身故生身之貴無過血也故營氣獨行於十二經導營身故曰營氣營氣行經如霧者也經中血者如渠中水也故十二經受血各營也　平按注津液上一字下半蟲蝕不全袁刻作成細玩上半剩處確非成字宜空一格　岐伯答曰。善乎哉問也。天至高不可度。地至廣不可量。此之謂也。且夫人生天地之間。六合之內。此天之高地之廣。非人力所能度量而至也。若夫八尺之士。皮肉在此。外可度量切循而得也。死可解部而視也。二儀之大人力不可度量人之八尺之身生則觀其皮肉切循色脈死則解其身部視其藏府不同天地故可知也　平按外可度量袁刻於外下增生字不合靈樞亦無部靈樞作剖　其藏之堅脆。府之大小。穀之多少。脈之長短。血之清濁。氣之多少。十二經之多血少氣。與其少血多氣。與其皆多血氣。與其皆少血氣。皆有大數。其治以鍼艾。各調其經氣。固其常有合乎。夫人稟氣受形既有七種不同以鍼艾調養固有常契不可同乎天地无度量也　黄帝曰。余聞之。快於耳。不解於心。願卒聞。快於耳淺知也解於心深識也　平按聞下靈樞有之字　岐伯答曰。此人之所以參天地而應陰陽。不可不察。正以天地不可度量人參天地故不可不察也　足太陽。外合於清水。內屬於膀胱。清水出魏郡內黄縣南經清泉縣東北流入河也　平按膀胱下靈樞甲乙均有而通水道焉五字本書在後　足少陽。外合於渭水。內屬於膽。渭水出隴西首陽縣鳥鼠同穴山東北至華陰入河過郡四行一千八百七十里雍州浸也　足陽明。外合於海水。內屬於胃。海晦也言其水廣博望之晦闇不測崖際故曰海也海即四海也足陽明脈血氣最多合之四海眾水之長也　足太陰。外合於湖水。內屬於脾。湖當爲雽雽沱水出代郡鹵城縣東流過郡九行千三百四十里爲并州川一解云湖當爲沽沽水出漁陽郡東南入海行七百五十里此二水亦得爲合也　平按雽袁刻作雩　足少陰。外合於汝水。內屬於腎。汝水出汝南郡定陵縣高陵山東南流入淮過郡四行一千三百四十里也　足厥陰。外合於沔水。內屬於肝。沔綿善反沔水出武郡番冢山東流入江也　平按沔靈樞甲乙均作澠注武郡武字原鈔作武袁刻作南郡考水經注沔水出武都沮縣狼谷中應作武　手太陽。外合於淮水。內屬於小腸。而通水道焉。淮水出南陽郡平武縣桐柏山東南流入海過郡四行三千二百四十里也　手少陽。外合於漯水。內屬於三焦。漯湯合反漯水出平原郡東北流入於海又河內亦有漯水出王屋山東南流入河此二水並得爲合也　手陽明。外合於江水。內屬於大腸。江水出蜀岷山郡升遷縣東南流入海過郡九行七千六百六十里也　平按注升遷原鈔作外遷據水經注應作升　手太陰外合於河水。內屬於肺。河水出崑崙山東北陽便潛行至蔥嶺于闐國到積石山東北流入海過郡十六行九千四百里也　手少陰外合於濟水。內屬於心。濟水出河東恒縣至王屋山東北流入於河　手心主外合於漳水。內屬於心包。漳水清漳水也出上黨沾縣西北少山東流合濁漳入於海解是濁漳濁漳出於上黨長子縣西發鳩山東流入海　凡此五藏六府十二經水者。皆外有源泉而內有所稟。此皆外內相貫。如環無端。人經亦然。十二經水如江出岷山河出崑崙即外有源也流入於海即內有所稟也水至於海巳上為天河復從源出流入於海即為外內相貫如環無端也人經亦爾足三陰脈從足指起即外有源也上行絡府屬藏比之入海即內有所稟也以為手三陰脈從胸至手變為手三陽脈從手而起即外有源也上行絡藏屬府即內有所稟也上頭以為足三陽脈從頭之下足復變為足三陰脈即外內相貫如環無端也　平按外內靈樞甲乙作內外　故天為陽。地為陰。腰已上為天。腰以下為地。人腰以上為天為陽也自腰以下為地為陰也經脈昇天降地與經水同行故得合也　故清以北者為陰。湖以北者為陰中之陰。清水以北巳是其陰湖在清北故為陰中之陰也　漳以南者為陽。河以北至漳者為陽中之陰。漳南為陽河北為陰故河北至漳為陽中陰也　漯以南至江者。為陽中之太陽。漯居陽地故為陽中太陽　平按太陽太字甲乙無　此一州之陰陽。所以人與天地相參者也。陰陽之理無形大之無外小之無內但人生一州之地形必象之故以一州陰陽合人者也　平按州靈樞作隅　黃帝曰。夫經水之應經脈也。其遠近淺深。水血之多少各不同。合而以刺之奈何。問有三意經水經脈遠近一也淺深二也水之與血多少三也然則身經脈有三不同請隨調之　岐伯答曰。足陽明。五藏六府之海。胃受水穀化成血氣為足陽明脈資潤五藏六府五藏六府稟成血氣譬之四海滋澤無窮故名為海也　其脈大血多。氣盛熱壯。足陽明脈具有四義故得名海

其脈粗大一也其血又多二也其穀氣盛三也陽氣熱四也有此四義故得比於海也　平按熱下原缺一字據靈樞甲乙補入　刺此者。不深弗散。刺此道刺中度人足三陽脈足陽明脈須深六分以為深也其脈在皮下深血氣又盛故深六分方得散其氣也　不留不寫。血氣既盛留之方得頓而寫也若熱在皮膚之中聚為病者即疾寫之故曰熱即疾寫也　足太陽深五分。留七呼。足少陽深四分。留五呼。足陽明深六分。留十呼。足太陰深三分。留四呼。足少陰深二分。留三呼。足厥陰深一分。留二呼。問曰十二經脈之氣並有發穴多少不同然則三百六十五穴各屬所發之經此中刺手足十二經者為是經脈所發三百六十五穴為是四支流注五藏三十輸及六府三十六輸穴也答曰其正取四支三十輸及三十六輸餘之間穴有言其脈發會其穴即屬彼脈故取其脈者即是其脈所發之穴也問曰此手足陰陽所刺分數與明堂分數大有不同若為取定答曰此及明堂所刺分數各舉一例若隨人隨病其例甚多不可一概也今足太陽脈在皮肉中有深四分有餘故以刺入五分為例若脈行更有深淺可以意揣循取之為當餘皆放此留七呼者此據太陽脈氣強弱以為一例若病盛衰更多少可隨時調之不可以為定也餘皆放此也　平按足陽明一段靈樞在足太陽上甲乙經陽明太陽下均有多血氣刺四字足少陽下有少血氣刺四字太陰厥陰下均有多血少氣刺五字少陰下有少血多氣刺五字　手之陰陽。其受氣之道近。其氣之來疾。其深皆毋過二分。其留皆毋過一呼。手之六陰從手至胸屬藏絡府各長三尺五寸手之六陽從手至頭屬府絡藏各長五尺足之六陰從足至胸屬藏絡府各長六尺五寸足之六陽從足至頭屬府絡藏各長八尺此手足十二之脈當經血氣上下環流也然足經既長即血氣環流其道遠也復是陰氣故其行遲也手經既短即血氣環流其道近也復是陽氣故其行疾也以其道近脈淺刺深無過二分也以其氣疾故留之不過一呼也　平按其深靈樞甲乙經均作其刺深注從手至胸胸字原缺袁刻作胃據本注下文從足至胸應作胸字　其少長小大肥瘦。以心撩之。命曰法天之常。撩力條反取也人之生也五時不同初生為嬰兒能笑以上為孩六歲以上為小十八歲以上為少二十以上為壯五十以上為老今量三十以下為少三十以上為長黃帝之時七尺五寸以上為大不滿七尺五寸為小今時人之大小可以意取之天者理也少長小大肥瘦之變變而不恒以合天為妙此天之常道也賢人以意取之妙合其理故曰法天之常也　平按撩甲乙作料注為孩孩字下半蟲蝕細玩上半剩處於孩字為近日本醫心方卷二十五引太素經云小兒初生為嬰能笑為孩兒謹擬作孩袁刻作小復將下文六歲以上為小改作少十八歲以上

爲少改作壯二十以上爲壯改作長與原鈔不合又壯下二字原缺據靈樞衛氣失常篇五十己上爲老擬作五十二字灸之亦然灸而過此者得惡火即骨枯脈績刺而過此者則脫氣灸法亦須量人少長大小肥瘦氣之盛衰穴之分寸四時寒温壯數多少不可卒中失於常理故壯數不足厥疾不瘳若過其限火毒入身諸骨枯槁經脈潰膿名爲惡火之病火無善惡火壯傷多故名惡火也　平按績靈樞甲乙經均作濇袁刻作潰據注經脈潰膿當是潰字別本亦作潰

黄帝問曰：夫經脈之小大，血之少多，膚之厚薄，肉之堅脆，及䐃之大小，可爲度量乎？膚皮也䐃臑等塊肉也舉人形有十種不同請設度量合中之法也　平按靈樞少多作多少䐃作䐃

岐伯答曰：其可爲度量者，取其中度者也，不甚脫肉而血氣不衰者也。若失度之人，痟瘦而形肉脫者，惡可以度量刺乎？審切循捫按，視其寒温盛衰而調之，是謂因適而爲真者也。中度者非唯取七尺五寸以爲中度亦取肥瘦寒温盛衰處其適者以爲中度痟音觧也七尺五寸人爲中度者量定捫没屯反摸也　平按失度失字靈樞作夫

黄帝内經太素卷第五 人合

黄陂 陳孝廠 蕭貞昌 校字

黃帝内經太素卷第六 藏府之一

通直郎守太子文學臣楊上善奉　敕撰注

黃陂蕭延平北承甫校正

平按此篇自喜樂者以上日本原鈔正本殘缺篇目亦不可考平從日本仁和寺宮御藏本殘卷十三紙中檢出自在我者以下至竭絶而失生經文楊注證以靈樞本神篇補入喜樂者以上斷珪零璧缺而復完洵堪寶貴自在我者以上惜無從查出故自黃帝問於岐伯曰至地之謹依靈樞卷二第八本神篇補入自喜樂者以下至末均見本神篇又見甲乙經卷一第一

黃帝問於岐伯曰。凡刺之法。必先本於神。血脉營氣精神。此五藏之所藏也。至其淫泆離藏則精失。魂魄飛揚。志意悗亂。智慮去身者。何因而然乎。天之罪與。人之過乎。何謂德氣生精神魂魄心意志思智慮。請問其故。岐伯答曰。天之在我者德也。地之以上從靈樞本神篇補入在我者氣也。德流氣薄而生者也。未形之分捥與我身謂之德者天之道也故莊子曰未形之分物得之以生謂之德也陰陽和氣質成我身者地之道也德中之分流動陰陽之氣和亭遂使天道無形之分動氣和亭物得生也　平按注捥字恐係施字之誤故生之來。謂之精。雄雌兩神相搏共成一形先我身生故謂之精也兩精相搏謂之神。即前兩精相搏共成一形一形之中靈者謂之神者也即乃身之微也問曰謂之神者未知於此精中始生未知先有今來答曰案此内經但有神傷神去與此神生之言是知來者非曰始生也及案釋教精合之時有神氣來託則知先有理不虛也故孔丘不答有知無知量有所由唯佛明言是可依隨神往來者謂之魂。魂者神之別靈也故隨神往來藏於肝名曰魂並精而出入者謂之魄。魄亦神之別靈也並精出此而入彼謂為魄也並薄浪反所以任物者謂之心。物萬物也心神之用也任知萬物必有所以神□□□□□物□任物故謂之心也心有所憶謂之意。意亦神之用也任物之心有所追憶謂之意也意之所存謂之志。志亦神之用也所憶之意有所專存謂之志也

因志而存變謂之思。思亦神之用也專存之志變轉異求謂之思也因思而遠慕謂之慮。慮亦神之用也變求之思逆慕將來謂之慮也因慮而處物謂之智。智亦神之用也因慮所知處物是非謂之智也故智者之養生也。神之所用窮在於智故曰智者之養生也必順四時而適寒暑。智者養生要有之道春夏養陽使適於暑也秋冬養陰使適於寒和喜怒而安居處。喜怒所生生於居處智者發而中節故因以和安也節陰陽而調柔剛。陰以致剛陽以起柔兩者有節則剛柔得矣　平按柔剛靈樞甲乙均作剛柔如是則邪僻不至。長生久視。智者行和節養之道則五養神安六府氣調經脉用營腠理密緻如此疵癘元本不生八正四邪無由得至自斯已往或齊天地莫見冬抃或類彭年長生久視也　平按注五養恐係五藏之誤冬抃二字未詳因原鈔如是故仍之是故怵惕思慮者流溢而不固。怵惕思慮多傷於心神傷無守所為不固也悲哀動中者。竭絶而失生。人之悲哀動中傷於肝魂肝魂淚竭筋絶失□也　平按注失下原缺一字據經文應作生喜樂者。樿散而不藏。喜樂志達氣散□於肺魄故精不守藏也樿立安反牽引也　平按樿靈樞甲乙均作憚原鈔作樿考樿音展上聲木白理也音義均不合疑作撣音彈寒韻太玄經撣繫其名提持也與本注音義為近再查日本鈔本凡手旁多从木如搏作槫之類今樿字恐係撣字傳寫之誤注氣散下原缺一字據上注傷於肝應作傷魄下原有故精不守藏也六字袁刻脫愁憂者。閉塞而不行。愁憂氣結傷於脾意故閉塞不行也　平按閉上靈樞甲乙有氣字盛怒者。迷惑而不理。盛怒氣聚傷於腎志故迷惑失理也　平按理靈樞甲乙作治恐懼者。蕩憚而不收。右腎命門藏精氣恐懼驚蕩則精氣無守而精自下故曰不收　平按甲乙注云太素不收作失守今仍作不收或另有本耶心怵惕思慮則傷神。心藏也怵惕腎來乘心也思慮則脾來乘心二邪乘甚故傷神也神傷則恐懼自失。神為其主故傷神則反傷右腎故恐懼自失也亦反傷脾故破䐃脫肉也破䐃脫肉。毛悴色夭。死于冬。毛悴肺傷色夭肝傷也以神傷則五藏皆傷也冬火死時也肝悲哀動中則傷魂。肝藏也悲哀太甚傷肝故曰動中肝傷則魂傷　平按肝上靈樞有脾憂愁至死於春一段本書在後魂傷則狂忘不精。不敢正當人。魂既傷已肝腎亦傷故□□及□不精不敢當人也　平按狂忘甲乙作狂妄不精不敢正當人甲乙作其精不守注一本作

不精不精則不正當靈樞作狂忘不精不精則不正當人注故下缺二字及下缺一字袁刻作故狂妄不精與原鈔不合縮而攣筋
兩脇骨舉肝足厥陰脈環陰器故魂肝傷宗筋縮也肝又主諸筋故攣也肝在兩脇故肝病兩脇骨舉也　平按縮上靈樞有陰字骨舉
靈樞作骨不舉甲乙作令人陰縮而肋攣兩脇肋骨不舉毛悴色夭死于秋秋木死時也肺喜樂
無極則傷魄肺藏也喜樂心喜乘肺無極傷魄也　平按無極甲乙作樂極魄傷則狂狂者
意不存人皮革焦魄傷則傷藏故發狂病也以樂蕩神故狂病意不當人又肺病皮革焦也　平按人皮革焦甲乙作
其人皮革焦毛悴色夭死于夏夏金死時脾愁憂而不解則傷意
意傷則悗亂四支不舉肺來乘脾故憂愁不已傷意發狂悗亂並脾病四支不舉也　平按悗甲乙作悶
毛悴色夭死于春春土死時也問曰脾主愁憂又云精氣並於肝則憂即肝爲憂也素問云心在變動爲憂即心爲憂
也肺在志爲憂也即肺爲憂其義何也答曰脾爲四藏之本意主愁憂故心在變動爲憂即意之憂也或在肺志爲憂亦意之憂也若在腎志爲憂亦是意之
憂也故愁憂所在皆屬脾也　平按心之憂在心變動肺之憂在肺之志詳素問陰陽應象大論新校正引楊注又見甲乙經精神五藏論所引楊注按甲乙
經云肝之與腎脾之與肺互相成也脾者土也四藏皆受成焉故恐發於肝而成於腎憂發於脾而成於肝又云心之與肺脾之與心亦互相成也故喜變於
心而成於肺思發於脾而成於心一過其節二藏俱傷此經互言其義耳又新校正謂甲乙經具有此說取五志迭相勝而爲言各舉一則義俱不足兩見之
則互相成義也腎盛怒而不止則傷志肝來乘腎故不已傷志也志傷則善忘
其前言腰脊不可以俛仰屈伸腎志傷故喜忘腎在腰脊之中故腎病不可俛仰屈伸也　平
按善靈樞甲乙均作喜屈伸二字甲乙無毛悴色夭死于季夏季夏水死時也恐懼而不
解則傷精恐懼起自命門故不解傷精也精傷則骨痠痿厥精□□精爲骨髓之液
故精傷則骨痠疼及骨痿也　平按厥精下原缺二字靈樞甲乙作時自下三字是故五藏主藏精者也
人腎有二左爲腎藏右爲命門命門藏精精者五藏精液故五藏藏精不可傷傷則守失而陰虛
陰虛則無氣無氣則死矣五藏之神不可傷也傷五神者則神去無守藏守失也六府爲陽五藏爲陰藏
無神守故陰虛也陰藏氣無遂致死也故不死之道者養五神也人皆怵惕思慮則以傷神悲哀動中日亡魂性喜樂無極神魄散揚愁憂不解志意悗亂盛

怒無止失志多忘恐懼驚神傷精痿骨□以千端之禍害此一生終以萬品欲
情澆亂真性仍服金石貴寶摧斯易生之軀多求神仙芳草日役百年之命昔
彭聃以道怡性壽命遐長秦武採藥求仙早昇霞氣故廣成子語黃帝曰來吾
語汝至道無視無聽抱神以靜形將自正也必靜必清無勞汝形無搖汝精心
無所知神將守形可以長生故我修身千二百歲人皆盡死而我獨存得吾道
者上爲皇下爲王失吾道者上見光下爲土是知安國安人之道莫大怡神亡
神亡國之災無出情欲故岐伯以斯至道上答黃軒述千古之遺風拯萬葉之
荼苦也　平按守失靈樞甲乙作失守注痿骨下原缺一字據下文終以終字
此疑作始又注遺風別本作道風是故用鍼者察觀病人之能以知精神
魂魄之存亡得失之意五藏已傷鍼不可以治之也
上古但有湯液之爲而不用鍼至黃帝賊邪傷物故用鍼石並藥灸等雜合行
之以除疾病療病之要必本其人五神存亡可得可失死生之意然後命諸鍼
藥以行調養若其人縱逸五神以傷愚醫不候神氣存亡更加鍼藥
必其早夭不待時也　平按察觀甲乙作觀察能靈樞甲乙均作態肝藏
血血舍魂肝氣虛則恐實則怒肝心脾肺腎謂之五藏藏精氣也血脈營氣精謂之五精氣舍
五神也肝主於筋人臥之時血歸於肝故魂得舍血也腎爲水藏主於恐懼肝爲木藏主怒也水以生木故肝子虛者腎母乘之故肝虛恐也心藏
脈脈舍神心氣虛則悲實則笑不休肝爲木藏主悲哀也心爲火藏主於笑也木以
生火故火子虛者木母乘之故心虛悲者也脾藏營營舍意脾氣虛則四支不用
五藏不安實則脹經溲不利溲小留反營血肉也脾主水穀藏府之主虛則陽府四支不用陰藏
不安實則脹滿及女子月經並大小便不利故以他乘致病也　平按此段靈樞在心藏脈之上則脹靈樞作則腹脹經溲甲乙作涇溲肺藏
氣氣舍魄肺氣虛則息利少氣實則喘喝胸憑仰息
肺主五藏穀氣亦不受他乘故虛則喘息利而少氣實則胸滿息難也　平按息利靈樞作鼻塞不利甲乙經作鼻息不利胸憑靈樞作胸盈甲乙作憑注云
九墟作盈腎藏精精舍志腎氣虛則厥實則脹五藏不安肺爲
金藏主於狂厥腎爲水藏主於水脹五藏不安金以生水故水子虛者金母乘之故狂厥逆也　平按志甲乙作氣必審察五藏
之病形以知其氣之虛實而謹調之醫療之道先識五藏氣之虛實及知虛實
所生之病然後命乎鍼藥謹而調之　平按靈樞無察字而謹調之作謹而調之也

五藏命分　平按此篇自篇首至末見靈樞卷八第四十七本藏篇又見甲乙經卷一第五

黃帝問於岐伯曰：人之血氣精神者，所以奉於生而周於性命者也。大初之無謂之道也太極未形物得以生謂之德也未形德者有分且然無間謂之命也此命流動生物物成生理謂之形也形體保神各有所儀謂之性也是以血氣精神奉於一形之生周於形體所儀之性亦周有分無間之命故命分流動成形體保神爲性形性久居爲生者皆血氣之所奉也　平按奉下靈樞無於字　經脈者，所以行血氣而營陰陽，濡筋骨，利關節者也。十二經脈也十二經脈行營血氣營於三陰三陽濡潤筋骨利關節也　衛氣者，所以溫分肉，充皮膚，肥腠理，司關闔者也。衛氣慓悍行於分肉司腠理關闔也　平按闔字原鈔作開乃闔字省文袁刻作開靈樞作闔　志意者，所以御精神，收魂魄，適寒溫，和喜怒者也。脾腎之神志意者能御精神令之守身收於魂魄使之不散調於寒暑得於中和和於喜怒不過其節者皆志意之德也　平按和喜怒和字原缺袁刻作知恐誤靈樞作和謹依靈樞補入注御字原缺據經文應作御　是故血和則經脈流行，營覆陰陽，筋骨勁強，關節滑利矣。營氣和益也覆者營氣能營覆陰陽也　平按滑靈樞作清　衛氣和則分解滑利，皮膚調柔，腠理緻密矣。衛司腠理故緻密也　平按分解滑利靈樞作分肉解利　志意和則精神專直，魂魄不散，悔怒不至，五藏不受邪氣矣。志意所爲必當故無悔矣志意司腠理外邪不入故五藏不受也　平按靈樞不至作不起不受邪氣作不受邪　寒溫和則六府化穀，風痺不作。寒暑內適六府則中和穀化賊風邪痺無由起也　經脈通利，支節得矣，此人之常平也。若爾血氣營衛志意調者乃是人之平和者　平按得下靈樞有安字　五藏者，所以藏精神血氣魂魄者也；六府者，所以化穀而行津液者也。此人之所以具受於天也，愚智賢不肖，毋以相倚也。五藏藏神六府化穀此乃天之命分愚智雖殊得之不相依倚也津液即泣汗涎涕唾也　平按穀上靈樞有水字液者二字原缺謹據靈樞補入愚上靈樞有無字

然其有獨盡天壽，而毋邪僻之病，百年不衰，雖犯風雨卒寒大暑，猶不能害也；有其不離屏蔽室內，無怵惕之恐，然猶不免於病者，何也？願聞其故。人有勞神怵惕無所不爲雖犯賊風邪氣獨盡天年復有閑居無思不預外邪不免於病不道傷命同稟血氣何乃有殊願聞其故也　平按其有靈樞作有其猶不能害靈樞作猶有弗能害邪僻僻字原缺之恐二字原缺謹據靈樞補入　岐伯對曰：窘乎哉問也。窘奇殞反急也　五藏者，所以參天地，副陰陽，而連四時，化五節者也。肺心居其上故參天也肝脾腎在下故參地也肝心爲牡副陽也脾肺腎等牝副陰也肝春心夏肺秋腎冬即連四時也從五時而變即化五節節時也　平按五節者也也字原缺據靈樞補入　五藏者，固有小大高下堅脆端正偏傾者，六府者亦有長短小大厚薄結直緩急者。天地陰陽四時八節造化不同用參五藏何得一也五藏各有五別□□六府皆准五藏亦有五別故藏府別言各有五別五五二十五也五藏既五六府亦五三焦一府屬於膀胱故唯有五　平按注各有五別下空二格別本作各有五色五別下二格不空　凡此二十五者，各各不同，或善或惡，或吉或凶，請言其方。心小則安此爲善也易傷以憂即爲惡也心堅則藏安守固此爲吉也心脆則喜病消癉熱中即爲凶也如此藏府隨義皆有善惡吉凶請具陳也　平按其方其字原缺謹據靈樞補　心小則安，邪弗能傷，易傷以憂；心大則憂不能傷，易傷於邪。心藏小則神□不敢自寬故常安邪不入也藏大則神氣宣縱故憂不能傷邪入不安也　平按甲乙經以憂作於憂又按甲乙經注云太素邪作外邪今本仍無外字又注神下一字原缺左旁恐係收字袁刻作敢　心高則滿於肺中，悗而喜忘，難開以言。心藏高者則神高也心高肺逼□於心故悗喜忘也以其神高不受他言故難開以言也　平按肺中中字原缺謹據靈樞補入喜靈樞作善注心高高字原缺下方細玩剩處於高字爲近謹據經文作高逼下一字原不全細玩剩處與近字相似袁刻作小恐未安謹空一格　心下則藏外，易傷於寒，易恐以言。心下則在肺藏之外神亦居外故寒易傷也亦以神下故易恐以言也　心堅則藏安守固。藏堅則神守亦堅固故其心藏安不病其神守堅固　心脆則喜

病消癉熱中。五藏柔脆神亦柔脆故藏柔脆人血脉上行轉而爲熱消肌膚故病消癉熱中也癉音丹熱中胃中熱故也　平按脆原缺謹據靈樞甲乙補熱中中字原缺旁有小注中字據注熱中胃中熱也應作熱中靈樞甲乙同袁刻作注刻在五藏柔脆上則混經於注矣心端正則和利難傷。五藏端正神亦端正也神端正性亦和柔故聲色芳味之利難相傷也斯乃賢人君子所以得心神也心偏傾操持不壹無守司也。心藏偏傾不一神亦如之故操持百端竟無守司之恒此爲衆人小人所得心神也心藏言神有此八變後之四藏但言藏變皆不言神變者以神爲魂魄意志之主言其神變則四種皆知故略不言也　平按甲乙經注引楊上善注云心藏言神有八變後四藏但言藏變不言神變者以神爲魂魄意之主言其神變則四藏可知故略而不言也與此注正合袁刻心藏言神誤作之神意志下空十一格不合肺小則少飲不病喘喝。人分所得肺小則少飲漿水又肺小不受外邪故不病喘喝喝喘聲　平按甲乙無喝字大則喜病胸痺喉痺逆氣。肺大喜受外邪故喜病痺及逆氣也　平按大則下靈樞甲乙有多飲二字甲乙無喉痺二字肺高則上氣肩息欲欬。肺高則上迫缺盆故上氣喘息兩肩並動故曰肩息又肺上迫故數欲欬　平按肩息欲欬靈樞無欲字甲乙作喘息欬逆肺下則居賁迫肝。善脇下痛。賁當膈也補昆反氣來委膈下迫於肝致脇下痛以肝居脇下故也　平按居賁甲乙作逼賁迫肝靈樞甲乙作迫肺注委膈原校作垂膈肺堅則不病欬上氣。肺藏堅固不爲邪傷故無欬與上氣也　平按欬甲乙作欬逆肺脆則善病消癉易傷。以下四藏之變例同心藏　平按善靈樞作苦甲乙易傷下有也字注云一云易傷於熱喘息鼻衄肺端正則和利難傷也肺偏傾則胸偏痛也。偏傾者隨偏所在即偏處胸痛也肝小則安無脇下之病。肝小不受外邪故安無兩脇下痛　平按安上靈樞有藏字肝大則逼胃迫咽迫咽則喜鬲中且脇下痛。胃居肝下咽在肝傍肝大下逼於胃傍迫於咽迫咽則咽膈不通飲食故曰膈中也肝大受邪故兩脇下痛　平按咽迫咽三字原缺謹據甲乙補喜靈樞作苦肝高則上支賁切脇急爲息賁。肝高上支於膈又切於脇支膈切脇既急即喘息於賁故曰息賁也　平按切甲乙作加急靈樞作悗肝下則安胃脇下空空則易受邪。胃居肝下是以肝下則安於胃上脇下無物故易受邪氣　平按安胃靈樞作逼胃肝堅則藏安難傷也。肝堅則外邪不入故安難傷也

肝脆則喜病消癉易傷也。肝端正則和利難傷也。肝偏傾則脇下偏痛也。偏近一箱則一箱空處偏痛也　平按偏痛偏字靈樞無脾小則安難傷於邪也。脾小外邪不入故安而難傷也脾大則善湊䏚而痛不能疾行。䏚以沼反胠空處也脾大湊向空䏚而痛大□不行則□胠空也　平按善靈樞甲乙作苦䏚甲乙音停注不行上原缺一字袁刻作力則下原缺一字袁刻作脇脾高則䏚引季脇而痛。脾下則䏚緩高則䏚牽季脇中痛也脾下則下加於大腸。加於大腸則藏外善受邪。脾下即是大腸故脾下加出於脾藏所居之外故喜受邪　平按外善受邪靈樞無外字善作苦脾堅則藏安難傷也。外邪不傷故安脾脆則喜病消癉易傷也。脾端正則和利難傷也。脾偏傾則喜瘈喜脹。瘈充曳反牽縱也脾偏形近一箱動而多瘈又氣聚爲脹也　平按喜瘈喜脹靈樞作善滿善脹甲乙經作瘈瘲喜脹腎小則安難傷也。腎小不受外邪故安而難傷也腎大則喜病腰痛不可以俛仰易傷以邪也。腎大在於腰中故俛仰皆痛也腎高則善背膂痛不可以俛仰。腎高去腰著於脊膂故脊膂痛不得俛仰也腎下則腰尻痛不可以俛仰爲狐疝。腎下入於尻中下廹膀胱故尻痛不可俛仰疝所發反小腹痛大小便難曰疝疝有多種此爲狐疝疝謂狐夜時不得小便少腹處痛日出方得人亦如此因名狐疝也腎堅則不病腰背痛。腎在腰背之間故腎堅則腰不痛也腎脆則喜病消癉。腎端正則和利難傷也。腎偏傾則喜腰尻偏痛。二腎有一偏傾則偏處痛也　平按癉下靈樞甲乙有易傷二字凡此二十五變者，人之所以喜常病也。人之五藏受之天分有此二十五變者不由人之失養之愆故雖不離屏蔽常喜有前病也

黃帝曰：何以知其然也？五藏二十五變皆在身中變生常病亦居其內未知因候知以爲調養也岐伯曰：赤色小理者心小，粗理者心大。理者肉之文理粗音麤也無髑骬者心高，髑骬小短舉者心下，髑骬長者心堅，髑骬

弱以薄者心脆　髃骬直下不舉者心端正　髃骬倚一方者心偏傾也 髃骬胸前蔽骨蔽心神也其心上入肺中不須蔽骨故心高以無蔽骨爲候也高者志意高遠也故短小舉者爲心下之候下者志意卑近也　平按骬靈樞作骭弱下靈樞甲乙有小字 白色小理者肺小　粗理者肺大　巨肩反膺陷喉者肺高　合掖張脇者肺下　好肩背厚者肺堅　肩背薄者肺脆　好肩膺者肺端正　脇偏竦者肺偏傾也 大肩胸膺反□喉骨陷入肺必高上　平按巨肩巨字原鈔作臣謹依靈樞甲乙作巨掖靈樞甲乙作腋好肩膺靈樞甲乙作背膺厚竦靈樞作疏甲乙作竦注云一作欹 青色小理者肝小　粗理者肝大　廣胸反骹者肝高　合脇兔骹者肝下　胸脇好者肝堅　脇骨弱者肝脆　膺腹好相得者肝端正　脇骨偏舉者肝偏傾也 骹足脛也反前曲出也　平按兔靈樞作兔甲乙作脆好好靈樞甲乙均不重恐衍 黃色小理者脾小　粗理者脾大　揭脣者脾高　脣下縱者脾下　脣堅者脾堅　脣大而不堅者脾脆　脣上下好者脾端正　脣偏舉者脾偏傾也 揭舉也起輒反 黑色小理者腎小　粗理者腎大　高耳者腎高　耳後陷者腎下　耳堅者腎堅　耳薄不堅者腎脆　耳好前居牙車者腎端正　耳偏高者腎偏傾 一箱獨高爲偏　平按高耳甲乙作耳高 凡此諸變者持則安　減則病 凡此二十五變過分以爲不善減則爲病持平安和以爲大則也　平按減原鈔作感謹依靈樞甲乙作減 黃帝曰善哉　然非余之所問也　願聞人之有不可病者　至盡天壽　雖有深憂大恐怵惕之志　猶不能感也　甚寒大熱　弗能傷也　其有不離屏蔽室內　又無怵惕之恐　然不免於病者何也　願聞其故 子言五藏之變所知是要然非吾之問本意問本意者人生盡於天壽內則深憂大恐外則甚寒極熱然無所傷不爲病也而有外無寒暑之侵內去怵惕之懷而疾病百端其故何也　平按感靈樞作減 岐伯曰　五藏六府　者邪之舍也　請言其故 五藏六府堅端正者和利得人則道之宅也藏府脆而偏傾則邪氣舍也爲道之宅則其性和柔神明聰利人之受附也爲邪之舍不離病也心奸邪也喜爲盜也乖公正也言不恒也是知二十五變雖得之於天調養得中縱內外邪侵不爲病也乖和失理雖不離屏蔽終爲病也前言一藏各有五病未極理也今言一變具有五藏方得盡理故請言故也 五藏皆小者少病　善焦心　愁憂 夫五神以依藏故前言心藏之變神亦隨之次說四藏之變不言神變今總論五藏初有四變唯言於神次有二變但說於藏次有二變復但言神也心藏形小外邪難入故少病神亦隨小故不自申焦心愁憂也　平按靈樞甲乙善均作苦愁憂上均有大字注自申袁刻自作白 五藏皆大者　緩於事　難使憂　五藏皆高者　好高舉措 措置也旦故反　平按憂上靈樞甲乙均有以字舉措正統本甲乙經作舉指 五藏皆下者　好出人下 意志卑弱 五藏皆堅者　無病　五藏皆脆者　不離於病　五藏皆端正者　和利得人　五藏皆偏傾者　邪心喜盜　不可以爲人平　反覆言語也 喜虛意反好也和謂神性和柔利謂薄於名利並爲人所附也　平按得人下靈樞甲乙均有心字喜盜均作善盜不可以爲人甲乙無以字覆甲乙作復

藏府應候 平按此篇自篇首至末見靈樞卷七第四十七本藏篇又見甲乙經卷一第五

黃帝問曰　願聞六府之應 五藏應候已說於前六府之候闕而未論故次問之 岐伯答曰　肺合大腸　大腸者皮　其應也　心合小腸　小腸者脈其應也　肝合膽　膽者筋　其應也　脾合胃　胃者肉　其應也　腎合三焦膀胱　三焦膀胱者　腠理豪毛　其應也 腎合三焦膀胱故有五府也五藏爲陰合於五府五府爲陽故皮脈筋肉腠理豪毛五府候也　平按肝合膽肝字原缺謹依靈樞甲乙補豪靈樞甲乙作毫 黃帝曰　應之奈何　岐伯答曰　肺應皮　皮厚者大腸厚

皮薄者大腸薄。皮緩腹果大者。大腸大而長。皮急者大腸急而短。皮滑者大腸直。皮肉不相離者大腸結。應候也肺以皮為候肺合大腸故以其皮候大腸也結紆屈多　平按果靈樞甲乙作裹大而長大字甲乙作緩皮急者大腸急而短甲乙作皮急而短皮滑皮字原缺不全靈樞甲乙均作皮袁刻作外恐誤　心應脈。皮厚者脈厚。脈厚者小腸厚。皮薄者脈薄。脈薄者小腸薄。皮緩者脈緩。脈緩者小腸大而長。皮薄而脈沖小者。小腸小而短。心合於脈脈在皮中故得以皮候脈脈候小腸也沖虛也脈虛小也　平按小腸大而長小字原缺謹依靈樞甲乙補脈沖小者沖字道藏本靈樞作衝　諸陽經脈皆多紆屈者。小腸結。諸陽脈六陽經也小腸之脈太陽也太陽與諸陽為長故諸陽經紆屈多者則知小腸亦紆屈也紆屈即名為結也陽經在於膚不見候其陽絡即經可知矣　平按多字原缺謹依靈樞甲乙補注與諸陽與字袁刻脫　脾應肉。肉䐃堅大者胃厚。肉䐃麼者胃薄。肉䐃小而麼者胃不堅。脾以合胃故以肉䐃候於胃也麼小也莫可反　平按麼袁刻作麽注同靈樞甲乙均作麼　肉䐃不稱其身者胃下。下者下管約不利。肉䐃不堅者胃緩。謂䐃顆累與身大小不相稱也胃下逼於下管故便溲不利　平按管甲乙作脘下管約甲乙注云太素作下脘未約　肉䐃無小果累者胃急。肉䐃多小果累者胃結。胃結者胃上管約不利。果音顆謂肉䐃無小顆段連累　平按果靈樞甲乙作裹小果累下甲乙有標緊二字多小果累靈樞作多少裹累胃結二字靈樞甲乙重　肝應爪。爪厚色黃者膽厚。爪薄者膽薄。爪堅者膽急。爪濡者膽緩。肝以合膽膽以應筋爪為筋餘故以爪候膽也　平按應爪甲乙作應筋爪爪薄爪堅爪濡下靈樞甲乙有色紅色青色赤等字　爪無弱者膽直。無弱強也爪強膽直也　平按無弱者靈樞甲乙作直色白無約者　爪惡色多敗者膽結。人之爪甲色不得明淨又多好破壞者其人膽紆屈結也　平按多敗二字靈樞作黑多紋三字甲乙作黑多文三字　腎應骨。密理厚皮者三焦膀胱厚。粗理薄皮者三焦膀胱薄。腠理疏者三焦膀胱緩。皮急而無豪毛者三焦膀胱急。豪毛美而粗者三焦膀胱直。希豪毛者三焦膀胱結。腎以應骨骨應三焦膀胱三焦膀胱氣發腠理故以腠理候三焦膀胱也三焦之氣如霧漚溝瀆與膀胱水府是同故合為一府也腠理豪毛在皮故亦以皮之豪毛為候也　平按腠理疏靈樞作疏腠理急皮二字靈樞甲乙均作皮急希均作稀　黄帝曰。薄厚美惡皆有形。願聞其所病。已聞六府美惡之形然未知美惡生病何如　平按薄厚靈樞作厚薄形上甲乙有其字　岐伯曰。各視其所外應。以知其內藏。則知其所病矣。各視外候則知所生病矣　平按各于靈樞無所外應所字靈樞甲乙無

藏府氣液　平按此篇自篇首至不得盡期而死矣見靈樞卷四第十七脈度篇自肺氣通於鼻至不得盡期而死矣見甲乙經卷一第四自五藏氣心主意至腎主骨見素問卷七第二十三宣明五氣篇自黄帝問至實而不滿見素問卷三第十一陰陽別論自腦髓骨脈膽至實而不滿見甲乙經卷一第三自問曰太陰陽明至下先受之見素問卷八第二十九太陰陽明論篇又見甲乙經七卷第一上篇自問曰見真藏至帝曰善見素問卷六第十九玉機真藏論篇又見甲乙經卷四第一上篇自問曰脾病而四支不用至末見素問太陰陽明論又見甲乙經九卷第六又按素問玉機真藏論注新校正云詳自黄帝問至帝曰善一段全元起本在第四卷太陰陽明表裏篇中王冰移於此據此則太素與全元起本同惜全本已亡無從查究耳

五藏常內閱於上在七竅。閱余說反簡也其和氣上於七竅能知臭味色穀音等五物各有五別也　平按在七竅靈樞作七竅也　肺氣通於鼻。鼻和則鼻能知臭香矣。肺脈手太陰正別及絡皆不至於鼻而別之入於手陽明脈中上俠鼻孔故得肺氣通於鼻也又氣有不循經者積於胸中上肺循喉嚨而成呼吸故通於鼻也鼻為肺竅故肺氣和者則鼻得和氣故鼻知臭香素問言有五臭經無五香香脾之臭也　平按鼻和靈樞作肺和臭香甲乙作香臭　心氣通於舌。舌和則舌能知五味矣。舌雖非竅手少陰別脈循經入心中上繫舌本故得心氣通舌也素問赤色入通於心開竅於耳者腎者水也心者火也水火相濟心氣通耳故以竅言之即心以耳為竅又手太陽心之表脈入於耳中故心開竅在於耳也　平按舌和靈樞作心和　肝氣通於目。目和則目能辨五色。肝脈足厥陰上頏顙也連目系故得

通於目系　平按目和靈樞作肝和甲乙辨作視

脾氣通於口。口和則口能知五穀矣。脾足太陰脈上膈俠咽連舌本散舌下故得氣通口也穀有五味舌已知之五穀之別口知之也故食麥之者不言菽也　平按口和靈樞作脾和甲乙知作別穀下有味字注麥之之字疑衍

腎氣通於耳。耳和則耳能聞五音矣。手足少陽手足太陽及足陽明絡皆入耳中手少陽足少陽手太陽此三正經入於耳中足太陽脈在耳上角又入腦中即亦絡入於耳足陽明耳前上行亦司絡入耳中手陽明絡別入耳中計正經及絡手足六陽皆入耳中經說五絡入耳中疑足太陽絡不至於耳也　平按耳和靈樞作腎和

五藏不和則七竅不通。六府不和則留為癰疽。五藏主藏精神其脈手足六陰絡於六府屬於五藏六府主貯水穀其脈手足六陽絡於五藏屬於六府七竅者精神戶牖也故六陰受邪入藏則五藏不和五藏不和則七竅不通利也六陽受邪入府則六府不和六府不和則陽氣留處處為癰疽　平按七竅甲乙作九竅留為癰疽甲乙作留結為癰靈樞無疽字注處處下處字疑衍

故邪在府則陽脈不利。陽脈不利則氣留之。氣留之則陽氣盛矣。故外邪循脈入府則府内不調流於陽脈陽脈澀而不利陽氣留停不和於陰故陽獨盛也　平按不利靈樞甲乙作不和

陽氣大盛則陰脈不利。陰脈不利則氣留之。氣留之則陰氣盛矣。陰氣大盛則陽氣弗能營也。故曰關。陰氣和陽故陰氣和利也陽氣盛不和於陰則陰氣澀也陰氣澀而停留則陰氣獨而盛也陰脈別走和陽故陽得通也陰既獨盛不和於陽則陽氣不能營陰故陰脈關閉也　平按陽氣大盛甲乙作邪在藏三字不利甲乙作不和氣留兩氣字靈樞甲乙均作血弗能營甲乙作不得相營

陽氣大盛則陰氣弗得營也。故曰格。陰陽俱盛。弗得相營也。故曰關格。陽氣獨盛不和於陰則陰脈不能營陽以陽拒格故名格　平按自上節故曰關及本節陽氣大盛則陰氣弗得營也甲乙無

關格者。不得盡期而死矣。陰陽脈有關格即以其時與之短期不可極乎天壽者也

五藏氣。心主噫。肺主欬。肝主語。脾主吞。腎主欠。噫乙戒反飽滿出氣也五藏從口中所出之氣皆是人常氣之變也素問腎主嚏不同也　平按五藏氣素問作五氣所病五主字素問均作為欠下素問有為嚏二字

六府氣。膽為怒。胃為氣逆為噦。小腸大腸為泄。膀胱不約為遺溺。下焦溢為水。皆是六府之氣所變之病素問胃為逆氣為恐腸為洩膀胱不利癃遺溺也　平按素問無六府氣三字膽為怒在遺溺下為噦下有為恐二字小腸大腸作大腸小腸為洩下有下焦溢為水五字膀胱下有不利為癃四字遺溺下無下焦溢為水五字

五并。精氣并於肝則憂。并於心則喜。并於肺則悲。并於腎則恐。并於脾則畏。是謂精氣并於藏也。精謂命門所藏精也五藏之所生也五精有所不足不足之藏虛而病也五精有餘所并之藏亦實而病也命門通名為腎肝之母也母實并子故為憂也心為火也精為水也水剋於火火被壞為喜肺為金也水子并母故有悲憐精并左腎則腎實生恐脾為土也水并於土被剋生畏素問精并於脾消食生飢如是相并為病乃有無窮斯為陰陽五行之變也　平按素問五并作五精所并心肺肝脾腎以次為序與此不同是謂精氣并於藏句作是謂五并虛而相并者也注左腎衰刻作於腎

五惡。肝惡風。心惡熱。肺惡寒。腎惡燥。脾惡溼。此五藏氣所惡。東方生風風生於肝肝之盛即便惡風以子從樹生子生多盛必衰本樹相生之物理皆然也故肝惡風也南方生熱熱從心生故心惡熱也素問曰西方生燥燥生於肺若爾則肺惡於燥今此肺惡寒腎惡燥者燥在於秋寒之始也寒在於冬燥之終也肺在於秋以肺惡寒之甚故言其終腎在於冬以腎惡燥不甚故言其始也中央生溼溼生於脾以其脾惡故惡溼也　平按素問五惡作五藏所惡心肺肝脾腎仍以次為序此五藏氣所惡句作是謂五惡又新校正節引此注自肺惡燥至言其始也止

五液。心主汗。肝主淚。肺主涕。腎主唾。脾主涎。此五液所生。汗者水也遍身腠理之液也心者火也人因熱飲熱食及因時熱蒸於溼氣液出腠理謂之汗也肝通於目目中出液謂之淚也肺通於鼻鼻中之液謂之涕也腎脈足少陰上至頏顙通出口中名之為唾故腎主唾也脾足太陰脈通於五穀之液上出廉泉故名為涎　平按素問五液作五藏化液心肺肝脾腎仍以次為序五主字均作為此五液所生句作是謂五液

五藏。心藏神。肺藏魄。肝藏魂。脾藏意。腎藏精志。五藏財浪反腎有二枚左箱為腎藏志也在右為命門藏精也　平按五藏素問作五藏所藏精志精字素問無新校正云按楊上善云腎有兩枚左為腎藏志右為命門藏精與此正合

五主。心主脈。肺主皮。肝主筋。脾主肌。腎主骨。平按五主素問作五藏所主肌素問作肉

黃帝問於岐伯曰。余聞方士或以腦髓為藏。或以為府。或以腸胃為藏。或以為府。敢問更相

反皆自謂是不知其道願聞其説方道也異道之士所説藏府不同腦髓骨脈膽及女子胞此六或有説之爲藏或有説之爲府胃大腸小腸三焦膀胱此五或有説之爲藏或有説之爲府所説藏府相反何者爲真　平按素問黄帝問下無於岐伯三字岐伯曰腦髓骨脈膽及女子胞此六者地氣所生也皆藏於陰而象於地故藏而不寫名曰奇恒之府胞豹交反生兒裹也地主苞納收藏腦髓等六法地之氣陰藏不寫故得名藏以其聚故亦名府府聚也此本非是常府乃是奇恒之府奇異恒常　平按六者二字原缺謹依素問補入寫甲乙作瀉下同夫胃大腸小腸三焦膀胱者天氣之所生也其氣象於天故寫而不藏此受五藏濁氣故名曰府天主輸瀉風氣雨露故此五者受於五藏糟粕之濁去於天氣輸寫不藏故是恒府唯有五者以膽一種藏而不寫割入奇府是肝之表故得名府也　平按素問膀胱下有此五二字故名曰府作名曰傳化之府甲乙同此不能久留輸寫魄門並精□□之處謂之魄門此五之中三焦亦能輸寫精氣於魄門也　平按輸寫下素問甲乙有者也二字魄門二字屬下節亦爲五藏使水穀不得久藏五藏在内爲主六府在外爲使使之行於水穀也所謂五藏者藏精神而不寫者也故滿而不能實精神遍於藏中不離故不寫而滿也雖滿常虚故不實　平按精神素問作精氣新校正云按全元起本及甲乙經太素精氣作精神與此正合六府者實而不能滿所以然者水穀之入口則胃實而腸虚食下則腸實而胃虚故曰實而不滿腸胃更滿故爲實也更虚故不滿也飽食未消腸中未有糟粕即胃實腸虚也食消以下於腸胃中未有食入即腸實胃虚也以其胃虚故氣得上也以其腸虚故氣得下也氣得上下神氣宣通長生久視　平按六府者下素問甲乙均有傳化物而不藏句問曰太陰陽明表裏也脾胃脈也生病異何也足太陰足陽明脾胃二脈諸經之海生病受益以爲根本故別舉爲問也　平按太陰上甲乙有足字表裏上素問甲乙有爲字生病異甲乙作生病異者素問作生病而異者答曰陰陽異位更實更虚更逆更順或從内或從外所從不同故病異名太陰爲陰陽明爲陽即異位也春夏陽明爲實太陰爲虚秋冬太陰爲實陽明爲虚即更虚實也春夏太陰爲逆陽明爲順秋冬陽明爲逆太陰爲順也手三陰從内向外也手三陽從外向内也足之三陰從外向内足之三陽從外向内也十二經脈陰陽六種不同生病固亦多也　平按更實更虚更逆更順素問作更虚更實更逆更從又按素問新校正所引楊注與此正合黄帝曰願聞其異狀問其病異答曰陽者天氣也主外陰者地氣也主内故陽道實陰道虚陽爲天氣主外故陽道實也陰爲地氣主内故陰道虚也故犯賊風虚邪者陽受之食飲不節起居不時者陰受之風寒暑溼虚邪外入腠理則六陽之脈受之飲食男女不節則六陰受之　平按甲乙陽受之下有則入府三字陰受之下有則入藏三字本書在下陽受之則入六府陰受之則入五藏六陽受於外邪傳入六府六陰受於内邪傳入五藏也入六府則身熱不時臥上爲喘呼六府陽氣在外故身熱也陽盛晝眠不得至夜故不時臥也陽氣盛於上故上爲喘呼也　平按不時臥甲乙作不得眠入五藏則䐜滿閉塞下爲飧泄久爲腸澼陰邪在中實則䐜脹腸滿閉塞不通虚則下利腸澼故喉主天氣咽主地氣肺爲天也喉出肺中之氣呼吸故主天脾爲地咽出脾胃噫氣故主地故陽受風氣陰受溼氣風從上下故陽受之溼從下上故陰受之故陰氣從足上行至頭而下循臂至指端陽氣從手上行至頭而下至足足三陰脈從足至頭走頭下胸橫出腋下循臂至指端爲手三陰脈也變爲手三陽脈從手指端上行至頭下行至足爲足三陽陰陽相注如環無端　平按兩下字下素問甲乙均有行字故曰陽病者上行極而下行陰病者下行極而上行故傷於風者上先受之傷於溼者下先受之陽病者三陰之脈上行至頭極已爲陽受風熱已下行陰病者三陽之脈下行至足極已爲陰受寒溼已上行故傷風上先受之傷溼下先受之　平按而下行而上行兩行字素問甲乙無注風熱已已字袁刻作矣問曰見真藏曰死何也無餘物和雜故名真也五藏之氣皆胃氣和之不得獨用如至剛不得獨用獨用即折和柔用之即固也五藏之氣和於胃氣即得長生若真獨見無和胃氣必死期也欲知五藏真見爲死和胃爲生者於寸口診手太陰即可知之也見者如弦是肝脈也微弦爲平好也微弦謂弦之少也三分有一分爲微二分胃氣與一分弦氣俱動爲微弦也

三分並是弦氣竟無胃氣爲見真藏也見真藏死其理至妙請陳其理故曰何也　平按素問新校正引此注甚詳　答曰。五藏者。皆稟氣於胃。胃者五藏之本也。五藏不能自致於手太陰。必因於胃氣。乃能至手太陰。胃受水穀變化精氣而資五藏故五藏得至手太陰寸口見於微弦也　故五藏各以其時自爲而至手太陰。五藏主於五時至其時也其藏有病之甚者胃氣不與之居不因胃氣以呼吸之力獨自至於太陰寸口見於真弦也　平按自字原缺謹依素問補注不與之居別本居作俱　故邪氣勝者精氣衰。真藏脈弦不微無胃氣者則知肝病勝也肝病邪勝則胃穀精氣衰　故病甚者。胃氣不能與之俱至於手太陰。故真藏之氣獨見。獨見者。爲病勝藏也。故曰死。黃帝曰。善。真見病甚故致死也　平按自問曰見真藏至此新校正謂全元起本在太陰陽明表裏篇中此乃王氏所移今檢素問太陰陽明論篇前後均在此篇惟此一段在玉機真藏論中其爲王氏所移益信

問曰。脾疾而四支不用。何也。五藏皆連四支何因脾病獨四支不用也　平按脾字原缺謹依素問補入　答曰。四支皆稟氣於胃。而不得徑至。必因脾乃得稟。今脾病。不能爲胃行其津液。四支不得稟水穀氣。氣日以衰。脈道不利。筋骨肌肉。皆無氣生。故不用焉。土旺四季四季皆有土也脾長四藏四藏皆有脾也何者四支百體稟氣於胃胃以水穀津液資四支當用資四支之時胃氣不能徑到四支要因於脾得水穀津液營衞之氣營於四支四支稟承方得用也若其脾病脈道不通則筋骨肌肉無氣以生故不用也　平按徑至袁刻誤作俱至素問作至經新校正云太素至經作徑至楊上善云胃以水穀資四支不能徑至四支要因於脾得水穀津液營衞於四支與此注合不利甲乙作不通皆無氣生素問作皆無氣以生甲乙同

問曰。脾之不主時。何也。答曰。脾者土也。治中央。常以四時長四藏。各十八日寄治。不得獨主時。脾藏有常著土之精也。四藏之本皆爲土也十八日用故曰寄也著澄略反在也脾藏在土之精妙也　平按治中央甲乙作土者中央不得獨主時甲乙無得字素問作不得獨主於時也脾藏有常著甲乙作脾者土藏常著胃素問作脾藏者常著胃　土者。主萬物而法天地。故上下至頭足不得主時。土爲萬物之質法於天地與萬物爲質故身與頭手足爲體身不別主時　平按主素問甲乙作生天地天字主時二字原缺謹依素問甲乙補

問曰。脾與胃也。以募相逆耳。而能爲之行津液。何也。脾陰胃陽脾內胃外其位各別故相逆也其別異何能爲胃行津液氣也一曰相連脾胃表裏陰陽募既相假故曰相連也　平按以募相逆素問作以膜相連耳新校正云按太素作以募相逆楊上善云脾陰胃陽脾內胃外其位各異故相逆也又注故相下原鈔缺二字依新校正所引應作逆也二字袁刻相上脫故字逆下脫也字又注陰陽募袁刻募誤作前　答曰。足太陰三陰也。脈貫胃屬脾絡嗌。故太陰爲之行氣於三陰。嗌於末反咽也足太陰脈貫胃屬脾上行絡嗌其氣強盛能行三陰之脈故太陰脈得三陰名也　平按脈上素問甲乙有其字　陽明者。表也。五藏六府之海也。亦爲之行氣於三陽。藏府各因其經而受氣於陽明。故爲胃行其津液。四支不得稟水穀之氣。日以益衰。陰道不利。筋骨脈肉。皆毋氣以主。故不用焉。陽明爲陰陽藏府之海五藏六府各因十二經脈受氣於陽明故經脈得爲胃行津液之氣四支稟承四支得□□經脈不□陽明則陰脈不通筋骨脈肉无氣以主也　平按陽明者表也者表二字原缺謹依素問甲乙補入水穀下素問甲乙無之字日以益衰甲乙作氣日以衰脈肉二字原缺素問甲乙作肌肉依本注應作脈肉

黃帝内經太素卷第六　藏府之一

陶子麟仿宋

黃陂　陳孝啟　蕭貞昌　校字

黄帝内經太素卷第八　經脉之一

通直郎守太子文學臣楊上善奉　敕撰注

黄陂蕭延平北承甫校正

平按此篇自餘則二字以上殘脱篇目亦不可考故自盛有二字上從靈樞卷三第十經脉篇及甲乙經卷二第一上篇補入自餘則二字以下至末見靈樞經脉篇又見甲乙經卷二第一上篇

雷公問於黄帝曰。禁脉之言。凡刺之理。經脉爲始。平按靈樞始下有營其所行制其度量内次五藏外別六府四句願聞其道。平按靈樞聞上有盡字其道下有黄帝曰人始生先成精精成而腦髓生骨爲幹脉爲營筋爲剛肉爲牆皮膚堅而毛髮長穀入于胃脉道以通血氣乃行雷公曰願卒聞經脉之始生五十七字黄帝答曰。經脉者。所以決死生。處百病。調虚實。不可不通也。平按靈樞曰上無答字決上有能字通下無也字肺手太陰之脉。起於中焦。下絡大腸。還循胃口。上膈屬肺。從肺系。横出腋下。下循臑内。行少陰心主之前。下肘中。循臂内上骨下廉。入寸口。上魚。循魚際。出大指之端。其支者。從腕後直出次指。内廉出其端。是動則病肺脹滿。膨膨然而喘欬。缺盆中痛。甚則交兩手而瞀。此爲臂厥。是主肺所生病者。欬上氣喘渴。煩心胸滿。臑臂内前廉痛厥。掌中熱。氣盛有。從靈樞甲乙經補入餘則肩背痛。肺氣盛故上衝肩背痛也風寒。汗出中風。不浹數欠。肺脉盛者則大腸脉盛天有風寒之時猶汗出藏中身外汗少故曰不浹祖夾反謂潤洽也有本作汗出中風小便數而欠陰陽之氣上下相引故多欠也　平按不浹數欠靈樞作小便數而欠甲乙同又欠袁刻誤作次注有本袁刻作本有氣虚則肩背痛寒。盛氣衝滿肩背痛也肩背元氣虚而痛也陽虚陰并故肩背寒也　平按肩背下原鈔重一背字靈樞甲乙經均不重疑衍少氣不足以息。溺色變。肺以主氣故肺虚少氣不足以息也大腸脉虚令膀胱虚熱故溺色黄赤也溺音尿爲此諸病。手太陰脉氣爲前諸病也盛則寫之。虚則補之。八十一難曰東方實西方虚寫南方補北方何謂也然金木水火土當更相平東方木也木欲實金當平之火欲實水當平之土欲實木當平之金欲實火當平之水欲實土當平之東方者肝也肝實則知肺虚寫南方補北方南方火者木之子也北方水者木之母也水以勝火子能令母實母能令子虚故寫火補水欲令金去不得干木也　平按注欲令金去不得干木也句難經無去字干作平滑注云金不得平木不字疑衍復云經曰一藏不平所勝平之東方肝也西方肺也東方實則知西方虚若西方不虚則東方安得過實或寫或補要亦抑其甚而濟其不足損過就中之道越人之意蓋謂東方過於實而西方之氣不足故寫火以抑其木補水以濟其金是乃使金得與木相停故曰欲令金得平木也若曰欲令金不得平木則前後文義窒礙竟說不通使肝不過肺不虚復瀉火補水不幾於實實虚虚耶據此則本注去字不字疑衍原鈔干字當係平字傳寫之誤熱則疾之。熱盛衝膚閉而不通者刺之搖大其穴寫也寒則留之。有寒痺等在分肉間者留鍼經久熱氣當集此爲補也陷下則灸之。經絡之中血氣減少故脉陷下也火氣壯火宜補經絡故宜灸也不盛不虚。以經取之。八十一難云不盛不虚以經取之是謂正經自病不中他邪當自取其經前盛虚者陰陽虚實相移相傾而他經爲病有當經自受邪氣爲病不因他經作盛虚若爾當經盛虚即補寫自經故曰以經取之盛者則寸口大三倍於人迎。虚者則寸口反小於人迎。厥陰少陽其氣最少故寸口陰氣一盛病在手足厥陰人迎陽氣一盛病在手足少陽少陰太陽其氣次多故寸口陰氣二盛病在手足少陰人迎陽氣二盛病在手足太陽太陰陽明其氣最多故寸口陰氣三盛病在手足太陰人迎陽氣三盛病在手足陽明所以厥陰少陽氣盛一倍爲病少陰太陽二倍爲病太陰陽明三倍爲病是以寸口人迎隨陰陽氣而有倍數候此二脉知於陰陽氣之盛也其陰陽虚衰寸口人迎反小準此可知也大腸手陽明之脉。手陽明脉起手之指端上行下屬大腸通行大腸血氣故曰大腸手陽明脉也起於大指次指之端。手陽明與手太陰合手太陰從中焦至手大指次指之端陰極即變爲陽如此陰極陽起陽極陰起行手頭及足如環無端也　平按甲乙經端下有外側二字循指上廉。出合谷兩骨之間。掌骨及大指本節表兩骨之間也上入兩筋之中。循臂上廉。入肘外廉。上臑外前廉。手三陰行臑内手三陽行臑外陽明行臑外前楞也　平按上臑外前廉甲乙經作上循臑外廉上肩。出髃骨之前廉。髃音隅角也兩肩端高骨即肩角也又五口反　平按出髃前廉靈樞甲乙經作出髃骨之前廉上出於柱骨之會上，下入缺盆。柱骨謂缺盆骨上極高處也與諸脈會入缺盆之處名曰會也手陽明脈上至柱骨之上復出柱骨之下入缺盆也絡肺，下鬲，屬大腸。府氣通藏故絡藏屬府也　平按鬲靈樞作膈下同其支者，從缺盆上頸貫頰，入下齒中，還出俠口，交人中，左之右，右之左，上俠鼻孔。頸項前也交謂相交不相會入也　平按上頸甲乙經作直上至頸俠靈樞均作挾下同是動則病齒痛䪼腫。齒痛謂下齒痛也䪼謂面顴秀高骨也專劣反　平按䪼靈樞作頸今本甲乙經作頞正統本甲乙經作頸是主津所生病者。八十一難云邪在血血爲所生病血主濡之也是爲血及津液皆爲濡也津汗也以下所生之病皆是血之津汗所生病也　平按難經云經言脈有是動有所生病是以動者氣也所生病者血也邪在氣氣爲是動邪在血血爲所生病氣主呴之血主濡之氣留而不行者爲氣先病也血壅而不濡者爲血後病也故先爲是動後爲所生也滑注謂此脈字非尺寸之脈乃十二經隧之脈每脈中輒有二病者蓋以有在氣在血之分也平又按靈樞甲乙津下有液字注津汗袁刻作津液目黃口乾，鼽衄喉痺，肩前臑痛，大指次指痛不用。手陽明經是府陽脈多爲熱痛故循經所生七種病也鼻孔引氣故爲鼽也鼻形爲鼽也有説鼽是鼻病者非也氣盛有餘，則當脈所過者熱腫，是動所生之病有盛有虛盛者此脈所過之處熱及腫也虛則寒慄不復。陽虛陰并故寒慄也不復不得復於平和也爲此諸病，盛則寫之，虛則補之，熱則疾之，寒則留之，陷下則灸之，不盛不虛以經取之。盛者則人迎大三倍於寸口，虛者則人迎反小於寸口。胃足陽明之脈，起於鼻交頞中，平按頞中下靈樞有旁納太陽之脈六字甲乙經納作約下循鼻外，入上齒中，還出俠口環脣，下交承漿，卻循頤後下廉，出大迎，循頰車，上耳前，過客主人，循髮際，至額顱；其支者，從大迎前下人迎，循喉嚨，入缺盆，下鬲，屬胃，絡脾。足陽明脈起於鼻下行屬胃通行胃之血氣故曰胃足陽明脈也手陽明經從手上俠鼻孔到此而起下行至於足指名足陽明經十二經脈行處及穴名備在明堂經具釋之也客主人即上開穴也頞阿葛反鼻莖也顱音盧胃府通氣入藏故屬胃絡脾也　平按頞顱靈樞甲乙經頞作額注上開穴本書氣府篇客主人各一楊注云一名上關穴甲乙經卷三第十一謂上關一名客主人在耳前上廉開口有孔手少陽足陽明之會素問氣穴論篇及氣府論王注均同則開字當係關字傳寫之誤其直者，從缺盆下乳內廉，下俠齊，入氣街中；其支者，起胃口，下循腹裏，下至氣街中而合，以下髀，抵伏菟，胃傳食入小腸處名胃下口此脈一道從缺盆下乳內廉膚肉之中下俠齊至氣街中前者一道從缺盆屬胃今從胃口下下行與氣街中者合爲一脈而下抵至也丁禮反　平按俠齊靈樞作挾臍靈樞甲乙經髀下均有關字菟均作兔下膝臏中，膝脛頭也臏膝之端骨也頻忍反下循胻外廉，下足跗，入中指內間；跗古孟反　平按下循胻外廉袁刻脫此五字胻靈樞作脛其支者，下膝三寸而別，以下入中指外間；其支者，別跗上，入大指間，出其端。脈從氣街下行至足指間凡有三道　平按下膝三寸膝字靈樞作廉是動則病洒洒振寒，洒洒惡寒皃音洗謂如水灑洗寒也　平按洒洒甲乙經作淒淒然三字善伸數欠顏黑，凡欠及多伸或爲陽上陰下陰陽上下相引故數欠顏額陽也黑陰也陰氣見額陽病也　平按伸靈樞作呻病至則惡人與火，聞木音則惕然而驚，心欲動，至甚也陽明土也土惡木故病甚惡木音也陽明主肉血盛故惡火也陽明厥喘悶悶故惡人也　平按音靈樞作聲獨閉戶牖而處，陰靜而闇陽動而明今陰氣加陽故欲閉戶獨處也　平按牖上靈樞甲乙經有塞字甚則欲上高而歌，棄衣而走，陽盛故也賁響腹脹，是爲䯒厥。響音鄉謂陽氣賁聚虛滿爲腹脹也以陽盛於脚故欲登高棄衣而走名爲䯒厥也　平按響靈樞甲乙經均作嚮䯒靈樞作骭今本甲乙經作臂正統本甲乙經作骭是主血所生病者，狂瘧溫淫汗出，陽明主肉血爲肉液故亦主血也淫過也謂傷寒熱病溫熱過甚而熱汗出也　平按瘧甲乙經作瘈鼽衄，口喎，脣胗，頸腫，喉痺，衄出血也不言鼻衄而言鼽衄者然鼻以引氣也鼽鼻形也鼻形之中出血也胗脣瘍瘡音緊　平按胗甲乙經作緊腹外腫，膝臏腫痛，陽明一道行於腹外一道行於腹內腹內水穀行通故少爲腫腹外衛氣數壅故腹外多腫也　平按腹外腫靈樞甲乙經作大腹水腫循膺乳街股伏菟髀外廉足跗上皆痛。中指不用。上七處並是足陽明脈所過故循上七處痛者是陽明脈病也股髀內陰股也足中指內外間陽明脈支所至故脈病中指不用也　平按街上靈樞有氣字甲乙經同注七處痛處字袁刻誤作虛足中指指字袁刻脫 氣盛則身以前皆熱。足陽明脈唯行身前故脈盛身前皆熱也 其有餘於胃則消穀善飢。溺色變。脈氣有餘身前故身前皆熱若有餘胃中故善飢溺變也　平按變靈樞甲乙經均作黃 氣不足。則身以前皆寒慄。胃中寒則脹滿。有餘身前胃中有熱有飢不足身前胃中寒慄脹滿陽氣有餘陰氣不足陽氣不足陰氣有餘今但舉一邊爲例耳 爲此諸病。盛則寫之。虛則補之。熱則疾之。寒則留之。陷下則灸之。不盛不虛。以經取之。盛者則人迎大三倍於寸口。虛則人迎反小於寸口。

脾足太陰之脈。足太陰脈起於足大指端上行屬脾通行脾之血氣故曰脾足太陰脈者也 起於大指之端。循指內側白肉際過覈骨後。覈胡革反人足大指本節後骨名爲覈骨也　平按覈靈樞甲乙經作核 上內踝前廉。十二經脈皆行筋肉骨間唯此足太陰經上於內踝薄肉之處脈得見者也 上腨內循脛骨後。交出厥陰之前。內踝直上名爲內外踝直上名爲外脛後腓腸名爲腨太陰從內踝上行八寸當脛骨後交出厥陰之前上行之　平按腨靈樞作踹脛甲乙經作胻 上循膝股內前廉。入股屬脾絡胃。膝內之股近膝名膝股近陰處爲陰股也　平按靈樞無循字入股股字作腹甲乙經同 上鬲俠咽。連舌本。散舌下。其支者。復從胃別上鬲注心中。舌下散脈是脾脈也 是動則病舌強食則歐。胃脘痛。脘胃府也脘音管也　平按靈樞甲乙經舌下均有本字歐作嘔 腹脹善噫。得後出餘氣則快然如衰。寒氣客胃厥逆從下上散散已復上出胃故爲噫也穀入胃已其氣上爲營衛及膻中氣後有下行與糟粕俱下者名曰餘氣餘氣不與糟粕俱下壅而爲脹今得之洩之故快然腹減也　平按出餘二字靈樞甲乙經均作與甲乙經如衰作而衰 身體皆重。身及四支皆是足太陰脈行胃氣營之若脾病脈即不營故皆重也 是主脾所生病者。舌本痛。脾所生病太陰脈行至舌下故舌本痛也 體不能動搖。脾不營也 食不下。煩心。心下急痛。脾脈注心中故脾生病煩心心急痛也　平按痛甲乙經作寒瘧 溏瘕泄。溏食消利也瘕食不消瘕而爲積病也洩食不消飧洩也 水閉。脾所生病不營膀胱故小便不利也 黃癉不能臥。強欠。內熱身黃病也脾胃中熱故不得臥也將欠不得欠名曰強欠　平按靈樞甲乙經癉均作疸欠均作立不能臥甲乙經作不能食脣青 股膝內腫厥。大指不用。或痺不仁不能用也　平按內腫厥甲乙經作內腫痛厥大指上靈樞甲乙經均有足字 爲此諸病。盛則寫之。虛則補之。熱則疾之。寒則留之。陷下則灸之。不盛不虛。以經取之。盛者則寸口大三倍於人迎。虛者則寸口反小於人迎。

心手少陰之脈。起於心中。出屬心系。下膈絡小腸。十二經脈之中餘十一經脈及手太陽經皆起於別處來入藏府此少陰經起自心中何以然者以其心神是五神之主能自生脈不因餘處生脈來入故自出經也肺下懸心之系名曰心系餘經起於餘處來屬藏府此經起自心中還屬心系由是心神最爲長也問曰九卷心有二經謂手少陰心主手少陰經不得有輸手少陰外經受病亦有療處其內心藏不得受邪受邪即死又九卷本輸之中手少陰經及輸並皆不言今此十二經脈及明堂流注少陰經脈及輸皆有若爲通精答曰經言心者五藏六府之大主精神之舍其藏堅固邪不能客客之則心傷心傷則神去神去即死故諸邪之在於心者皆在心之包絡包絡心主脈也故有脈不得有輸也手少陰外經有病者可療之於手掌兌骨之端又恐經脈受邪傷藏故本輸之中輸并手少陰經亦復去之今此十二經脈手少陰經是動所生皆有諸病俱言盛衰並行補寫及明堂流注具有五輸者以其心藏不得多受外邪其於飲食湯藥內資心藏有損有益不可无也故好食好藥資心心即調適若惡食惡藥資心心即爲病是以心不受邪者不可受邪也言手少陰是動所生致病及明堂有五輸療者據受內資受外邪也言手少陰是受邪故有病也　平按注若爲通精精字原校作釋又注是動所生生字袁刻誤所致及明堂及字袁刻作又 其支者。從心系上俠咽。繫目系。筋骨血氣四種之精與脈合爲目系心脈係於目系故心病閉目也 其直者。復從心系卻上肺。上出掖下。下循臑內後廉。行太陰心主之後。下肘內。循臂內後廉。抵掌後兌骨之端。其小指掌後尖骨謂之兌骨也　平按上出掖下靈樞作下出腋下掖靈樞甲乙經均作腋下同不再舉下肘內甲乙經作下肘中內廉兌靈樞作銳下同入掌內廉。循小指之內。出其端。掌外將側名曰外廉次掌內將側名內廉也　平按靈樞甲乙經廉上有後字是動則病嗌乾。心痛。渴而欲飲。爲臂厥。心經病心而多熱故渴而欲飲其脈循臂故是動爲臂厥之病也　平按靈樞甲乙經爲上有是字是主心所生病者。目黃。脇痛。臑臂內後廉痛。厥。掌中熱痛也。其脈上掖近脇故脇痛也臑臂內後廉脈行之處痛及厥也厥氣失逆也　平按脇痛甲乙經作脇滿痛爲此諸病。盛則寫之。虛則補之。熱則疾之。寒則留之。陷下則灸之。不盛不虛。以經取之。盛者則寸口大再倍於人迎。虛者則寸口反小於人迎。

小腸手太陽之脈。手太陽脈起於手指上行入缺盆下屬小腸通小腸血氣故曰小腸手太陽脈也起於小指之端。循手外側上捥。出踝中。人之垂手大指著身之側名手內側小指之後名手外側足脛骨與足捥骨相屬之處著脛骨端內外高骨名曰內外踝手之臂骨之端內外高骨亦名爲踝也手太陽脈貫踝也　平按捥靈樞甲乙經作腕考腕與捥通直上循臂下骨下廉。臂有二骨垂手之時內箱前骨名爲上骨外箱後骨名爲下骨手太陽脈行下骨下將側之際故曰下廉也　平按靈樞骨上無下字甲乙經同出肘內側兩骨之間。上循臑外後廉。手陽明上臑外前廉手少陽循臑外此手太陽循臑外後廉手三陰脈行於臑內手三陽脈行於臑外此爲異也　平按靈樞兩骨作兩筋出肩解。肩臂二骨相接之處名爲肩解繞肩甲。交肩上。入缺盆。肩兩肩也甲兩甲也兩箱之脈各於兩箱繞肩甲已會於大椎還入缺盆此爲正也有說兩箱脈來交大椎上會大椎穴以爲交者經不言交不可用也　平按甲靈樞作胛甲乙經同缺盆下甲乙經有向腋下三字絡心。循咽下鬲。抵胃。屬小腸。其支者。從缺盆循頸上頰。至目兌眥。卻入耳中。其支者。別頰上䪼。抵鼻。至目內眥。脈絡心循咽而下抵著胃下屬於小腸上至顴頞傍抵鼻孔至目內眥目眥有三目之內角爲內眥外角爲兌眥崖上爲上眥也　平按兌靈樞甲乙經均作銳下其支者支字正統甲乙經作直內眥下靈樞甲乙經均有斜絡於顴四字注有三三字袁刻誤作二是動則病嗌痛。領腫。不可以顧。肩似拔。臑似折。臂臑痛若折者也　平按領靈樞甲乙經均作頷是主液所生病者。耳聾。目黃。頰腫。頸領肩臑肘臂外後廉痛。兩大骨相接之處有穀精汁補益腦髓皮膚潤澤謂之爲液手太陽主之邪氣病液遂循脈生諸病也爲此諸病。盛則寫之。虛則補之。熱則疾之。寒則留之。陷下則灸之。不盛不虛。以經取之。盛者則人迎大再倍於寸口。虛者則人迎反小於寸口。

膀胱足太陽之脈。足太陽脈起目內眥上頭下項俠脊屬膀胱通膀胱血氣故曰膀胱足太陽脈也起於目內眥。上額交顛上。其支者。從顛至耳上角。其直者。從顛入絡腦。還出別下項。循肩髆內。俠脊抵腰中。入循膂。絡腎屬膀胱。其支者。從腰中下貫臀。入膕中。顛頂也頂上有骨空太陽入骨空絡腦還出也髆音博臀音屯尻之厚肉也　平按靈樞甲乙經顛均作巔貫臀上靈樞有挾脊二字甲乙經有會於後陰四字其支者。從髆內左右別下貫胂。過髀樞。胂俠脊肉也似真反髀樞謂髀骨尻骨相抵相入轉動處也　平按支正統本甲乙經作直髆甲乙經作膊胂靈樞甲乙經均作胛甲乙經注云一作髖胂下靈樞甲乙經均有挾脊內三字又注髀骨髀字相抵相字袁刻均脫循髀外後廉下合膕中。以下貫腨。出外踝之後。循京骨至小指外側。京骨謂外踝下近前高骨也京高大也　平按後廉上靈樞有從字腨作踹甲乙經同是動則病衝頭痛。目似脫。項似拔。脊痛。腰似折。髀不可以迴。膕如結。腨如裂。是爲踝厥。膕腨之病者皆是太陽行踝之後爲厥失逆病也結謂束縛也　平按甲乙經脊下無痛字折下無髀字迴靈樞作曲甲乙經同注爲上別本有所字是主筋所生病者。痔。瘧。狂。顛疾。頭亞項痛。目黃。淚出。鼽衄。項背腰尻膕腨脚皆痛。小指不用。足太陽水生木筋也故足太陽脈主筋者也所以邪傷於筋因而飽食筋脈橫解腸澼爲痔也　平按顛靈樞作巔亞靈樞作頤注音信項門也甲乙經作顖音同疑是古囟字之誤項痛甲乙經作項頸間痛爲此諸病盛則寫之虛則補之熱則疾之寒則留之陷下則灸之不盛不虛以經取之盛者則人迎大再倍於寸口虛者則人迎反小於寸口腎足少陰之脈足少陰脈上行屬腎通行腎之血氣故曰腎足少陰脈也起於小指之下邪趣足心出於然骨之下足太陽府脈至足小指而窮足少陰藏脈從小指而起是相接也然骨在内踝下近前起骨是也　平按趣靈樞作走循内踝之後別入跟中少陰脈行至内踝之後別分一道入足跟中也　平按注足跟二字袁刻誤作骨陷二字以上腨内出膕内廉上股内後廉貫脊屬腎絡膀胱貫脊謂兩箱二脈皆貫脊骨而上各屬一腎共絡膀胱　平按甲乙經膕下有中字其直者從腎上貫肝鬲入肺中循喉嚨俠舌本直貫肝鬲而過稱貫即舌下兩傍脈是也　平按舌本下甲乙經注云一本云從橫骨中挾臍循腹裏上行而入肺其支者從肺出絡心注胸中從肺下行循心系絡於心注胸中也是動則病飢不欲食面黑如地色少陰脈病陰氣有餘不能消食故飢不能食也以陰氣盛面黑如地色也　平按面黑如地色靈樞作面如漆柴甲乙經作面黑如炭色欬唾則有血喝喝如喘唾爲腎液少陰入肺故少陰病熱欬而唾血雖唾喉中不盡故呼吸有聲又如喘也喝呼葛反　平按欬甲乙經作咳如喘作而喘坐而欲起起目䀮䀮如無所見少陰貫肝肝脈系目今少陰病從坐而起上引於目目精氣散故䀮䀮無所見也䀮莫郎反　平按起字靈樞甲乙經不重䀮䀮作[目巟][目巟]心如懸病飢狀足少陰病則手少陰之氣不足故心如懸飢狀也　平按病靈樞甲乙經作若氣不足則善恐心惕惕如人將捕之是爲骨厥腎主恐懼足少陰脈氣不足故喜恐心怵惕前之病是骨厥所爲厥謂骨精失逆惕恥激反謂懼也　平按氣不足至捕之甲乙經無此十四字是主腎所生病者口熱舌乾咽腫上氣嗌乾及痛煩心心痛黄癉腸澼熱成爲癉謂腎藏内熱發黄故曰黄癉也腎主下焦少陰爲病下焦大腸不和故爲腸澼也　平按癉靈樞甲乙經作疸脊股内後廉痛痿厥嗜卧津液不通則筋弛好卧也　平按痿

靈樞甲乙經均作痿足下熱而痛少陰虛則熱并故足下熱痛也　平按而痛下甲乙經有灸則强食生肉緩帶被髮大杖重履而步十六字本書及靈樞均在後爲此諸病盛則寫之虛則補之熱則疾之寒則留之陷下則灸之不盛不虛以經取之灸則强食生肉不盛不虛以經取者亦以經取灸也故療腎所生之病亦有五法自火化以降並食熟肉生肉令人熱中人多不欲食之腎有虛風冷病故强令人生食豕肉温腎補虛脚腰輕健人有患脚風氣食生豬肉得愈者衆故灸腎病須食助之一也緩帶帶若急則腎氣不適故須緩帶令腰腎通暢火氣宣行二也被髮足太陽脈從頂下腰至脚今灸腎病須開頂被髮陽氣上通火氣宣流三也　平按注從頂頂字袁刻作項開頂頂字袁刻脱大杖足太陽脈循於肩髆下絡於腎今療腎病可策大杖而行牽引肩髆火氣通流四也重履而步燃磁石療腎氣重履引腰脚故爲履重者可用磁石分著履中上弛其帶令重履之而行以爲輕者可漸加之令重用助火氣若得病愈宜漸去之此爲古之療腎要法五也盛者則寸口大再倍於人迎虛者則寸口反小於人迎心主手厥陰心包之脈心神爲五藏六府之主故曰心主厥陰之脈行至於足名足厥陰行至於手名手厥陰以陰氣交盡故曰厥陰心外有脂包裹其心名曰心包脈起胸中入此包中名手厥陰故心有兩經也心中起者名手少陰屬於心包名手厥陰有脈別行無別藏形三焦有氣有脈亦無別形故手厥陰與手少陽以爲表裏也　平按心包下靈樞有絡字甲乙經無心包二字起於胸中出屬心包下鬲歷絡三焦自有經歷而不絡著手厥陰既是心藏之府三焦府合故屬心包經歷三焦仍絡著也三焦雖復無形有氣故得絡也其支者循胸出脇下腋三寸上抵腋下循臑内行太陰少陰之間入肘中下臂行兩筋之間入掌中循中指出其端其支者別掌中循小指次指出其端循胸出脇之處當腋下三寸然後上行抵腋下方下循臂也太陰少陰既在前後故心主厥陰行中間也　平按循中指上甲乙經無入掌中三字是動則病手熱肘攣腋腫甚則胸中滿心澹澹大動面赤目黄澹徒濫反水摇又動也　平按靈樞甲乙經手熱均作手心熱肘攣均作臂肘攣急胸中滿均作胸脅支滿心澹澹均作心中憺憺目黄下均有喜笑不休四字大動趙府本靈樞作火動是心主脈所生

病者煩心心痛掌中熱 心包既病故令煩心心痛 平按心主心字靈樞甲乙經無 爲此諸病。盛則寫之。虛則補之。熱則疾之。寒則留之。陷下則灸之。不盛不虛。以經取之。盛者則寸口大一倍於人迎。虛者則寸口反小於人迎。三焦手少陽之脈。上焦在心下下膈在胃上口主內而不出其理在膻中中焦在胃中口不上不下主腐熟水穀其理在齊傍下焦在齊下當膀胱上口主分別清濁主出而不內其理在齊下一寸上焦之氣如雲霧在天中焦之氣如漚雨在空下焦之氣如瀆流地也手少陽脈是三焦經隧通行三焦之血氣故曰三焦手少陽脈也 起於小指次指之端。上出兩指之間。循手表出臂外兩骨之間。上貫肘。循臑外上肩。而交出足少陽之後。入缺盆。上肩交足少陽行出足少陽之後方入缺盆也 平按手表下靈樞甲乙經均有腕字 布膻中。散絡心包。下鬲偏屬三焦。偏甫見反散布膻中也有本布作交者檢非也三焦是氣血脈是形而言屬者謂脈氣相入也 平按靈樞絡作落偏作循。其支者。從膻中上出缺盆。上項。係耳後直上出耳上角。以屈下頰至䪼。其支者。從耳後入耳中。出走耳前。過客主人前。交頰至目兌眥。係古帝反有本作俠也 平按係靈樞作繫甲乙經作俠下頰頰字甲乙經作頷兌靈樞作銳下同不再舉 是動則病耳聾。渾渾淳淳。嗌腫喉痹。渾渾淳淳耳聾聲也 平按淳淳靈樞甲乙經作焞焞 是主氣所生病者。汗出。目兌眥痛。頰痛。耳後肩臑肘臂外皆痛。小指次指不用。氣謂三焦氣液 平按頰痛痛字甲乙經無不用甲乙經作不爲用 爲此諸病。盛則寫之。虛則補之。熱則疾之。寒則留之。陷下則灸之。不盛不虛。以經取之。盛者則人迎大一倍於寸口。虛者則人迎反小於寸口。膽足少陽之脈。足少陽脈起目兌眥下行絡肝屬膽下行至足大指三毛通行膽之血氣故曰膽足少陽脈也 平按注屬膽二字袁刻脫 起於目兌眥。上抵角。下耳後。循頸行手少陽之前。至肩上。卻交出手少陽之後。入缺盆。角謂額角也項前曰頸足少陽脈從耳後下頸向前至缺盆屈迴向肩至肩屈向後復迴向頸至頸始入缺盆是則手少陽上肩向入缺盆肩上自然交足少陽也足少陽從頸前下至缺盆向肩即是行手少陽前也至肩交手少陽已向後迴入缺盆即是行手少陽之後也 平按靈樞甲乙經角上有頭字注至肩交手少陽已已字袁刻誤作也 其支者。從耳後入耳中。出走耳前。至目兌眥後。其支者。別目兌眥。下大迎。合手少陽於䪼下。加頰車。下頸。合缺盆。以下胸中。貫鬲絡肝屬膽。大迎在曲頷前一寸二分骨陷者中足少陽至大迎已向䪼與手少陽合已卻邪下向頰車加頰車已然後下頸至缺盆與前直者合頰車在大迎上曲頰端有本云別目兌眥迎手少陽於䪼無大合二字以義置之二脈雙下不得稱迎也 平按於䪼下靈樞甲乙經作抵於䪼下 循脇裏。出氣街。繞毛際。橫入髀厭中。街衢道也足陽明脈及足少陽脈氣所行之道故曰氣街股外髀樞名曰髀厭也 其直者。從缺盆下掖。循胸過季脇。下合髀厭中。脇有前後最近下後者爲季脇有本作肋 平按厭靈樞甲乙經均作厭 以下循髀太陽。出膝外廉。下外輔骨之前。直下抵絕骨之端。下出外踝之前。循足跗上。入小指次指之間。膀胱足太陽脈從髀外下足因名髀太陽輔骨絕骨窮也外踝上陽輔穴也 平按太陽太字靈樞甲乙經無 其支者。別跗上。入大指之間。循大指歧內出其端。還貫爪甲。出三毛。其足少陽脈出大指端還出迴貫甲復出三毛一名叢毛在上節後毛中也 平按歧下靈樞甲乙經有骨字爪上甲乙經有入字 是動則病口苦。善太息。心脇痛。不能反側。膽熱苦汁循脈入頰故口苦名曰膽癉脈循胸脇喜太息及心脇皆痛也 平按反側靈樞作轉側 甚則面塵。體無膏澤。足少陽反熱。是爲陽厥。甚謂陽厥熱甚也足少陽起面熱甚則頭顱前熱故面塵色也陽厥少陽厥也 平按面塵靈樞作面微有塵甲乙經作面微塵足少陽反熱靈樞甲乙經作足外反熱 是主骨所生病者。頭角𩑛痛。目兑眥痛。水以主骨，骨生足少陽，故足少陽痛病還主骨也。額角在髮際也。頭角謂頂兩箱額角後高骨角也。𩑛謂牙車骨上抵顱以下者名爲𩑛骨・平按角靈樞作痛，甲乙經作面，𩑛靈樞作頷，甲乙經同。注牙車骨牙字袁刻作口。缺盆中腫痛。掖下腫。馬刀俠嬰。汗出振寒瘧。脈從缺盆下掖，故掖下腫；復從頰車下頸，故病馬刀俠嬰也。馬刀謂癰而無膿者是也。汗出振寒瘧等，皆寒熱病，是骨之血氣所生病也。平按馬字上甲乙經有痛字，嬰靈樞甲乙經均作癭。胸脇肋髀膝。外至胻絶骨外踝前。及諸節皆痛。小指次指不用。足少陽脈主骨，絡於諸節，故病諸節痛也。平按胸下甲乙經有中字，至胻袁刻誤作至經。爲此諸病。盛則寫之。虚則補之。熱則疾之。寒則留之。陷下則灸之。不盛不虚。以經取之。盛者則人迎大一倍於寸口。虚者則人迎反小於寸口。肝足厥陰之脈。足厥陰脈從足指上行環陰器，絡膽屬肝，通行肝之血氣，故曰肝足厥陰脈也。起於大指叢毛之上。循足跗上廉。去内踝一寸。上踝八寸。交出太陰之後。上膕内廉。循陰股。入毛中。環陰器。抵少腹。俠胃屬肝絡膽。上貫鬲。布脇肋。髀内近陰之股名曰陰股，循陰器一周名環也。平按靈樞甲乙經叢作叢，上循上均有際字，上踝甲乙經作外踝，陰股靈樞甲乙經作股陰，靈樞環作過，少腹作小腹，絡膽下正統本甲乙經有其直者從肝五字。循喉嚨之後。上入頏顙。連目系。上出額。與督脈會於巔。喉嚨上孔名頏顙，督脈出兩目上巔，故與厥陰相會也。其支者。從目系下頰裏。環唇内。其支者。復從肝別貫鬲。上注肺。肺脈手太陰從中焦起，以次四藏六府之脈皆相接而起，唯足厥陰脈還迴從肝注於肺中，不接手太陰脈，何也？但脈之所生稟於血氣，血氣所生起中焦倉廪，故手太陰脈從於中焦受血氣，已注諸經脈。中焦乃是手太陰受血氣處，非是脈次相接之處，故脈環周至足厥陰，注入脈中，與手太陰脈相接而行，不入中焦也。是動則病腰痛不可以俛仰。丈夫㿗疝。婦人少腹腫。腰痛甚則嗌乾。面塵。肝合足少陽，陽盛并陰，故面塵色也。平按㿗靈樞作㿉，甲乙經作癩，塵下靈樞甲乙經均有脱色二字。是主肝所生病者。胸滿歐逆。飡洩狐疝遺溺閉癃。脈抵少腹俠胃，故生飡洩也。狐夜不得尿，至明始得，人病與狐相似，因曰狐疝，有本作頽疝，謂偏頽病也。癃，篆文麻字，此經淋病也，音隆。平按甲乙經飡洩作洞泄，遺溺作遺精，閉癃作癃閉。爲此諸病。盛則寫之。虚則補之。熱則疾之。寒則留之。陷下則灸之。不盛不虚。以經取之。盛者則寸口大一倍於人迎。虚者則寸口反小於人迎。

經脈病解

平按此篇見素問卷十三第四十九脈解篇。又按素問新校正云：詳此篇所解多甲乙經是動所生之病，雖復少有異處，大概則不殊矣。

太陽所謂腫腰脽痛者。正月大陽寅。寅大陽也。脽，尻也，音誰也。十一月一陽生，十二月二陽生，正月三陽生，三陽生寅之時，其陽已大，故曰大陽也。正月陽氣出在上。一陽在地下深，牙初發也；二陽在地中淺，牙出也；三陽在地上出，故曰正月陽氣出在上也。平按注二牙字袁刻均誤作少。而陰氣盛。陽未得自次也。故腫腰脽痛。三陰猶在地上未没，故陰氣盛也。以陰氣盛偪，陽氣未得次第專用，故發腫於膚肉，生痛於腰也。偏虚爲跛者。正月陽凍解地氣而出也。所謂偏虚者。冬寒頗有不足者。故偏虚故跛。正月已有三陽，故凍解，陽氣出於地也。先有三陰，故猶有冬寒，陽氣不足也。人身亦爾，半陽不足，故偏虚跛，謂左脚偏跛也。平按素問偏虚爲跛者上有病字，凍上有氣字，故跛作爲跛也，頗有下袁刻脱不足者三字，注故凍解三字袁刻在出於地也下。所謂強上者。陽氣大上而爭。故強上。三陽向盛，與三陰戰，得大得上，而陰猶爭也。平按素問所謂強上四字下有引背二字，注得上得字袁刻作德。所謂耳鳴者。陽氣萬物上而躍。故耳鳴。正月陽氣令萬物勇躍鳴上，故生病氣上衝耳鳴也。平按上而躍素問作盛上而躍。所謂甚則狂巔疾者。陽盡在上。而陰氣從下。下虚上實。故癲疾。三陽爻與三陰爭，而三陽俱勝，盡在於頭，爲上實；三陰從下，即爲下虚，於是發病，脱衣登上，馳走妄言即謂之狂僵仆而倒遂謂之顛也平按素問故癲疾作故狂巔疾也所謂浮爲聾者，皆在氣也。診人迎之脉得三陽浮者皆是太陽之氣爲聾也太陽之氣中傷人者即陽大盛盛已頓衰故爲瘖也瘖不能言也　平按人中素問作入中所謂人中爲瘖者，陽氣已衰，故爲瘖。内奪而厥，則爲瘖痱。此腎虚也。陽氣外衰故但爲瘖也左腎氣内虚奪而厥者則爲瘖痱音肥風病不能言也謂四支不用瘖不能言心無所知甚者死輕者生可療也　平按痱素問作俳注左腎左字袁刻作有少陰不至，少陰不至者，厥也。少陰腎脉也足少陰脉不通則血氣不資於腎故厥爲瘖痱也　平按少陰不至四字素問不重少陽所謂心脇痛者，言少陽戌也，戌者，心之所表也。手少陽脉絡心包足少陽脉循脇裏故少陽病心脇痛也戌爲九月九月陽少故曰少陽也戌少陽脉散絡心包故爲心之所表　平按二戌字素問均作盛九月陽盡而陰氣盛，故心脇痛。陰氣已盛陽氣將盡少陽爲病故心脇痛也　平按陽盡素問作陽氣盡所謂不可反側者，陰氣藏物也，物藏則不動，故曰不可反側。九月物藏靜而不動陰之盛也故病不能反側也所謂甚則躍者，九月萬物盡衰，草木畢落而墮，則氣去陽而之陰，躍勇動也甚謂九月陰氣外盛故萬物之氣極畢墮落則萬物之氣去陽之陰也　平按注九月下袁刻脱陰氣二字而陽之下長，故曰躍。陰氣盛於地上陽氣在於地下勇動萬物之根今其内長也　平按而陽上素問有氣盛二字袁刻有氣盛灸三字陽明所謂洒洒振寒者，陽明三陽之長也午爲五月陽之盛也在於廣明故曰陽明　平按洒洒素問作灑灑下同不再舉陽明者午也，五月盛陽之陰也，五月盛陽一陰交生即是陽中之陰也陽盛而陰氣加之，故洒洒振寒。一陰始生勁猛加陽故洒洒振寒也所謂脛腫而股不收者，五月盛陽之陰也，陽者衰於五月，而陰氣一下，與陽始爭，故脛腫而股不收。腰已上爲陽腰以下爲陰五月有一陰氣在下始生與陽交爭陽强實於上陰弱虚於下故脛腫股不收也　平按陰氣一下素問作一陰氣上所謂上喘爲水者，曰陰氣下，下復上，上則邪客於藏府間，故爲水。五月陽明一陰爲病謂上喘欬水病者也一陰上下胸腹之中不依常度遂邪隨陰氣客於府藏之間故爲水病也　平按陰氣下下復上素問作陰氣下而復上注常度度字袁刻作處所謂胸痛少氣者，水在藏府也，水者，陰氣也，陰氣在中，故少氣。火爲陽氣水爲陰氣水在藏府之間故陽氣少也　平按素問水在藏府作水氣在藏府故少氣作故胸痛少氣也所謂甚則厥，惡人與火，聞木音惕然而驚者，陽與陰氣相薄，水火相惡，故惕然而驚。陽明脉氣與陰氣俱盛水火相惡故惕然驚也木勝土故聞木音惕然驚也所謂志欲獨閉户牖而處者，陰陽相薄也，陽盡而陰盛也，故欲獨閉户牖居。陰陽相爭更勝陽盛已衰次陰氣盛故好閉户牖獨居闇處也　平按志欲志字素問無所謂病重至則欲乘高而歌，棄衣而走者，陰陽復爭而外并於陽也，故使之棄衣而走。陰陽相爭陰少陽多陰并外陽故欲棄衣走也　平按病重至重字素問無所謂客孫脉則頭痛鼻鼽腹腫者，陽明并於上，上者則其孫脉太陰也，故頭痛鼻鼽腹腫。太陰經脉至於舌下太陰孫絡絡於頭鼻故陽明并於太陰孫絡至鼻鼽腹腫也　平按則其孫脉素問脉作絡太陰所謂病脹者，曰太陰者子也，十一月萬物氣皆藏於中，故曰病脹。以十一月陰氣大故曰太陰陰氣内聚陽氣外通十一月陰氣内聚雖有一陽始生氣微未能外通故内病爲脹也所謂上走心爲噫者，曰陰氣盛而上走陽者，陽明絡屬心，故曰上走心爲噫。十一月有五陰交故陰氣盛也太陰在内所以爲下也陽明居外所以爲上也陽明之正上入腹裏屬胃散之脾上通於心故陽明絡屬心者也寒氣先客胃中復有厥氣從胃上散其厥氣復出胃之中上口胃以連心故曰上走心爲噫也　平按陰氣盛素問無氣字袁刻脱盛字而上走陽陽者素問作而上走於陽明所謂食則歐者，物盛滿而上溢，故歐。胃中食滿陽氣消之今十一月一陽力弱未能熟消故胃滿而溢謂之歐此歐吐也　平按注食滿袁刻誤作氣滿一陽一字袁刻脱所謂得後與氣則快然而衰者曰十一月陰氣下衰而陽氣且出故曰得後與氣則快然而衰陽氣未大故腹滿爲脹陰氣向下一陽引之故得後便及餕氣快然腹減　平按而衰兩而字素問均作如十一月素問作十二月少陰所謂腰痛者曰少陰者腎也七月萬物陽氣背傷故腰痛七月秋氣始至故曰少陰十一月少陰之氣大三月少陰已厥故少陰至腎七月之時三陰已起萬物之陽已衰太陽行腰太陽既衰腰痛也　平按七月素問作十月背傷作皆傷注故少陰至腎衰刻脫陰字所謂上氣欬上氣喘者曰陰氣在下陽氣在上諸氣浮無所依從故歐欬上氣喘也此腎欬也陰陽二氣不和各在上下故諸陽氣浮無所依好爲歐欬上氣喘也　平按素問上氣欬作嘔欬諸氣浮作諸陽氣浮所謂邑邑不能久立坐起則目䀮䀮無所見者萬物陰陽不定未有主也秋氣始至微霜始下而方殺萬物陰陽內奪故曰目䀮䀮無所見也七月陰陽氣均未有定主秋氣始至陽氣初奪故邑然悵望不能久立又陰陽內各不足故從坐起目䀮無所見也有本作露但白露即霜之微也十月已降甚霜即知有本作十月者非也　平按邑邑素問作色色新校正云色色二字疑誤坐上素問有久字䀮䀮作晾晾注悵望悵字衰刻誤作脹所謂少氣喜怒者陽氣熱不治陽氣不得出肝氣當治而未得也故喜怒者名曰前厥少陰氣用也則陽氣熱而不用故不得出也肝以主怒少陰用時肝氣未得有用故喜怒也喜怒之病名曰前厥者也　平按陽氣熱不治素問無熱字作陽氣不治二句故喜怒者作善怒善怒者前厥作煎厥注肝以主怒肝字衰刻誤作所所謂恐如人將捕之者秋氣萬物未得畢去陰氣少陽氣入陰陽相薄故恐七月萬物少衰未至枯落故未得畢去也始涼未寒故陰氣少也其時猶熱故陽氣入也然則二氣相薄不足進退莫定故有恐也　平按陽氣入原鈔脫入字謹依素問及本注補入所謂惡聞食臭者胃無氣故惡聞食臭也七月陽衰胃無多氣故惡聞食氣也所謂面黑地色者秋氣內奪故變於色也七月三陽已衰三陰已起然陽去陰來不已則陰強陽弱故奪色而變　平按注而變衰刻誤作而起所謂欬則有血者陽脈傷也陽氣未盛於上腹滿則欬故血見於鼻也七月金主肺也肺主欬也不欬則已欬則傷陽傷血脈故腹滿見血於鼻中也　平按腹滿則欬素問作而脈滿滿則欬六字厥陰所謂頹疝婦人少腹腫者曰厥陰者辰也三月陽中之陰也邪在中故曰頹疝少腹腫三月陰氣將盡故曰厥陰三月爲陽厥陰脈在中故曰陽中之陰邪客厥陰之脈遂爲頹疝頹謂丈夫少腹寒氣成積陰器之中而痛也疝謂寒積氣上入少腹而痛也病在少腹痛不得大小便病名曰疝也　平按頹素問作癩注上入小腹衰刻脫上字所謂腰脊痛不可以俛仰者三月一振榮華而萬物一俛而不仰也振動也三月三陽合動而爲春萬物榮華低枝垂葉俛而不仰故邪因客厥陰腰脊痛俛不仰也所謂釘癃膚脹者曰陰一盛而脹陰脹不通故曰頹癃毒熱客於厥陰故爲釘腫邪客於陰器遂爲癃病小便難也客於皮膚中因爲膚脹三月爲陽陰氣一在而盛故陰器腫脹陰器腫脹不通故爲頹癃也　平按素問釘作癩膚上有疝字一盛作亦盛而脹陰脹不通作而脈脹不通故曰頹癃作故曰癩癃疝也所謂甚則嗌乾熱中者陰陽相薄而熱則乾故曰嗌乾也甚謂厥陰邪氣盛也厥陰之脈俠胃屬肝絡膽上入頏顙故陰陽相薄熱中而嗌乾也　平按素問無則乾二字

陽明脈解

平按此篇見素問卷八第三十陽明脈解篇又見甲乙經卷七第二

黃帝問於岐伯曰陽明之脈病惡人與火聞木音則惕然而驚鐘鼓不爲動聞木音而驚者願聞其故岐伯對曰陽明者胃之脈也胃者土也故聞木音而驚者土惡木也十二經脈而別解陽明者胃受水穀以資藏府其氣強大氣和爲益之大受邪爲病之甚故別解之　平按素問甲乙經黃帝問下無於岐伯三字陽明之脈作足陽明之脈鐘鼓不爲動聞木音而驚者甲乙經作欲獨閉戶牖而處黃帝曰善其惡火何也岐伯曰陽明主肉其血盛邪客之則熱熱

甚則惡火。其惡人何也。岐伯曰。陽明厥則喘如悗。悗則惡人。悗武槃反此經中爲悶字　平按主肉甲乙經作主肌肉其血盛素問作其脈血氣盛甲乙經作其血氣盛則喘如悗悗則惡人素問作則喘而悗悗則惡人甲乙經作則喘悶悶則惡人又惡人下甲乙經有陰陽相薄陽盡陰盛故欲獨閉戶牖而處十六字注云按陰陽相搏至此本素問脈解篇士安移續如此 黃帝曰。善。或喘而死者。或喘生者。其故何也。岐伯曰。厥逆連藏則死。連經則生。連藏病深故死連經病淺故生 黃帝曰。善。陽明病甚則棄衣而走。登高而歌。或至不食數日。踰垣上屋。所上非其素時所能也。病反能何也。岐伯曰。四支者。諸陽之本也。邪盛則四支實。實則能登高。其棄衣何也。岐伯曰。熱盛於身。故棄衣而走。其罵詈不避親疏而歌者何也。岐伯曰。陽盛則使人不欲食。故妄言。素先也其人非是先有此能因陽明病故也手足陽明之脈盛實好爲登陟以其熱悶所以棄衣也　平按所上素問作所上之處甲乙經無此句病反能何也袁刻作病反何能也罵詈上素問有妄言二字陽盛下素問作則使人妄言罵詈不避親疏而不欲食不欲食故妄走也甲乙經作故妄言罵詈不避親疏

黃帝內經太素卷第八 經脈之一　黃陂蕭貞昌校字

黄帝内經太素卷第九 經脈之二

通直郎守太子文學臣楊上善奉　敕撰注

黄陂蕭延平北承甫校正

經脈正別

脈行異同

經絡別異

十五絡脈

經脈皮部

經脈正別 平按此篇見靈樞卷三第十一經別篇又見甲乙經卷二第一下篇

黄帝問於岐伯曰。余聞人之合於天道也。内有五藏。以應五音五色五時五味五位。外有六府。以應六律。六律建主陽。天地變化之理謂之天道人從天生故人合天道天道大數有二謂五與六故人亦應之内有五藏以應音色時味位等主陰也外有六府以應六律主陽也建立也　平按天道甲乙經作天地建主陽靈樞作建陰陽甲乙經作主持陰陽 諸經而合之十二月十二辰十二節。諸經謂人之十二經脈也與月辰節水時等諸十二數合也十二節謂四時八節也又十二月各有節也 十二經水十二時十二經脈者。此五藏六府之所以應天道也。夫十二經脈者。人之所以生。十二經脈乃是五藏六府經隧故徧勸通之舉其八德以勸通之人之受身時一月而膏二月而脈為形之先故所以生也 病之所以成。邪客孫脈入經通於府藏成病故曰所以也 人之所以治。行諸血氣營於陰陽濡於筋骨利諸關節理身者謂經脈 病之所以起。經脈是動所生故病起也 學之所以始。將學長生之始須行導引調於經脈也 工之所止也。欲行十全之道緒人可留心調於經脈止留也 粗之所易。愚人以經脈為易同楚人之賤寶也 工之所難也。智者以經脈為妙若和璧之難知也　平按工靈樞甲乙經均作上 請問其離合出入奈何。經脈之別曰離與出復還本經曰合與入也廣陳其理請解其所由故曰奈何也 岐伯稽首再拜答曰。明乎哉問也。此粗之所過。工之所息也。請卒言之。近學淺知謂之粗也深求遠達謂之工也工者宅心經脈之道以十全為意粗者志存名利之弊假媒寄過而已息留也為益之大故請卒言之　平按工靈樞甲乙經作上息卒二字甲乙經均作悉 足太陽之正。別入於膕中。其一道下尻五寸。別入於肛。屬於膀胱之腎。循膂當心入散。直者。從膂上出於項。復屬於太陽。此為一經。十二大經復有正別正謂六陽大經別行還合府經別謂六陰大經別行合於府經不還本經故名為別足少陰足厥陰雖稱為正生別經不還本經也唯此二陰為正餘陰皆別或以諸陰為正者黄帝以後撰集之人以二本莫定故前後時有稱或有言一曰皆是不定之說足太陽正者謂正經也別者大經下行至足小指外側分出二道一道上行至於膕中一道上行至於尻臀下入於肛肛謂白脂亦名廣腸次屬膀胱上散之腎循膂上行當心入内而散直者謂循膂上行至項屬於太陽此為一正經之別　平按膀胱下靈樞甲乙經有散字復屬於太陽太陽二字袁刻誤作大腸往唯此二陰別本無唯字黄帝上別本有乃字 足少陰之正。至膕中。別走太陽而合。上至腎。當十四椎。出屬帶脈。直者。繫舌本。復出於項。合於太陽。此為一合。或以諸陰之別皆為正。足三陽大經從頭至足其正別則從足向頭其別皆從足指大經終處別而上行並至其出處而論屬合也足三陰大經從足至胸其正別則從足上行向頭亦至其出處而言屬合足少陰正上行至膕別走太陽合而上行至腎出屬帶脈起季肋端故少陰當十四椎出屬帶脈也直而不屬帶脈者上行至項復合太陽則此少陰二合太陽此太陽少陰表裏以為一合也　平按自足少陰至出屬帶脈二十五字又見本書卷十帶脈篇椎靈樞作顀或作成甲乙無或以諸陰之別皆為正九字注云九墟云或以諸陰之別者皆為正也又本注上行向頭向字袁刻作項 足少陽之正。繞髀入毛際。合於厥陰。別者入季肋之間。循胸裏屬膽。散之上肝貫心。上俠咽。出頤頷中。散於面。繫目系。合少陽於外眥。足少陽正上行至髀繞髀入陰毛中厥陰大經環陰器故即與合也合厥陰外別循胸裏屬膽上肝貫心上行至面還合本經　平按肋靈樞甲乙經作脅上肝甲乙經作肝上足厥陰之正。別跗上。上至毛際。入合於少陽。與別俱行。此爲二合。足厥陰正與大經並行至跗上上行陰毛少陽行於此故與之合已並行向頭此足少陽厥陰表裏以爲二合　平按跗正統本甲乙經作膝足陽明之正。上至髀。入於腹裏。屬於胃。散之脾。上通於心。上循咽出於口。上頞䪼。還繫目系。合於陽明。足陽明正上行至髀入腹屬胃之脾通心上行至目系還合本經也　平按上至髀髀字正統本甲乙經作踝足太陰之別。上至髀。合於陽明。與別俱行。上絡於咽。貫舌本。此爲三合。足太陰別上行至髀與陽明合並而行上貫於舌中故舌下中脈者足太陰也此足陽明太陰表裏以爲三合也　平按足太陰之別別字靈樞作正甲乙經作正則別三字靈樞上絡作上結舌本作舌中手太陽之正。指地。別於肩解。入掖走心。繫小腸。地下也手太陽正從手至肩下行走心繫小腸爲指地也小腸即太陽也手之六經唯此一經下行餘並上行向頭也手少陰之別。入於泉掖兩筋之間。屬於心。上走喉嚨。出於面。合目內眥。此爲四合。手少陰別上行入於泉掖入屬心上行出面合目內眥內眥即手太陽也此手太陽少陰表裏以爲四合　平按靈樞甲乙經手少陰之別作手少陰之正別泉掖均作淵腋袁刻改作淵查唐人諱淵爲泉宜仍依原鈔作泉以存真相下同不再舉屬於心甲乙經作屬心主手少陽之正。指天。別於巔。入於缺盆。下走三焦。散於胸中。天上也手少陽之正提□上巔爲指天也下走三焦即手少陽上散胸中也手心主之別。下泉掖三寸。入於胸中。別屬三焦。上循喉嚨。出耳後。合少陽完骨之下。此爲五合。手心主別從手上行至掖下掖三寸至於泉掖入於胸中屬三焦已上行出耳後寬骨下合手少陽此手少陽心主表裏以爲五合　平按靈樞甲乙經手心主之別作之正別上循作出循注寬骨據經文應作完骨手陽明之正。至膺乳。別上於肩髃。入柱骨之下。走大腸。屬於肺。上循喉嚨。出缺盆。合於陽明。手陽明正從手上行注於膺乳上行至肩髃柱骨之下下走大腸上屬於肺上出缺盆之處合大經也　平按至膺乳靈樞作從手循膺乳甲乙經同手太陰之別。入泉掖少陰之前。入走肺。散之大腸。上出缺盆。循喉嚨。復合陽明。此爲六合。手太陰別從手上行至掖下掖至泉掖至手少陰前入走肺之於大腸上出缺盆循喉嚨合於陽明至於大腸以爲六合至喉嚨更合故云復也此陽明太陰表裏以爲六合此十二經脈正別行處與十二大經大有不同學者多不在意所以診病生處不能細知也　平按靈樞甲乙經之別作之正別散之大腸靈樞作散之太陽正統本甲乙經作散上大腸

脈行同異

平按此篇自篇首至因天之序見靈樞卷十第七十一邪客篇自手太陰之脈至逆數之曲折也見甲乙經卷三第二十四又自心主之脈至內絡心肺見甲乙經卷三第二十五自黃帝曰手少陰至因天之叙見甲乙經卷三第二十六自黃帝曰經脈十二至末見靈樞卷九第六十二動腧篇又見甲乙經卷二第一下篇

黃帝問於岐伯曰。脈之屈折。出入之處。焉至而出。焉至而止。焉至而徐。焉至而疾。焉至而入。六府之輸於身者。余願盡聞其序。舉其五義問五藏脈行處並問身之六府之輸　平按其序靈樞作少序別離之處。離而入陰。別而行陽。皆何道從行。願聞其方。岐伯對曰。窘乎哉問。明乎哉道。問陰陽二脈離合之處也　平按靈樞別而行陽作別而入陽皆何道從行作此何道而從行窘乎哉問二句作帝之所問鍼道畢矣二句黃帝曰。願卒聞之。岐伯曰。手太陰之脈。出於大指之端。內屈循白肉。至本節之後大泉。留以澹。以外屈上於本節。手太陰脈從藏行至腕後一支上大指次指之端變爲手陽明脈其本從腕後上魚循魚際出大指之端即指端內屈迴循大指白肉至本節後太泉穴處停留成澹而動然後外出上於本節也澹從濫反　平按內屈甲乙經作內側循白肉靈樞甲乙經均作循白肉際大泉均作大淵唐人諱淵作泉說見前留甲乙經作溜上於本節甲乙作本指以下注一支袁刻誤作一丈本節後袁刻脫後字以下內屈。與手少陰心主諸絡。會於魚際。數脈并注。上本節已方從本節以下內屈與手少陰心主諸絡會於魚際然後則與數絡共爲流注也　平按與手少陰心主諸絡靈樞甲乙

經作與諸陰絡又注與手少陰與字褒刻誤作於 其氣滑利伏行壅骨之下。外屈出於寸口而行。上至於肘內廉。入於大筋之下。內屈上行臑陰。入掖下。內屈走肺。壅骨謂手魚骨也臑陰謂手三陰脈行於臑中故曰臑陰其脈元出中焦以是肺脈上屬於肺今從外還俱至於肺故手太陰經上下常通是動所主之病療此一經也　平按外屈下甲乙經無出字注云一本下有出字 此順行逆數之屈折也。手太陰一經之中上下常行名之為順數其屈折從手向身故曰逆數也 心主之脈。出於中指之端。內屈循中指內廉以上。留於掌中。伏行兩骨之間。外屈其兩筋之間。骨肉之際。其氣滑利。上行三寸。外屈行兩筋之間。上至肘內廉。入於小筋之下。兩骨之會。上入於胸中。內絡心肺。心主之脈從心包起出於中指之端即中指端內屈迴循中指內廉上入胸中內絡心肺心主一經上下恆通是動所生但療此經舉手太陰心主二經餘之十經順行逆數例皆同也營衛之氣一日一夜行二十八脈五十周如環无端與正經異也　平按心主上甲乙經有手字外屈其靈樞其作出甲乙經無其字上行三寸靈樞甲乙經作上二寸外屈行靈樞作外屈出行甲乙經注云一本有出字兩骨之會靈樞作留兩骨之會甲乙經注云一本有留字內絡心肺靈樞作內絡於心脈甲乙經作內絡心包又注與正經異袤刻與作於正作五 黃帝曰。手少陰之脈獨無輸。何也。岐伯曰。少陰。心脈也。心者。五藏六府之大主也。精神之舍也。其藏堅固。邪弗能客也。客之則心傷。心傷則神去。神去則死矣。故諸邪之在於心者。皆在於心之包絡。包絡者。心主之脈也。故獨無輸焉。黃帝曰。少陰獨無輸者。不病乎。岐伯曰。其外經病而藏不病。故獨取其經於掌後兌骨之端。其藏堅固者如五藏中心有堅脆心脆者則善病消癉以不堅故善病消癉即是受邪故知不受邪者不得多受外邪至於飲食資心以致病者不得無邪所以少陰心之主所生病皆有療也又明堂手少陰亦有五輸主病不得無輸即其信也兌骨之端手少陰輸也　平按輸靈樞作腧甲乙經作俞大主也下甲乙經有為帝主三字客靈樞甲乙經作容正統本甲乙經作客少陰獨無輸甲乙經作少陰脈獨無俞不病乎甲乙經作心不病乎兌骨靈樞作銳骨 其餘脈出入屈折。其行之徐疾。皆如手太陰心主之脈行也。餘謂十種經脈者也　平按屈折甲乙經作曲折其行之徐疾甲乙經無此句手太陰靈樞作手少陰甲乙經同注云少陰少字宜作太字銅人經作厥字正統本甲乙經亦作厥 故本輸者。皆因其氣之實虛疾徐以取之。是謂因衝而寫。因衰而補。如是者。邪氣得去。真氣堅固。是謂因天之序。因衝衝盛也真氣和氣也是謂因天四時之序得邪去真存也 黃帝曰。經脈十二。而手太陰足少陰陽明獨動不休。何也。總問三脈常動之由　平按太陰下甲乙經有之脈二字無足少陰陽明五字 岐伯曰。足陽明。胃脈也。胃者。五藏六府之海也。穀入於胃變為糟粕津液宗氣分為三隧泌津液注之於脈化而為血以營四末內注五藏六府以應刻數名為營氣其出悍氣慓疾先行四末分肉皮膚之間晝夜不休者名為衛氣營出中焦衛出上焦也大氣搏而不行名為宗氣積於胸中命曰氣海出於肺循喉嚨呼則出吸則入也故胃為五藏六府之海也　平按足陽明靈樞作是明二字 其清氣上注於肺。肺氣從太陰而行之。胃之清氣上注於肺從手太陰一經之脈上下而行　平按肺下靈樞甲乙經重肺字 其行也。以息往來。其手太陰脈上下行也要由胸中氣海之氣出肺循喉嚨呼出吸入以息往來故手太陰脈得上下行 故人一呼脈再動。一吸脈亦再動。呼吸不已。故動而不止。脈手太陰脈也人受穀氣積於胸中呼則推於手太陰以為二動吸則引於手太陰復為二動命為氣海呼吸不已故手太陰動不止也 黃帝曰。氣之過於寸口也。上焉息。下焉伏。何道從還。不知其極。氣謂手太陰脈氣從手寸口上入肺而息從肺下至手指而屈伏屈也肺氣循手太陰脈道下手至手指端還肺之時為從本脈而還為別有脈道還也吾不知端極之也　平按上焉息下焉伏靈樞作上十焉息下八焉伏甲乙經作上出焉息下出焉伏 岐伯曰。氣之離於藏也。卒如弓弩之發。如水之下崖。上於魚以反衰。其餘衰散以逆上。故其行微。氣手太陰脈氣也手太陰脈氣從胃中焦上入於肺下腋向手上魚至少商之時以乘藏府盛氣如弓弩之發機比湍流之下岸言其盛也從少商反廻逆上向肺雖從本脈而還以去藏府漸遠其藏府餘氣衰散故其行遲微也　平按卒如靈樞甲乙經作卒然如三字袁刻作卒然於三字崖靈樞作岸甲乙經作如水岸之下其餘衰散靈樞甲乙經作其餘氣衰散

黃帝曰。足之陽明何因而動。十二經脈此皆有動餘之九經動有休時唯此三經常動不息太陰常動已具前章故次問陽明常動之義故曰何因動也　平按何因甲乙經作因何

岐伯曰。胃氣上注於肺。問曰十二經脈別走皆從藏之陰絡別走之陽亦從府之陽絡別走之陰此之別走乃別胃府盛氣還走胃脈陽明經者何也答曰胃者水穀之海五藏六府皆悉稟之別起一道之氣合於陽明故陽明得在經脈中長動在結喉兩箱名曰人迎五藏六府脈氣並出其中所以別走與餘不同　平按肺甲乙經作胃

其悍氣上衝頭者。循咽上走空竅。悍氣衝時循咽上走七竅使七竅通明也悍音汗

循眼系入絡腦。出顑下客主人。循牙車合陽明。復循眼系絡腦兩箱出於顑下顑謂牙車骨屬顑骨之下也　平按顑靈樞作頷

并下人迎。此胃氣別走於陽明者也。足陽明經及別走氣二脈并下以為人迎也故胃別氣走陽明也　平按甲乙經無別字

故陰陽上下其動也若一。陰謂寸口手太陰也陽謂人迎足陽明也上謂人迎下謂寸口有其二義人迎是陽所以居上也寸口是陰所以居下也又人迎在頸所以為上寸口在手所以為下人迎寸口之動上下相應俱來譬之引繩故若一也所論人迎寸口唯出黃帝正經計此之外不可更有異端近相傳者直以兩手左右為人迎寸口是則兩手相望以為上下竟無正經可憑恐誤物深也

故陽病而陽脈小者為逆。陰病而陰脈大者為逆。陽大陰小乃是陰陽之性陽病人迎大小俱病而大者為順小者為逆陰病寸口大小俱病而小者為順大者為逆順則易療逆則為難也

故陰陽俱靜與其動。若引繩相頓者病也。謂人迎寸口之脈乍靜乍躁若引繩相頓乍動乍靜者病也　平按陰陽俱靜與其動靈樞作陰陽俱靜俱動甲乙經作陰陽俱盛與其俱動又靈樞甲乙經頓均作傾

黃帝曰。足少陰何因而動。已言陽明常動於前次論足少陰脈動不休也　平按何因甲乙經作因何

岐伯曰。衝脈者。十二經之海也。與少陰之大絡。起於腎下。出於氣街。循陰股內廉。邪入膕中。循脛骨內廉。並少陰之經。下入內踝之後。入足下。其別者。邪入踝出屬跗上。入大指之間。注諸絡以溫足脛。此脈之常動者也。少陰正經從足心上內踝之後上行循脛向腎衝脈起於腎下與少陰大絡下行出氣街循脛入內踝後下入足下按逆順肥瘦少陰獨下中云注少陰大絡若爾則衝脈共少陰常動也若取與少陰大絡俱下則是衝脈常動少陰不能動也　平按甲乙經邪作斜脛骨作胻骨足脛作足跗注少陰正經袁刻經作陰

黃帝曰。營衛之行也。上下相貫。如環之毋端。今有其卒然遇邪氣。及逢大寒。手足懈惰。其脈陰陽之道。相輸之會。行相失也。氣何由得還。營行手太陰下至手大指次指之端迴為手陽明上行至頭下足陽明如此十二經脈陰陽相貫如環無端也卒有邪氣及寒客於四支陰陽相輸之道不通何由還也　平按營衛甲乙經作衛氣懈惰作不隨得還得字靈樞甲乙經均無

岐伯曰。夫四末陰陽之會者。此氣之大絡也。四街者。氣之徑也。故絡絶則經通。四末解則氣從合。相輸如環。四末謂四支身之末也四街謂胸腹頭胻脈氣道也邪氣大寒客於四末先客絡脈絡脈雖壅內經尚通故氣相輸如環寒邪解已復得通也　平按氣之徑靈樞作氣之經路甲乙作氣之經注經一作徑正統本甲乙經作徑相輸袁刻作相輸注同

黃帝曰。善。此所謂如環之毋端。莫知其紀。終而復始之謂也。述其所解

經絡別異

平按此篇見靈樞卷三第十經脈篇又見甲乙經卷二第一下篇

黃帝曰。經脈十二。經脈者。伏行分肉之間。深而不見。其常見者。足太陰過於內踝之上。毋所隱故見也。諸脈之浮而常見者。皆絡脈也。十二經脈及諸絡脈其不見者謂十一經也其可見者謂足太陰經上行至於踝上以其皮薄故見也諸餘絡脈皆見者也　平按足太陰下甲乙經有脈字內踝靈樞甲乙經均作外踝正統本甲乙經作內踝查陰脈行內陽脈行外足太陰為陰脈應行內踝再檢本書脾足太陰之脈上內踝前廉楊注云十二經脈皆行筋肉骨間唯此足太陰經上於內踝薄肉之處得見者也與

此處正相發明作外踝者恐誤六經絡。手陽明少陽之大絡也。起於五指間。上合肘中。六陽絡中手陽明絡肺府之絡也手少陽絡三焦之絡也手陽明大腸之經起大指次指之間即大指次指及中指內間手陽明絡起也手少陽經起小指次指間即小指次指及中指外間手少陽脈起也故二脈絡起五指間也　平按少陽甲乙經作少陰注手少陽手字袁刻脫飲酒者。衛氣先行皮膚。先充絡脈。絡脈先盛。故衛氣已平。營氣乃滿。而經脈大盛也。酒是熟穀之液入胃先行皮膚故衛氣盛衛氣注入脈中故平營氣滿也營氣滿於所入之經則所入經脈絡大盛動也　平按故衛氣已平甲乙經作則衛氣以平脈之卒然動者。皆邪氣居之。留於本末。十二經脈有卒然動者皆是營衛之氣將邪氣入此脈中故此脈動也本末即是此經本末也絡脈將邪入於衛氣衛氣將邪入於此脈本末之中留而不出故為動也酒即邪也不動則熱。若邪在脈中盛而不動則當邪居處蒸而熱也不堅則陷且空。不與衆同。是以知其何脈之病。當邪居處熱邪盛也必為堅鞕若寒邪盛多脈陷肉空與平人不同以此候之知十二經中何經之病　平按病靈樞甲乙經作動也二字注必為堅鞕鞕字右旁有五孟反三字小注袁刻作必為堅堅孟鞕反與原鈔不合雷公曰。何以知經脈之與絡脈異耶。黃帝曰。經脈者。常不可見也。其虛實也以氣口知之。脈之見者。皆絡脈也。經脈不見若候其虛實當診寸口可知之也絡脈橫居五色可見即目觀之以知虛實也雷公曰。細子無以明其然。細子謙稱也經脈診氣口可知虛實猶未明其絡脈見之然也黃帝曰。諸絡脈皆不能經大節之間。必行絕道而出入。復合於皮中。其會皆見於外。大節謂四支十二大節等也凡絡脈之行至大節閒止緣於絡道出節至外入於皮中與餘絡合見於皮絕止也　平按自雷公曰至黃帝曰甲乙經無此十三字而道靈樞甲乙經作道而故諸刺絡脈者。必刺其結上。甚血者雖毋結。急取之以寫其邪而出其血。留之發為痺。此言療絡所在也結謂聚也邪客於絡有血聚處可刺去之雖無聚處觀於絡脈血盛之處即有邪居可刺去之恐其邪氣停留發為痺病也　平按諸刺道藏本靈樞作刺諸甲乙經雖毋結作雖無血結凡診絡脈。脈色青則寒且痛。赤則有熱。胃中寒。手魚之絡多青矣。胃中有熱。魚絡亦赤。魚黑者。留久痺也。其有赤有青有黑者。寒熱。此言診絡虛實法也絡色有三青赤黑也但青有寒但赤有熱但黑有痺三色具者即有寒熱也色之候者青赤二色候胃中也皆候魚絡胃者手陽明脈與太陰合太陰之脈循胃口至魚故候太陰之絡知胃寒熱胃中有痺亦可候魚若邪客處久留成痺即便診之　平按甲乙經胃中寒作胃中有寒魚絡亦赤靈樞作魚際絡赤甲乙經作則魚際之絡赤魚黑者靈樞甲乙經均作其暴黑者寒熱下靈樞有氣也二字其青而小短者。少氣也。青色主寒而短小者即寒氣少也　平按靈樞無而小二字凡刺寒熱者。皆多血絡。必閒日而一取之。血盡而止。乃調其虛實。此言刺絡脈法也寒熱胃中寒熱也以胃氣故青赤絡脈血乃多者也欲為多日刺之故閒日取得平乃止也其小而短者少氣。甚寫之則悗。悗甚則仆。不能言。悗則急坐之。陰絡小而短者則陰氣少故甚寫□踣倒坐而屈之即脈滿故醒而能言也亦可陰陽絡皆短小即二氣俱少寫之仆也仆踣也　平按兩甚字原鈔本均作其謹依靈樞甲乙經作甚悗靈樞甲乙經均作悶注踣上原缺一字袁刻作則

十五絡脈平按此篇見靈樞卷三第十經脈篇又見甲乙經卷二第一下篇

手太陰之別。名曰列缺。十二正經有八奇經合二十脈名為之經二十脈中十二經脈督脈及任脈衝脈有十四經各別出一脈有十四脈脾藏復出一脈合有十五脈名為大絡任衝及脾所出散絡而已餘十三絡從經而出行散絡已別走餘經以為交通從十五絡別出小絡名為孫絡任衝二脈雖別同稱一絡名曰尾翳似不別也別於太陰□經故曰別也餘皆放之此別走絡分別大經所以稱缺此穴列於缺減大經之處故曰列缺也　平按注別於太陰下原缺一字袁刻作一起於掖下分閒。掖下分閒即手太陰經也　平按掖下靈樞甲乙經均作腕上千金作掖下並太陰之經。直入掌中。散入於魚際。其病手兌掌熱。取之去腕一寸半。別走陽明。並薄浪反絡入魚際別走陽明經也陽明與太陰合也餘皆放此　平按之經經字袁刻誤作道手兌掌熱靈樞作實則手銳掌熱虛則欠故小便遺數甲乙經作手兌骨掌熱餘與靈樞同一寸半靈樞作半寸甲乙經作一寸手少陰之別。名曰通里。去腕一寸。別而

上行。循經入手心中。繫舌本屬目系。其實則支鬲。虛則不能言。取之腕後一寸。別走太陽。里居處也此穴乃是手少陰脈氣別通為絡居處故曰通里也支搘也少陰脈起心中故實則搘膈而閒之虛則不能言也　平按去腕去字甲乙經作在一寸靈樞甲乙經均作一寸半腕後一寸靈樞作掌後一寸

手心主之別。名曰內關。手心主至此太陰少陰之內起於別絡內通心包入於少陽故曰內關也去腕二寸。出於兩筋閒。循經以上繫於心包絡心系。實則心痛。虛則為煩。取之兩筋閒。檢明堂經兩筋閒下有別走少陽之言此經無者當是脫也　平按為煩靈樞作為頭強甲乙經作為煩心

手太陽之別。名曰支正。正正經也支絡脈也太陽正經之上支別此絡走向少陰故曰支正也去腕五寸。內注少陰。其別者。上走肘絡肩髃。實則節施肘廢。虛則生肬。小者如指痂疥。取之所別。施縱緩也肬音尤疣也又贅也皮外小結也疣音目痂假瑕反瘡甲也疥公薤反　平按去腕靈樞甲乙經作上腕節施作節弛按施與弛通注疣袁刻誤作膧

手陽明之別。名曰偏歷。手陽明經上偏出此絡經歷手臂別走太陰故曰偏歷也去腕三寸。別走太陰。其別者。上循臂乘肩髃。上曲頰偏齒。其別者。入耳會於宗脈。實則齲聾。虛則齒寒痺鬲。取之所別。手陽明絡上於曲頰偏入下齒之中宗總也耳中有手太陽手少陽足少陽足陽明絡四脈總會之處故曰宗脈手陽明絡別入耳中與宗脈會故實則齲而聾也五陽之脈皆貫於膈故陽虛膈中痺熱之病如此也　平按別走靈樞作別入偏齒正統甲乙經作偏齒按集韻偏通作徧會靈樞作合齲耳聾靈樞無耳字甲乙經耳上有齒字痺靈樞甲乙經均作痹注四脈四字原鈔作曰恐誤袁刻作四五陽之脈脈字袁刻作絡

手少陽之別。名曰外關。此處少陽之絡別行心主外關故曰外關也去腕二寸。外繞臂。注胸中。合心主。其病實則肘攣。虛則不收。取之所別。實則肘急故攣虛則緩縱故肘不收也　平按其病其字靈樞無甲乙無其病二字

足太陽之別。名曰飛陽。此太陽絡別走向少陰經迅疾如飛故曰飛陽也去踝七寸。別走少陰。實則鼻窒頭背痛。虛則鼽衄。取之所別。窒塞也知栗反太陽走目內眥絡入鼻中故實則鼻塞也虛則無力自守故鼻衄也　平按鼻窒靈樞作鼽窒甲乙經作窒鼻

足少陽之別。名曰光明。光明即眼也少陽厥陰主眼故少陽絡得其名也去踝五寸。別走厥陰。下絡足跗。上實則厥。虛則痿躄。坐不能起。取之所別。少陽之絡腰以上實多生厥逆病也腰以下脈虛則痿躄跛不能行也躄音擘　平按踝下甲乙經有上字厥陰下甲乙經有並經二字跗下靈樞甲乙經無上字

足陽明之別。名曰豐隆。足陽明穀氣隆盛至此處豐溢出於大絡故曰豐隆去踝八寸。別走太陰。其別者。循脛骨外廉。上絡頭。合諸經之氣。下絡喉嗌。其病氣逆則喉痹卒瘖。實則狂癲疾。虛則足不收脛枯。取之所別。實并於上故為癲疾虛則下不足故足不收　平按靈樞甲乙經頭下均有項字卒瘖均作瘁瘖狂癲疾靈樞作狂顛甲乙經作顛狂均無疾字

足太陰之別。名曰公孫。肝木為公心火為子脾土為孫穴在公孫之脈因名公孫也　平按注脾土袁刻誤作脾上因誤作迺去本節之後一寸。別走陽明。其別者。入絡腸胃。厥氣上逆則霍亂。實則腹中切痛。虛則鼓脹。取之所別。陽明絡入腸胃清濁相干厥氣亂於腸胃遂有霍亂食多脈實故腹中痛無食脈虛故邪氣脹滿也　平按腹中靈樞甲乙經作腸中注脹袁刻誤作振

足少陽之別。名曰大鍾。鍾注也此穴是少陰大絡別注之處故曰大鍾　平按大鍾正統本甲乙經作太鍾當踝後繞跟。別走太陽。其別者。並經上走於心包下。貫腰脊。其病氣逆則煩悶。實則閉癃。虛則腰痛。取之所別。大鍾絡走心包故病則煩悶實則膀胱閉淋不足則為腰痛也　平按貫上靈樞有外字閉癃甲乙經作癃閉

足厥陰之別。名曰蠡溝。蠡力洒反瓢勺也胻骨之內上下虛處有似瓢勺渠溝此因名曰蠡溝去內踝五寸。別走少陽。其別者。循脛上睾。結於莖。其病氣逆則睾腫卒疝。實則挺長熱。虛則暴癢。取之所

別。皐囊也。此絡上囊聚於陰莖也。挺長陰挺出長也。虛則陰癢也。平按：踝下甲乙經有上字，循脛上皐靈樞作經脛上睾，甲乙經作循經上睾。

督脈之別，名曰長强。督脈諸陽脈長，其氣强盛，穴居其處，故曰長强也。挾膂上項，散頭上，下當肩甲左右，別走太陽，入貫膂。實則脊强，虛則頭重高搖之，挾脊之有過者，取之所別。挾脊有過則知督脈兩道以爲定也。平按：督脈一段靈樞、甲乙經均在任脈之後。挾膂靈樞作挾膂，甲乙經作俠脊。肩甲靈樞、甲乙經均作肩胛。高搖之俠脊之有過者九字，甲乙經注：九墟無此九字。注定字袁刻誤作病。

任衝之別，名曰尾翳，下鳩尾，散於腹。實則腹皮痛，虛則癢搔，取之所別。尾則鳩尾，一名尾翳，是心之蔽骨，此之絡脈起於尾翳，故得其名。任衝二經此中合有一絡者，以其營處是同，故合之也。任衝浮絡行腹皮中，故實盛痛也；虛以不足故，邪爲癢搔。搔，蘇牢反。平按：任衝靈樞、甲乙經均作任脈。癢搔甲乙經作搔癢。

脾之大絡脈，名曰大包。脾爲中土，四藏之主，包裹處也，故曰大包也。平按：大絡脈袁刻作大脈絡，靈樞、甲乙經無脈字。注中土袁刻誤作中上。出泉掖下三寸，布胸脇。實則身盡痛，虛則百節皆縱。此脈若羅絡之血者，皆取之所別。脾之盛氣脓下三寸，當泉掖而出，布於胸脇，散於百體，故實則徧身皆痛；虛則穀氣不足，所以百節緩縱。此脈乃是人身之上羅絡之血脈也，由是有病皆取之也。平按：泉掖靈樞、甲乙經均作淵腋，說見前。身上甲乙有一字。百節甲乙經作百脈。皆取之所別，靈樞作皆取之脾之大絡脈也，甲乙經無所別二字。

凡此十五絡者，實則必見，虛則必下，視之不見，求之上下。人經不同，絡脈異所。盛則血滿脈中，故必見；虛則脈中少血，故必下。脈下難見，故上下求之。人之稟氣得身百體不可一者，豈有經絡而得同乎？故須上下求之，方得見也。平按：異所下靈樞、甲乙經均有別也二字。注脈下難見袁刻作脈中。

經脈皮部

平按：此篇自篇首至而生大病黃帝曰善，見素問卷十五第五十六皮部論篇；自夫經絡之見也至末，見素問卷十五第五十七經絡論篇。又自篇首至末，見甲乙經卷二第一下篇。

黃帝問岐伯曰：余聞皮有分部，前說十五大絡循其行處以求其病，欤說皮部十二絡之以十二經上之以皮分十二部以取其病，故曰皮有部也。脈有經紀，大絡小絡總以十二大脈以爲皮部經紀。筋有結絡，十二經筋各有結聚，各有包絡。骨有度量，骨有大小長短度量。其所生病各異，以其皮脈筋骨各各不同，故皮脈筋骨生病異之。別其分部，左右上下，陰陽所在，別在皮脈筋骨分部異者，有左有右，有上有下，有陰有陽，六種所在。病之終始，病客前六，有初有極也。平按：終始素問作始終。願聞其道。岐伯曰：欲知皮部，以經脈爲紀，諸經皆然。欲知皮之部別，十二經爲綱紀也。十二經皮部絡皆以此爲例也。平按：注部別袁刻作別部。陽明之陽，名曰害蜚，上下同法。蜚，妖貴反。陽明大經爲陽，故大小絡爲陽明之陽。陽明之脈有手有足，手則爲上，足則爲下；又手陽明在手爲下，在頭爲上；足陽明在頭爲上，在足爲下。診色行鍼皆同法也，餘皆放此。平按：蜚下甲乙經有十二經三字。視其部中有浮絡者，皆陽明之絡也。浮謂大小絡見於皮者也。其色多青則痛，多黑則痺，絡脈俱有五色，然衆絡以色偏多者候其別病。邪客分肉之間，廹肉初痛，故絡青也；久留爲冷爲熱，或爲不仁，以成於痺，故絡青深爲胎黑也。多黃赤則熱，痺熱在中，氣溢皮膚，故絡黃赤也。平按：素問、甲乙經無多字。多白則寒，聖白寒也，故寒氣在中，絡白色也。五色皆見則寒熱。青赤黃等爲陽色也，白黑二種爲陰色也，今二色俱見，當知所病有寒熱也。絡盛則入於經。盛，大小絡盛也。大小絡中痛痺熱寒寒熱五邪盛者，則循絡入經也。平按：入下素問、甲乙經有客字。陽主外，陰主內。陽絡主外也，在陽絡者主外；陰絡主內，在陰絡者主內也。少陽之陽，名曰樞特，上下同法，視其部中有浮絡脈者，皆少陽之絡也。絡盛則入經，故在陽者主內，在陰者主出，滲於內也，諸經皆然矣。少陽絡盛則入於經，故主內也；經盛外溢，故主出也。諸陰陽絡主內出者，例以此知也。滲，山陰反，下入也。平按：樞特素問作樞持，甲乙經作樞杼，注云一作特。上下同法甲乙經無此四字。絡脈脈字素問、甲乙經均無。主出甲乙經作主外。注下入也三字袁刻脫。太陽之陽，名曰關樞，上下同法，視其部中有浮絡脈者，皆太陽之絡也。絡盛則入客於經。外盛者則入於大經也。少陰之陰，名曰樞檽，而泉反。平按：檽素問作儒新校正云甲乙經作檽今本甲乙經仍作儒正統本甲乙經作檽曰本丹波元簡素問識謂檽音軟引倉頡篇爲柱上承斗之曲木宜從甲乙經作檽上下同法視其部中有浮絡者皆少陰之絡也絡盛則入客於經其入於經也從陽部注於經從陽絡部注於陽經也其經出者從陰注於骨從陰絡部出注陰經內注於骨少陰主骨也　平按素問甲乙經無經字陰字下素問有內字甲乙經有部內二字心主之陰名曰害肩上下同法視其部中有浮絡者皆心主之絡也絡盛則入客於經太陰之陰名曰關樞平按關樞素問作關蟄新校正云甲乙蟄作執今本甲乙仍作蟄正統本甲乙經作執袁刻亦作蟄上下同法視其部中有浮絡者皆太陰之絡也絡盛則入客於經凡十二經脈者皮之部也皮有部者以十二脈分爲部也　平按經脈者素問甲乙經作經絡脈者是故百病之始生也下廣論外邪主於百病次第所由也必先客於皮毛邪中之則腠理開開則入客於絡脈留而不去傳入於府稟於腸胃外邪氣風寒暑溼邪入身爲病先著皮毛留而不去則腠理孔開因開而入即客於絡脈絡脈傳入陽經陽經傳入六府於是稟承腸胃之氣以爲百病　平按絡脈下素問甲乙經均有留而不去傳入於經八字邪之始入於皮也泝然起豪毛開腠理泝蘇護反流逆上也謂寒邪逆入腠理也外邪入身爲病也初着皮毛能開腠理也　平按泝甲乙經作淅其入於絡也則絡脈盛色變能令絡盛色變也其入客於經也則減虛乃陷下減氣爲虛乃血少脈陷也　平按減素問作感道藏本作盛甲乙經亦作盛其留於筋骨之間寒多則筋攣骨痛熱多則筋施骨消肉爍䐃破毛直而敗矣循經入於筋骨之閒留而不去寒邪不去則爲二病筋攣拘急一也骨乃疼痛二也若熱邪不去則以五病筋熱緩施一也骨熱消細二也身肉爍三也爍余藥反淫邪在肉也䐃䐢破裂四也毛焦而直五也熱邪如此客於筋骨之閒遂至於死也　平按施素問甲乙經作弛䐃甲乙經作䐃注淫邪在肉袁刻肉作内䐃䐢䐃字袁刻作䐃黄帝曰夫子言

皮之十二部其生病何如岐伯曰皮者脈之部也邪客於皮則腠理開開則邪入客於絡脈絡脈滿則注於經脈經脈滿則入舍於府藏故皮者有分部不與而生大病前明邪入皮毛乃至稟於腸胃次言邪入乃至筋骨之閒今言邪入至於藏府皆可以從淺至深以至於大在淺不療遂生大病也與療也　平按不與今本甲乙經作不愈正統本作不與素問新校正云甲乙經不與作不愈全元起本作不與元起云氣不與經脈和調則氣傷於外邪流入於內必生大病也本注與訓療與元起所解亦異黄帝曰善夫絡脈之見也其五色各異青黄赤白黑不同其故何也岐伯曰經有常色而絡無常變常謂五色見者定是絡色也然五藏六府之注定屬五行故藏府大經各有常色陰絡隨於陰經色亦不改陽絡雖屬陽經以是陽脈之陽故隨時變也　平按甲乙經無青黄赤白黑不同七字絡無常變正統本甲乙經作絡脈無常變黄帝曰經之常色何如岐伯曰心赤肺白肝青脾黄腎黑皆亦應其經脈之色五藏五行之色皆合經脈故經之色常□也　平按注常下原缺一字依經文當作應黄帝曰其絡之陰陽亦應其經乎岐伯曰陰絡之色應其經陽絡之色變無常隨時而行絡有陰陽陰絡是陰之陰故隨經色不變陽絡是陽之陽故隨時變也　平按時上素問甲乙經均有四字寒多則涘泣涘泣則青黑熱多則淖澤淖澤則黄赤此其常色者謂之無病也淖文卓反濡甚也解其陽絡隨時而變也冬月寒甚則經脈涘泣涘泣不通則陽絡變而青黑夏日熱甚血氣濡甚則陽絡熱而黄赤也陽絡如此隨四時而變者此爲陽絡常色謂之無病之候也不可見而色見者病也　平按涘泣素問甲乙經均作凝泣淖澤今本甲乙經作淖濼正統本甲乙作淖澤此其素問其作皆常色者者字袁刻作也注則經脈則字袁刻作雖色俱見者謂之寒熱黄帝曰善隨一時中五色俱見者此爲寒熱之病也

黄帝内經太素卷第九 經脈之二

黄陂 陳孝啟 蕭貞昌 校字

黄帝内經太素卷第十 經脈之三

通直郎守太子文學臣楊上善奉　敕撰注

黄陂蕭延平北承甫校正

督脈

帶脈

陰陽喬脈

任脈

衝脈

陰陽維脈

經脈標本

經脈根結

督脈平按此卷自卷首督脈帶脈諸目錄以下至本篇兩目之下中以上原鈔殘脫平於日本仁和寺宫御殘卷十三紙中檢出證以素問骨空論篇及本書骨空篇甲乙經奇經八脈篇補在經文央字楊注督脈起於少腹之上而脱處復完惟篇中楊注缺蝕過多無由補入不無遺憾謹依缺處計字空格以存真相自經文央字以下見素問卷十六第六十骨空論篇又見甲乙經卷二第二并本書骨空論

岐伯曰。督脈起於少腹以下骨中央。女子入繫庭孔其孔溺孔之端。此脈起少腹循陰器上至目内眥復上額交顛入腦還出別下項俠脊入循膂絡腎然後別從腎上而還至於腎九卷別於畜門上額循顛下項脊入骶絡陰器入齊中上入缺盆二經相證督脈之逆顯然又按考古本竟于此爲任脈之言而有不識以此督□□□□□□□□□□□腹八十一難云起下極之輸並脊上行至於風府爲陽脈之聚義亦同也庭孔溺孔之端孔也　平按起於少腹於字本書骨空論無素問端下有也字其絡循陰器合篡間繞篡後。督脈之絡出庭孔別左右循男女陰器於篡間合復繞於篡後也篡音督此□□□後也　平按篡甲乙經作纂本書骨空篇亦作纂注音督義未詳查骨空論類註云篡交篡之義謂兩便爭行之所前後二陰之間金鑑云篡者橫骨下兩股之前相合共結之凹前後兩陰之間是篡當依甲乙經及本書骨空篇作纂爲合說文纂似組而赤蓋兩陰之間有一道縫處其狀如纂組故謂之纂日本醫家丹波元簡已有此說似較篡奪之篡於義爲長特採入以備參考又注此下所缺三字平擬作兩陰前三字別繞臀至少陰與巨陽中絡者。合少陰上股内後廉貫脊屬腎。從篡後復別兩箱繞臀行至足少陰與足太陽中絡者合於少陰行於股復貫脊屬腎也與太陽起於目内眥。從腎與足太陽上行起於目内眥也上額交顛上。入絡腦。還出別下項。循肩髆内俠脊抵腰中。入循膂絡腎而止。其男子循莖下至篡。與女子等。督脈與太陽兩道上至目内眥上額至顛相交已入腦還出別爲兩箱下項復循左右肩髆之内俠脊抵腰循膂絡於二腎方止男女皆同也舊來相傳爲督脈當脊中唯爲一脈者不可爲正也　平按顛素問甲乙經作巔髆甲乙經作膞素問無而止二字又按八脈考督脈又別自腦下項循肩胛與手足太陽少陰會於大杼第一椎下兩旁去脊中一寸五分陷中内俠脊抵腰中入循膂絡腎足證本注別兩箱循左右肩髆之是舊傳只一脈當脊中者非也其少腹直上者。貫齊中央。上貫心入喉上頤。環脣上繫兩目之下中央。督脈起於少腹以下至額前者從少腹至腎上行還來至腎而止此從少腹直上至兩目之下也貫齊貫心入喉上頤皆爲一道也環脣以上復爲二道各當目下直瞳子故曰中央也　平按少腹甲乙經作小腹齊中央甲乙經作臍中中央兩目之下中央甲乙經作兩目之中此生病從少腹上衝心而痛。不得前後。爲衝疝。從少腹上衝心痛前後之脈爲病不得前後便衝疝病也其女子不字。癃痔遺溺嗌乾。督脈生病。治督脈。不字毋子不産病也癃痔遺溺脈從陰器上行至咽故爲此等病也任脈衝脈行處相似故須細別督脈生病療之於督脈勿療任脈也有本無痔字　平按不字素問甲乙經均作不孕又按素問王註謂衝任督三脈異名同體甲乙經注云素問言督脈似謂任衝多聞闕疑故并載以貽後之長者云

帶脈平按此篇自篇首至屬帶脈見靈樞卷三第十一經別篇又見甲乙經卷二第一下篇又見本書卷九經脈正別篇自陽明者至末見素問卷十二第四十四痿論篇又見甲乙經卷十第四

足少陰之正。至膕中。別走太陽而合。上至腎。當十

四椎，出屬帶脈。八十一難云帶脈起於季脅爲迴身一周既言一周亦周腰脊也故帶脈當十四椎束帶腰腹故曰帶脈也　平按太陽下靈樞甲乙經均無心字當字上半爲蟲蝕只剩下半田字據靈樞甲乙經及本注應作當椎靈樞作顀注季脅袁刻作季肋原鈔及難經均作脅又束帶腰腹袁刻作束腰帶腹

陽明者，五藏六府之海也，主潤宗筋，宗筋者，束肉骨而利機關。陽明主於水穀故爲藏府之海能潤宗筋約束骨肉利諸機關也　平按束肉骨素問甲乙經均作主束骨

衝脈者，經脈之海也，主滲灌谿谷，陽明以爲藏府海衝脈血氣壯盛故爲經脈之海主滲灌骨肉會處益其血氣

與陽明合於筋陰，總宗筋之會，會於氣街，而陽明爲之長，皆屬於帶脈，而絡於督脈。衝脈與陽明二脈合於陰器總聚於宗筋宗筋即二核及莖也復會於左右氣街以左右陽明爲主共屬帶脈仍絡於督脈以帶脈爲控帶也　平按筋陰素問甲乙經作宗筋陰陽四字氣街甲乙經作氣衝

故陽明虛則宗筋縱，帶脈不引，故足痿不用。陽明穀氣虛少則宗筋之莖施縱帶脈不爲牽引則筋脈施舒故足痿

陰陽喬脈平按此篇自篇首至其不當數者爲絡見靈樞卷四第十七脈度篇又見甲乙經卷二第二自陰喬陽喬至則瞑目見靈樞卷五第二十一寒熱病篇又見本書二十六卷寒熱雜說又見甲乙經卷十二第四自邪客於足陽喬至末見素問卷十八第六十三繆刺論篇

黃帝問曰：喬脈安起安止？何氣營此？喬亦作蹻禁嬌反皆疾健皃人行健疾此脈所能故因名也喬高也此脈從足而出以上於頭故曰喬脈問其終始之處及問此脈何藏之氣也　平按喬靈樞甲乙經均作蹻營此靈樞作榮水甲乙經作營也

岐伯對曰：喬脈者，少陰之別，起於然骨之後，上內踝之上。九卷經云喬脈從足至目各長七尺五寸總二喬當一丈五尺則知陰陽二喬俱起於跟皆至目內眥別少陰於然骨之後行於跟中至於照海上行至目內眥者名爲陰喬起於跟中至於申脈上行至目內眥者名曰陽喬故八十一難曰陰陽二喬皆起跟中上行陰喬至咽交灌衝脈陽喬入於風池皆起跟中上行是同入目內眥至咽中與衝脈交此猶言二脈行處不言二脈終處二脈上行終於目內眥以爲極也然骨之後即跟中也九卷與八十一難左右並具兩喬丈尺義皆同也□□□□□是足少陰別脈也然骨跟中□下少前大起骨也　平按注眥起跟中跟字袁刻誤作限又注是足少陰上所缺六字平擬作然骨之後跟中六字又跟中下所缺一字平據甲乙經擬作陷袁刻作之

直上循陰股入陰，上循胸裏，入缺盆，上出人迎之前，入鼽，屬目內眥，合於太陽陽喬而上行。入陰者陰喬脈入陰器也此是足少陰之別名爲陰喬入缺盆上行陽喬從風池腦空至口邊會地倉承泣與陰喬於目兌眥相交已別出入鼽至目內眥陰喬與太陽陽喬三脈合而上行之也　平按上出人迎甲乙經作上循人迎入鼽甲乙經作上入鼽靈樞作入頄正統本甲乙亦作入頄

氣并相還則爲濡目，氣不營則目不合。陰陽二氣相并相還陰盛故目中淚出濡濕也若二氣不相營者是則不和陽盛故目不合也　平按氣并甲乙經作氣相并營靈樞作榮下同

黃帝問曰：氣獨行五藏，不營六府，何也？帝問陰藏少陰別者陰喬脈所營謂陽氣不營六府故致斯問也

岐伯曰：氣之不得毋行也，陰陽二氣相注如環故不得毋行也如水之流，如日月之行不休。故陰脈營其藏，陽脈營其府，如環之無端，莫知其紀，終而復始。水之東流迴環天地故行不休也日月起於星紀終而復始故行不止也三陰之脈營藏注陽三陽之脈營府注陰陰陽相注如環比水之流日月之行終而復始莫知其紀也　平按注日月起於星紀日月二字原不全依經文當是日月二字

其流溢之氣，內溉藏府，外濡腠理。此謂二喬之氣

黃帝問曰：喬脈陰陽，何者當數？平按靈樞甲乙經陰陽作有陰陽當數作當其數

岐伯答曰：男子數其陽，女子數其陰，當數者爲經，其不當數者爲絡。黃帝曰：善。男子以陽喬爲經以陰喬爲絡女子以陰喬爲經以陽喬爲絡也　平按當數者上甲乙經重其陰二字

陰喬陽喬，陰陽相交，陽入陰出，陰陽交於兌眥，陽氣盛則瞋目，陰氣盛則瞑目。二喬交於目內眥陽喬之氣從外入內陰喬之氣從內出外陽喬脈盛目瞋不合陰喬脈盛則目瞑不開矣　平按兌眥靈樞作目銳眥

邪客於足陽喬，令人目痛從內眥始。二喬交於目兌眥□俱至目內眥故邪客痛從是內眥起也　平按注兌眥下所缺一字據上注陽喬與陰喬於目兌眥相交已應作巳字從是內眥起是字恐係目字傳寫之誤

任脈平按此篇自篇首至末見靈樞卷十第六十五五音五味篇自衝脈任脈至故鬚不生見甲乙經卷二第二惟編次前後稍異自黃赤者至末

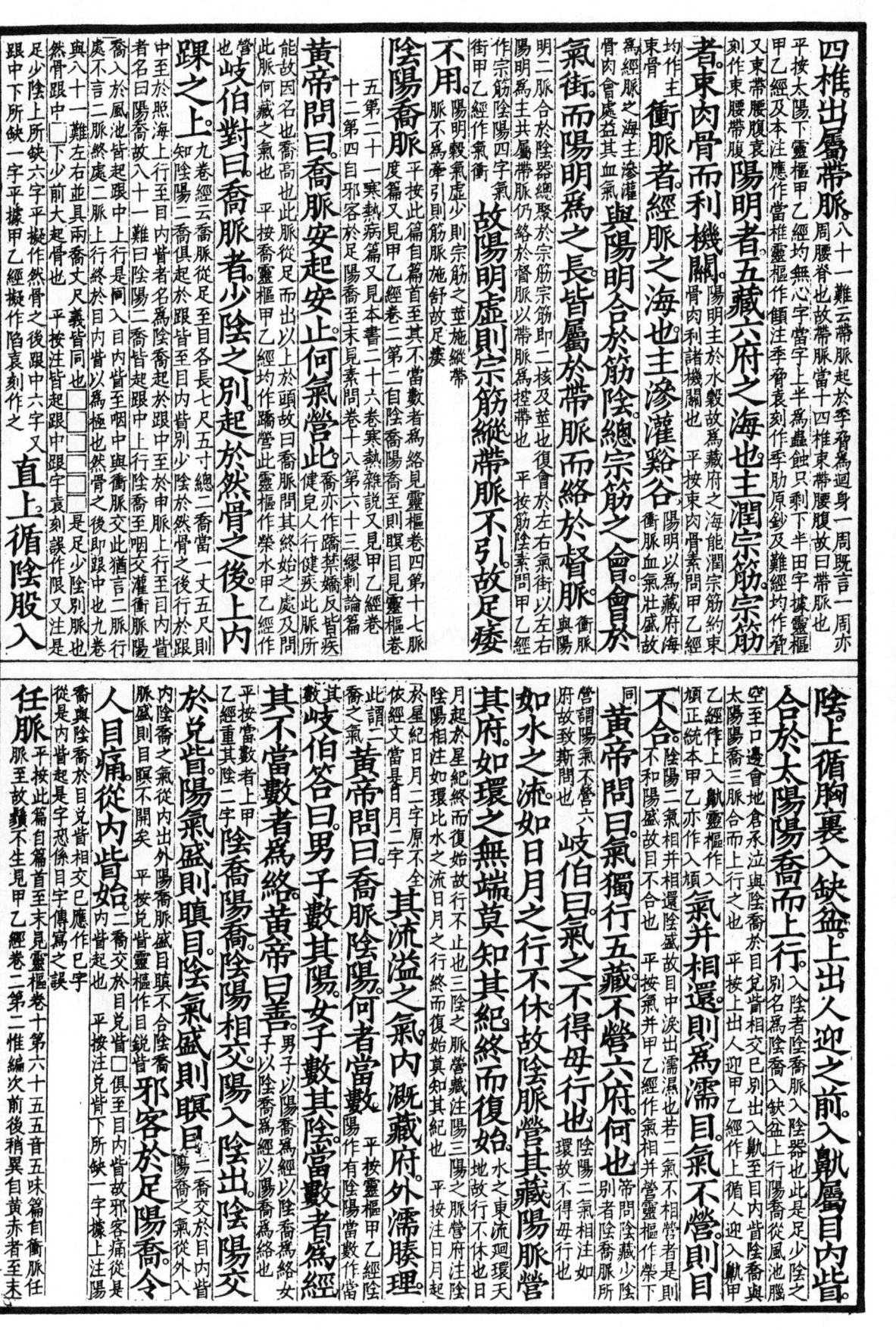

見甲乙經卷一第十六

黃帝曰。婦人之毋鬚者。毋血氣乎。欲明任脈衝脈之故因問以起岐伯曰。任脈衝脈。皆起於胞中。上循脊裏。爲經絡海。此經任脈起於胞中紀絡於脣口皇甫謐錄素問經任脈起於中極之下以上毛際循腹裏上關元至咽喉呂廣所注八十一難本言任脈與皇甫謐所錄文同檢素問無此文唯八十一難有前所說又呂廣所注八十一難本云任脈起於胞門子户俠齊上行至胸中九卷又云會厭之脈上經任脈但中極之下即是胞中亦是胞門子户是則任脈起處同也八十一難一至胸中一至咽喉此經所言別絡脣口又云會厭之脈上經任脈是循胸至咽言其行處未爲終處至脈絡脣口滿四尺五寸方爲極也又八十一難任脈亦□□又明堂言目下巨窌承泣左右四穴有陽蹻脈任脈之會則知任脈亦有分歧上行者也又任衝二脈上行雖別行處終始其經是同也舊來爲圖任脈唯爲一道衝脈分脈兩箱此亦不可依也此脈上行爲經絡海任維諸脈故曰任脈胞下爲膀胱膀胱包尿是以稱胞即尿脬也胞門與子户相近任衝二脈起於中也脊裏謂不行皮肉中也十二經脈奇經八脈十五絡脈皮部諸絡皆以任衝二脈血氣爲大故爲海　平按任脈衝脈靈樞甲乙經作衝脈任脈者循脊靈樞作循背海上靈樞甲乙經均有之字又注任脈亦下所缺二字據難經任脈起中極之下上毛際循腹裏上關元至咽喉擬作上行二字又上經任脈兩經字袁刻均作於分脈兩箱脈字作腋不行皮肉中行字作下皮部諸絡絡字作脈其浮而外者。循腹上行。會於咽喉。別而絡脣口。任衝二脈從胞中起分爲二道一道後行內著脊裏而上一道前行浮外循腹上絡脣口也　平按靈樞腹下有右字血氣盛則充膚熱肉。血獨盛則澹滲皮膚。生豪毛。任衝之血獨盛則澹聚滲入皮膚生豪及毛毛即鬚髮及身毛也　平按澹滲甲乙經作滲灌今婦人生有餘於氣。不足於血。以其數脫血故也。任衝之脈。不營其口脣。故鬚不生焉。婦人氣多血少任衝少血故不得營口以生豪毛也　平按今婦人生靈樞生上有之字甲乙經無今生二字數脫上甲乙經有月水下三字脫血下有任衝並傷四字鬚上有髭字黃帝曰。士人有其傷於陰。陰氣絕而不起。陰不用。然其鬚不去。其故何也。宮者之所獨去何也。願聞其故也。士人或有自傷其陰不能復起然髭鬚不落宮刑之法傷者陰亦不起何因髭獨去之也　平按陰不用甲乙經作陰不爲用宮靈樞甲乙經均作宦下同按注宮刑之法尚書呂刑五刑中有宮刑即腐刑宦說文訓仕左傳宦三年矣訓學雖後世有宦官惟聞有自宮而爲宦者未嘗設有宦刑宮刑二字連稱應以宮字爲允岐伯曰。宮者去其宗筋。傷其衝脈。血寫不復。肉膚內結。口脣不營。故鬚不生。人有去其陰莖仍有髭鬚去其陰核鬚必去者則知陰核並莖爲宗筋也去其宗筋寫血過多膚肉結澀內不營其口以無其血故鬚不生也　平按寫甲乙經作瀉肉膚靈樞甲乙經作皮膚口脣均作脣口鬚上甲乙經有髭字黃帝曰。其病天宮者。未嘗被傷。不脫於血。然其鬚不生。其故何也。岐伯曰。此天之所不足也。其任衝不盛。宗筋不成。有氣無血。口脣不營。故鬚不生。人有天然形者未嘗被傷其血不脫而鬚不生者此以天然不足於血宗筋不成故鬚不生也　平按其病靈樞作有病注天然形袁刻形作刑黃帝曰。善哉乎。聖人之通萬物也。若日月之光影。音聲之鼓響。聞其音而知其形。其非夫子。孰能明萬物之精。見表而知裏觀微而識著瞻日月而見光影聽音聲而解鼓響聞五聲而通萬形察五色而辨血氣者非岐伯至聖通萬物之精孰能若此也是故聖人視其真色。黃赤者多熱氣。青白者少熱氣。黑色者多血少氣。表內不誤故曰真色黃赤太陽陽明之色故多熱也青白少陽陽明之色故少熱也黑爲陰色故多血少氣也　平按真色靈樞作顏色美眉者太陽多血。通鬒極髮者少陽多血。美鬚者陽明多血。此其時然也。太陽之血營眉故美眉之人即知太陽多血少陽之血營通鬒故少陽行處通鬚多則知少陽多血也通鬒頰上毛也鬚美者則知陽明多血鬚謂頤下毛也乃是其見眉鬚則知血氣多少也　平按通鬒極髮靈樞甲乙經作通髯極髮注乃是其見眉鬚袁刻脫其鬚二字夫人之常數。太陽常多血少氣。少陽常多氣少血。陽明常多血氣。厥陰常多氣少血。少陰常多血少氣。太陰常多血氣。此天之常數也。手足少陰太陽多血少氣以陰多陽少也手足厥陰少陽多氣少血以陽多陰少也手足太陰陽明多血氣以陰陽俱多穀氣故也此又授人血氣多少之常數也平按：陽明常多血氣，靈樞、甲乙經作多血多氣，袁刻作多血少氣。太陰常多血氣，靈樞作常多血少氣。

衝脈 平按：此篇自篇首至孰能導之，見靈樞卷六第三十八逆順肥瘦篇；又見甲乙經卷二第二。自黃帝曰願聞人之五藏至末，見素問卷十一第三十九舉痛論篇。

黃帝曰：脈行之逆順奈何？血氣相注，如環無端，未知行身逆順如何也。岐伯曰：手之三陰，從藏起手；夫衝脈亦起於胞中，上行循腹而絡脣口，故經曰：任脈衝脈皆起於胞中，上絡脣口，是爲衝脈上行與任脈同。素問：衝脈起於關元，隨腹直上。呂廣注八十一難本云：衝脈起於關元，隨腹裏直上，至咽喉中。皇甫謐錄素問云：衝脈起於氣街，並陽明之經，俠齊上行，至胸中而散。此是八十一難說，檢素問無文，或可出於別本。氣街近在關元之下，衝脈氣街即入關元上行，雖不言至咽，其義亦同也。素問又云：衝脈與陽明宗筋會於氣街，即衝脈與陽明宗筋會氣街已，並陽明之經而上，其義不異也。九卷經又云：衝脈者，十二經之海也，與少陰之本絡起於腎下，出於氣街，循陰股內廉，邪入膕中，循脛骨內廉，並少陰之經，下入內踝之後，入足下；其別者，邪入踝，出屬跗上，入大指之間，注諸絡，以溫足脛，此脈之常動者也。前云衝脈十二經海，黃帝謂跗上動者爲足少陰，岐伯別之，以爲衝脈常動。前云上絡脣口，此云上出頏顙；此云注少陰大絡，出氣街；前云起於腎下，出氣街；此云下至內踝之屬而別，前云入內踝之後，入足下；前云出屬跗上，入大指間，此云出跗屬，下循跗，入大指間，其義並同也。衝，壯盛皃。其脈起於齊下，一道下行入足指間，一道上行絡於脣口，其氣壯盛，故曰衝脈也。脈從身出向四支爲順，從四支上身爲逆也。藏謂心肺，心肺在內，故爲陰也。心肺之陰起於三脈向手，故曰手之三陰從藏走手，此爲從陰之陽，終爲陽中之陰也。平按：起，靈樞、甲乙經均作走。注上行循腹，袁刻脫行字；至咽喉中，袁刻脫中字；注少陰大絡，袁刻脫注字；出氣街，袁刻脫出字；衝壯盛皃，袁刻作則衝壯興盛；上身爲逆，袁刻身作行。手之三陽，從手至頭；手之三陰之脈，從藏受得血氣，流極手指端，已變而爲陽，名手三陽，從手上頭，此爲從陽之陽，終爲陽中之陽者也。平按：至，靈樞、甲乙經作走。足之三陽，從頭走足；手之三陽至頭，曲屈向足，至足指端，從陽之陰，終爲陰中之陽也。平按：頭，甲乙經作項。足之三陰，從足走腹。足之三陽下行至足指，極已變而生足之三陰，上至胸腹，從陰之陰，終爲陰中之陰也，復從藏走手，如環無端。

黃帝曰：少陰之脈獨下行，何也？足之三陰從足上行，常見跗上動脈，謂是足少陰下行動脈，故致斯問也。平按：注足少陰，少字袁刻誤作三。岐伯曰：不然。齊下腎閒動氣，人之生命，是十二經脈根本。此衝脈血海，是五藏六府十二經脈之海也，滲於諸陽，灌於諸精，故五藏六府皆稟而有之，則是齊下動氣在於胞也。衝脈起於胞中，爲經脈海，當知衝脈從動氣生，上下行者爲衝脈也。其下行者，雖注少陰大絡下行，然不是少陰脈，故曰不然也。平按：注根本，本字袁刻作者。又衝脈起於胞中至從動氣生，袁刻脫此十八字。夫衝脈者，五藏六府之海也，五藏六府皆稟焉。其上者，出於頏顙，滲諸陽，灌諸精；衝脈氣滲諸陽，血灌諸精。精者，目中五藏之精。平按：精，甲乙經作陰。其下者，注少陰之大絡，出於氣街，循陰股內廉，入膕中，伏行骭骨內，下至內踝之屬而別。其下者，並於少陰之經，滲三陰；其前者，伏行出跗屬，下循跗，入大指閒，滲諸絡而溫肌肉。故別絡結則跗上不動，不動則厥，厥則寒矣。脛骨與跗骨相連之處曰屬也。至此分爲二道：一道後而下者，並少陰經，循於小絡，滲入三陰之中；其前而下者，至跗屬，循跗下入大指閒，滲入諸陽絡，溫於足脛肌肉。故衝脈之絡結約不通，則跗上衝脈不動，不動則衞氣不行，失逆名厥，故足寒也。平按：氣衝，甲乙經作氣衝。入膕中，甲乙經作斜入膕中。骭，靈樞作骭，甲乙經作骭。內踝之屬，靈樞、甲乙經屬上有後字。並於少陰，並，甲乙經作至。三陰上原脫滲字，據本注補入。跗屬，甲乙經作屬跗。則跗上不動，袁刻脫上字。又注衞氣，袁刻作衝氣。

黃帝曰：何以明之？帝謂少陰下行至跗常動，岐伯乃言衝脈下行至跗上常動者，未知以何明之，令人知也。岐伯曰：以言導之，切而驗之，其非必動，然後乃可以明逆順之行也。欲知衝脈下行常動非少陰者，凡有二法：一則以言談導衝脈、少陰有動不動；二則以手切按，上動者爲衝脈，不動者爲少陰。少陰逆而上行，衝脈順而下行，則逆順明也。平按：以言，靈樞作五官二字。導，靈樞作導，道藏本靈樞作道，甲乙經作道。黃帝曰：窘乎哉！聖人之爲道也，明於日月，徹於豪釐，其非夫子，孰能道之！窘，急也。聖人知慧通達之明，於日月，故能徹照豪釐之微，如此非岐伯之鑒，誰能言也。平按：徹，靈樞作微。

黃帝曰：願聞人之五藏卒痛，何氣使然？或動喘應手者奈何？岐伯對曰：寒氣客於衝脈，衝脈起於關元，隨腹直上，則脈不通，則氣因之，故喘動應手矣。平按：動喘，素問作喘動。直上二字下，素問有寒氣客三字。脈不通下，素問復有脈不通三字。

陰陽維脈 平按此篇見素問卷十一第四十一刺腰痛篇又見甲乙經卷九第八

陽維之脈。令人腰痛。痛上弗然脈腫。刺陽維之脈。脈與太陽合腨下閒上地一尺所。飛陽之脈。在內踝上二寸大陰之前。與陰維會。八十一難云陽維起於諸脈之會則諸陽脈會也陰維起於諸陰之交則三陰交也陽維維於陽綱維諸陽之脈也陰維維於陰綱維諸陰之脈也陰陽不能相維則悵然失志不能自持陽不維於陽陰不維於陰也陽維陰維綺絡於身溢蓄不能還流溉灌諸經血脈隆盛溢入八脈而不還也腨下閒上地一尺所即陽交穴陽維郄也陰維會即築賓穴陰維郄也　平按素問甲乙經弗然脈腫作怫然腫上地作去地素問二寸作五寸素問甲乙經太陰作少陰陰維會作陰維之會

經脈標本 平按此篇見靈樞卷八第五十二衛氣篇又見甲乙經卷二第四

黃帝曰。五藏者。所以藏精神魂魄也。腎藏精也心藏神也肝藏魂也肺藏魄也脾藏意智爲五藏本所以不論也 六府者。所以受水穀而行化物者也。膽之府唯受所化木精汁三合不能化物也今就多者爲言耳　平按行化甲乙經無行字 其氣內入于五藏。而外絡支節。六府穀氣化爲血氣內即入于五藏資其血氣外則行于分肉經絡支節也　平按入于二字靈樞作干甲乙經作循 其浮氣之不循經者。爲衛氣。其精氣之行於經者。爲營氣。六府所受水穀變化爲氣凡有二別起胃上口其悍氣浮而行者不入經脈之中晝從於目行於四支分肉之閒二十五周夜行五藏二十五周一日一夜行五十周以衛于身故曰衛氣其穀之精氣起於中焦亦並胃上口行於脈中一日一夜亦五十周以營於身故曰營氣也 陰陽相隨。外內相貫。如環之無端。混乎孰能窮之。浮氣爲陽爲衛隨陰從外貫內精氣爲陰爲營隨陽從內貫外也陰陽相貫成和莫知終始故如環無端也　平按混乎靈樞甲乙經作亭亭淳淳乎 然其分別陰陽。皆有標本虛實所離之處。夫陰陽之氣在於身也即有標有本有虛有實有所歷之處也 能別陰陽十二經者。知病之所生。十二經脈有陰有陽能知十二經脈標本所在則知邪入病生所由也 知候虛實之所在者。能得病之高下。十二經脈上實下虛病在下下實上虛病在其上虛實爲病高下可知也　平按靈樞甲乙經無知字 知六府之氣街者。能解經結挈紹於門戶。街六府氣行要道也門戶輸穴也六府陽也能知六府氣行要道即能挈繼輸穴門戶解結者也紹繼也　平按解上靈樞甲乙經有知字經結挈靈樞作結契二字甲乙經作結無經挈二字 能知虛實之堅耎者。知補寫之所在。知虛爲耎知實爲堅即能寫堅補耎也耎而免反柔也　平按甲乙經無能字實靈樞作石耎靈樞作軟甲乙經作濡 能知六經標本者。可以無惑於天下。三陰三陽故曰六經也標本則根條知六經脈根條則天下皆同所以不惑者也 岐伯曰。博哉聖帝之論。臣請盡意悉言之。讚帝所知極物之理也盡意欲窮所知也悉言欲極其理也　平按甲乙經無盡意二字 足太陽之本。在跟以上五寸中。標在兩緩命門。命門者目也。血氣所出皆從藏府而起今六經之本皆在四支其標在掖肝輸以上何也然氣生雖從府藏爲根末在四支比天生物流氣從天根成地也跟上五寸當承筋下足跟上是足太陽脈爲根之處也其末行於天柱至二目內眥以爲標末也腎爲命門上通太陽於目故目爲命門緩太也命門爲大故也　平按緩靈樞甲乙經作絡 足少陽之本。在竅陰之閒。標在窗籠之前。窗籠者耳也。足少陽脈爲根在竅陰其末上出天窗支入耳中出走耳前即在窗籠之前也以耳爲身窗舍籠音聾故曰窗籠也 足陽明之本。在厲兌。標在人迎頰下上挾頏顙。足陽明之爲根厲兌其末上至人迎頰下也　平按甲乙經頰下上挾作上頰二字靈樞無下上二字 足太陰之本。在中封前上四寸之中。標在背輸與舌本。足太陰脈出足大指端內側行於內踝下微前商邱上於內踝近於中封中封雖是厥陰所行太陰爲根此中封之前四寸之中也末在背第十一椎兩箱一寸半脾輸及連舌本散在舌下也　平按甲乙經無上字輸靈樞甲乙經均作腧下同不再舉又按靈樞足陽明足太陰兩段在足厥陰後 足少陰之本。在內踝下二寸中。標在背輸與舌下兩脈。足少陰脈起小指下邪趣足心至內踝下二寸爲根也末在背第四椎兩箱一寸半腎輸及循喉嚨俠舌本也　平按二寸靈樞甲乙經作上三寸注第四椎據本書氣穴篇及靈樞背腧篇應作第十四椎一寸半袁刻誤作一尺半又按甲乙經足少陰一段在足少陽前 足厥陰之本。在行閒上五寸所。標在背輸。

足厥陰脉起於大指叢毛之上行大指歧内行間上五寸之中爲根也末在背第九椎兩箱一寸半肝輸也　平按甲乙經足厥陰一段在足太陰前

手太陽之本。在外踝之後。標在命門之上三寸。手太陽脉起於小指之端循手外側上腕出外踝之後爲根也手腕之處當大指者爲内踝當小指者爲外踝也其末在目上三寸也　平按三寸靈樞甲乙經均作一寸

手少陽之本。在小指次指之間上二寸。標在耳後上角下外眥。手少陽脉起於小指次指之端上出兩指間上二寸之中爲根也末在耳後完骨枕骨下髮際上出耳上角下至外眥也　平按二寸甲乙經作三寸注出兩指間出字袁刻作在

手陽明之本。在肘骨中上至別陽。標在頰下合於鉗上。手陽明脉起大指次指之端循指上廉至肘外廉骨中上至背臑背臑手陽明絡名曰別陽以下至肘骨中爲手陽明本也末在頰下一寸人迎後扶突上名爲鉗鉗頸鐵也當此鐵處名爲鉗上渠廉反　平按頰靈樞作顔甲乙經作腋

手太陰之本。在寸口之中。標在掖内動脉。手太陰脉出大指次指之端上至寸口爲根也末在掖下天府動脉也　平按掖靈樞甲乙經作腋内動脉靈樞脉作也甲乙經内上有下字

手少陰之本。在兑骨之端。標在背輸。手少陰脉出於手小指之端上至腕後兑骨之端神門穴爲根也末在於背第五椎下兩傍一寸半心輸問曰少陰無輸何以此中有輸答曰少陰無輸謂無五行五輸不言無背輸也故此中有背輸也若依明堂少陰有五輸如别所解也　平按兑靈樞作鋭注末在於背袁刻脱於字答曰少陰無輸袁刻無作天

手心主之本。在掌後兩筋之間二寸中。標在腋下三寸。手心主脉出中指之端上行至於掌後兩筋之間閒使上下二寸之中爲根也末在腋下三寸天池也　平按甲乙經無二寸中三字靈樞腋下重下字

凡候此者。下虚則厥。下盛則熱痛。上虚則眩。上盛則熱痛。此謂本標也下則本也標即上也諸本陽虚者手足皆冷爲寒厥諸本陽盛則手足熱痛爲熱厥也諸標陰虚則爲眩冒諸標陰盛則頭項熱痛也　平按甲乙經下虚上有主字下盛則熱痛靈樞甲乙均無痛字

故實者絶而止之。虚者引而起之。陰陽盛實絶寫止其盛也陰陽虚者引氣而補起也　平按實靈樞作石

請言氣街。街道也補寫之法須依血氣之道故請言之也

胸氣有街。腹氣有街。頭氣有街。胻氣有街。胸腹頭胻四種身之要也四處氣行之道謂之街也　平按胻靈樞作脛甲乙經作骱

故氣在頭者。止之於腦。腦爲頭氣之街故頭有氣止百會也　平按止甲乙經作上下同

氣在胸者。止之膺與背輸。膺中肺輸爲胸氣之街故胸中有氣取此二輸也　平按甲乙經胸下有中字

氣在腹者。止之於背輸與衝脉於齊左右之動者。脾輸及齊左右衝脉以爲腹氣之街若腹中有氣取此二輸也　平按動下靈樞甲乙經有脉字

氣在胻者。止之於氣街與承山踝上下。三陰氣街並與承山至踝上下以爲胻氣之街若胻有氣取此三處也　平按上下靈樞甲乙經作上以下

取此者用豪鍼。取此四街之氣宜用第七豪鍼也　平按注四街袁刻誤作四時

必先按而在久應於手。乃刺而予之。刺氣街法也皆須按之良久或手下痛或手下脉動應手知已然後予行補寫之　平按在久二字甲乙經作久存之三字注或手下痛袁刻脱手字或手下脉動袁刻作動脉

所治者。謂頭痛眩仆。腹中痛滿暴脹。頭痛眩仆可止之於腦頭氣街也腹中痛等取之於胸及腹氣街也　平按治甲乙經作刺腹中痛滿靈樞甲乙經作腹痛中滿

及有新積痛可移者。易已也。積不痛者。難已也。胸腹之中有積病而可移者易已積而不痛不可移者難已也　平按積痛痛字甲乙經無

經脉根結

平按此篇見靈樞卷二第五根結篇又見甲乙經卷二第五

岐伯曰。天地相感。寒煖相移。陰陽之道。孰少孰多。推前後皆有其問此中義例須説岐伯即亦不待於問也二儀之氣交泰故曰相感陰盛移爲陽陽盛移爲陰故陰陽之氣不可偏爲多少也　平按煖靈樞作暖甲乙經作熱注岐伯二字袁刻脱

陰道偶而陽道奇。陽爲天道其數奇也陰爲地道其數偶也

發於春夏。陰氣少而陽氣多。陰陽不調。何補何寫。有病發於春夏春夏陽多陰少是爲陰陽不調若爲補寫也

發於秋冬。陽氣少而陰氣多。陰氣盛而陽氣衰。則莖葉枯槁。溼而下歸。陰陽相移。何補何寫。有病發於秋冬秋冬陰多陽少陽氣衰故莖葉枯槁陰氣盛故津液歸根是亦陰陽相移多少不同若爲補寫也　平按溼而下歸靈樞甲乙經作溼雨下歸考歸與浸同漬也

奇邪離經。不可勝數。風寒暑溼百端奇異侵經絡爲病萬類千殊故不可勝數也離

歷也不知根結五藏六府折關敗樞開闔而走陰陽大失不可復取。根本也結繫也人之不知根結是藏府之要故邪離經脈折太陽骨節關亦敗少陽筋骨維樞及開陽明之闔胃及太陽氣有失洩也良以不知根結令關樞闔不得有守故陰陽失於綱紀病成不可復取也　平按注骨節關關字袁刻誤作開又關樞闔袁刻誤作開樞闔九鍼之要在於終始。故知終始。一言而畢。不知終始。鍼道絶滅。終始根結也知根結之言即一言也　平按要字上靈樞有玄字故知靈樞作故能知甲乙經作能知絶滅靈樞作咸絶甲乙經作絶矣太陽根于至陰。結于命門。此太陽根結與標本同唯從至陰上跟上五寸爲本有異耳　平按命門下靈樞甲乙經有命門者目也五字陽明根于厲兌。結于顙大。顙大者鉗耳也。此與標本終始同也　平按顙大甲乙經作頏顙少陽根于竅陰。結于窗籠。亦與標本同也　平按窗籠下靈樞有窗籠者耳中也六字甲乙經同惟無中字太陽爲關。陽明爲闔。少陰爲樞。三陰三陽之□□身爲門營衛身也門有三種一者門關比之太陽二者門扉比之陽明三者門樞比之少陽也　平按爲關靈樞甲乙經均作爲開說見前陰陽合篇注身上所缺二字謹擬作脉於二字關折。則肉節殰而暴疾起矣。故暴病者。取之太陽。視有餘不足。殰者。肉宛膲而弱。太陽主骨氣爲關故骨氣折肉節内敗殰音獨胎生内敗曰殰肉節内敗故暴病起暴病起者則知太陽關折所以調太陽也　平按殰靈樞作瀆甲乙經作潰緩二字肉宛膲靈樞作皮肉宛膲甲乙經作皮肉緩膲注骨氣折下袁刻脱肉節内敗四字闔折。則氣無所止息而痿疾起矣。故痿疾者。取之陽明。視有餘不足。陽明主肉主氣故肉氣折損則正氣不能禁用即身痿厥痿而不收則知陽明闔折也　平按疾甲乙經作病無所止息者。謂真氣稽留。邪氣居之。能止氣不洩能行氣滋息者真氣之要也陽明闔折則真氣稽留不用故邪氣居之痿疾起也　平按注要下別本有用字樞折。則骨繇而不安於地。故骨繇者。取之少陽。視有餘不足。少陽主筋筋以約束骨節骨節氣弛無所約束故骨搖骨搖則知少陽樞折也　平按甲乙經繇作搖不安作不能安骨繇者。節緩而不收。所謂骨繇者。搖也。當竅其本。

骨節緩而搖動竅音核診候研竅得其病源然後取之也　平不收下甲乙經有者字無骨繇者及所謂骨繇者搖也十字竅靈樞作窮太陰根于隱白。結于太倉。隱白足大指端太倉在□中管穴與標本不同　平按隱白甲乙經作陰白恐誤注中管上所缺一字袁刻作脘按中管穴本書作中管甲乙經作中脘即太倉穴在上脘下一寸居心蔽骨與齊之中乃任脈腹自鳩尾十五穴之一謹擬作腹少陰根于涌泉。結于廉泉。少陰先出涌泉爲根行至踝下二寸中爲本上行至結喉上廉泉爲結上至舌本及腎輸爲標有此不同也　平按涌靈樞甲乙經作湧注上至舌本袁刻上作止厥陰根于大敦。結于玉英。終于膻中。厥陰先出大敦爲根行至行間上五寸所爲本行至玉英膻中爲結後至肝輸爲標有此不同也　平按終靈樞甲乙作絡厥陰一段甲乙經在少陰之前太陰爲關。厥陰爲闔。少陰爲樞。門有二種有内門外門三陰爲内門三陽爲外門内門關者謂是太陰内門闔者謂是厥陰内門樞者謂是少陰也　平按關靈樞甲乙經作開下同說見前關折。則倉廩無所輸鬲洞。者取之太陰。視有餘不足。故關折者。氣不足而生病。太陰主水穀以資身肉太陰脈氣關折則水穀無由得行故曰倉無輸也以無所輸膈氣虛弱洞洩無禁故氣不足而生病也　平按靈樞甲乙經鬲作膈洞下復有膈洞二字闔折。則氣施而喜悲。悲者取之厥陰。視有餘不足。厥陰主筋厥陰筋氣緩縱則無禁喜悲　平按施靈樞作絶甲乙經作弛喜甲乙經作善樞折。則脈有所結而不通。不通者。取之少陰。視有餘不足。有結者。皆取之。少陰主骨骨氣有損則少陰之脈不流故有所結不通結即少陰絡結也　平按皆取之下靈樞有不足二字足太陽根于至陰。流于京骨。注于崐崘。入于天柱飛陽也。輸穴之中言六陽之脈流井滎輸原經合五行次第至身爲極今此手足六陽從根至入流注上行與本輸及明堂流注有所不同此中根者皆當彼所出此中流者皆當彼所過唯手太陽流不在完骨之過移當彼經陽谷之行疑其此經異耳此中注者皆當彼行唯足陽明不當解谿之行移當彼合下陵亦謂此經異耳此中入者並與彼不同六陽之脈皆從手足指端爲根上絡行至其別走大絡稱入入有二處一入大絡一道上行至頭入諸天柱唯手足陽明至頸於前人迎扶突流注以所出爲井此爲根者井爲出水之處故根即井也天柱俠項大筋外廉陷中足太陽之正經也飛陽在足外踝上七寸足太陽之大絡也　平按流靈樞作溜下同不再舉注稱入入三字袁刻空三格足少陽根于竅陰流于邱虚。注于陽輔。入于天容光明也。天容在耳下曲頰後足少陽正經也光明在外踝上七寸足少陽大絡也　平按竅陰甲乙經作竅陽　足陽明根于厲兑。流于衝陽。注于下陵。入于人迎豐隆也。人迎在結喉傍大脈動應手足陽明正經也豐隆在足外踝上八寸骭外廉陷者中足陽明之大絡也　手太陽根于少澤。流于陽谷。注于少海。入天窗支正也。天窗在曲頰下扶突後動應手陷者中手太陽之正經也支正在腕後五寸手太陽之大絡也　平按陽谷甲乙經作暘谷　手少陽根于關衝。流于陽池。注于支溝。入天牖外關也。天牖在頸缺盆上天容後天柱前完骨下髮際上手少陽正經也外關在腕後三寸空中一寸手少陽之大絡也　手陽明根于商陽。流于合骨。注于陽谿。入扶突偏歷也。扶突在曲頰下一寸人迎後手陽明正經也偏歷在腕後三寸手陽明之大絡也　此所謂根十二經者。盛絡者。皆當取之。此根入經唯有六陽具而論者更有六陰之脈言其略耳此謂根者皆是三經循此十二正經傍有絡脈血之盛者皆當其部內量而取之　平按靈樞甲乙經無根字盛絡甲乙經作絡盛

黄帝内經太素卷第十 經脈之三　黄陂蕭貞昌校字

黄帝内經太素卷第十一　輸穴

通直郎守太子文學臣楊上善奉　敕撰注

黄陂蕭延平北承甫校正

本輸

變輸

府病合輸

氣穴

氣府

骨空

本輸

平按此篇自篇首至末見靈樞卷一第二本輸篇自肺出少商以下散見於甲乙經卷三第二十四至三十五等篇惟意義多同而編次前後文法繁簡有異自肺合大腸至所合者也見甲乙經卷一第三

黄帝問於岐伯曰：凡刺之道，必通十二經脈之所終始，手之三陰始之於胸終於手指手之三陽始於手指終之於頭足之三陽始起於頭終之於足足之三陰始起於足終之於腹　平按經脈靈樞作經絡脈之所別起，十五絡脈皆從藏府正經別走相入　平按別起靈樞作別處五輸之所留止，各從井出留止於合　平按靈樞無止字五藏六府之所與合，五藏六經爲裏六府六經爲表表裏合也　平按靈樞無五藏二字四時之所出入，秋冬陽氣從皮外入至骨髓陰氣出至皮外春夏陰氣從皮外入至骨髓陽氣出至皮外藏府之所流行，藏府出於營衛二氣流行於身也　平按靈樞藏府作五藏流行作溜處閼數之度，營衛所行閼數度量淺深之狀，絡脈爲淺經脈爲深高下所至，願聞其解。經脈高上於頭下至於足此之九義並請聞之岐伯答曰：請言其次。次者井滎輸經合等陰陽五行次第也肺出少商，少商者，手大指內側也，爲井。肺脈從藏而起出至大指次指之端今至大指之端還入於藏此依經脈順行從手逆數之法也井者古者以泉源出水之處爲井也掘地得水之後仍以本爲名故曰井也人之血氣出於四支故脈出處以爲井也手足三陰皆以木爲井相生至於水之合也手足三陽皆以金爲井相生至於土之合也所謂陰脈出陽至陰而合陽脈出陰至土而合也　平按指下靈樞甲乙經有端字井下靈樞有木字溜于魚際，魚際者，手魚也，爲滎。腕前大節之後狀若魚形故曰手魚也脈出少商溢入魚際故爲滎也爲迴反注于太泉，太泉者，魚後下陷者之中也，爲輸。輸送致聚也八十一難曰五藏輸者三焦行氣之所留止故肺氣與三焦之氣送致聚於此處故名爲輸也　平按太泉靈樞甲乙作太淵說見前下字靈樞作一寸二字輸作腧甲乙作俞下同不再舉行于經渠，經渠者，寸口之中也，動而不居，爲經。寸口之中十二經脈歷於渠血故曰經渠居停也太陰之脈動於寸口不息故曰不居經者通也肺氣至此常通故曰經也　平按行於經渠上千金有過於列缺爲源六字入于尺澤，尺澤者，肘中之動脈也，爲合，手太陰經也。如水出井以至海爲合脈出指井至此合於本藏之氣故名爲合解餘十輸皆放於此諸輸穴名義已明堂具釋也心出中衝，中衝者，手中指之端也，爲井。溜于勞宮，勞宮者，掌中中指本節之內間也，爲滎。明堂一名五星也掌中動脈也　平按心甲乙作心主靈樞井下有木字注于大陵，大陵者，掌後兩骨之間方下者也，爲輸。平按爲輸下千金有過於內關爲源六字兩骨之間方下者也甲乙作兩筋間陷者中行于間使，間使道兩筋之間，三寸之中也，有過則至，無過則止，爲經。方下陷中也三寸之中者三寸之際也有處實之過則氣使至此無過不至故止也明堂此手心主經下有手少陰五輸此經所說心不受邪故手少陰無輸也　平按道上靈樞有之字入于曲澤，曲澤者，肘內廉下陷者之中也，屈而得之，爲合，手心主經也。肝出太敦，太敦者，足大指之端及三毛之中也，爲井。足大指端及三毛皆是大敦厥陰脈井也　平按屈而得之甲乙作屈肘得之手心主靈樞作手少陰井下靈樞有木字溜于行間，行間者，大指之間也，爲滎。明堂足厥陰脈動應手也　平按靈樞大指上有足字注于大衝。大衝者在行閒上二寸陷者之中也。爲輸。明堂本節後二寸或一寸半陷中也　平按靈樞行閒上無者在二字 行于中封。中封者在內踝前一寸半陷者中也。使逆則宛。使和則通。搖足而得之。爲經。氣行曰使宛不伸也塞也明堂內踝前一寸仰足而取之陷者中伸足乃得之也　平按千金作過於中封爲源行於中郄爲經與此不同 入于曲泉。曲泉者輔骨之下大筋之上也。屈膝而得之。爲合。足厥陰經也。明堂在膝內輔骨下大筋上小筋下陷中也 脾出隱白。隱白者足大指之端內側也。爲井。溜于太都。太都者本節之後下陷者之中也。爲滎。注于太白。太白者核骨之下也。爲輸。核骨在大指本節之後然骨之前高骨是也核莖革反　平按靈樞井下有木字太都作大都核袁刻誤作腕注同注核莖革反袁刻無此四字 行于商邱。商邱者內踝下陷者之中也。爲經。明堂足內踝下微前　平按行於商邱上千金有過於公孫爲源六字 入于陰之陵泉。陰之陵泉者輔骨之下陷者之中也。屈伸而得之。爲合。足太陰經也。膝下內側輔骨下也　平按靈樞無屈字太陰下無經字 腎出涌泉。涌泉者足心也。爲井。明堂一名地衝也　平按涌泉靈樞甲乙作湧泉井下靈樞有木字 溜于然谷。然谷者然骨之下也。爲滎。明堂一名龍泉在足內踝前起大骨下陷中即此大骨爲然骨 注于太谿。太谿者內踝之後跟骨之上陷者之中也。爲輸。明堂跟骨上動脈也　平按靈樞太谿作大谿陷下無者之二字爲輸下千金有過於水泉爲源六字 行于復留。復留者上踝二寸動而不休也。爲經。明堂一名昌陽一名伏白足少陰脈動不休也　平按復留甲乙作復溜踝上靈樞甲乙有內字二寸下甲乙有陷者中三字 入于陰谷。陰谷者輔骨之後大筋之下小筋之上也。按之應手。屈膝而得之。爲合。足少陰經也。明堂在膝內輔骨之後按應手謂按之手下覺異也 膀胱出于至陰。至陰者足小指之端也。爲井。明堂在足小指外側去爪甲角如韭葉也　平按靈樞井下有金字 溜于通谷。通谷者本節之前爲滎。明堂通谷者小指外側本節前陷中也　平按前下靈樞有外側也三字 注于束骨。束骨者本節之後也。爲輸。明堂在足小指外側本節後陷中也　平按後下靈樞有限者中三字 過于京骨。京骨者外踝之下也。爲原。齊下動氣者人之生命十二經之根本也故名曰原三焦者原氣之別使主行三氣經營五藏六府故原者三焦之尊稱也是以五藏六府皆有原也肺之原出大泉心之原出大陵也肝之原出太衝脾之原出太白腎之原出大谿手少陰經原出神門掌後兌骨之端此皆以輸爲原者以輸是三焦所行之氣留止處也六府原者膽原出邱虛胃原出衝陽大腸原出合骨小腸原出完骨膀胱原出京骨三焦原出陽池六府者陽也三焦行於諸陽故置一輸名原不應五時也所以府有六輸亦與三焦共一氣也　平按外踝靈樞作外側大骨四字原千金作源下同 行于崑崙。崑崙者在外踝之後跟骨之上也。爲經。入于委中。委中者膕中也。爲合。委而取之。足太陽經也。明堂在膕中央約文中動脈也　平按之上下甲乙有陷中細脈動應手七字靈樞膕中也也作央太陽下無經字 膽出于竅陰。竅陰者足小指次指之端也。爲井。明堂足小指次指端去爪甲角如韭葉　平按井下靈樞有金字 溜于俠谿。俠谿者小指次指之閒也。爲滎。明堂小指次指歧骨閒本節前陷中　平按小指上靈樞有足字 注于臨泣。臨泣者上行一寸半陷者中也。爲輸。明堂在足小指次指本節皮閒陷者中去俠谿一寸半也　平按注皮閒甲乙作後閒 過于邱虛。邱虛者外踝之下陷者之中也。爲原。明堂外踝下如前陷者中去臨泣三寸也　平按虛靈樞甲乙作墟下陷上靈樞有前字注去臨泣三寸甲乙作一寸 行于陽輔。陽輔者外踝之上輔骨之前及絕骨之端也。爲經。明堂無及及即兩處也　平按輔骨上甲乙有四寸二字端下甲乙有如前三分去邱虛七寸九字 入于陽之陵泉。陽之陵泉者外膝外陷者中也。爲合。伸足而得之。足少陽經也。明堂

在膝下外廉也　平按靈樞外膝作在膝伸下無足字　胃出于厲兑厲兑者足大指之內次指之端也爲井　明堂去爪甲角如韭葉也　平按井下靈樞有金字　溜于內庭內庭者次指外閒陷者中也爲榮　明堂足大指次指外閒也　平按外閒下靈樞無陷者中三字　注于陷谷陷谷者中指內閒上行二寸陷者之中也爲輸　明堂足大指次指外閒本節皮陷者中去內庭二寸也　平按陷谷者下靈樞有上字注皮字甲乙作後　過于衝陽衝陽者足跗上五寸陷者中也爲原搖足而得之　明堂一名會原足跗上五寸骨閒動脈上去陷谷三寸也　平按跗甲乙作趺　行于解谿解谿者上衝陽一寸半陷者中也爲經　明堂衝陽後一寸半腕上也　入于下陵下陵者膝下三寸胻外三里也爲合復下三寸爲巨虚上廉也復下三寸爲巨虚下廉也大腸屬上小腸屬下足陽明胃脈也大腸小腸皆屬於此足陽明經也　入膝如陵陵下三寸一寸爲一里也三里以下三寸之下上下虚上際爲上廉下際爲下廉以在胻骨外側故名爲廉足陽明脈行此虚中大腸之氣在上廉中與陽明合小腸之氣在下廉中與陽明合故曰大腸屬上小腸屬下也　平按靈樞胻下有骨字上復下二字下有三里二字下復下二字下有上廉二字皆屬於此作皆屬於胃　三焦者上合于手少陽出于關衝關衝者手小指次指之端也爲井溜于掖門掖門者小指之閒也爲榮注于中渚中渚者本節之後也爲輸過于陽池陽池者在腕上陷者之中也爲原　陽池明堂一名別陽在手表腕上陷中也　平按靈樞井下有金字掖作液甲乙作腋之閒上靈樞有次指二字之後下有陷中者三字　行于支溝支溝者腕上三寸兩骨閒陷者中也爲經入于天井天井者在肘外大骨之上陷者中也爲合屈肘而得之　明堂在肘外大骨之後肘後一寸兩筋閒陷中也　平按靈樞腕上作上腕而得之作乃得之　三焦下輸在於足太陽之前少陽之後出於膕中外廉名曰委陽此太陽之絡也手少陽經也　上焦如霧中焦如漚下焦如瀆此三焦之氣上下皆通故上輸在背第十三椎下兩傍各一寸半下輸在此太陽之閒出膕外廉足太陽絡三焦下行氣聚之處故曰下輸也　平按靈樞足太陽作足大指　足三焦者太陽之所將太陽之別也上踝五寸而別入貫腨腸出於委陽並太陽之正入絡膀胱下焦　腨遄兖反腓腸也腎閒動氣足太陽將原氣別使三焦之氣出足外側大骨下赤白肉際陷中爲原上踝五寸別入貫腨腸出委陽並大陽之正入腹絡膀胱下焦即膀胱也原氣太陽絡於膀胱節約膀胱使溲便調也以此三焦原氣行足故名足三焦也　平按靈樞三焦上無足字太陽之所將作少陽太陰之所將注云一本作太陽　盛則閉癃虚則遺溺遺溺則補閉癃則寫小腸上合于手太陽出于少澤少澤者小指之端也爲井　明堂一名少吉去爪甲下一分陷中　平按靈樞盛作實小腸上有手太陽三字井下有金字　溜于前谷前谷者手小指本節之前陷者中也爲榮　明堂在手小指外側中也　平按小指靈樞作外廉　注于後谿後谿者本節之後也爲輸　明堂在手小指外側本節後陷中也　平按本節上靈樞有在手外側四字　過于完骨完骨者在手外側腕骨之前也爲原　明堂在手外側腕前起骨下陷中即此起骨爲腕骨此經名完骨胡端反　平按完骨靈樞甲乙作腕骨　行于陽谷陽谷者在兑骨之下陷者中也爲經　明堂在手外側腕中兑骨之下也　平按兑靈樞作鋭　入于小海小海者在肘內大骨之外去肘端半寸陷者之中也伸臂而得之爲合手太陽經也　明堂屈肘乃得之　按靈樞端上無肘字　平　大腸上合于手陽明出于商陽商陽者大指次指之端也爲井　明堂一名而明一名絶陽大指次指內側去爪甲角如韭葉也　平按靈樞井下有金字　溜于二閒二閒在本

節之前為滎明堂二閒在手大指次指本節前內側陷中也平按為滎上靈樞作溜于本節之前二閒八字注手
三閒三閒在本節之後為輸明堂一名少谷在手大指次指本節後內側陷中也　平按此節靈
樞作注于本節之後三閒為輸過于合谷合谷者在大指之閒也為原明堂
一名虎口在大指歧骨閒也平按大指下靈樞有歧骨二字行于陽谿陽谿者在兩筋之閒
陷者中為經明堂一名中槐在腕中上側兩筋閒也　平按兩筋之閒甲乙作腕中上側兩傍閒七字注中槐甲乙作中魁
入于曲池曲池者在肘外輔曲骨之中也屈肘而得
之為合手陽明經也是謂五藏六府之輸五五二十
五輸六六三十六輸心不受邪手少陰無輸故五藏各五輸有二十五輸依明堂手少陰有五輸總有三十輸六府
有原輸故有三十六輸皆是藏府之氣送致聚於此穴故名為輸也　平按靈樞無曲池者三字輔曲骨之中作輔骨陷者中甲乙作輔骨肘骨之中屈肘靈
樞作屈臂六府皆出足三陽上合於手者也六府足陽明脈上合手陽明足太陽上合
手太陽足少陽上合手少陽也缺盆之中任脈也名曰天突次任脈之側
動脈足陽明也名曰人迎二次脈手陽明也名曰扶
突二次脈手太陽也名曰天窗二次脈足少陽也名
曰天容二次脈手少陽也名曰天牖二次脈足太陽
也名曰天柱二次脈項中央之脈督脈名曰風府二
掖內動脈手太陰也名曰天府掖下三寸手心主也
名曰天池此言脈在胸項頸掖之下次以任脈在陰居於前中督脈在陽處於後中任之左右六陽為次兩側掖下二陰所行此之十輸
脈之要者也　平按靈樞天突下有一字自此以下凡次字上有二三四五六七等字本書原鈔均有小二字旁注於左項中央靈樞作頸中央風府下原本
仍有小二字靈樞無掖靈樞作腋注胸項袁刻作胸頂刺上關者呿不能欠上關開口有空刺之有傷不得開口
故不能欠也呿邱庶反張口也刺下關者欠不能呿下關合口有空刺之有傷不得合口故不能呿也刺

犢鼻者屈不能伸犢鼻在膝臏下骭上俠解大筋中刺之傷筋筋病屈不能伸也明堂無禁也刺內
關者伸不能屈內關在掌後去腕二寸別走手少陽手心主絡明堂無禁刺之傷骨骨傷伸不能屈也　平按內關靈樞作兩
關者字袁刻誤作音手陽明次在其外不至曲頰一寸手陽明從缺盆上頸貫頰入下
齒中不至曲頰故去曲頰一寸是也　平按手陽明上靈樞有足陽明挾喉之動脈也其腧在膺中十四字其外靈樞作其腧外手太陽
當曲頰手太陽循頸上頰頰曲頰也近牙車是也足少陽在耳下曲頰之後足少陽支
從耳後出走耳前至目兌眥後故在耳下曲頰後是手少陽出耳後上加完骨之上手少陽上
項俠耳後故直上出耳上角完骨在耳後故上加完骨上是也足太陽俠項大筋之中髮際兩大
筋中髮際此太陽輸也陰尺動脈在五里五輸之禁陽為寸故陰為尺陰尺之中五藏動脈在
肘上五里五輸大脈之上明堂云五里在肘上三寸手陽明脈氣所發行向裏大脈中央禁不可刺灸十壯左取右右取左大脈五藏大脈氣輸也故禁刺不
禁灸也肺合大腸大腸傳導之府也傳導糟粕令下也心合小腸
小腸者受盛之府也胃化糟粕小腸受而盛也肝合膽膽者中精之
府也膽不同腸胃受傳糟粕唯藏精液於中也脾合胃胃者五穀之府也受五穀之味也
腎合膀胱膀胱者津液府也膀胱盛尿故曰津液之府也平按府上靈樞有之字少
陰屬腎腎上連肺故將兩藏矣足少陰脈貫肝入肺中故曰上連也腎受肺氣腎便有二將為
兩藏八十一難曰五藏亦有六者謂腎有兩藏也　平按靈樞少陰作少陽兩藏下無矣字三焦中瀆之府也水
道出屬膀胱是孤之府也中謂藏府中也下焦如瀆從上焦下氣津液入于下焦下焦津液流入膀胱之
中無藏為合故曰孤府也平按靈樞出下有焉字此六府之所與合者也府之聚也五穀清濁氣味皆聚
於中故六皆名府孤府內與六府氣通故曰合也春取絡脈諸滎大經分肉之閒甚
者深取閒者淺取之春時陽氣始生微弱未能深至經中故取絡脈及取諸滎並大筋分肉之閒也夏取
諸輸孫絡肌肉皮膚之上陽氣始長熱薰腠理內至於經然猶脈疲氣弱故取諸輸孫絡之分腠理肌肉

皮膚之上也　平按注然猶猶字袁刻誤作後秋取諸合餘如春法陰氣始殺猶未能盛故取於輸及以合也春時陰氣衰少爲弱陽氣初生爲微秋時陽氣衰少爲弱陰氣始生爲微病閒故如春法取絡滎大經分閒亦隨病閒甚淺深爲度也　平按注故如春法上原本有病閒二字疑衍冬取諸井諸輸之分欲深而留之冬時足少陰氣急緊足太陽伏沈故取諸井以下陰氣取滎以實陽氣皆深爲之者也此四時之序依於四時行療次序氣之所處隨於四時人氣在處也病之所舍隨於四時邪之居所也　平按居所袁刻作所居藏之所宜也療五藏病依四時所宜也轉筋者立而取之可令遂已人立筋病痛聚故立燔鍼刺之痿厥者張而刺之可令立快手足痿厥開張即得其輸然後刺之

變輸平按此篇自篇首至味主合見靈樞卷七第四十四順氣一日分爲四時篇又見甲乙經卷一第二自問曰春取絡脈至末見素問卷十六第六十一水熱穴論篇又見甲乙經卷五第一上篇

黄帝曰余聞刺有五變以主五輸願聞其數岐伯曰人有五藏藏有五變變有五輸故五五二十五輸以應五時五時謂春夏長夏秋冬也　平按甲乙輸作腧下同無余聞刺有以主六字靈樞藏有五變作五藏有五變變有五輸作五變有五輸黄帝曰願聞五變岐伯曰肝爲牡藏其色青其時春其音角其味酸其日甲乙心爲牡藏其色赤其時夏其日丙丁其音徵其味苦脾爲牝藏其色黄其時長夏其日戊巳其音宫其味甘肺爲牝藏其色白其音商其時秋其日庚辛其味辛腎爲牝藏其色黑其時冬其日壬癸其音羽其味鹹是謂五變肝心屬於木火故爲牡藏脾肺腎屬於土金水故爲牝藏牝牡五藏五色五時五音五味故有二十五之變也　平按甲乙無黄帝至岐伯曰十字其日甲乙在其音角之上其音商在其日庚辛之下注二十五之變二十字袁刻誤作其黄帝曰以主五輸奈何岐伯曰藏主冬冬刺井冬時萬物收藏故五藏主冬也井爲木也木春也春時萬物始生如井中泉水冬時萬物始萌如井水深未出而刺之者刺井微也　平按甲乙無黄帝至岐伯曰十二字靈樞無岐伯曰三字色主春春刺滎故五色主春滎火也春時萬物初生鮮華大夏也夏時萬物榮長如水流溢春時萬物始生未榮而刺之者亦刺滎微也時主夏夏刺輸夏時萬物榮華四時之勝故五時主夏輸土也土長夏也長夏之時萬物盛極如水致取夏時萬物榮未盛極而刺之者亦刺輸微也音主長夏長夏刺經長夏萬物榮盛音律和四時之序故五音主於長夏經金也金秋也秋時萬物將衰長夏之時萬物盛而未衰而刺之者亦刺經微也味主秋秋刺合秋時萬物皆熟衆味並盛故五味主秋也合水也水冬也冬時萬物收藏如水之入海秋時萬物收而未藏而刺之者亦刺合微也是謂五變以主五輸是萬物五變主五行輸也黄帝曰諸原安合以致六輸五變合於五輸原之一輸與何物合　平按六輸甲乙作五腧岐伯曰原獨不應五時以經合之以應其數故六六三十六輸六府者陽也人之命門之氣乃是腎閒動氣爲五藏六府十二經脈性命根故名爲原三焦者原氣之別使通行原之三氣經營五藏六府故原者三焦之尊稱也不應五時與陽經而合以應其數故有六六三十六輸也黄帝曰何謂藏主冬時主夏音主長夏味主秋色主春願聞其故岐伯曰病在藏者取之井井木也井主心下滿是肝爲滿也冬時心下滿病刺其井者遣其本也病變於色者取之滎滎火也滎主身熱是心爲熱也春時身熱之病刺其滎者亦遣其本也　平按甲乙滎作營病時閒時甚者取之輸輸土也輸主體重節痛時閒時甚是脾爲病也夏時體重節痛時閒時甚刺其輸者亦遣其本也病變於音者取之經經滿而血者經金也金主喘欬寒熱經血而滿是肺爲病也長夏喘欬寒熱經血而滿刺其經者亦遣其本也　平按經滿經字甲乙注云亦作絡病在胃及以飲食不節得病者取之於合合水也合主逆氣而洩是腎爲病也秋時飲食不節逆而洩刺其合者亦遣其本也　平按胃甲乙注云亦作胃故命曰味主合故味病主合也是謂五變黄帝曰善以原不應五時故有五變也　平按靈樞無黄帝曰善四字甲乙同問曰春取絡脈分肉何也答曰春者木始治肝

氣生。肝氣急。其風疾。經脈常深。其氣少。不能深入。故取絡脈分肉閒也。（絡脈浮淺經脈常深春時邪在絡脈分肉閒故取之也 平按肝氣生素問作肝氣始生甲乙同）曰。夏取盛經分腠。何也。曰。夏者火始治。心氣始長。脈瘦氣弱。陽氣流溢。薰熱分腠。內至於經。故取盛經分腠。絕膚而病去者。邪居淺也。（陽氣獨盛故脈瘦氣弱也熱氣內至於經外薰分腠故取盛經分腠淺處也 平按流素問作留新校正云別本一作流薰熱分腠甲乙作血温於腠）所謂盛經者。陽脈也。（三陽盛經也夏日其經熱盛故取其盛經部內分腠）曰。秋取經輸。何也。曰。秋者金始治。肺將初殺。金將勝火。陽氣在合。陰氣初勝。溼氣及體。陰氣未盛。未能深入。故取輸以寫陰邪。取合以虛陽邪。陽氣始衰。故取於合。（經輸者謂經之穴也秋病在輸者故取其輸以寫陰邪陽衰在合故取於合以虛陽邪也 平按初殺素問甲乙作收殺陰氣初勝甲乙無初字及體甲乙作反體故取於合下甲乙有是謂始秋之治變也素問新校正亦引此文）曰。冬取井滎。何也。曰。冬者水始治。腎方閉。陽氣衰少。陰氣緊。巨陽伏沉。陽脈乃去。（緊盛也巨陽足太陽氣伏沉在骨也 平按緊素問甲乙作堅盛二字）故取井以下陰逆。取滎以實陽氣。故取井滎。春不鼽衄。此之謂也。（井爲木也滎爲火也冬合之時取井滎者冬陰氣盛逆取其春井寫陰邪也逆取其夏滎補其陽也故冬無傷寒春不鼽衄也 平按以實陽氣素問新校正云全元起本實作遺甲乙千金作通此之謂也句甲乙作是謂末冬之治變也素問新校正亦引此文）

府病合輸（平按此篇見靈樞卷一第四邪氣藏府病形篇自五藏六府之氣至此胃脈也見甲乙經卷四第二下篇自大腸病者至取三里見甲乙經卷九第七自小腸病者至取巨虛上廉見甲乙經卷九第八自三焦病者至取之委中央見甲乙經卷九第九自膽病者至陽陵泉見甲乙經卷九第五自刺此者必中氣穴至末見甲乙經卷五第一下篇惟自大腸以下甲乙經文義雖同編次前後小異）

黄帝曰。余聞五藏六府之氣。滎輸所入爲合。今何道從入。入安連過。願聞其故。（問藏府脈之滎輸之合行處至處也 平按輸甲乙作俞今靈樞甲乙均作令 連過甲乙作從道無願聞其故及下岐伯答七字）岐伯答曰。此陽脈之別入于內屬于府者也。（此言合者取三陽之脈別屬府者稱合不取陰脈以陽脈內屬于府邪入先至於府後至于藏故也）黄帝曰。滎輸與合。各有名乎。岐伯答曰。滎輸治外經。合治內府。（五藏六府滎輸未至於內故但療外經之病此言合者唯取陽經屬內府者以療內府病也 平按甲乙外下有藏字）黄帝曰。治內府奈何。岐伯答曰。取之於合。黄帝曰。合各有名乎。岐伯答曰。胃合入于三里。（胃氣循足陽明脈合於三里故胃有病取之三里療胃府也 平按靈樞無入字）大腸合入于巨虛上廉。（大腸之氣循胃足陽明脈合巨虛上廉故大腸有病療巨虛上廉也）小腸合入于巨虛下廉。（小腸之氣循足陽明脈合巨虛下廉故小腸有病療巨虛下廉也）三焦合入于委陽。（三焦之氣循足太陽合於委陽故三焦有病療於委陽也）膀胱合入于委中。（膀胱之氣循足太陽脈下合委中故膀胱有病療於委中也 平按中下靈樞甲乙均有央字）膽合入于陽陵泉。（膽氣循足少陽脈下合陽陵泉故膽有病療陽陵泉也）黄帝曰。取之奈何。答曰。取之三里者。低跗。取之巨虛者。舉足。取之委陽者。屈伸而索之。委中者。屈而取之。陽陵泉者。正立豎膝予之齊下至委陽之陽取之。取諸外經者。揄伸而從之。（以下取六合之輸療內府法也正立則膝豎揄與朱反引也 平按甲乙索作取屈而取之作屈膝而取之靈樞豎上無立字伸作申）黄帝曰。願聞六府之病。（六府與六輸而合療內府之病而未知府病之形也）岐伯曰。面熱者。足陽明病。（以下言手足陽明病面熱陽明脈起面故足陽明病面熱爲候也）魚絡血者。手陽明病。（手陽明脈行於魚後故魚絡血見手陽明病候也）兩跗之上脈堅若陷者。足陽明病。此胃脈也。（足陽明下足跗入大指閒故跗上脈緊若陷足陽明病候 平按靈樞堅若二字作豎）大腸病者。腸中切痛而鳴濯濯。冬日重感於寒則洩。當齊而痛。不能久立。與胃同候。取巨虛上廉。以下言六府病形並取穴所在當齊痛者廻腸大腸也大腸當齊故病當齊痛也與胃同候者大腸之氣與胃足陽明合巨虛上廉故同候之濯徒角反腸中水聲也　平按則洩靈樞作即泄甲乙無此二字　胃病者。腹䐜脹。胃管當心而痛。上交兩脇。鬲咽不通。飲食不下。取之三里。胃管當心痛者胃脈足陽明之正上至髀入於腹裏屬胃散脾上通於心上循咽其足陽明大絡循脛骨外廉上絡頭故胃管及當心而痛上交於脇鬲中并咽并不得通也　平按胃管靈樞甲乙作胃脘上交靈樞作上肢甲乙作上楮鬲靈樞作膈　小腸病者。少腹痛。腰脊控尻而痛。時窘之後。小腸當少腹附脊左環葉積故少腹腰脊控尻而痛時急之䐜大便之處也　平按少腹靈樞作小腹控尻靈樞甲乙作控睪注左環左字袁刻誤作空　當耳前熱。若寒甚。若獨肩上熱甚。小腸手太陽上顊至目兌眥卻入耳中故小腸病循此寒及熱也　平按甲乙耳上無當字肩靈樞甲乙作肩　及手小指次指之閒熱。若脈陷者。此其候手太陽也。取巨虛下廉。手太陽脈出行之處故此處熱脈陷以為候也　平按靈樞太陽下有病字　三焦病者。腹氣滿。少腹尤堅。不得小便。窘急。尤甚也　平按甲乙腹下有脹字尤堅作尤甚堅　溢則為水。留則為脹。候在足太陽之外大絡。絡在太陽少陽之閒。亦見于脈。取之委陽。下焦溢則為水也大陽少陽之閒三焦下輸委陽也　平按靈樞水上無為字留則作留即委陽甲乙作委中　膀胱病。少腹偏腫而痛。以手按之。則欲小便而不得。偏腫者大腹不腫也此府病也　平按則欲靈樞作即欲　肩上熱若脈陷。及足小指外側及脛踝後皆熱若脈陷。取之委中央。膀胱足太陽脈起目內眥上額下項循脛踝後至足小指外側故膀胱病循脈行處熱及脈陷以為候也　平按肩上甲乙作眉上注云一本作肩靈樞外側作外廉取之委中央甲乙經作取委中　膽病者。善太息。膽病則魂神不暢故好太息也　口苦歐宿汁。膽熱溢水精故口苦歐宿膽汁　平按汁甲乙作水　心下澹澹。恐如人將捕之。膽病心動怖畏故如人將捕也　平按甲乙恐上有善字靈樞無如字　嗌中吤吤然數唾。候在足少陽之本末。吤吤謂閡咽嗌之中如有物閡也居薤反足少陽本在竅陰之閒標在窗籠即本末也　平按數唾甲乙作數咳唾靈樞唾下無候字　亦視其脈之陷下者灸之。其寒熱也。取之陽陵泉。脈陷下者寒故灸之也寒熱取陽陵泉通行鍼灸也　黃帝曰。刺之有道乎。岐伯曰。刺此者。必中氣穴。毋中肉節。中氣穴則鍼遊於巷。中肉節則肉膚痛。以下行鍼法也中於肉者不著分肉之閒中於節者不鍼骨穴之內皆不遊巷也巷謂街巷空穴之處也　平按遊靈樞作染注云一作遊肉膚靈樞甲乙作皮膚　補寫反則病益篤。虛而寫之實而補之故曰反也　中筋則筋緩。中筋不中其痛則筋傷無力故緩也　邪氣不出。與真氣相薄。亂而不去。反還內著。用鍼不審。以順為逆。黃帝曰善。若中肉節及中於筋不當空穴邪氣不出與真氣相薄正邪相亂更為內病也以其用鍼不審乖理故也　平按與真氣相薄靈樞作與其真相搏甲乙作與真相薄注內病袁刻誤作內痛

氣穴

平按此篇自篇首至天府下五寸見素問卷十五第五十八氣穴論自問曰少陰何以主腎至夫寒則生熱見素問卷十六第六十一水熱穴論自問曰少陰何以主腎至名曰風水見甲乙經卷八第五自黃帝問於岐伯曰願聞五藏之輸至須其火滅也見靈樞卷八第五十一背腧篇自欲知背輸至灸刺之度也見素問卷七第二十四血氣形志篇自黃帝問於岐伯曰余以知氣穴之處至末見素問卷十五第五十八氣穴論又見甲乙經卷三第二

黃帝問岐伯曰。余聞氣穴三百六十五。以應一歲。未知其所謂。願卒聞之。三百六十五穴十二經脈之氣發會之處故曰氣穴也　平按素問無岐伯二字無謂字　岐伯稽首再拜曰。窘乎哉問也。其非聖帝。孰能窮其道焉。因請溢意盡言其處。黃帝捧手遵循而卻曰。夫子之開余道也。目未見其處。耳未聞其數。而目以明。

耳以聽矣。遵循音逡巡，窮究尋也，謚意縱志也，處三百六十五穴也，捧手端拱也，遵循而卻，服應之動也，雖未即事見聞，因言具知，故已聰明也。平按：素問拜下有對字，固作因，遵循作逡巡。岐伯曰：此所謂聖人易語，良馬易御。黃帝曰：非聖人易語也，世言其真數開人意也。帝言岐伯以有聖德，言其實理，雖非聖帝亦可知矣。平按：素問非上有余字，真上無其字，意下無也字。今余所方問者，此真數也。如發蒙解惑，未足以論也。然余願夫子溢志盡言其處，今皆解其意，請藏之金匱，不敢復出。余所問者，但可發蒙解惑，而未足以為至極之論也。唯願夫子縱志言之，藏之不敢失墜也。平按：素問方作訪，今皆二字作令。岐伯再拜而起曰：臣請言之。背與心相控而痛，所治天突與十椎及上紀下紀。上紀者，胃脘也；下紀者，關元也。任脈上於脊裏為經絡海，其浮而外者，循腹裏當齊上胸至咽喉，絡唇口，故背胸相控痛者，任脈之痛也。此等諸穴是任脈所貫，所以取之也。平按：素問上紀下無下紀二字。邪擊陰陽左右，如此其病前後痛濇，胸脅而痛不得息，不得臥，上氣短氣偏痛，脈滿起，邪出尻脈，絡胸支心貫鬲，上肩加天突，邪下肩交十椎下藏。量此脈行處生病，皆是督脈所為。下藏者，下絡腎藏也。平按：素問邪擊上有背胸二字，擊作繫，而痛作痛而，絡胸下有脇字，十椎下無藏字。藏輸五十穴。五藏各有五輸，合二十五輸，此一箱手足為言，今兩箱合論，故有五十穴也。府輸七十二穴。六府各有六輸，此三十六輸，此亦一箱手足為言，兩箱合論，故有七十二穴也。熱輸五十九穴，水輸五十七穴，頭上五行行五，五五二十五穴，中侶兩傍傍五，凡十穴，大杼上兩傍各一，凡二穴。平按：素問大杼作大椎，王注未詳。新校正云：按大椎上傍無穴，大椎下傍穴名大杼。目瞳子浮白二穴，兩髀厭中二穴。平按：素問厭下有分字。犢鼻二穴，耳中多所聞二穴，眉本二穴，完骨二穴，項中央一穴，枕骨二穴，上關二穴，大迎二穴，下關二穴，天柱二穴，巨虛上下四穴，平按：四穴上素問有廉字。曲牙二穴，天突一穴，天府二穴，天牖二穴，扶突二穴，天窗二穴，肩解二穴，關元一穴，委陽二穴，肩貞二穴，肩髃二穴，平按：素問肩髃作瘖門。齊一穴，肓輸二穴，平按：素問肓輸作胷俞，二穴作十二穴。背輸二穴，膺輸二穴，平按：素問二穴作十二穴。分肉二穴，踝上橫骨二穴，平按：素問無骨字。陰陽蹻四穴，凡三百六十五穴，鍼之所由行也。以上九十九穴，通療諸病也。平按：素問凡三百六十五穴鍼之所由行也十三字在天府下五寸之下。水輸在諸分，熱輸在氣穴，寒輸在兩骸厭中二穴。以上言三種輸穴之所在。骸，核皆反，骨也，別本為骸，於靡反，骨端曲皃也。平按：素問寒下有熱字。大禁二十五，在天府下五寸。三百六十五穴中有大禁者，五里穴也，在臂天府以下五寸，五五二十五往寫此穴，氣盡而死，故為大禁也。問曰：少陰何以主腎？腎何以主水？問少陰之脈主之所由也。答曰：腎者至陰也，至極也，腎者陰之極也。陰者盛水也，陰氣舍水，故曰盛水。平按：素問甲乙陰上有至字。腎者少陰，少陰者冬脈也。一曰肺者，量為不然也，少陰亦盛也，少陰之脈盛屬於冬分也。平按：素問甲乙腎者少陰作肺者太陰也。故其本在腎，其末在肺，皆積水也。腎脈少陰上入肺中，故曰末在肺也。所以腎之與肺，母子上下俱積水也。問曰：腎何以能聚水而生病？腎為至陰聚水，未知何由生病。答曰：腎者胃之關，關閉不利，故聚水而從其類，上下溢於皮膚，故為胕腫。胃主水穀，胃氣關閉不利，腎因聚水，肺氣之應溢於皮膚，故為胕腫。胕，扶府反，與腐同義也。平按：素問甲乙胃之關閉作胃之關也，關閉不利作關門不利，胕腫下有胕腫者聚水而生病也九字。問曰：諸水皆生於腎乎？答曰：腎者牝藏也，地氣上者屬於腎而生水液，故曰至。牝，陰也。地氣，陰氣也，陰氣盛水上屬於腎生於津液也故以腎爲極陰也　平按素問甲乙至下有陰字勇而勞甚則腎汗出。汗出逢風。内不得入其藏。而外不得越於皮膚。客於六府。行於皮膚。傳爲胕腫。本之於腎。名曰風水。勇者腰脊用力勞甚腎上膝開汗出邪風因入其風往來内不得入府之餘藏外不得洩府之皮膚聚水客於六府之中行於皮傳爲胕腫其本腎風所爲名曰風水也　平按素問逢風作逢於風入其藏作入於藏府六府作玄府行於皮膚作行於皮裏風水下有所謂玄府者汗空也八字問曰。水輸五十七處者。是何所主也。答曰。腎輸五十七穴。積陰之所聚也。水所從出入也。以下言水輸也腎爲積陰故津液出入也皆腎爲主也　平按素問是何所主也作是何主也尻上五行行五者。此皆腎輸也。尻上五行合二十五輸者有非腎脈所發皆言腎輸以其近腎並在腎部之内腎氣所及故皆稱腎輸也　平按素問此皆腎輸也作此腎輸故水病下爲胕腫。大腹而上爲喘呼不得卧者。標本俱病也。故肺爲喘呼。腎爲水腫。標爲肺也本爲腎也肺爲喘呼腎爲水腫二藏共爲水病故曰俱病也　平按素問胕腫作胕腫注共爲水病袁刻共誤作其肺爲逆。故不得卧。肺以主氣肺病氣逆故曰水病不得卧也　平按素問無故字分之相輸受者。水氣之所留也。腎以主水肺以主氣故曰分之二氣通聚故曰相輸受也相輸受者水之與氣並留止也　平按素問分之相輸受者作分爲相輸俱受者伏菟上各二行行五者。此腎之所衝也。伏菟以上各二行者左右四行合有二十輸者皆是腎氣足少陰傍衝脈所衝之輸也　平按素問所衝二字作衝袁刻二行上脫各字所衝二字誤作所腫三陰之所交結於脚者也。踝上各一行行六者。足三陰脈交結脚者從踝以上左右各有一行行六輸合有十二輸故總有五十七穴也此腎脈之下行者也。名曰太衝。衝脈上出於頏顙下者注足少陰大絡以下伏行出跗循跗故曰腎脈下行名曰大衝也　平按素問太作大凡五十七穴者。皆藏陰之終也。水之所客也。是等諸穴皆腎之陰藏所終之輸水客之舍也　平按皆藏陰之終也素問作皆藏之陰絡黄帝問於岐伯曰。夫子言治熱病五十九輸。余論其意。未能別其處也。願聞其處。因聞其意。岐伯曰。頭上五行行五。以越諸陽之熱逆者。以下言熱輸也人頭爲陽故頭上二十五輸以起諸陽熱者也　平按素問別上有領字大杼膺輸缺盆背輸。此八者。以寫胸中之熱。杼除呂反膺輸膺中輸也背輸肺輸此八前後近胸故寫胸中熱也氣街三里巨虛上下廉。此八者。以寫胃中之熱。此八皆是胃脈足陽明所貫之輸故寫胃中熱氣也雲門髃骨委中髓空。此八者。以寫四支之熱。雲門近肩髃骨在肩並向手臂也委中在膕髓空在腰一名腰輸皆主於脚故寫四支之熱也五藏輸傍五。此十者。以寫五藏之熱。皆太陽五藏之輸左右各有五輸故有十輸以寫五藏之熱也凡此五十九穴者。皆熱之左右也。皆熱病左右之輸也問曰。人傷於寒而傳爲熱何也。答曰。夫寒甚則生熱。夫陽極則降陰極則昇是以寒極生熱熱極生寒斯乃物理之常也故熱病號曰傷寒就本爲名耳黄帝問於岐伯曰。願聞五藏之輸出於背者。五藏之輸者有在手足今者欲聞背之五輸也　平按輸靈樞作腧素問作俞上下均同岐伯對曰。胸中大輸在杼骨之端。杼骨一名大杼在於五藏六府輸上故是胸之膻中氣之大輸者也肺輸在三椎之間。心輸在五椎之間。鬲輸在七椎之間。肝輸在九椎之間。脾輸在十一椎之間。腎輸在十四椎之間。皆俠脊相去三寸所。輸尸句反送致也此五藏輸俠脊即椎間相去遠近皆與明堂同法也　平按靈樞鬲作膈椎均作焦俠作挾即欲而驗之。以下言取輸法也纔微有不應寸數按之痛者爲正　平按即欲而驗之靈樞作則欲得而驗之按其處。應中而痛解。乃其輸也。灸之則可。刺之則不可。氣盛則寫之。虛則補之。以火補者。勿吹其火。須自滅也。以火寫者。疾吹其火。傳其艾。須其火滅也。鍼之補寫前後數言故於此中言灸補寫火燒其處正氣聚故日補也吹令熱入以攻其病故曰寫也傅音付以手擁傅其艾吹之使火氣不散也　平按刺之則可靈樞作刺之則不可欲知背輸先度其兩乳閒中折之更以他草度去其半已即以兩隅相拄也乃舉以度其背令其一隅居上齊脊大椎兩隅在下當其下隅者肺之輸也復下一度心輸也復下一度右角肝輸也左角脾輸也復下一度腎輸也是謂五藏之輸灸刺之度也以上言量背輸法也經不同者但人七尺五寸之軀雖小法於天地無一經不盡也故天地造化數乃無窮人之輸穴之分何可同哉昔神農氏錄天地閒金石草木三百六十五種法三百六十五日濟時所用其不錄者或有人識用或無人識者蓋亦多矣次黃帝取人身體三百六十五穴亦法三百六十五日身體之上移於分寸左右差異取病之輸實亦不少至於扁鵲灸經取穴及名字即大有不同近代秦承祖明堂曹子氏灸經等所承別本處所及名亦皆有異而除痾遣疾又復不少正可以智量之適病爲用不可全言非也而并爲非者不知大方之論所以此之量法聖人設教有異未足怪之也　平按其半其字素問無隅均作隅拄作拄右角肝作左角肝左角脾作右角脾注草木袁刻誤作草本秦承祖袁刻秦誤作奏差異袁刻作著異日本醫心方亦作差黃帝問於岐伯曰余以知氣穴之處游鍼之居願聞孫絡谿谷亦有所應乎岐伯曰孫絡三百六十五穴會以應一歲以下言孫絡之會也十五絡脈從經脈生謂之子也小絡從十五絡生乃是經脈孫也孫絡與三百六十五穴氣會以法一歲之氣也　平按素問余以作余已以洫奇邪以通營衛洫謂溝洫水行處也孫絡行於奇邪營衛之氣故曰洫火逼反　平按洫素問作溢甲乙作洒營素問甲乙作榮下同稽留營洫氣濁血著外爲發熱內爲少氣若稽留營血洫中不行遂令血濁血著皮膚發熱營衛不行故曰少氣也　平按稽留營洫素問作榮衛稽留衛散營溢八字氣濁素問作氣竭甲乙無稽留至岐伯曰四十五字疾寫毋怠以通營衛見而寫之毋問所會如此孫絡血氣洫道不通有血之處即疾寫之以通營衛不須求其輸會而生疑慮黃帝曰善願聞谿谷之會岐伯曰分肉之大會爲谷肉之小會爲谿肉分之閒谿谷之會以行營衛以會大氣以下言分肉相合之閒自有大小大者稱谷小者名谿更復小者以爲溝洫皆行營衛以舍邪之大氣也　平按分肉之大會素問甲乙均無分字以會大氣甲乙會作舍邪溢氣壅脈熱肉敗營衛不行必將爲膿以下言氣壅成熱以爲癰疽邪氣客此谿谷溝洫之閒滿溢留止營衛氣壅脈熱肉腐稱爲癰膿也內消骨髓外破大膕留於節腠必將爲敗氣壅爲熱消骨破膕留於骨節聚於腠理以爲癰疽遂至敗亡也　平按素問膕作䐃腠作湊積寒留舍營衛不居寒肉縮筋時不得伸內爲骨痺外爲不仁以下言寒氣留積谿谷溝洫爲痺不仁也　平按塞肉素問作卷肉新校正云全元起本作寒肉袁刻誤作寒內時不得伸時字素問作肋肘二字命曰不足大寒留於谿谷寒氣留積爲痺不仁者命曰陽氣不足大寒留於谿谷溝洫故也谿谷三百六十五會亦應一歲人之大小分肉之閒有三百六十五會也　平按素問會上有穴字其小痺淫溢循脈往來微鍼所及與法相思寒淫之氣入於腠理以爲微痺淫溢流於脈中循脈上下往來爲痛可用小鍼相司爲當　平按相思依本注應作相司素問作相同注寒淫袁刻作寒熱黃帝曰善乃辟左右再拜而起曰今日發蒙解惑藏之金匱不敢復出乃藏之金蘭之室署之曰氣穴所在帝以道尊德貴屈敬故也金蘭之室藏書府也岐伯曰孫絡之脈別經者其血盛而當寫者亦三百六十五脈並注於絡傳注十二絡脈非獨十四絡脈也舉可寫孫絡注大絡之數也並注於十二皮部絡也十二別走絡脈並任督二脈爲十四絡也脾之大絡從脾而出不從脈起故不入數言諸孫絡傳注十二之絡非獨注於十四絡也　平按注並注於十二皮部絡也袁刻作並注皮部十二絡也內解寫於中者十脈解別也其諸絡脈別者內寫十脈也十脈謂五藏脈兩箱合論故有十也

氣府

平按此篇見素問卷十五第五十九氣府論篇又見甲乙經卷三第一至第二十二惟文法編次與此不同

足太陽脈氣所發者七十三穴兩眉頭各一攢竹穴二也　平按

七十三穴素問作七十八穴王注云兼氣浮薄相通者言之當言九十三穴非七十八穴正經脈會發者七十八穴浮薄相通者一十五穴則其數也與本書經文及楊注均異

入髮項二寸間半寸。額上入髮一寸後從項入髮一寸故曰入髮項二寸間亦有一寸半處故曰半寸也　平按素問項上有至字二寸作三寸半

傍五相去二寸。其浮氣在皮中者凡五行。明堂傍相去一寸半有此不同也其浮氣足太陽浮氣在此五行穴之下也　平按二寸素問作三寸王注謂大杼風門二穴所在新校正謂是說下文浮氣之在皮中五行行五之穴況大杼在第一椎下兩傍風門又在第二椎下上去髮際非止三寸半其誤甚明據此則本書楊注爲得素問王注爲失矣

行五。五五二十五。二十五穴者面上五脈上頭並入髮一寸以上周通高處當前橫數於五脈上凡有五處處各五穴當前謂亞會前頂百會後頂強間五也督脈兩傍足太陽脈五處承光通天絡郄玉枕左右十也足太陽兩傍足少陽脈臨泣目窗正營承靈腦空左右也太陽爲二陽之總故皆爲太陽所營二十七也　平按注亞會素問甲乙作顖會亞字當是古囟字之誤

項中大筋兩傍各一。兩傍天柱二穴二十九也

風府兩傍各一。天牖二穴三十一也　平按注天牖二穴素問王注作風池二穴新校正云按甲乙經風池足少陽陽維之會非太陽之所發此注於九十三數外更剩前大杼風門及此風池六穴

俠脊以下至尻二十一節十五間各有一。太椎以下至尻尾二十一節十五間兩傍各有一輸爲三十輸六十一也　平按素問俠脊作俠背尻下有尾字各有一作各一王注云十五間各一者今中誥孔穴圖經所存者十三穴左右共二十六穴謂附分魄户神堂譩譆鬲關魂門陽綱意舍胃倉肓門志室胞肓秩邊十三也甲乙經所載背自第二椎兩傍俠脊各三寸行至二十一椎下兩傍俠脊凡二十六穴其穴名自附分以下與王注同惟甲乙經云自第二椎兩傍本書楊注云自大椎以下不能無異且經云十五間各一楊注云十五間兩傍各有一輸與經文正合惜未詳析穴名耳

委中以下。至足小指傍六輸。從足小指上至委中有井滎輸原經合等左右十二輸等七十三也　平按素問委中上有五藏之俞各五六府之俞各六十二字六輸上有各字

足少陽脈氣所發者五十二穴。兩角上各二。兩角上等天衝曲鬢左右四穴也　平按五十素問作六十

耳前角上各一。頷厭左右二穴六也　平按素問耳前上有直目上髮際内各五八字頷厭袁刻誤作頜厭

客主人各一。一名上關二穴八也　平按客主人上素問有耳前角下各一銳髮下各一十一字

下關各一。下關耳前動脈二穴十也　平按下關上素問有耳後陷中各一六字

耳下牙車之後各一。大迎一名髓空二穴十二也　平按注大迎二穴素問王注作頰車二穴

缺盆各一。缺盆一名天蓋二穴十四

掖下三寸。脇下下至胠八間各一。掖下左右三寸間泉液輙筋天池三穴脇下至胠章門維道日月三穴正經氣發也腹哀大橫此二穴正經雖不言發近此三正經氣也帶脈五樞此二穴少陽別氣至也上窌一穴少陽脈絡別至也左右二十二三十六穴也是則掖下三寸爲脇脇下八間之外爲胠則胠脇之言可別矣　平按素問下字不重本注左右共二十二穴素問王注左右共十八穴無腹哀大橫左右四穴上窌作居髎

髀樞中傍各一。環跳居髎左右四穴四十也　平按注居髎素問王注無

膝以下至足小指次指各六輸。足少陽井等六輸左右十二五十二也

足陽明脈氣所發者六十二穴。額顱髮際傍各三。頭維本神曲差左右六穴也　平按六十二素問作六十八注本神曲差二穴素問王注作懸顱陽白二穴

面鼽骨空各一。鼽窌留反鼻表也有云鼻塞病非也顴窌二穴八也明堂雖不言氣發之陽明正別上頞係目系故至顴窌也　平按注顴窌素問王注作四白

大迎之骨穴各一。左右二十穴也　平按素問骨穴作骨空各一下素問有人迎各一四字

缺盆外骨各一。天窌左右二穴十二也天窌足陽明大絡至此穴也　平按素問骨下有空字注天窌素問作天髎

膺中骨間各一。膺中膺窗也左右二穴十四也　平按注膺窗左右二穴素問王注作膺窗等六穴蓋謂氣户庫房屋翳乳中乳根并膺窗而六也

俠鳩尾之外。當乳下三寸俠胃脘各五。乳根不容承滿梁門關門左右十穴二十四也　平按素問腕作脘王注無乳根穴有太乙穴

俠齊廣三寸各三。太乙滑肉天樞左右六穴三十也　平按素問王注無太乙穴有外陵穴滑肉作滑肉門甲乙同

下齊二寸俠之各六。外陵太巨水道歸來府舍衝門左右十二穴四十二也太陰脈穴更無別數所以亦入陽明也　平按素問各六作各三王注只水道太巨歸來三穴無外陵府舍衝門三穴查府舍衝門均屬太陰故本注云云

氣街動脈各一。氣街左右二穴四十四　平按氣街甲乙作氣衝

伏菟上各一。髀關二穴四十六

三里以下。至足中指各八輸。分上所在穴空。井滎等六輸及巨虛上下廉左右十六穴六十二也巨虛上廉足陽明與大腸合巨虛下廉足陽明與小腸合故左右合有十六也　平按分上素問作分之

手太陽脈氣所發者二十六穴。三十錯爲二十字也　平按二十素問作三十

目内眥各一。睛明左右二穴

巨骨下骨穴各一。巨骨左右二穴

四也　平按巨骨上素問有目外各一骫骨下各一耳郭上各一耳中各一十八字巨骨下素問無下骨二字曲掖上骨穴各一。曲垣左右二穴六也　平按注曲垣素問王注作臑俞柱骨出陷者各一。肩井二穴八也　平按出陷素問作上陷上天容四寸各一。足太陽近天容手太陽脉未至天容謂天容字錯未詳所發左右八穴十六　平按天容素問作天窗王注謂天窗窻陰四穴本注疑天容字錯考甲乙經天窗手太陽脉氣所發據此則天容乃天窗之誤肩解各一。秉風左右二穴十八肩解下三寸者各一。天宗臑輸肩貞左右六穴二十四　平按素問無者字王注有天宗二穴無臑輸肩貞四穴肘以下至手小指本各六輸。六輸左右十二穴三十六也　平按素問無于字

手陽明脉氣所發者二十二穴。鼻穴外廉項上各一。迎香天窗左右四穴天窗去手陽明絡近故得其氣也　平按素問鼻穴作鼻空各一作各二素問王注有扶突二穴無天窗二穴大迎骨空各一。大迎左右二穴六也柱骨之會各一。柱骨左右二穴八也上出柱骨之會上下入缺盆中過此二穴故得其氣也　平按注柱骨二穴素問王注作天鼎二穴禺骨之會各一。肩髃二穴十也　平按素問禺作髃肘以下至手大指次指本各六輸。肘下六輸左右十二穴二十二也　平按素問王注有三里而遺曲池新校正已辨其誤

手少陽脉氣所發者三十二穴。鼽骨下各一。顴窌二穴　平按三十二素問作三十二注窌作髎眉本各一。絲竹空左右二穴四也　平按素問眉本作眉後角上各一。頷厭左右二穴六也　平按注頷厭袁刻誤作頷厭素問王注作懸釐下完骨後各一。天容左右二穴八也　平按天容素問王注作天牖項中足太陽之前各一。大椎大杼左右及中三穴十一　平按注大椎大杼左右及中三穴素問王注作風池二穴扶突各一。扶突左右二穴十三也扶突近手少陽經也　平按扶上素問有俠字注扶突左右二穴王注謂天窗二穴肩貞各一。肩貞左右二穴十五肩貞下三寸分間各一。肩窌臑會消濼左右六穴二十一也肩窌臑會近手少陽也　平按注肩窌素問王注作肩髎消濼袁刻作消鑠肘以下至手小指次指本各六輸。六輸左右十二穴三十三也曰二十八者數不同也疑其錯

督脉氣所發者二十六穴。項中央三。項中央者項內也非唯當中也故項內下行瘖門一天柱二爲三也上行風府一風池二爲三總有六穴也督脉上入風池即爲信也　平按二十六素問作二十八中央三作中央二下有髮際後中八面中三八字大椎以下至尻二十節間各一。骶下凡二十一節脊椎法。骶竹尸反此經音低尾窮骨從骨爲正大椎至骶二十一節有二十間間有一穴則二十穴也明堂從兑端上項下至瘖門有十三穴大椎以下至骶骨長強二十一節有十一穴凡二十四穴督脉氣所發與此不同未詳也　平按素問至尻下無二十節間各一六字有尾及傍十五穴至七字

任脉之氣所發者十八穴。喉中央二。廉泉天突二穴也　平按素問十八作二十八中央二下有膺中骨限中各一七字鳩尾下三寸胃脘五寸胃脘以下下至横骨八寸一一腹脉法。鳩尾以下至横骨一尺六寸寸有一穴有十六穴并已前有一十八穴也明堂中央任脉氣所發穴合有二十六此經從旋機以下至庭中□穴合□六此經從旋機以下至横骨蹠發□下分寸復與明堂不同亦未詳也　平按素問胃脘作胃脘八寸作六寸一一作半一五藏之輸各五。凡五十穴。足少陰舌下。厥陰毛中急脉各一。五藏之輸有二十五兩箱合論故有五十足少陰至舌下一穴亦不與明堂同厥陰毛中急脉當是同骨故有五□□　平按素問無五藏之輸各五凡五十穴十字有下陰別一目下各一下脣一齗交一衝脉氣所發者二十二穴俠鳩尾外各半寸至齊寸一俠齊下傍各五分至横骨寸一腹脉法也五十一字在足少陰上手少陰各一。陰陽蹻各一。手足諸魚際氣所發者凡三百六十五穴。手少陰左右二穴陰蹻所生照海陽蹻所起申脉左右四穴手魚際足魚際足太陰脉大白二□□十穴總二十六脉有三百八十四穴此言三百六十五穴者舉大數爲言過與不及不爲非也三百八十四穴乃是諸脉發穴之義若準明堂取穴不盡仍有重取以此

骨空

平按此篇自篇首至末見素問卷十六第六十骨空論篇自督脉起少腹至治督脉見甲乙經卷二第二又見本書督脉篇

黄帝問於岐伯曰。余聞風者百病之始也。以鍼治之奈何。岐伯曰。風從外入。令人振寒汗出。頭痛身重惡風寒。治在風府。調其陰陽。不足則補。有餘則寫。風爲百病之源風初入身凡有五種一者振寒二者汗出三者頭痛四者身重五者惡風寒□觀虛實取之風府風府受風要處也　平按素問無於岐伯三字惡風寒作惡

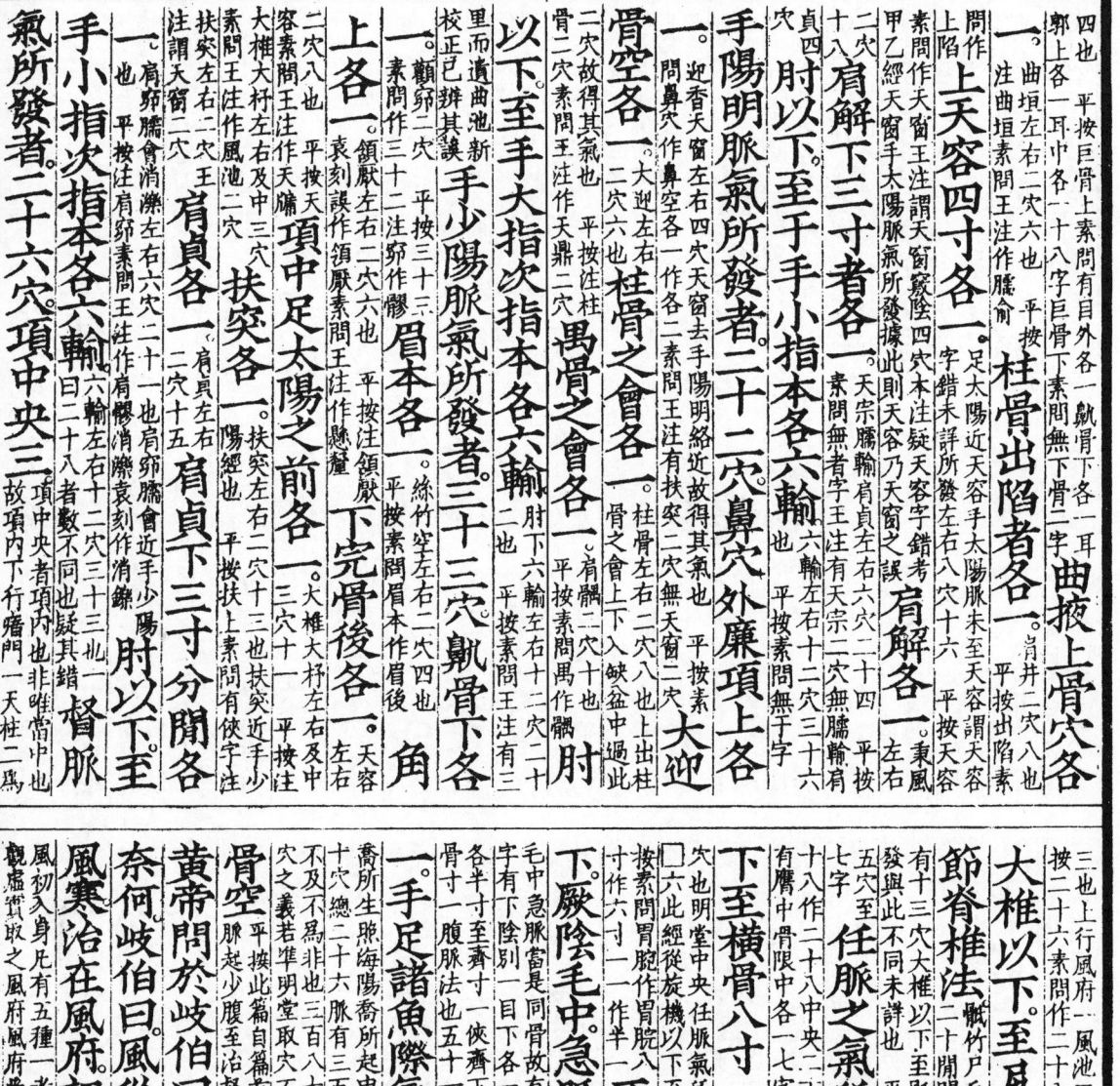

寒注觀上所缺一字謹擬作須大風頸項痛。刺風府。風府在上椎。大風謂眉鬚落大風病也在上椎者大椎上入腦户而至風府大風汗出。灸譩譆。譩譆在背下俠脊傍三寸所。厭之令病者呼譩譆。譩譆應手。從風憎風。刺眉頭。上譩一之反下譆火之反謂病聲也風起則風病發故曰從風皆取於攢竹也　平按增風素問作憎風失枕在肩上之橫骨間。失枕爲病可取肩上橫骨間謂柱骨間　平按素問無之字折使揄臂齊肘。正灸脊中。除眇絡季脇引少腹而痛。折使中也謂使引臂當肘灸脊中除眇絡季脇與少腹相引痛病也　平按素問眇上無除字脹刺譩譆。譩譆在足太陽故大腸脹刺譩譆也腰痛不可以轉搖急引陰卵。刺九窌與痛上。九窌在腰尻分間。八窌與腰輸爲九窌此經窌字音聊空穴也　平按素問九窌均作八髎鼠瘻寒熱。還刺寒府。寒府在膝外解營。寒熱府在膝外解之營穴也名曰髖關也蹁音編也　平按膝上素問有附字取膝上外者使之拜。取足心者使之跪。凡取膝上外解使拜者屈膝伏也取涌泉者屈膝至地身不伏爲跪也　平按使之跪下素問有任脈者起於中極之下以上毛際循腹裏上關元至咽喉上頤循面入目衝脈者起於氣街並少陰之經俠齊上行至胸中而散任脈爲病男子內結七疝女子帶下瘕聚衝脈爲病逆氣裏急督脈爲病脊强反折凡八十一字督脈起少腹以下骨中央。女子入繫廷孔。其孔溺孔之端。骨中尻下大骨空中也下入骨空中女子繫尾穴端男子循陰莖也　平按素問督脈下有者字起下有於字其絡循陰器合篡閒。繞篡後。別繞髀至少陰與巨陽中絡者。合少陰上股內後廉。貫脊屬腎。與太陽起於目內眥。督脈絡也繞陰器合於篡閒繞篡後復合然後亦分爲二道繞髀至足少陰及足太陽二絡合足少陰之經上陰股後廉至脊屬腎尋足太陽脈從頗額上至目內眥而出也上額交顛上。入絡腦。還出別下項。循肩髆內。俠脊抵腰中。入循膂絡腎而止。其男子。循莖下至篡。與女子等。從目內眥出已兩道上額至頂上相交巳左右入腦中還出兩箱別下項各循肩髆之內俠脊下至腰中各循脊督還復絡腎從頗額出兒端上鼻上下項下至骶骨氣發於穴餘行之處並不發之穴也　平按素問顛作巔絡腎下無而止二字篡作簒說見前注上額至項項袁刻作項顛額袁刻誤作顛額其少腹直上者。貫齊中央。上貫心入喉。上頤環脣。上繫兩目之下中央。有人見此少腹直上者不細思審謂此督脈以爲任脈殊爲未當也此生病從少腹上衝心而痛。不得前後。爲衝疝。其女子不字。癃痔遺溺嗌乾。督脈生病。治督脈。此八種病循督脈而生故療督脈之穴也　平按素問不字作不孕治在骨上。甚者在齊下營。以下言療督脈穴骨上毫是骶骨骨上督脈標也齊下營者督脈本也營亦穴處也其上氣有音者。治其喉中央。在缺盆中者。有音上氣喘鳴聲也喉中央廉泉也缺盆中央天突穴也其病上衝喉者。治漸漸者上俠頤。上俠頤者是大迎穴道也　平按素問治下有其字蹇膝伸不屈。治其楗。伸不得屈骨病蹇紀偃反在髀輔骨以上橫骨以下名楗也坐而膝痛。治其機。俠髖骨相接之處爲機立而暑解。治其厭關。人立支節解處熱治其厭關厭關骸關也□膝骨相屬屈伸之處也　平按厭關素問作骸關注骸關上袁刻脫關字□膝骨相屬袁刻作痛引膝骨查原鈔本膝骨上缺一字膝骨下不缺袁刻將膝骨上所缺一字作痛引二字又將膝骨下相字遺落與原本不合平擬將膝骨上所缺一字作與於文義較順膝痛。痛及母指治其膕。母指小母指也足少陰足太陽皆行膕中至足小指故療其膕也　平按母指素問作拇指坐而膝痛如物隱者。治其關。膕上髀樞爲關也膝痛不可屈伸。治其背內。背內謂足太陽背輸內也連骱若折。治陽明中輸窌。膝痛不得屈伸連腳骱其痛若折者療足陽明中輸謂是巨虛上廉也窌輸穴也　平按素問骱作胻輸窌作俞髎若別治巨陽少陽滎。若骱痛若別可治足太陽足少陽二脈滎穴也　平按陽滎素問作陰滎淫濼不能久立。治少陽之維。在外踝上四寸。濼羅各反淫濼膝胻痹痛無力也外踝上五寸足少陽光明穴也少陽維者在四寸中也　平按素問淫濼下有脛痠二字外踝上四寸作外上五寸輔骨上橫骨下爲楗。俠髖爲機。膝解爲

骸關俠膝之骨爲連骸骸下爲輔輔上爲膕膕上爲
關項橫骨爲枕膝輔骨上橫骨下爲楗當膝解處爲骸也項橫骨項上頭後玉枕也髖孔昆反又音完 平按素問連骸作連骸項作頭
水輸五十七穴者尻上五行行五伏菟上兩行行
五左右各一行行六穴前已言水輸今復重言者此言水骨空水輸主骨故重言也 平按素問一行下有行五踝上各一行七字
髓空腦後三分在顱際兑骨之下一在新
纂下一在項中復骨下平按三分趙府本素問作五分腦上有在字兑作鋭新纂作齗基項下有後字
一在脊骨上空在風府上脊骨下空在尻骨下空數
髓空在面俠鼻或骨空在口下當兩肩兩髆骨空在
髆中之陽臂骨空在陽去踝四寸兩骨之閒平按素問在陽作在臂陽兩骨下有空字
股骨上空在股陽出上膝四寸胻骨空在
輔骨之上端股際骨空在毛中動脈下尻骨空在髀
骨之後相去四寸遍骨有滲理毋髓空易髓無空言骨上有空五穀津液入此骨空資腦髓也此骨空種數所在難分此皆哥知者不可知者故置而不數也兩有有本爲脣也 平按素問動下無脈字遍骨作扁骨滲理下有腠字毋髓空空字作孔

黄帝内經太素卷第十一 輸穴 黄陂蕭貞昌校字

黄帝内經太素卷第十二 營衛氣

通直郎守太子文學臣楊上善奉　敕撰注
黄陂蕭延平北承甫校正

平按此篇自溢於中以上殘脱不完篇目亦不可考其自黄帝曰營氣之道至肺流凡二十字從靈樞甲乙營氣篇補入自溢於中以下至逆順之常也見靈樞卷四第十六營氣篇又見甲乙經卷一第十營氣篇自黄帝曰願聞營衛之所行至末見靈樞卷四第十八營衛生會篇又見甲乙經卷一第十一

營衛三焦篇

黄帝曰。營氣之道。内穀為寶。穀入于胃。乃傳之肺。流以上從靈樞甲乙經營氣篇補入　平按甲乙經無黄帝曰三字溢於中。布散於外。穀入胃已精濁下流清精注肺肺得其氣流溢五藏布散六府也精專者。行於經隧。常營毋已。終而復始。是謂天地之紀。精專血氣常營無已名曰營氣也故氣從太陰出。注於陽明。上行至面。注足陽明。下行至跗。注大指間。與太陰合。以下言營行十二經脈也氣營氣也營氣起於中焦並胃口出上焦之後注手太陰手陽明乃之足陽明也　平按出下甲乙有循臂内上廉五字注於陽明靈樞甲乙作注手陽明靈樞無至面二字上行抵脾。從脾注心中。循手少陰出掖下臂。注小指之端。合手太陽。上行乘掖出䪼内。注目内眥。上巔下項。合足太陽。循脊下尻。行注小指之端。足太陰脈注心中從心中循手少陰脈行也合者合手小指端也上巔下項者十二經中手太陽脈支者別頰上䪼抵鼻至目内眥手太陽脈起目内眥此言上巔者循手太陽氣至目内眥合足太陽之氣與之共行上項下項然後稱合理亦无違也　平按抵脾靈樞作抵髀掖靈樞甲乙均作腋下同不再舉下臂注小指之端靈樞無之端二字尻下靈樞甲乙有下字循足心。注足少陰。上行注腎。從腎注心。外散於胸中。循心注平按注靈樞甲乙作主脈。出掖下臂。入兩筋之間。入掌中。出中指之端。平按甲乙作手中指還注小指次指之端。合手少陽。上行注膻中。散於三焦。從三焦注膽。平按膽甲乙作膻出脇注足少陽。下行至跗。上復從跗注大指間。合足厥陰。上行至肝。從肝上注肺。上循喉嚨。入頏顙之竅。究於畜門。其別者。平按靈樞甲乙作其支別者上額循巔下項中。循脊入骶。是督脈也。絡陰器。上過毛中。入臍中。上循腹裏。入缺盆。下注肺中。復出太陰。此營氣之行。逆順之常也。問曰肝脈足厥陰上貫膈布脇肋循喉嚨之後上入頏顙連目系上出額與督脈會於巔此言足厥陰脈循喉嚨究於畜門循巔入骶等是督脈者未知督脈與足厥陰脈同異何如答曰足厥陰脈從肝上注肺上循喉嚨上至於巔與督脈會督脈自從畜門上額至巔下項入骶與厥陰不同此言別者上額循巔之言乃是營氣行足厥陰至畜門別於厥陰之脈循督脈上額至巔下項入骶絡陰器上循腹裏入缺盆復別於督脈注於肺中復出手太陰之脈此是營氣循列度數常行之道與足厥陰及督脈各異也頏顙當會厭上雙孔畜門鼻孔也逆順者在手循陰而出循陽而入在足循陰而入循陽而出此為營氣行逆順常也　平按此營氣之行甲乙作此營氣之所行也

黄帝曰。願聞營衛之所行。皆何道從行。岐伯答曰。營出於中焦。衛出於上焦。夫三焦者上焦在胃上口主内而不出其理在膻中中焦在胃中口不上不下主腐熟水穀其理在臍旁下焦在臍下當膀胱上口主分別清濁主出而不内其理在臍下一寸故營出中焦者出胃中口也衛出上焦者出胃上口也　平按從行靈樞作從來甲乙作從始無岐伯答三字黄帝曰。願聞三焦之所出。前問營衛二氣所出出於三焦未知上焦衛氣出在何處故致斯問　平按甲乙無黄帝曰願聞及下岐伯曰十三字岐伯曰。上焦出於胃上口。並咽以上。貫膈。布胸中。走掖。循太陰之分而行。還注陽明。上至舌。咽胃之際名胃上口出氣即循咽上布於胸中從胸中之掖循肺脈手太陰行至大指次指之端注手陽明脈循指上廉上至下齒中氣到於舌故曰上至舌也此則上焦所出與衛氣同所行之道與營共行也　平按布上靈樞甲乙有而字還注陽明靈樞作還至陽明甲乙作還至手陽明注從胸中從字袁刻作循下足陽明。其脈還出俠口交人中左之右右之左上俠鼻孔與足陽明合足陽明下行至足太陰等與營氣俱行也　平按下足陽明甲乙作下注足陽明注交

人中爻字袁刻誤作夾 常與營俱行於陽二十五度，行於陰亦二十五度，一周也。故五十周而復大會於手太陰。營氣行晝故即行陽也行夜故即行陰也其氣循二十八脈十六丈二尺晝行二十五周夜行二十五周故一日一夜行五十周平旦會手太陰脈也一度有一周五十周為日夜一大周矣上焦衛氣循營氣行終而復始常行無已也　平按行於陽二句甲乙作行於陰陽各二十五度一周也作為一周故下有日夜二字復下有始字

黃帝曰：人有熱飲食下胃，其氣未定，汗則出，或出於面，或出於背，或出於身半，其不循營衛之道而出，何也？岐伯曰：此外傷於風，內開腠理，毛蒸理泄，衛氣走之，固不得循其道。此氣慓悍滑疾，見開而出，故不得從其道，故命曰漏泄。蒸之冰反火氣上行也衛氣在於脈外分肉之間腠理傷風因熱飲食毛蒸理泄腠理內開慓芳昭反急也悍胡旦反勇也言衛氣勇急遂不循其道即出其汗謂之漏泄風也　平按營衛氣靈樞甲乙無營字命曰甲乙作名曰袁刻脫命字泄靈樞甲乙均作泄

黃帝曰：願聞中焦之所出。岐伯曰：中焦亦並胃口，出上焦之後，此所謂受氣者，泌糟粕，承津液，化其精微，上注於肺脈，乃化而為血，以奉生身，泌音必中焦在胃中口中焦之氣從胃中口出已並胃上口出上焦之後□五穀之氣也泌去糟粕承津液之汁化其精微者注入手太陰脈中變赤稱血以奉生身　平按甲乙無黃帝曰至岐伯曰十四字靈樞胃口作胃中靈樞甲乙承津液承字均作蒸注五穀上原缺一字依經文擬作受 莫貴於此，故獨得行於經隧，命曰營氣。人眼受血所以能視手之受血所以能握足之受血所以能步身之所貴莫先於血故得行於十二經絡之道以營於身故曰營氣也隧道也故中焦口口營氣也　平按命曰營氣甲乙無氣字注中焦下原缺二字因上節問中焦之所出故此處擬作所出二字 黃帝曰：夫血之與氣，異名同類，何也？岐伯曰：營衛者，精氣也；血者，神氣也。故血之與氣，異名同類焉。故奪血者毋汗，奪氣者毋血，故人生有兩死而毋兩生。營衛者人之至精之氣然精非氣也血者神明之氣而神非血也故比之口水氣無異也毋血亦死毋氣亦死故有兩死也有血亦生有氣亦生隨有二即生故毋兩生也

黃帝曰：願聞下焦之所出。岐伯答曰：下焦者，別迴腸，注於膀胱而滲入焉。故水穀者，常并居於胃中，成糟粕而俱下於大腸，而成下焦，滲而俱下，濟泌別汁，循下焦而滲入膀胱焉。迴腸大腸也下焦在臍下當膀胱上口主分別清濁而不內此下焦處也濟泌別汁循下焦滲入膀胱此下焦氣液也膀胱尿脬也　平按甲乙無黃帝曰至岐伯答曰十四字而成作而為濟泌作滲泄 黃帝曰：人飲酒，酒亦入胃，穀未熟而小便獨先下，何也？岐伯答曰：酒者，熟穀之液也，其氣悍以滑，故後穀入而先穀出焉。其氣悍者酒為熟穀之氣又熱故氣悍口口口　平按注又熱袁刻脫又字悍下原缺三字依經文擬作以滑也三字 黃帝曰：善。余聞上焦如霧，中焦如漚，下焦如瀆，此之謂也。上焦之氣如霧在天霧含水氣謂如雪霧也漚屋豆反久漬也中焦血氣在脈中潤一頭謂之漚也下焦之氣溲液等如溝瀆流在地也　平按注雪字恐係雲字傳寫之誤

營衛氣行

平按此篇自篇首至三飲而已見靈樞卷十第七十一邪客篇又見甲乙經卷十二第三自黃帝曰余聞十二經脈至以數調之見靈樞卷六第四十陰陽清濁篇自黃帝曰願聞人之清濁至以數調之又見甲乙經卷一第十二自黃帝曰經脈十二者至末見靈樞卷六第三十四五亂篇又見甲乙經卷六第四陰陽清濁順治逆亂大論

黃帝問伯高曰：夫邪氣之客於人也，或令人目不瞑不卧出者，何氣使然？厥邪客人為病目開不得合卧起口口起也　平按目不瞑至使然十一字甲乙作目不得眠者何也七字 伯高答曰：五穀入於胃也，其糟粕、精液、宗氣分為三隧。宗總也隧道也糟粕津液總氣分為三隧 故宗氣積於胸中，出於喉嚨，以貫心肺而行呼吸焉。糟粕津液濁穢下流以為溲便其清者宗氣積於膻中名曰氣海其氣貫於心肺出

入喉嚨之中而行呼吸一也　平按心肺靈樞作心脈

營氣者，泌其津液，注之於脈，化而爲血，以營四末，内注五藏六府，以應刻數焉。營氣起於中焦，泌五穀津液注於肺脈手太陰中化而爲血循脈，營於手足迴五藏六府之中旋還以應刻數二也

衛氣者，出其悍氣之慓疾，而先行四末，分肉皮膚之間，而不休者也。晝日行於陽，夜行於陰，其入於陰也，常從足少陰之分間，行於五藏六府。衛氣起於上焦上行至目行手足三陽已夜從足少陰分上行五藏至晝還行三陽如是行五藏行六府者夜行五藏之時藏脈絡府故兼行也以府在内故三也　平按四末上靈樞甲乙有於字不休者也甲乙作不休息也晝下甲乙無日字靈樞無其入於陰也句

今厥氣客於藏府，則衛氣獨衛其外，衛其外則陽氣瞋，瞋則陰氣益少，陽蹻滿，是以陽盛，故目不得瞑。厥氣邪氣也邪氣客於内藏府中則衛氣不得入於藏府衛氣唯得衛外則爲盛陽瞋張盛也藏府内氣不行則内氣益少陽蹻之脈在外營目今陽蹻盛溢故目不得合也瞑音眠　平按藏府靈樞作五藏六府甲乙作五藏獨衛其外甲乙作獨營其外衛其外則陽氣瞋至目不得瞑二十五字靈樞作行於陽則陽氣盛陽氣盛則陽蹻陷不得入於陰陰虚故目不瞑二十五字甲乙同惟甲乙陽蹻陷作陽蹻滿陰虚作陰氣虚故目不瞑作故目不得眠與靈樞小異

黄帝曰：善。治之奈何？伯高曰：補其不足，寫其有餘，調其虚實，以通其道，而去其邪。不足陰氣也有餘外陽氣 飲以半夏湯一齊，陰陽以通，其臥立至。以下言半夏湯方以療厥氣厥氣既消内外氣通則目合得臥　平按齊靈樞甲乙作劑

黄帝曰：善。此所謂決瀆壅塞，經絡大通，陰陽和得者也。願聞其方。溝瀆水壅決之則通陰陽氣塞鍼液導之故曰決瀆所以請聞其方也

伯高曰：其湯方以流水千里以外者八升，揚之萬遍，取其清五升，煮之，炊以葦薪，大沸，量秫米一升，治半夏五合，徐炊，令竭爲一升半，去其滓，飲汁一小杯，日三，稍益，以知爲度。故其病新發者，覆杯則臥，汗出則已矣。久者，三飲而已。飲湯覆杯即臥汗出病已者言病愈速也三飲者一升半爲一齊久病三服即差不至一齊新病一服即愈也　平按大沸大字靈樞甲乙均作火

黄帝曰：余聞十二經脈以應十二經水，十二經水者，其五色各異，清濁不同，人之血氣若一，應之奈何？十二水謂涇渭海湖汝沔淮漯江河濟漳此十二水十二經所法以應五行故色各異也江清河濁即清濁不同也若如也人血脈如一若爲彼十二經水也　平按十二經水四字靈樞不重

岐伯曰：人之血氣苟能若一，則天下爲一矣，惡有亂者乎？人之血氣苟能一種無差者不可得應於十二經水正以血脈十二經不同故得應於十二經水所以有相亂也

黄帝曰：余問一人，非問天下之衆。岐伯曰：夫一人者，亦有亂氣，天下之衆亦有亂氣，其□爲一耳。非直天下衆人血脈有亂一人自有十二經脈故有亂也　平按其下原缺一字靈樞作合袁刻作理

黄帝曰：願聞人氣之清濁。岐伯曰：受穀者濁，受氣者清。受穀之濁胃氣也受氣之清肺氣也 清者注陰，陰肺也 濁者注陽，陽胃也 濁而清者，上出於咽，穀氣濁而清者上出咽口以爲噫氣也 清而濁者，則下行。穀氣清而濁者下行經脈之中以爲營氣　平按則下行甲乙作下行於胃 清濁相干，命曰亂氣。清者爲陰濁者爲陽清濁相干則陰陽氣亂也　平按命甲乙作名

黄帝曰：夫陰清而陽濁，濁者有清，清者有濁，別之奈何？問清濁之狀也　平按別上靈樞有清濁二字

岐伯曰：氣之大別，氣之細別多種今言其大略耳 清者上注於肺，穀之清氣上注於肺 濁者下流於胃。穀之濁者下流於胃 胃之清氣，上出於口；胃中穀氣濁而清者上咽出口以爲噫氣 肺之濁氣，下注於經，内積於海。注肺清而濁氣下注十二經并積膻中以爲氣海而成呼吸也

黄帝曰：諸陽皆濁，何陽獨甚乎？諸陰皆清諸陽皆濁諸陽之脈皆濁未知何經獨受中之濁也

岐伯曰：手太陽獨受陽之

濁。胃者腐熟水穀傳與小腸小腸受盛然後傳與大腸大腸傳過是爲小腸受穢濁最多故小腸經受陽之濁也手太陰。獨受陰之清。其清者上走空竅。肺脉手太陰受於清氣其有二別有清清之氣行於三百六十五絡皆上於面精陽之氣上行目而爲精其別氣走耳而爲聽其宗氣上出於鼻而爲臭其濁氣出於脣口爲味皆是手太陰清氣行之故也　平按空竅甲乙作孔竅注精陽二字袁刻作清其濁者下行諸經。手太陰清而濁者下入於脉行十二經中也諸陰皆清。足太陰獨受其濁。六陰之脉皆清足太陰以是脾脉脾主水穀濁氣故足太陰受陰之濁也　平按注脾主主字上半蝕傷不全下半剩土字當是主字剩文袁刻作上黃帝曰。治之奈何。岐伯曰。清者其氣滑。濁者其氣濇。此氣之常也。故刺陽者。深而留之。刺陰者。淺而疾之。清濁相干者。以數調之。諸經多以清者爲陽濁者爲陰此經皆以穀之悍氣爲濁爲陽穀之精氣爲清爲陰有此不同也故人氣清而滑利者刺淺而疾之其氣濁而濇者刺深而留之陰陽清濁氣并亂以理調之理數然也　平按靈樞刺陽作刺陰刺陰作刺陽甲乙同疾之甲乙作疾取之黃帝曰。經脉十二者。別爲五行。分爲四時。何失而亂。何得而治。岐伯曰。五行有序。四時有分。相順則治。相逆則亂。相順者十二經脉皆有五行四時之分諸攝生者攝之當分則爲和爲順乖常失理則爲逆爲亂也黃帝曰。何謂相順。平按甲乙有而治二字岐伯曰。經脉十二者。以應十二月。十二月者。分爲四時。四時者。春夏秋冬。其氣各異。營衛相隨。陰陽已和。清濁不相干。如是則順而治。營在脉中衛在脉外內外相順故曰相隨非相隨行相隨和也黃帝曰。何謂逆而亂。岐伯曰。清氣在陰。濁氣在陽。清氣在於脉內爲營爲陰也濁氣在於脉外爲衛爲陽也營氣順行。衛氣逆行。營衛氣順逆十二經而行也衛之悍氣上至於目循足太陽至足指爲順行其悍氣散者復從目循手太陽向手指是爲逆行也此其常也　平按靈樞甲乙脉上無行字清濁相干。亂於胸中。是謂大悗。悗音悶陽氣入陰陰氣入陽即清濁亂也營氣逆行衛氣順行即逆順亂也故氣亂於心。則煩心密嘿。俛首靜伏。密嘿煩心不欲言也俛首低頭靜伏也　平按嘿甲乙作默亂於肺。則俛仰喘喝。接手以呼。肺手太陰脉行臂故肺氣亂肺及臂手悶所以接手以呼也　平按接甲乙作按亂於腸胃。則爲霍亂。腸胃之中營衛之氣相雜爲亂故爲霍亂霍亂卒吐利也亂於臂脛。則爲四厥。四厥謂四支冷或四支熱也亂於頭。則爲厥逆。頭重眩仆。厥逆頭重謂頭寒或熱重而眩仆也　平按頭重甲乙作頭痛注一作頭重黃帝曰。五亂者。刺之有道乎。岐伯曰。有道以來。有道以去。審知其道。是謂身寶。有道者理其亂使從其道黃帝曰。善。願聞其□。岐伯曰。氣在於心者。取之手少陰經。心主輸。氣在於心取手少陰經者上經云心不受邪今氣在心若爲不受邪也若言邪在心之包絡即應唯療手心主之經何爲心病二經俱療故知心者亦受邪也輸謂手少陰手心主二經各第三輸也　平按其下原缺一字靈樞作道袁刻作旨少陰經心主輸靈樞甲乙作少陰心主之輸氣在於肺。取之手太陰滎。足少陰輸。手太陰滎肺之本輸足少陰輸乃是腎脉以其腎脉上入於肺上下氣通故上取太陰滎下取足少陰輸氣在於腸胃。取之足太陰陽明。下者取三里。足太陰脾脉也脾胃府藏陰陽氣通故腸胃氣亂取足太陰也陽明之脉是胃本經胃之上輸在背下輸在三里也　平按下者靈樞甲乙作不下者氣在於頭。取之天柱大杼。足太陽脉行頭天柱大杼並是足太陽脉氣所發故取之也不知。取足太陽滎輸。取前二穴不覺愈者可取足太陽第二滎穴及第三輸也氣在於臂足。先去於血脉。後取陽明少陽之滎輸。手足四厥可先刺去手足盛絡之血然後取於手足陽明滎之與輸及手足少陽滎及輸也　平按靈樞足下有取之二字血上無於字黃帝曰。補寫若何。岐伯曰。徐入徐出。謂之導氣。補者徐入疾出寫者疾入徐出是謂通導營衛之氣使之和也補寫無形。所以謂之同精。是非有餘不足也。亂氣之相逆也。補寫雖復無形無狀所以同欲精於氣之是非有餘不足及亂氣之逆也故精者補寫之妙意使之和也黃帝曰。光乎哉道。明乎哉論。請著之玉板。

命曰治亂。黄帝讚岐伯之言有二一則所言光揚大道二則所論開道巧便故請傳之不朽也　平按自黄帝曰光乎哉至末甲乙無

營五十周

平按此篇自黄帝曰余願聞五十營至末見靈樞卷四第十五五十營篇又見甲乙經卷一第九氣息周身五十營四時十分漏刻篇

黄帝曰。余願聞五十營。岐伯答曰。天周二十八宿。宿三十六分。此據大率言耳其實弱三十六分　平按甲乙無余願聞三字靈樞營下有奈何二字 人氣行一周謂晝夜周一千八分。其實千分耳據三十六全數積之故積八分也宿各三十五分七分分之五則千分也知必然者下云氣行一周日行二十分氣行再周日行三十分人晝夜五十周故知一千分也　平按千上靈樞甲乙無一字注日行三十分當係四十分之誤玩下經文自明 日行二十八分。人經脈上下左右前後二十八脈。周身十六丈二尺。日行二十分人經脈一周言八分者誤也以上下文會之可知也　平按日行二十八分分字靈樞作宿甲乙無此句 以應二十八宿。漏水下百刻。以分晝夜。以二十八脈氣之周身上應二十八宿漏水之數晝夜之分俱周遍 故人一呼。脈再動。氣行三寸。一吸。脈亦再動。氣行三寸。呼吸定息。氣行六寸。一息之間日行未一分故不言日行之數 十息。氣行六尺。日行二分。一息六寸十息故六尺也二分謂二十七分分之四分也人氣十息行亦未一分也十三息半則一分矣　平按注四分據下注十息得二十七分之二十此四字恐係二十之誤 二百七十息。氣行十六丈二尺。氣行交通於中。一周於身。下水二刻。日行二十分。十息六尺故二百七十息氣行一百六十二尺又日行二十分者十息得二十七分之二十百息得二百二百息得四百二百七十息得五百四十分以二十七除之則為二十分矣　平按二十分靈樞作二十五分甲乙作二十分有奇 五百四十息。氣行再周於身。下水四刻。日行四十分。倍一周身之數　平按四十分甲乙作四十分有奇 二千七百息。氣行十周於身。下水二十刻。日行五宿二十分。十倍一周故日行二百分也宿各三十六分故當五宿二十分也由此言之故知五十周以一千分為實也　平按二分甲乙作二百十分有奇 一萬三千五百息。氣行五十營於身。水下百刻。日行二十八宿。漏水皆盡。脈終矣。此人晝夜之息數氣行二十八脈之一終與宿漏相畢　平按甲乙經注引王冰曰此略而言之也細言之則常以一千周加一分又十分之六乃奇分盡也 所謂交通者。并行一數。謂二手足脈氣并行而以一數之即氣行三寸者兩氣各三寸也而二氣之行相交於中故曰交通上有交通之文故云所謂也 故五十營備。得盡天地之壽矣。壽即終之義也天地以二十八宿下水百刻為一終也 氣凡行八百一十丈。即二十八脈相續五十周之數也　平按靈樞無氣字

衛五十周

平按此篇自篇首至末見靈樞卷十一第七十六衛氣行篇甲乙經同上

黄帝問於伯高曰。願聞衛氣之行。出入之合何如。伯高答曰。歲有十二月。日有十二辰。子午為經。卯酉為緯。天周二十八宿。而面有七星。四七二十八星。房卯為緯。虛張為經。經云虛張為經者錯矣南方七宿星為中也　平按甲乙天周二十八宿而面有七星作天一面七宿周天七字面有靈樞作一面房卯卯字靈樞甲乙均作昴 是故房至畢為陽。昴至尾為陰。經云昴至尾為陰便偏心宿也　平按尾靈樞甲乙均作心 陽主晝。陰主夜。故衛氣之行。一日一夜五十周於身。晝日行於陽二十五周。夜行於陰二十五周。於五藏。晝行手足三陽終而復始二十五周夜行五藏終而復始二十五周也　平按於五藏上靈樞甲乙有周字 是故平旦陰氣盡。陽氣出於目。目張則氣上行於頭。循項下足太陽。循背下至小指之端。行於五藏陰氣盡也衛氣出目循足大陽氣出於目也小指之端足小指外側端也 其散者。別於目兌眥。平按別於目兌眥甲乙作分於目別 下手太陽。下至小指之端外側。其散者。別目兌眥。下足少陽。注小指次指之間。以上循手少陽之分。平按分下靈樞甲乙有側字 下

至小指次指之間。平按靈樞甲乙無次指二字 別者至耳前合於頷脈。注足陽明。下行至跗上。入五指之間。其散者。從耳下下手陽明大指之間。入掌中。眥才詣反目崖一曰目眶散者衛之悍氣循足太陰脈而有餘別故曰散者別目兌眥目外決眥也目之兌眥有手太陽無足大陽今言別者足大陽脈係於目系其氣至於兌眥故衛氣別目兌眥下手大陽至小指之端外側也行此手足大陽一刻時也衛之悍氣別者循足少陽至小指次指之間別者循手少陽至於小指次指之間二刻時也衛之悍氣別者合於頷脈謂足陽明也入五指間者謂足陽明絡散入十指間故刺瘧者先刺足陽明十指間也手陽明偏歷大絡斜肩髃上曲頰偏齒其別者從齒入耳故衛別於耳下下手陽明至大指間入掌中者手陽明脈不入掌中而言入者手陽明脈氣雖不至掌中衛之悍氣循手陽明絡至掌中三刻時也　平按頷靈樞甲乙作頷說文頷頤也唐韻音頷亦通 其至於足也。入足心。出內踝。下行陰分。復合於目。爲一周。衛之悍氣晝日行手足三陽已從於足心循足少陰脈上復合於目以爲行陽一周如是晝日行二十五周也　平按此一段二十二字袁刻混入注中查靈樞甲乙均有此文應作大字爲經餘小字爲注 是故日行一舍。人氣行一周於身與十分身之八。以下俱言行陽二十五周人氣行身一周復行第二周內十分之中八分即日行之一舍也 日行二舍。人氣行三周於身與十分身之六。日行三舍。人氣行於身五周與十分身之四。日行四舍。人氣行於身七周與十分身之二。日行五舍。人氣行於身九周。日行六舍。人氣行於身十周與十分身之八。日行七舍。人氣行於身十二周於身與十分身之六。日行十四舍。人氣行二十五周於身有奇分十分身之四。人氣晝日行陽二十五周於身有奇分十分身之二言四誤也　平按身之四靈樞作二楊注言四誤也按上文日行七舍人氣行身十二周與十分身之六此十四合倍七舍則十二周與十分身之六亦復倍之當爲二十五周與十分身之二 陽盡而陰受氣矣。其始入於陰。常從足少陰注於腎。腎注於心。衛之陽氣晝日行三陽二十五周已至夜行於五藏二十五周腎脈支者從肺出絡心故衛氣循之注心者也衛氣夜行五藏皆從能剋注於所剋之藏以爲次也 心注於肺。心脈直者手少陰復從心系卻上肺故衛氣循心注肺者也 肺注於肝。肝脈支者復從肝別貫鬲上注肺故衛氣循肺注肝者也 肝注於脾。肝脈俠胃胃脈絡脾故得肝脈注於脾也 脾復注於腎爲一周。脾脈足太陰從下入少腹氣生於腎故衛氣循之注腎者也 是故夜行一舍。人氣行於陰藏一周與十分藏之八。亦如陽之行二十五周而復合於目。前行陽中日行一舍人氣行身一周復行後周十分身之八分此夜行一舍人氣行陰藏一周復行後周十分藏之八與前行陽二十五周數同亦有二十五周合五十周復合於目終而復始也　平按陰藏甲乙作身注一云陰藏合於目甲乙作會於目 陰陽一日一夜。合有奇分十分身之二。與十分藏之二。行陽奇分十分身之二行陰奇分亦有十分藏之二其數同也　平按兩二字甲乙均作四注云亦作二 是故人之所以臥起之時有早晏者。奇分不盡故也。黃帝曰。衛氣之在於身也。上下往來不以期。候氣而刺之奈何。平按不以期甲乙作無已其 伯高曰。分有多少。日有長短。春秋冬夏。各有分理。然後常以平旦爲紀。以夜盡爲始。是故一日一夜。水下百刻。二十五刻者。半日之度也。常如是毋已。日入而止。隨日之長短。各以爲紀而刺之。謹候其時。病可與期。失時反候。百病不治。故曰刺實者。刺其來也。刺虛者。刺其去也。此言氣存亡之時。以候實虛而刺之。刺實等衛氣來而實者可刺而寫之衛氣去而虛者可刺而補之　平按自謹候其時至以候實虛而刺之數句甲乙編次在後 是故謹候氣之所在而刺之。是謂逢時。補寫之道必須候於邪氣所在刺之 病在於三陽。必候其氣之加在於陽分而刺之。病在於三陰。必候其氣之加在於陰分而刺之。病在手足三陽刺之可以用療陽病之道也病在三陰刺之可以取療陰病之道也　平按加在於陽分與加在於陰分靈樞無兩加字兩分字甲乙刺之下有謹候其時病可與期失時反候百病不除十六字水下一刻，人氣在太陽。在大陽者在手足大陽也水下二刻，人氣在少陽。在少陽者謂是手足少陽水下三刻，人氣在陽明。在陽明謂是手足陽明也水下四刻，人氣在陰分。水下五刻，人氣在大陽。水下六刻，人氣在少陽。水下七刻，人氣在陽明。水下八刻，人氣在陰分。水下九刻，人氣在大陽。水下十刻，人氣在少陽。水下十一刻，人氣在陽明。水下十二刻，人氣在陰分。水下十三刻，人氣在大陽。水下十四刻，人氣在少陽。水下十五刻，人氣在陽明。水下十六刻，人氣在陰分。水下十七刻，人氣在大陽。水下十八刻，人氣在少陽。水下十九刻，人氣在陽明。水下二十刻，人氣在陰分。水下二十一刻，人氣在大陽。水下二十二刻，人氣在少陽。水下二十三刻，人氣在陽明。水下二十四刻，人氣在陰分。水下二十五刻，人氣在大陽。此半日之度也。從房至畢十四舍，水下五十刻，日行半度，迴行一舍，水下三刻與七分刻之二。迴行一舍水下三刻與七分刻之四言七分刻之二者錯矣置五十刻以十四舍除之得三刻十四分之八法實俱半之得七分之四也　平按甲乙日行半度迴行一舍八字作從昴至心亦十四度水下五十刻終日之度也日行一舍者二十三字七分刻之二作十分刻之四注云素問十作七又靈樞刻之二作刻之四大要曰：常以日之加於宿上也，人氣在大陽。衛氣行三陽上於目者從足心循足少陰脈上至目以爲一刻若至於夜便入腎常從腎注於肺晝夜行藏二十五周明至於目合五十周終而復始以此爲准不煩注解也　平按甲乙無日字之加作加之氣上有則知二字注上至目及至於目兩目字原本均作日平按上注衛氣循少陰脈上復合於目以爲行陽一周又本篇經文人氣行於陰藏亦如陽之行二十五周而復合於目據此則日字當係目字傳寫之誤是故日行一舍，人氣行三陽與陰分，常如是無已，與天地同紀，紛紛盼盼，終而復始，一日一夜，下水百刻而盡矣。紛字云反亂也盼普患反謂衛氣行身不息紛紛盼盼無有窮期也　平按盼盼原鈔作昐昐查昐方文切日光也盼普巴切謂雜亂紛紜也與注無有窮期之義近靈樞甲乙均作盼盼注均云普巴切擬作盼盼又甲乙盡矣下有故曰刺實者刺其來刺虛者刺其去此言氣之存亡之時以候虛實而刺之也三十字

黄帝内經太素卷第十二營衛氣　黄陂蕭貞昌校字

黄帝内經太素卷第十三 身度

通直郎守太子文學臣楊上善奉 勅撰注

黄陂蕭延平北承甫校正

經筋

骨度

腸度

脈度

經筋平按此篇自篇首至末見靈樞卷四第十三經筋篇又見甲乙經卷二第六經筋篇

足大陽之筋，起於小指之上。結於踝。邪上結於膝。其下者。循足外側。結於踵。上循根結於膕。其別者。結於腨外。上膕中内廉。與膕中并上結於臀。上俠脊上項。其支者。別入結於舌本。其直者。結於枕骨。上頭。下顔。結於鼻。其支者。為目上綱。下結於鼽。其下支者。從腋後外廉。結於肩髃。其支者。入腋下。上出缺盆。上結於完骨。其支者。出缺盆。邪上出於鼽。十二經筋與十二經脈俱禀三陰三陽行於手足故分為十二但十二經脈主於血氣内營五藏六府外營頭身四支十二經筋内行胸腹郭中不入五藏六府脈有經脈絡脈筋有大筋小筋膜筋十二經筋起處與十二經脈流注並起於四末然所起處有同有別其有起維筋緩筋等皆是大筋別名凡十二筋起處結處及循結之處皆撰為圖畫示人上具如別傳小指上謂足指表上也結曲也筋行迴曲之處謂之結□結經脈有郄筋有結也顔眉上也下結於鼽鼽中出氣之孔謂之鼻也鼻形謂之鼽也　平按小指上靈樞甲乙有足字邪甲乙作斜俠靈樞作挾顔甲乙作額鼽靈樞作頄出於鼽甲乙作入於鼽注俱稟袁刻誤作同稟膜筋袁刻誤作膜筋 其病小指支跟踵痛。膕攣。脊反折。項筋急。肩不舉。腋支缺盆紉痛。不可左右搖。紉女巾反謂轉展痛也　平按攣下甲乙有急字紉靈樞甲乙均作紐 治在燔鍼刼刺。刼刺病脈言鍼炙之言筋病但言燔鍼者但鍼灸湯藥之道多通療百病然所便非無偏用之要也 以知為數。所以惟為鍼度數知病筋痛一度刼刺不知病差差可三四度量其病差為數也 以痛為輸。輸謂孔穴也言筋但以筋之所痛之處即為孔穴不必要須依諸輸也以筋為陰陽氣之所資中無有空不得通於陰陽之氣上下往來然邪入腠襲筋為病不能移輸遂以病居痛處為輸故曰筋者無陰無陽無左無右以候痛也明堂依穴療筋病者此乃依脈引筋氣也 名曰仲春痺。聖人南面而立上覆於天下載於地總法於道造化萬物故人法四大而生所以人身俱應四大故正月即是少陽以陽始起故曰少陽六月少陽以陽衰少故曰少陽二月大陽以其陽大故曰大陽五月大陽以陽正大故曰大陽三月四月陽明二陽相合故曰陽明十二經筋感寒溼風三種之氣所生諸病皆曰筋痺筋痺燔鍼為當故偏用之餘脈肉皮筋等痺所宜各異也

足少陽之筋。起於小指次指之上。上結外踝。上循胻外廉。結於膝外廉。其支者。起於外輔骨。上走髀。前者結於伏菟之上。後者結於尻。其支者起外輔骨凡有二支也故前支上結伏菟後支上走髀結於尻前也　平按次指下靈樞無之上二字胻作脛伏菟下甲乙無之上二字 其直者。上眇乘季脇。上走腋前廉。繫於膺乳。結於缺盆。眇季脇下也以沼反　平按眇乘靈樞甲乙作乘眇 其直者。上出腋。貫缺盆。出大陽之前。循耳後。上額角。交巔上。下走頷。上結於鼽。其支者。結目外眥為外維。其病足小指次指支轉筋。引膝外轉筋。膝不可屈伸。膕中筋急。前引髀。後引尻。上乘眇季脇痛。上引缺盆膺乳頸。外維大陽為目上綱陽明為目下綱少陽為目外維　平按靈樞鼽作頄結目外眥作結於外眥小指上無足字甲乙同膕中靈樞甲乙無中字 維筋急。從左之右。右目不可開。此筋本起於足至項上而交至左右目故左箱有病引右箱目不得開右箱有病引左箱目不得開也 上過右角。並蹻脈而行。左絡於右。故傷左角。右足不用。命曰維筋相交。治在燔鍼刼刺。以知為數。以痛為

輸。名曰孟春痹也。蹻脈至於目眥，故此筋交顛左右，下於目眥，與之並行也。筋既交於左右，故傷左額角，右足不用；傷右額角，左足不用，故以此維筋相交也。

足陽明之筋，起於中三指，結於跗上，邪外上加於輔骨，上結於膝外廉，直上結於髀樞，上循脇屬脊。刺瘧者，刺足陽明十指間，是知足陽明脈入於中指內間外間，脈氣三指俱有，故筋起於中指并中指左右二指，故曰中三指也。有本無三字。其直者，上循斷，結於膝。其支者，結於外輔骨，合於少陽。髖骨如臼，髀骨如樞，髀轉於中，故曰髀樞也。其直者，上循伏兔，上結於髀，聚於陰器，上腹而布，至缺盆結。布，謂分布也。　平按：斷，靈樞甲乙作骭；至缺盆結，靈樞甲乙作至缺盆而結。上頸，上挾口，合於頄，下結於鼻，上合於太陽，太陽為目上綱，陽明則為目下綱。太陽為目上綱，故得上眥動也。其支者，從頰結於耳前。陽明為目下綱，故得下眥動也。

其病足中指支斷轉筋，腳跳堅，伏兔轉筋，髀前腫，㿗疝，腹筋急，引缺盆頰口，卒僻，急者目不合，熱則筋縱，目不開。寒則目綱上下拘急，故開不得合也；熱則上下緩縱，故合不得開。僻，音僻。　平按：斷，靈樞作脛，甲乙同；㿗，靈樞作㿉；腹筋急，甲乙作腹筋乃急；頰口，靈樞甲乙作及頰，卒僻作卒口僻；靈樞縱上無弛字；僻，袁刻作癖，下同，據原本更正。頰筋有寒，則急引頰移口；有熱則筋弛縱，緩不勝收，故僻。足陽明筋挾口過頰，故曰頰筋。移口，謂引口離常處也。不勝，謂熱不勝其寒，所以緩口移去，故喎僻也。　平按：緩不勝，靈樞甲乙作不勝收。治之以馬膏，膏其急者，以白酒和桂，以塗其緩者。馬為金畜，剋木筋也，故馬膏療筋急病也；桂酒洩熱，故可療緩筋也。以桑鉤鉤之，即以生桑炭置之坎中，高下與坐等，以膏熨急頰，且飲美酒，噉美炙，不飲酒者，自強也，為之三拊而已。治在燔針劫刺，以知為數，以痛為輸，名曰季春痹也。以新桑木麁細如指，以繩繫之，拘其緩頰，相挽急頰，仍於壁上為坎，令與坐等，坎中生桑炭火，以馬膏塗其急頰，猶須飲酒噉炙，和其寒溫，如此摩拊飲噉，為之至三日，得中平，致徒散，及拊摩也。音撫。　平按：炙，靈樞甲乙作炙肉；噉，甲乙作啖；美炙，靈樞作美炙肉，甲乙作炙肉。注麁，袁刻作剉。

足太陰之筋，起於大指之端內側，上結於內踝。其直者，上結於膝內輔骨。膝內下小骨，輔大骨者，長三寸半，名為內輔骨也。　平按：上結於膝，靈樞甲乙作絡於膝。上循陰股，結於髀，聚於陰器。陰器，宗筋所聚也。[illegible]上腹結於臍，循腹裏，結於脇，散於胸中；其內者，著於脊。循腹裏別著脊也。[illegible]其病足大指支，內踝痛，轉筋痛，膝內輔骨痛，陰股引髀而痛，陰器紐痛，上引臍兩脇痛，引膺中與脊內痛。治在燔針劫刺，以知為數，以痛為輸，名曰仲秋痹也。[illegible]

足少陰之筋，起於小指之下，並足太陰之筋，邪走內踝之下，結於踵，[illegible]與太陽之筋合，而上結於內輔之下，[illegible]並太陰之筋而上循陰股，結於陰器，[illegible]循脊內挾膂，上至項，結於枕骨，與足太陽之筋合。[illegible]其病足下轉筋，及所過而結者皆痛及轉筋。病在此者，主癇瘛及痙，在外者不能俛，在內者不能仰。故陽病者，腰反折不能俛，陰病者不能仰。[illegible]治在燔針劫刺，以知為數，以痛為輸。[illegible]

痛爲輸。在内者熨引飲藥。痛在皮膚筋骨外者可療以燔鍼，病在腹胸内者宜用熨法及道引並飲湯夜藥等也。此筋折紐，發數甚者，死不治。名曰孟秋痺。其筋轉痛輕而可爲燔鍼，若折曲紐發之甚，死而不療也。平按：靈樞、甲乙紐均作紐紐二字，孟秋均作仲秋，發袁刻誤作緩。足厥陰之筋，起於大指之上，上結於内踝之前，上循脛，上結於内輔之下，上循陰股，結於陰器，結絡諸筋。足三陰及足陽明筋皆聚陰器，足厥陰屈絡諸陰，故陰器名曰宗筋也。平按：上循脛甲乙作上衝胻，結絡諸筋靈樞無絡字，筋甲乙作經。其病足大指支内踝之前痛，内輔痛，陰股痛轉筋，陰器不用，傷於内則不起，傷於寒則陰縮入，傷於熱則縱挺不收，治在行水清陰氣。其病筋者，燔鍼劫刺，以知爲數，以痛爲輸，名曰季秋痺。婦人挺長爲病，丈夫挺不收爲病，陰氣即丈夫陰氣，謂陽氣虚也，陽氣虚故縮，或不收得陰即愈也。平按：陰氣甲乙作陰器。其病筋者靈樞、甲乙病下有轉字，燔上均有治則二字。

手太陽之筋，起於小指之上，上結於腕，上循臂内廉，結於肘内兊骨之後，彈之應於小指之上，上入結於腋下。手小指表名上，肘兊謂肘内箱尖骨名曰兊骨，應引也。其支者，後走腋後廉，上繞肩甲，循頸出足太陽之筋前，結於耳後完骨；其支者，入耳中；其直者，出耳上，下結於顑，含感反。上屬目外眥。平按：後走腋後廉甲乙作從腋走後廉，上繞肩甲作上繞臑外廉上肩胛，顑靈樞、甲乙均作頷。其病手小指支痛，肘内兊骨後廉痛，循臂陰入腋下，腋下痛，腋後廉痛，繞肩甲引頸而痛，應耳中鳴痛，引顑目瞑，良久乃能視。臂臑肉爲臂陰也。瞑，目閉也，音眠。平按：支痛二字甲乙作及。頸筋急則爲筋瘻頸腫，寒熱在頸者，治在燔鍼劫刺，以知爲數，以痛爲輸。其爲腫者，傷而兊之。其支者，上曲耳，循耳前，屬目外眥，上額，結於角。其病當所過者支轉筋，治在燔鍼劫刺，以知爲數，以痛爲輸，名曰仲夏痺。筋瘻此之謂也。筋瘻頸腫者，皆是寒熱之氣也，故療寒熱筋瘻頸腫者，可以鍼傷於兊骨後彈應小指之處，兊之令盡。兊，尖銳盡端也；或爲傷，復也。六月手之少陽，正月足之少陽，五月手之太陽，二月足之太陽，四月手之陽明，三月足之陽明，筋於此時感氣爲病，故曰仲夏等痺也。平按：頸筋急頸腫頸字袁刻作頭，靈樞、甲乙均作頸，傷均作復，上曲耳耳字靈樞作牙，甲乙注同，又注筋瘻袁刻瘻誤作瘻。

手少陽之筋，起於小指次指之端，結於腕，上循臂，結於肘，上繞臑外廉，上肩走頸，合手太陽；其支者，當曲頰入繫舌本；其支者，上曲耳，循耳前，屬目外眥，上乘領，結於角。其病當所過者支轉筋，舌卷，治在燔鍼劫刺，以知爲數，以痛爲輸，名曰季夏痺。曲頰在頰曲骨端，足少陽筋循頸向曲頰後，當曲頰入繫舌本，謂當風府下舌根後，故風府一名舌本也。平按：腕上趙府本靈樞作腕中，曲耳靈樞、甲乙作曲牙，領均作頷，其病袁刻誤作是病。

手陽明之筋，起於大指次指之端，結於腕，上循臂，上結於肘外，上臑，結於髃；其支者，繞肩甲，俠脊；直者，從肩髃上頸；其支者，上頰，結於鼽；肩髃，肩角也，音隅，又音偶也。平按：肘外甲乙無外字，上臑作上繞臑，肩甲靈樞、甲乙均作肩胛，鼽靈樞作頄。其直者，上出手太陽之前，上左角，絡頭，下右顑。其病當所過者支痛及轉筋，肩不舉，頸不可左右視，治在燔鍼劫刺，以知爲數，以痛爲輸，名曰孟夏痺。其筋左右交絡，故不得左右顧視。今經不言上右角絡頭下左顑，或可但言一邊也。平按：顑靈樞、甲乙均作頷，支下甲乙無痛及二字。

手太陰之筋，起於大指之上，循指上行，結於魚後，大指表名爲上，循手向胸爲上行也。平按：魚下甲乙有際字。行寸口外側，上循臂。結於肘中。上臑内廉。入掖下。出缺盆。結肩前髃。上結缺盆。並大陰脉行故在臑也肩端之骨名肩髃是則在後骨之前即肩前髃也下絡胸裏。散貫賁。合賁下。抵季肋。賁謂膈也筋雖不入藏府仍散於膈也　平按合賁下甲乙作合脇下下抵季肋靈樞作抵季脇其病當所過者。支轉筋痛。其成息賁者。脇急吐血。治在燔鍼刼刺。以知爲數。以痛爲輸。息謂喘息肺之積名息賁在右脇下大如杯久不愈令人洒淅振寒熱喘欬發肺癰也　平按其成息賁者靈樞甲乙作甚成息賁名曰仲冬痺。十二月手之少陰十一月手之大陰八月足之大陰十月手心主厥陰九月足厥陰筋於此時感氣爲病名爲仲冬痺也十二經脉足之三陰三陽配十二月手之三陰三陽配甲乙等數與此十二經筋不同良以陰陽之氣成物無方故耳

手心主之筋。起於中指。與大陰之筋並行。結於肘内廉。上臂陰。結掖下。下散前後俠脇。其支者。入掖下。散胸中。結於賁。結於膈也　平按與太陰之筋並行甲乙作與大陽之經並行賁靈樞甲乙均作臂其病當所過者。支轉筋。及胸痛息賁。治在燔鍼刼刺。以知爲數。以痛爲輸。名曰孟冬痺。當此筋所過之處爲痺即是所行之筋爲病也　平按轉筋下靈樞有前字甲乙有痛手心主前五字

手少陰之筋。起於小指之内側。結於兌骨。上結肘内廉。上入掖。交太陰。伏乳裏。結於胸中。循賁。兌骨謂掌後當小指下尖骨也交手太陰已伏於乳房之裏然後結於胸也　平按靈樞甲乙伏乳作挾乳循賁作循臂下繫於齊。其病内急。心承伏梁。下爲肘綱。其病當所過者。則支轉筋筋痛。治在燔鍼刼刺。以知爲數。以痛爲輸。其成伏梁唾膿血者。死不治。心之積名曰伏梁起齊上如臂上至心下其筋循膈下齊在此痛下故曰承也人肘屈伸以此筋爲綱維故曰肘綱也　平按唾甲乙作吐

經筋之病。寒則筋急。熱則施縱不收。陰萎不用也。凡十二經筋寒則急熱則縱不用之也　平按寒則下靈樞有反折二字甲乙同陽急則反折。陰急則俛不伸。人背爲陽腹爲陰故在陽之筋急者反折也在陰之筋急則俛而不伸也焠刺者。刺寒急。熱則筋縱。毋用燔鍼。焠十内反謂燒鍼刺之也問曰熱病皆有行灸筋熱爲病何以不用火鍼答曰皮肉受於熱病脉通而易故須行灸筋自受病通之爲難寒熱自在於筋病以痛爲輸不依餘輸也　平按縱下靈樞甲乙有不收二字鍼下甲乙有急刺二字名曰季冬痺。此之一句屬手少陰筋也經筋之病下總論十二經筋足之陽明。手之大陽。筋急則口目爲辟。目眥急不能卒視。治皆如右方。撿手大陽有耳中鳴引頷目瞑之言無口目辟亦可引頷即口目辟也眥用前方寒急焠刺也　平按辟靈樞作僻甲乙作僻眥上靈樞無目字

骨度平按此篇自篇首至末見靈樞卷四第十四骨度篇又見甲乙經卷二第七骨度腸度腸胃所受篇

黃帝問伯高曰。脉度言脉之長短。何以立之也。脉度謂三陰三陽之脉所起之度但不知長短也　平按言脉之長短靈樞甲乙作言經脉之長短伯高曰。先度其骨節之小大廣狹長短。而脉度定矣。人之皮肉可肥瘦增減骨節之度不可延縮故欲定脉之長短先言骨度也

黃帝問曰。願聞衆人之度。人長七尺五寸者。其骨節之大小長短各幾何。聖人賢人及無別與分者之外衆人之骨度量多同故請衆人之度及請中度之人大小長短也　平按甲乙無願聞衆人之度六字各上有知字伯高答曰。頭之大骨圍二尺六寸。衆人之中又爲三等七尺六寸以上名爲大人七尺四寸以下名爲小人七尺五寸人身名爲中人今以中人爲法則大人小人皆以爲定何者取一合七尺五寸量之合有七十五分則七尺六寸以上大人亦准爲七十五分七尺四寸以下乃至嬰兒亦准七十五分以此爲定分立經脉長短並取空穴自頸項骨以上爲頭顱骨以爲頭大骨也胸圍四尺五寸。缺盆以下髑骬以上爲胸當中也當其麤處以繩圍也　平按注髑原作觸當係髑字傳寫之誤查蔽心者爲髑骬亦曰鳩尾臆前蔽骨也譚作髑別本作髑腰圍四尺二寸。當二十一椎腰輪之中圍也髮所覆者。顱至項。長尺二寸。頭顱骨取髮所覆之處前後量也　平按所覆所字袁刻誤作至髮以下至頤長一尺。君子參折。髮際以下至頤端量之一尺一尺面分中分爲三三分謂天地人君子三

分齊等與衆人不同也參三也　平按參折靈樞作終折甲乙作參注云又作三又作終結喉以下至缺盆中長四寸。頭端横當結喉端也結喉端至缺盆中不取上下量缺盆以下至髑骬長九寸。從缺盆中至髑骬皮際量也　平按髑骬説見前靈樞注云音曷于肩骨也恐未安注皮字別鈔本亦作岐過則肺大不滿則肺小心肺俱在胸中心在肺關故不言大小也髑骬以下至天樞長八寸。天樞俠齊故量髑骬下但八寸過則胃大不滿則胃小。八寸之中亦有脾藏以其胃大故但言胃大小也天樞以下至横骨長六寸半。過則迴腸廣長不滿則短。横骨在陰上横骨迴腸大腸也大腸當齊小腸在後附脊齊上故不言之也　平按靈樞甲乙則短作則狹短横骨長六寸半。横量非數下至内輔之上廉長一尺八寸。内輔膝下内箱骨輔脛也　平按下至内輔之上廉靈樞甲乙作横骨上廉以下至内輔之上廉注脛袁刻誤作頸内輔之上廉以下至下廉長三寸半。内輔骨長三寸半也内輔之下廉以下至内踝長尺三寸。内踝以下至地長三寸。内踝端至地也膝膕以下至跗屬長尺六寸。跗屬以下至地長三寸。從膝以下當膝後曲處量也故骨圍大則太過小則不及。故頭骨圍大則過於身骨頭骨圍小不及身骨也角以下至柱骨長一尺。缺盆左右箱上下高骨名曰柱骨後額角至此柱骨端合有一尺與頭端齊也計柱骨上下長四寸經不言也行掖中不見者長四寸。排手而行取掖下不見處以上至柱骨四寸也掖以下至季脇長尺二寸。季肋曰季脇季脇以下至髀樞長六寸。尻髀二骨相接之處名曰髀樞髀樞以下至膝中長尺九寸。當膝側中膝以下至外踝長尺六寸。至外踝之中也外踝以下至京骨長三寸。京骨以下至地長一寸。外踝下如前高骨名曰京骨耳後當完骨者廣九寸。耳前當耳門者廣尺三寸。頭顱圍有二尺六寸此完骨相去九寸耳門相去尺三寸合有二尺二寸小四寸者各取完骨之前至耳二寸兩箱合有四寸並前即有二尺六寸經不言之也　平按廣尺三寸甲乙作廣一尺二寸注云一作三寸兩顴之間相去七寸。兩乳之間廣九寸半。兩髀之間廣六寸半。兩顴兩乳取其端兩髀取中也　平按原鈔本兩顴右旁有顴巨莫反頰骨也七字恐係後人校記非楊注足長尺二寸廣四寸半。取足中指至足跟端量之以取長也以尺二長中折處横量之以取廣也肩至肘長尺七寸。從肩端至肘端量也肘至腕長尺二寸半。肘端至腕腕者臂手相接之處腕至中指本節長四寸。指有三節此爲下節故曰本節本節至其末長四寸半。從本節端至中指末合四寸半今人取手大指第一節爲寸以定鍼灸分寸者不相當也項髮以下至膂骨長三寸半。膂骨脊骨從後髮際下至脊端量之也　平按膂靈樞作背甲乙作脊三寸半靈樞作二寸半甲乙注云一作二寸膂骨以下至尾骶二十一節長三尺。每七節長一尺也故二十一節長三尺也下文具之上節長一寸四分。分之一奇分在下。舉上一節以爲例餘皆同也分之一者一寸□□之外更有餘分之一也其實則七分分之二也　平按分之一奇分在下甲乙作分之七奇分之一注一寸下原缺二字據經文當作四分二字故上七節下至於膂骨九寸八分分之七。此七節之數也每節一寸四分分之一故七節得九寸八分分之七其實一尺全也何者每節餘分七分分之二七節有餘分十四以七除十四得二分二分並九寸八分故爲一尺也此衆人之骨度也所以立經脈之長短也。此爲衆人骨度多同者爲准以立經脈長短也是故視其經絡之在於身也其見浮而堅者其見明而大者多血細而沈者少氣也。見而浮堅者絡脈也見而明大者血盛也細而沈者少氣少血或作多氣也　平按少氣靈樞甲乙作多氣注見而明大袁刻誤作其見明而大

腸度平按此篇自篇首至三十二曲見靈樞卷六第三十一腸胃篇自黄帝曰願聞人之不食至末見靈樞卷六第三十二平人絶穀篇甲乙同上篇

黄帝問伯高曰。余願聞六府傳穀者。腸胃之大小長短。受穀之多少奈何。三焦府傳於穀氣膀府受於胃精三腸及胃傳穀糟粕傳糟粕者行穀之要故腸胃有六種之

別者。伯高答曰：請盡言之。穀之所從出入淺深遠近長短之度。黃帝問六種也外更請說四種故曰盡言之也穀行從口曰入淺肛曰出自脣至齒爲淺從咽至腸曰深穀至於胃曰近從胃向脏曰遠腸十六曲曰長咽一尺六寸曰短也脣至齒長九分。口廣二寸半。齒以後至會厭深三寸半。大容五合。會厭舌後喉嚨上出氣入鼻口之孔上有肉厭蓋孔開闔氣之出入也咽大二寸半。至胃長一尺六寸。咽會厭後下食孔也下至胃長一尺六寸　平按咽上靈樞有舌重十兩長七寸廣二寸半十一字咽下有門重十兩四字大作廣甲乙同二寸半靈樞作一寸半至胃長一尺六寸原鈔長字上脫至胃二字長字下脫一尺二字謹依靈樞甲乙補入胃紆曲屈伸之長二尺六寸。大一尺五寸。徑五寸。大容三斗。胃中央大兩頭小伸而度之二尺六寸也圍之有一尺五寸曰大量徑有五寸也容水穀三斗也　平按大容三斗靈樞作二斗五升甲乙作三斗五升注云一作二小腸後傅脊。左環葉積。其注於迴腸者。外傅於齊上。迴運環反十六曲。大二寸半。徑八分分之少半。長三丈二尺。傅附也糟粕從胃傳入小腸小腸附脊外注迴腸於齊上也　平按傅靈樞甲乙均作附葉積靈樞作迴周疊積甲乙作迴周葉積迴腸當齊。左環迴周葉積而下。迴運環反十六曲。大四寸。徑一寸少半。長二丈一尺。迴腸大腸也小腸附脊而在後大腸近齊而在前故大腸輸在上小腸輸在其下也　平按少半上靈樞甲乙有寸之二字廣腸傅脊以受迴腸。左環葉積上下辟。大八寸。徑二寸大半。長二尺八寸。廣腸白脏也附脊以受大腸糟粕辟着脊也謂白脏當中寬八寸上受大腸之處下出淺處皆徑有二寸半總長二尺八寸也　平按葉積靈樞作葉脊大半上靈樞甲乙有寸之二字腸胃所入至所出。長六丈四寸四分。咽之上口爲所入廣腸之下以爲所出脣齒相去九分齒與會厭相去三寸半會厭至胃咽長一尺六寸胃之終始長二尺六寸小腸終始長二丈一尺廣腸終始長二尺八寸故有六丈四寸四分也　平按注小腸終始下原鈔作長二丈一尺檢上文經云小腸長三丈二尺迴腸長二丈一尺應於小腸終始下補注長三丈二尺迴腸終始九字方與經文六丈四寸四分之數合當係傳鈔脫此九字也其迴曲環反三十二曲。胃有一曲小腸十六曲大腸十六曲合而言之計有三十三曲其胃大曲短不入其數故有三十二曲皆以七尺五寸中度之人爲准也

黃帝曰：願聞人之不食七日而死。其故何也。七日不食而死餘時之言既聞腸胃大小未知所盛水穀多少而盡至七日而死之也伯高曰：臣請言其故。胃大一尺五寸。徑五寸。長二尺六寸。橫屈受三斗。其中之穀常留者二斗。水一斗而滿。故事所由水穀合有三斗滿於胃中也　平按橫屈受三斗靈樞甲乙作橫屈受水穀三斗五升水一斗而滿均作水一斗五升而滿上焦泄氣。出其精微。慓悍滑疾。上焦之氣從胃上口而出其氣精微慓悍滑疾晝夜行身五十周即衛氣也　平按上焦下原缺一字依靈樞甲乙補作泄袁刻作中焦二字又注上焦袁刻作二焦均與原鈔不合下焦下溉諸腸。下焦別迴腸注膀胱譬之溝瀆下溉諸腸膀胱爲黑腸及廣腸等也　平按諸腸甲乙作泄諸小腸小腸大二寸半。徑八分分之少半。長三丈二尺。受一斗三合合之大半。穀四升。水六升三合合之大半。一二爲三則二爲大半一爲少半也　平按受一斗三合合之大半穀四升十二字靈樞甲乙作受穀二斗四升六字迴腸大四寸。徑一寸平按靈樞甲乙有寸之二字少半。長二丈一尺。受一斗七升升之半。穀一斗。水七升升之半。升之半半升也　平按受一斗七升升之半穀一斗水七升升之半十七字靈樞甲乙作受穀一斗水七升半八字廣腸大八寸。徑二寸大半。長二尺八寸。受九升三合八分合之一。廣腸受水穀之數也　平按靈樞大半上有寸之二字受下有穀字甲乙同腸胃之長。凡長六丈四寸四分。受水穀六斗六升六合八分合之一。此腸胃所受水穀之數。計腸胃所受之數垂升之半合之大半也　平按六丈四寸四分靈樞甲乙作五丈八尺四寸受水穀六斗六升六合八分合之一作受水穀九斗二升一合合之大半十三字注垂袁刻作乘其義均未詳平人則不然。胃滿則腸虛。腸滿則胃虛。更滿更虛。故氣得上下。前之所論乃據腸胃之量□受數若言生平之人則腸胃之中盈虛更起不得一時則有前數也食滿胃中則胃實腸虛也腸虛故氣得下也糟入腸中則胃虛腸實也

胃虛故氣得上也以其腸胃盈虛氣得上下之也　平按注量下所鈌一字謹擬作容五藏安定。欲資水穀之味故須盈也欲受水穀之氣故待虛也氣味內和故五藏安定也血脈和利。氣味通於上下故脈和利精神乃居。藏安脈和則五神五精居其藏也故神者水穀之精氣。水穀精氣資成五神故水穀竭神乃亡也故腸胃之中。常留穀二斗四升。水一斗一升。計腸胃所受六斗六升六合八分合之一據其盈虛在人常須三斗五升也　平按穀二斗四升靈樞作二斗水一斗一升靈樞作一斗五升甲乙作穀二斗四升水一斗五升故平人日再後。後二升半。一日中五升。七日。五七三斗五升。而留水穀盡矣。再後五升還須資食合有三斗五升若一日不食後五升者則少五升也若七日常後七日不食則五七三斗五升皆盡故平人不飲食。七日而死者。水穀精氣津液皆盡矣。故七日而死矣。命門所藏謂之精也上焦宣五穀味薰膚充身澤毛如霧露之溉是謂之氣腠理發泄出汗謂之津穀氣淖澤注於骨骨屬屈伸偉澤補益髓腦皮膚潤澤謂之爲液水穀既盡精氣津液四物□盡故七日死　平按注四物下所鈌一字謹依經文作皆

脈度平按此篇自篇首至末見靈樞卷四第十七脈度篇又見甲乙經卷二第三脈度篇

黃帝問曰。願聞脈度。先言骨度及腸胃度大小長短於前次當依□以論諸脈長短故須聞之也　平按注依下原鈌一字謹擬作次岐伯曰。手足之六陽。從手至頭五尺。手陽明大腸脈也手大陽小腸脈手少陽三焦脈也三脈分在兩手故有六脈餘倣此各依營行次第手之三陰足之三陽皆從內起向於手足手之三陽足之三陰皆從外起向於頭□此數手足之脈長短故皆從手足向內數之與手□□□脈十二經流注入身數亦同也　平按手足之六陽靈樞甲乙均無足字疑衍注向於頭下原鈌一字左方剩月旁依經文足之三陰從足走腹擬作腹袁刻作項恐未安與手下原鈌三字謹擬作足外起三字五六三丈。計手六陽從指端至目循骨度直行得有五尺不取循繞並下入鈌盆屬腸胃者循骨度爲數去其覆迴行者及與支別故有三丈也手之六陰從手至胸中三尺五寸。三六丈八尺。五六三尺。手大陰肺脈也手少陰心脈也手心主心包絡脈也手之三陰皆亦直循骨度從手至胸三尺五寸不取下入屬藏絡府之者少陰從心系上係目系及支別者亦不取凡二丈一尺。足之六陽。從足至頭八尺。六八四丈八尺。足陽明胃脈也足大陽膀胱脈也足少陽膽脈也計人骨度從地至頂七尺五寸所謂八尺者何以其足六陽脈從足指端當至踝五寸故有八尺也亦不取府藏及支別矣足之六陰。從足至胸中六尺五寸。六六三丈六尺。五六三尺。□□□□□足少陰腎脈也足厥陰肝脈也足六陰脈從足至胸中六尺五寸太陰少陰俱至舌下厥陰至頂及入藏府□□□□數之也　平按注足少陰上原鈌六字擬作足太陰脾脈也六字袁刻將太陰脾脈補在六陰二字之上陰下復脫脈字與原鈔不合又藏府下原鈌五字謹依上下注作與支別亦不五字袁刻於此處既不闕文復脫數之也三字與原鈔不合凡三丈九尺。蹻脈從足至目七尺五寸。二七丈四尺。二五一尺。蹻陰陽二蹻也起處終處長短是同□□□□也按中人七尺五寸二蹻脈皆起跟中上□□□□七尺五寸若爲合數然二蹻至目內眥與足大陽合上行絡左右顴角故得合數檢少陽筋即知也　平按注是同下原鈌四字袁刻只空二格不合五寸下原鈔直接二蹻無鈌文袁刻空七格不合跟中上三字下原鈔鈌四字謹依陰陽蹻脈篇擬作至目內眥四字袁刻只空二格不合又顴角顴字袁刻誤作頞故得合數得字誤作爲均依原本更正凡一丈五尺。督脈任脈各四尺五寸。二四八尺。二五一尺。□□□□□□□上行至頭任脈唯至兩目之下督脈上行至目復上□□□□□極骶行所其長與任脈不同若爲皆有四尺五寸然任脈□□□□外循腹上行而絡脣口者督脈取其起於下極之故□於脊脊上至風府者以充四尺五寸之數餘不入數　平按注上行至頭上原鈌八字謹依督脈篇擬作督脈起於少腹以下八字極骶上原鈌六字謹依督脈篇擬作顛別下項至下六字然任脈下原鈌五字謹擬作取其起胞中五字故下原鈌一字謹依督脈篇擬作俠凡九尺。凡都合十六丈二尺。此氣之大經隧也。經脈爲裏。支而橫者爲絡。絡之別者爲孫絡。孫絡之盛而有血者疾誅之。盛者徐寫之。虛者飲藥以補之。人之血脈上下縱者爲經支而橫者爲緯□□足左右各有十二合二十四脈陰蹻陽蹻任脈□□□二十八脈在膚肉之裏皆上下行名曰經脈十五絡脈及□絡見於皮表橫絡如緯名曰絡脈皆是血氣所□□□稱爲隧也凡大小絡虛皆須飲藥補之不可去血去血虛虛不可不禁也　平按凡九尺三字原鈔作九字依靈樞甲乙及本經上文應作凡九尺三字爲孫下靈樞無絡孫絡之四字寫上無徐字注爲緯下原鈌二字擬作凡手二字袁刻空六格不合任脈下原鈌三字擬作督脈合三字袁刻空五格不合及下原鈌一字擬作別袁刻空四格不合所下原鈌三字擬作貫注故三字袁刻空五格不合

黄帝内經太素卷第十三身度　黄陂蕭貞昌校字

黃帝內經太素卷第十四 診候一

通直郎守太子文學臣楊上善奉　敕撰注

黃陂蕭延平北承甫校正

平按此篇自形氣相得者生以上殘缺袁刻據素問三部九候論自黃帝問曰余聞九鍼於夫子至胸中多氣者死補入檢素問原文自上部天至下部人足大陰也一段詳本書篇末乃宋臣林億等所移玩素問新校正自明此篇若據素問篇首補入則上部天至下部人足太陰也一段未免重複茲據素問及甲乙經帝曰決死生奈何以下補入證以新校正云全元起本名此篇爲決死生於義亦合自形義相得以下見素問卷六第二十三部九候論又見甲乙經卷四第三三部九候論

帝曰。決死生奈何。岐伯曰。形盛脈細少氣不足以息者危。形瘦脈大胸中多氣者死。以上從素問及甲乙經三部九候論補入 形氣相得者生。形盛氣盛形瘦氣細者得生三也 參伍不調者病。謂其人形氣有時相得有時不相得參類品伍不得調者其人有病四也 以三部九候皆相失者死。三部九候各不同相失故死五也 平按素問甲乙無以字 上下左右之脈。相應參舂者病甚。三部九候之脈動若引繩□□前後也今三部在頭爲上三部在足爲下左手三部爲左右手三部爲右脈之相應參動上下左右更起更息氣有來去如碓舂不得齊一又舂其脈上下參動也東恭反所以病甚六也 平按素問甲乙參上有如字 上下左右相失不可數者死。上下左右脈動各無次第數動脈不可得者脈亂故死七也 中部之候雖獨調。與衆藏相失者死。肺心胸中以爲中部診手太陰手陽明手少陰呼吸三脈調和與上下部諸藏之脈不相得者爲死八也 平按衆袁刻作諸 中部之候相減者死。中部手大陰手陽明手少陰三脈動數一多一少不相同者爲死九也 目內陷者死。五藏之精皆在於目故五藏敗者爲目先陷爲死也以上十候決死生也 黃帝曰。何以知病之所在。病之所在在於死生與決死生亦不易也但決有多端故復問也 岐伯對曰。察其九候。獨小者病。獨大者病。獨疾者病。獨遲者病。獨熱者病。獨寒者病。脈獨陷者病。以次復有一十八候獨小大等即爲七也九候之脈上下左右均調若一故偏獨者爲病也 平按察下素問甲乙無其字 以左手上去踝五寸而按之。右手當踝而彈之。其應過五寸已上需然者不病。脈和調也人當內踝之上足大陰脈見上行至內踝上八寸交出厥陰之後其脈行胃氣於五藏故於踝上五寸以左手按之右手當踝彈之左手下需調動其人不病爲候八也需需動不盛也需而勉反 平按素問左手下有足字甲乙有於左足三字按之上素問無而字下有庶字右手下有足字需素問甲乙作蠕蠕又檢素問宋臣林億等引全元起注云內踝之上陰交之出通於膀胱係於腎腎爲命門是以取之以明吉凶今文少一而字多一庶字及足字王注以手足皆取爲解殊爲穿鑿當從全元起注舊本及甲乙經爲正 其應疾中手渾渾然者病。彈之左手之下渾渾動而不調者病其候九也 中手徐徐者病。其應上不能至五寸彈之不應者死。足大陰血氣微弱彈之徐徐者有病不至五寸不應其手者爲死十也 平按徐徐下素問甲乙有然字 脫肉身不去者死。去者行也脫肉羸瘦身弱不能行者爲死十一也 平按原鈔無不字據本注應有素問甲乙均作不去謹補入 中部乍疏乍數者死。中部謂手太陰手陽明手少陰作有疏數爲死十二也 其脈代而勾者病在絡脈。中部之脈手太陰秋脈也手少陰夏脈也秋脈王時得於脾脈土來乘金名曰虛邪故爲病也夏脈王時得脾脈者土來乘火名曰實邪故爲病也夏脈其病皆在絡脈可刺去血爲病十三也 平按其脈代三字甲乙作代脈二字 九候之相應也上下若一不得相失。一候後則病。二候後則病甚。三候後則病危。所謂後者。應不俱也。察其病藏以知死生之期。九候上下動脈相應若一不得相失忽然入候相應俱動一候在後即有一失故病二候在後不與七候俱動即爲二失故病甚也三候在後不與六候俱動即爲三失故病危也三候在後爲病宜各察之是何藏之候候之即知所候之藏病有間甚死生之期三候在後爲病有三失爲十六也 平按素問甲乙病藏作府藏 必先知經脈。然後知病脈。真藏脈見勝者死。欲依九候察病定須先知十二經脈及諸絡脈行所在然後取於九候候諸病脈有真藏脈無胃氣之柔獨勝必當有死爲十七也 平按勝者死素問作者勝死甲乙作者邪勝死也五字注無胃氣無字袁刻誤作見 足大陽氣絕者。其足不可屈伸。死必戴眼。足大陽脈從目絡頭，至足，故其脈絶，脚不屈伸，戴目而死，爲十八也 黄帝曰：冬陰夏陽，奈何。九候之脈並沈細絶微爲陰也，然極於冬分，故曰冬陰；九候之脈盛躁喘數，故爲陽也，極於夏分，故曰夏陽。請陳其理也 岐伯對曰：九候之脈皆沈細懸絶者爲陰，主冬，故以夜半死。深按得之曰沈，動猶引線曰細，來如斷繩故曰懸絶。九候之脈皆如此者，陰氣勝，陽氣外絶，陰氣獨行，有裏無表，死之於冬，陰極時也。夜半死者，陰極時也。此一診也 盛躁而喘數者爲陽，主夏，以日中死。其氣洪大曰盛，去來動疾曰躁，因喘數而疾，故曰喘數。九候皆如此者，皆陽氣勝，陰氣內絶，陽氣獨行，有表無裏，死之於夏，陽極時也。日中死者，陽極時也。此爲二診 是故寒熱者，以平旦死。脾病寒熱，死於平旦，平旦木也，木剋於土，故脾病至平旦死。此爲三診也 平按：是故寒熱者以平旦死九字原鈔在注二診下，均作小字，混入注中，應據素問、甲乙作經文，與本注三診之義合。袁刻於九字中依素問、甲乙加一病字，作大字，移刻與上經文以日中死相連，復於二診下仍存此九字於注中，既嫌重複，亦失真相。茲於注二診下將原鈔小字改書大字作經，庶上注二診、下注三診眉目朗然。又寒熱下素問、甲乙有病字；寒熱上甲乙無是故二字 熱中及熱病，以日中死。肺中熱傷寒熱病，皆是陽病，故死於日中陽極時也。此爲四診也 平按：病下素問、甲乙有者字，注日中二字袁刻重，極下脱時字 風病者，以日夕死。風爲肝病，酉爲金時，金剋於木，故日夕死。此爲五診也 平按：風病素問、甲乙作病風 病水者，以夜半死。水病陰病也，夜半子時陰極，死也。此爲六診 其脈乍疏乍數、乍遲乍疾者，以日乘四季死。脾者土也，王於四季，平和時脈在中宮，靜而不見，有病見時，乍疏乍數，故以日乘四季時死也 平按：素問疾下有者字，無以字，甲乙有者字 形肉已脱，九候雖調，猶死。土爲肉也，肉爲身主，故脈雖調，肉脱故死。此爲七診也 平按：甲乙調下有者字 七診雖見，九候皆順者，不死。所言不死者，風氣之病及經間之病，似七診之病而非也，故言不死。若有七診之病，其脈候亦敗者，死矣，必發噦噫。雖有七診死徵，九候之脈順四時者，謂之不死。言七診見，脈順生者，謂風及氣並經脈間有輕之病，見徵似於七診，非真七診，所以脈順得生。若有七診，其脈復敗，不可得生，五藏先壞，其人必發噦而死也 平按：素問順作從，經間素問作經月，甲乙作經月 必審問其故，所始所病，與今之所方病。候病之要。凡有四種：一者望色而知，謂之神也；二者聽聲而知，謂之明也；三者尋問而知，謂之工也；四者切脈而知，謂之巧也。此問有三：一問得病元始，謂問四時何時而得，飲食男女因何病等；二問所病，謂問寒熱痛痹諸苦等；三問方病，謂問今時病將作種種異也 平按：其故所始所病素問、甲乙作其所始病 而後切循其脈。先問病之所由，然後切循其脈，以取其審。切謂切割，以手按脈，分割吉凶；循謂以手切脈，以心循歷脈動所由，故曰切循其脈也 平按：切上素問有各字，注分割袁刻作分別 視其經絡浮沈，經謂十二經並八奇經，絡謂十五大絡及諸孫絡。切循之道，視其經脈浮沈、絡脈浮沈。沈者爲陰，浮者爲陽，以知病之寒温也 以上下逆順循之。其脈疾者不病，其脈遲者病，脈不往來者死，皮膚著者死。上謂上部，下謂下部，亦上謂咽之左右，下謂手之左右寸口。脈從藏起，下向四支者名之爲順，脈從四支上向藏者稱之爲逆。切循上下順逆之脈，疾行應數謂之不病，上下有失遲不應數謂之病也。手之三陰爲往，三陽爲來，足之三陽爲往，三陰爲來，皆不往來，謂之死也。人之氣和，皮肉相離，絶勁強相著者死也 平按：順素問、甲乙作從，往下甲乙有不字 黄帝曰：其可治者，奈何。前帝所言多有死候，故問有病可療者三也 岐伯對曰：經病者治其經，孫絡病者治其孫絡。以下言有可療病也。邪在經者取其經，邪在孫絡取孫絡也 平按：素問治其孫絡作治其孫絡血，甲乙無二孫字 血病身有痛者，而治其經絡。大經大絡共爲血病，身體痛者經與大絡皆治之也 平按：甲乙無血病二字，袁刻病誤作痛 真病者，在奇邪，奇邪之脈則繆刺之。真，正也。當藏自受邪病，不從傳來，故曰正病。奇邪謂是大經之上奇大絡也，宜行繆刺，左右平取也 平按：真病素問、甲乙作其病 留瘦不移，節而刺。留，久也。久瘦有病之人不可頓刺，可節量刺之 平按：刺下素問、甲乙有之字 上實下虛者，切順之，索其經絡脈，刺出其血，以通之。上實下虛，可循其經絡之脈，血之盛者皆刺去其血，通而平之 平按：切上素問、甲乙無者字，切下有而字，順素問作從，以通之素問作以見通之，甲乙作以通其氣 瞳子高者，大陽不足，戴眼者，大陽絶。此決死生之要，不可不察也。大陽之脈爲目上綱，故大陽脈足則目本視也，其氣不足，急引其精，故瞳子高也。其脈若絶，瞼精痿下，故戴目也。此等皆是決生死之大要，不可不察也 手指及手外踝上五寸指間留鍼。前大陽不足及足大陽絶者，足大陽脈也。此療乃是手大陽脈者，以手之大陽上下接於目之內眥，故取手之大陽瘵目高藏也取手小指端及手外踝上五寸小指之間也　平按留上素問無間字此節素問注謂錯簡文 上部天。兩額之動脈也。上部地。兩頰之動脈也。上部人。耳前之動脈也。上部之天兩額足少陽陽明二脈之動候頭角氣上部之地兩頰足陽明在大迎中動候口齒氣上部之人目後耳前手大陽手少陽足少陽三脈在和窌中動候耳目之氣也 中部天。手大陰也。中部地。手陽明也。中部人。手少陰也。中部之天手大陰脈動在中府天府俠白尺澤四處以候肺氣中部之地手陽明脈檢經無動處呂廣注八十一難云動在口邊以爲候者候大腸氣中部之人手少陰動在極泉少海二處以候心氣也 下部天。足厥陰也。下部地。足少陰也。下部人。足大陰也。下部之天足厥陰脈動在曲骨行間衝門三處以候肝氣下部之地足少陰脈動在大谿一處以候腎氣下部之人足大陰脈動在中府箕門五里陰廉衝門雲門六處以候脾氣十二經脈手心主無別心藏不入九候手大陽手少陽足大陽足少陽足陽明此五皆是五藏表經候藏知表故不入越於九候也　平按自上部天至下部人足太陰也素問新校正依甲乙經編次移前

四時脈形

平按此篇自篇首至末見素問卷六第十九玉機真藏論篇又見甲乙經卷四經脈第一上篇

黄帝問岐伯曰。春脈如弦。何如而弦。岐伯曰。春脈者肝脈也。東方木也。萬物所以始生也。故其氣來。濡弱輭虛而滑。端直以長。故曰弦。反此者病。凡人之身與天地陰陽四時之氣皆同故內身外物雖殊春氣俱發肝氣春王故春脈來比草木初出其若琴弦之調品者不大緩不大急不大虛不大實不濇不曲肝氣亦然濡潤柔弱輭小浮虛輕滑端直而尺部之上長至一寸故比之弦輭如遄反　平按素問甲乙濡弱作耎弱輭虛作輕虛注調品袁刻作調和 黄帝曰。何如而反。岐伯曰。其氣來實而強。此謂大過。病在外。其氣來。不實而微。此謂不及。病在中。其春脈堅實勁直名爲來實而強此爲春脈少陽有餘邪在膽府少陽故曰在外一曰而弦疑非也其春脈厥陰脈來雖然不實而更微弱此爲不足邪在肝藏厥陰故曰在中也 黄帝曰。春脈大過與不及。其病皆何如。岐伯曰。大過則令人喜忘。忽忽眩冒而癲疾。春脈大過以邪在膽少陽少陽之脈循胸裏屬膽散之上肝貫心又抵角上頭故喜忘忽忽眩冒而癲也　平按喜忘素問甲乙作善忘新校正云按氣交變大論云木大過甚則忽忽善怒忘當作怒 其不及。則令人胸痛引背。下則兩脇胠滿。肝虛則胸痛引背兩脇胠滿皆肝藏病也胠去居反腋下三寸以下脇也脇下至八間之外胠也　平按胸痛甲乙作胸滿注云一作痛注胸痛胸字袁刻誤作胃 黄帝曰。善哉。黄帝問岐伯曰。夏脈如鉤。何如而鉤。岐伯對曰。夏脈者。心脈也。南方火也。萬物所以盛長也。故其氣來盛去衰。故曰鉤。反此者病。夏陽氣盛萬物不勝盛長遂復垂下故曰鉤也夏脈從內起上至於手不勝其盛迴而衰遲故比之鉤也 黄帝曰。何如而反。岐伯曰。其氣來盛去亦盛。此謂大過。病在外。其氣來不盛去反盛。此謂不及。病在中。來去俱盛大陽氣盛也邪在少陽大陽故曰在外也其來不盛陽氣有衰脈行衰遲去反盛者陰氣盛實病在心藏也故曰病在中　平按素問新校正云詳越人肝心肺腎四藏脈俱以強實爲太過虛微爲不及與素問不同 黄帝曰。夏脈大過與不及。其病皆何如。岐伯曰。大過則令人身熱而骨痛。爲浸淫。腎主骨水也今大陽大盛身熱乘腎以爲微邪故爲骨痛浸淫者滋長也　平按骨痛素問作膚痛 其不及則令人煩心。上見噬唾。下爲氣。黄帝曰。善哉。陽虛陰盛故心煩也心脈入心中繫舌本故上見噬唾噬市滯反謂嚼唾也氣謂廣腸洩氣也　平按素問噬作欬氣下有洩字甲乙同 黄帝問於岐伯曰。秋脈如浮。何如而浮。岐伯對曰。秋脈者。肺脈也。西方金也。萬物所以收也。故其氣來輕虛以浮。其氣來急去皆散。故曰浮。反此者病。秋時陽氣已衰陰氣未大其氣輕虛其來以急其去浮散故曰如浮也　平按素問甲乙收下有成字其氣來急去皆散作來急去散 黄帝曰。何如而反。岐伯曰。其氣來毛而中央堅。兩傍虛。此謂大過。病在外。其氣來毛而微。此謂不

及病在中。其脈來如以手按毛毛中央堅此爲陽盛病在大腸手陽明故曰在外如手按毛毛中央微肺氣衰微故曰在中也 黄帝曰。秋脈大過與不及。其病皆何如。岐伯曰。大過則令人氣逆而背痛溫溫然。府陽氣盛則氣逆連背痛溫溫然熱不甚也 平按素問甲乙氣逆作逆氣溫溫作慍慍 其不及則令人喘呼而欬。上氣見血。下聞病音。黄帝曰。善哉。肺氣不足喘呼欬而上氣唾而有血下聞胸中喘呼氣聲也 平按呼下素問有吸少氣三字甲乙有少氣二字 黄帝問於岐伯曰。冬脈如營。何如而營。岐伯對曰。冬脈腎脈也。萬物所以藏也。故其氣來沈以搏。故曰營。反此者病。營聚也謂萬物收藏歸根氣亦得深搏骨沈聚内營故曰如營也 平按萬物上應脱北方水也四字依前春夏秋三段經文均有東方木南方火西方金等句宜據素問甲乙補入沈以搏甲乙作沈以濡按素問新校正云搏當從甲乙經作濡以脈沈而濡濡古軟字乃冬脈之平調脈若沈而搏擊於手則冬脈之太過脈又引越人云冬脈石者北方水也萬物之所藏盛冬之時水凝如石故其脈來沈濡而滑故曰石也 黄帝曰。何如而反。岐伯曰。其氣來如彈石者。此謂大過。病在外。其脈如石以爲平也彈石謂令石脈上來彈手如石擊手如彈之以石謂腎大陽氣有餘病在膀胱大陽故曰在外也 其氣去如毛者。此謂不及。病在中。腎氣不足故其氣去按之如按於毛病在於腎故曰在中 一曰如數也 平按如毛素問甲乙作如數 黄帝曰。冬脈大過與不及。其病皆何如。岐伯曰。大過則令人解㑊。腹痛而少氣。不欲言。大過足大陽盛大陽之脈行頭背脚故氣盛身解㑊也解音懈㑊相傳音亦謂怠惰運動難也 平按腹痛素問甲乙作脊脈痛 不及則令人心如懸。病飢。脊中痛。少腹滿。小便變。黄帝曰。善哉。腎脈上入於心故腎虛心如懸狀如病於飢當脊中腎氣不足故痛也又小腹虛滿小便變色也 平按心如懸病飢素問甲乙作心懸如病飢下素問有肕中清三字甲乙無脊中痛以下三句 黄帝曰。四時之序。逆順之變異矣。然脾脈獨何主乎。四時四藏氣候脈之逆順弦鉤浮營大過不及等變異多端已聞之矣然四藏之脈於四時而王未知脾脈獨主何時也 平按素問順作從 岐伯曰。脾者土也。孤藏以灌四傍者也。孤尊獨也五行之中土獨爲尊以王四季脾爲土也其味甘淡爲酸苦辛鹹味液滋灌四傍之藏其脈在關中宫獨四時不見故不主時也 黄帝曰。然則脾之善惡。亦可得見乎。岐伯曰。善者不可見。惡者可見。善謂平和不病之脈也弦鉤浮營四脈見時皆爲脾胃之氣滋灌俱見故四藏脈常得和平然則脾脈以他爲善自更無善也故曰善者不可見也惡者病脈也脾受邪氣脈見關中診之得知故曰可見也 平按注惡者病脈也五字袁刻脱 黄帝曰。惡者何如可見也。岐伯曰。其來如水流者。此謂大過。病在外。如鳥之喙者。此謂不及。病在中。當關指下有脈如水之流動即脾氣大過也此陽氣病在胃足陽明故曰在外其脈來時如鳥啄指此爲脾虛受病故曰在中一曰鳥距如鳥距隱人指也 平按素問甲乙在外下無其來二字喙均作啄 黄帝曰。夫子之言脾之孤藏也。中央土也。以灌四傍。其大過與不及。其病皆何如。岐伯曰。大過則令人四支不舉。胃氣雖盛脾病不爲行氣四支故曰四支不舉也 其不及則令人九竅不通。名曰重強。脾虛受病不得行氣於九竅故不通也不行氣於身故身重而強也巨兩反 黄帝懼然起。再拜稽首。懼敬起也道大於天故受道拜而稽首也 平按懼素問作瞿注受道二字袁刻誤作再 曰。吾得脈之大要。天下至數。弦鉤浮營等脈大過不及之理名曰脈之大要至數至理也 平按素問曰下有善字 脈變。揆度奇恒。道在於一。數。神轉而不迴。迴則不轉。乃失其機。至數之要。迫近以微。唯是血氣一脈隨四時而變故曰脈變方欲切脈以求謂之揆也以四時度之得其病變謂之度也有病不得以四時死者曰奇也得以四時死者曰恒也雖有此二種不同道在一數言一數者謂之神轉神轉謂是神動而營神而營者不可動曲而不動則失神藏機機微也故脈診至理近機微也 平按脈上素問有五色二字神轉上素問無數字注謂是是字袁刻作動 著之玉版。藏之於府。每旦讀之。名曰生機。書而藏之日日讀之以爲攝生機要故曰生機也 平按素問於府作藏府生機作玉機

真藏脈形 平按此篇自篇首至末見素問卷六第十九玉機真藏論篇又見甲乙經卷八第一五藏傳病發寒熱篇

大骨枯槀。大肉陷下。胸中氣滿。喘息不便。其氣動形。期六月死。真藏見。乃予之期日。骨爲身幹人之將死肉不附骨遂至大骨亦無潤澤故曰枯槀即骨先死也身之小肉皆脱乃至大肉亦陷即肉先死也肺氣虚少邪氣盈胸故喘息不安也喘息氣急肩膺皆動故曰動形也肺病次傳至肺再傷故六月死也此乃不至七傳者也有前病狀真藏未見期六月死真藏脈見即與死期不至六月也古本有作正藏當是秦皇名正故改爲真耳真正義同也 平按真藏下素問有脈字

大骨枯槀。大肉陷下。胸中氣滿。喘息不便。内痛引肩項。期一月死。真藏見。乃予之期日。内痛謂是心内痛也心府手太陽脈從肩絡心故内痛引肩項也心不受痛受病不離一月故一月死真藏脈見即不至一月可即與死期也 平按真藏下甲乙有脈字

大骨枯槀。大肉陷下。胸中氣滿。喘息不便。内痛引肩項。身熱脱肉破䐃。真藏見。十月之内死。此内痛即脾胃痛也手少陽脈偏應三焦脾胃即中焦也上出缺盆上項故脾胃中痛引肩項也脾主身肉故脾胃病身熱脱肉破䐃者也䐃其湨反前之病狀真藏未見十月已上而死真藏脈見十月内死良以脾胃受於穀氣故至十月而死也 平按甲乙身熱作痛熱真藏下有脈字注湨袁刻誤作涓巳上袁刻作以上

大骨枯槀。大肉陷下。肩隨内消。動作益衰。真藏未見。期一歲死。見其真藏。乃予之期日。腎府足大陽脈循肩髆内故腎病肩隨内藏消瘦也又兩肩垂下曰隨腎間動氣五藏六府十二經脈之原故腎病動運皆衰也腎間動氣强大故真藏脈未見者腎氣未是甚衰所以期至一年腎氣衰甚真藏即見故與之死日之期也 平按素問肩隨作肩髓未見作來見新校正云當作未字之誤期日袁刻作日期注動運袁刻作運動

大骨枯槀。大肉陷下。胸中氣滿。肉痛中不便。肩項身熱。破䐃脱肉。目匡陷。真藏見。目不見人。立死。其見人者。至其所不勝之時則死。真藏脈見少陽脈絶兩目精壞目不見人原氣皆盡故即立死真脈雖見目猶見人得至土時而死也 平按肉痛素問甲乙作腹内痛注土時未詳素問王注謂不勝之時謂於庚辛之月以金剋木也

急虚身卒至。五藏絶閉。脈道不通。氣不往來。辟於隨溺。不可爲期。四時虚邪名曰經虚八風從其虚之鄉來令人暴病卒死名急虚身辟於隨溺辟卑至反除也謂不得隨意溺也如此急虚之病亦有生者故不可與爲死期也 平按身下素問有中字甲乙身上有中字辟於隨溺素問作譬於墮溺甲乙作譬之墮溺

其脈絶不來。若人一息五六至。其形肉不脱。真藏雖不見。猶死也。中於急虚其脈絶而不來有來一息脈五六至不待肉脱及真藏見必當有死也 平按若下甲乙無人字新校正云按人一息脈五六至何得爲死必息字誤當作呼乃是 平按一息五六至乃連上文脈絶不來而言以脈絶不來或來而一息五六至復絶不來此即經所謂不滿十動而一代者五藏無氣予之短期故真藏雖不見猶死

真肝脈至。中外急。如循刀刃。清清然。如按瑟弦。色青白不澤。毛折乃死。清寒也如以衣帶盛纓引帶不引纓即外急也引纓不引帶即内急也今真肝脈見中外皆急如人以手猶摩刀刃中外堅急令人洒淅寒也又如以手按瑟弦急不調耎者此無胃氣即真肝脈也青爲肝色白爲肺色是肺乘肝也故青不澤也肺主於氣氣爲身本身之氣衰即皮毛不榮故毛折當死也 平按素問甲乙清清作責責注猶摩猶字恐係循字傳寫之誤

真心脈至。堅而揣。如循薏苢累累然。其色赤黑不澤。毛折乃死。薏於極反苢當苡即十珠也堅而揣者譬人以手循摩薏苢之珠累累然堅鈎無胃氣之柔即真心脈也赤爲心色黑爲腎色是腎乘心也故赤不澤也 平按揣素問作搏甲乙堅作緊揣作搏薏苢素問作薏苡甲乙作薏苡子

真肺脈至。大而虚。如毛羽中人膚然。其色赤白不澤。毛折乃死。其真肺脈如毛羽擲來中人皮膚大而浮虚者毛無胃氣即真肺脈也赤爲心色白爲肺色是心乘肺也故白不澤也 平按素問甲乙如下有以字膚下無然其二字

真腎脈至。揣而絶。如循彈石辟辟然。其色黄黑不澤。毛折乃死。揣初委反動也其真腎脈至如石彈指辟打指者無胃氣即真腎脈也黄爲脾色黑爲腎色是脾乘腎故黑不澤也 平按素問甲乙揣作搏循作指甲乙此段在真脾脈一段下注黄爲脾色袁刻爲作色

真脾脈至。弱而乍疏乍數然。其色青黄不澤。毛折乃死。真脾脈至乍疏乍數也疏謂動稀也數謂連動此無胃氣即真脾脈也青爲肝色黄爲脾色是肝乘脾故黄不澤也 平按色上素問甲乙無然其二字

諸真藏見者。皆死不治。藏脈獨見以無胃氣死故不療也 平按素問甲乙藏下有脈字又按素

問此節下新校正引楊注甚詳

四時診脈

平按此篇自篇首至名曰逆四時見素問卷六第十九玉機真藏論篇又見甲乙經卷四經脈第一下篇自黄帝問於岐伯曰脈其四時至持脈之大法也見素問卷五第十七脈要精微論篇甲乙同上又自是故陰盛則夢涉大水至肺氣甚則夢哀見甲乙卷六第八正邪襲内生夢大論自春得秋脈至末見素問卷七第二十三宣明五氣篇又見甲乙卷四經脈第一中篇

凡治病察其形氣色澤。脈之盛衰。病之新故。乃治之。形之肥瘦氣之大小色之澤夭脈之盛衰病之新故凡療病者以此五診診病使當爲合其時不當爲後其時也 形氣相得。謂之可治。形瘦氣大形肥氣小爲不相得形肥氣大形瘦氣小爲相得也 色澤以浮。謂之易已。其病人五色浮輕潤澤其病易已 平按素問無脈字 脈順四時。謂之可治。四時王脈皆有胃氣無他來剋故曰順時 平按順素問作從 脈弱以滑。是有胃氣。命曰易治。趣之以時。四時之脈皆柔弱滑者謂之胃氣依此療病稱曰合時也 平按趣之以時素問作取之以時甲乙作治之趣之無後其時 形氣相失。謂之難治。色夭不澤。謂之難已。脈實以堅。謂之益甚。脈逆四時。謂之不治。必察四難而明告之。勿趣以時。此之四診趣之爲難可明告病人宜以變常設於療法不得依常趣之以時也 平按謂之不治素問作爲不可治無勿趣以時句甲乙無必察四難以下十二字 所謂逆四時者。春得肺脈。夏得腎脈。秋得心脈。冬得脾脈。其至皆懸絶沈濇者。命曰逆四時。四時皆得勝來剋己之脈己脈懸絶沈濇失四時和脈也 平按命曰甲乙作名曰 未有藏形。雖未有病藏之形不可療也 春夏脈沈濇。秋冬而脈浮大。此脈反四時也 平按素問甲乙春上有於字浮大下素問有名曰逆四時也六字 病熱脈清靜。熱病脈須熱而躁也今反寒而靜清寒也 平按素問甲乙無清字 洩而脈大。人之洩利脈須小細今爲洪大也 脱血而脈實。病在中。人之脱血脈須虚弱今反强實病在中也 而脈實堅。病在外。脱血脈實堅病在外也 而脈不實堅。爲難治。名曰逆四時。脱血而脈不實不堅難療也以上七診皆逆四時也 平按爲難治素問作皆難治又按素問新校正云按平人氣象論云病在中脈虚病在外脈濇堅與此相反此經誤彼論爲得自未有藏形春夏至此與平人氣象論相重注義備於彼

黄帝問於岐伯曰。脈其四時動奈何。知病所在奈何。知病之所變奈何。知病乍在内奈何。知病乍在外奈何。請問此六者。可得聞乎。六謂六問此中唯有五問當是脱一問也 平按素問請上無知字六作五據本篇下經文此六者持脈之大法應作六楊注云當是脱一問於義正合 岐伯對曰。請言其與天轉運。量下答中文當有六故爲六合也人身合天故請言人身與天合氣轉運之道也 平按與天轉運素問作與天轉運大也 夫萬物之外。六合之内。天地之變。陰陽之應。萬物各受一形自萬物一形之外從於六合苞裹之内皆是天地爲其父母變化而生故萬物皆與天地之氣應而合也 平按素問無夫字甲乙無夫萬物之外五字 彼春之暖。爲夏之暑。春夏者陰氣終始也春之三月陽氣之始氣和日暖夏之三月陽盛暑熱乃是春暖增長爲之也 平按注陰氣終始陰字當是陽字之誤 彼秋之急。爲冬之怒。秋冬者陰氣終始也秋之三月陰氣之始風高氣切故名爲急冬之三月陰氣嚴烈乃是秋涼增長爲之也 平按急素問甲乙作忿王注云忿一作急注氣切切字恐是勁字之誤 四變之動。脈與之上下。暖暑急怒是天之運四氣變動人之經脈與彼四氣上下變動亦不異也春夏之脈人迎大於寸口故爲上也寸口小於人迎故爲下也秋冬之脈寸口大於人迎故爲上也人迎小於寸口故爲下也此乃盛衰爲上下也此答初問也 平按注秋冬之脈至故爲下也五句袁刻脱依原鈔補入 以春應中規。夏應中矩。春三月時少陽之氣用萬物始生未正故曰應規也夏三月時大陽之氣用萬物長正故曰應矩也 秋應中衡。冬應中權。秋三月時少陰之氣用萬物長極故曰應衡也冬三月時太陰之氣用萬物歸根故曰應權也 平按衡原鈔作衡注同謹依素問甲乙作衡 是故冬至四十五日。陽氣微上。陰氣微下。冬至以後陽氣漸長故曰微上陰氣漸降故曰微下也 夏至四十五日。陽氣微下。陰氣微上。夏至以後陰氣漸長故曰微上陽氣漸降故曰微下也 陰陽有時。與脈爲期。期而相失。知脈所分。分之有期。故知死時。陰陽以有四時四時與脈爲期爲期在於四時相得失處即知四時

之脈分在四時之際脈分四時有期則死生之期可知此答第二病所在也　平按知脈所分知字原鈔作和謹依素問甲乙及本注作知　微妙在脈。亦不可不察。察之有紀。從陰陽始。欲知人之死生者無勝察之妙察脈綱紀必以陰陽爲本也　平按素問甲乙無亦字　始之有經。從五行生。陰陽本始有十二經脈也十二月經脈從五行生也　生之有度。四時爲數。五行生十二經脈各有法度脈從五行生木生二經足厥陰足少陽也火生四經手少陰手太陽手厥陰手少陽也土生二經足太陰足陽明也金生二經手太陰手陽明也水生二經足少陰足太陽也此爲五行生十二經脈法度者春有二經夏有四經季夏有二經秋有二經冬有二經故十二經脈以四時爲數也　平按素問數作宜新校正云按太素宜作數　循數勿失。與天地如一。得一之誠。以知死生。於寸關尺三部之中循十二經之脈得其弦鈎浮營四時之氣而不失錯與天地氣宜然爲一如此則能了知死生之期也　平按循數素問作補寫誠作情自始之有經至以知死生甲乙無此八句　是故聲合五音。色合五行。脈合陰陽。人之音聲合於五音人之形色合於五行人之脈氣合於陰陽此答第三知病之所變也　平按注知病知字原鈔作之據上經文宜作知　是故陰盛則夢涉大水恐懼。陽盛則夢大火燔灼。陰陽俱盛則夢相殺毀傷。上盛則夢飛揚。平按素問甲乙無揚字　下盛則夢墮墜。平按素問甲乙無墜字　甚飽則夢予。甚飢則夢取。肝氣甚則夢怒。肺氣甚則夢哀。平按甚素問甲乙作盛素問哀作哭甲乙作哭泣恐懼飛揚　短蟲多則夢聚。長蟲多則夢相擊破傷。凡夢有三種人有吉凶先見於夢此爲徵夢也思想情深因之見夢此爲想夢也因其所病見之於夢此爲病夢也此十一種夢皆病夢也並因陰陽氣之盛衰內有飢飽肝肺氣盛長短蟲多以爲夢也此所以因傷致夢即以夢爲診也此爲夢診可爲四答問之脫也　平按甲乙無短長蟲多二句素問新校正云詳此二句亦不當出此應他經脫簡文也　是故持脈有道。虛靜爲保。持脈之道虛心不念他事凝神靜慮以爲自保方可得知脈之浮沈氣之內外也　平按甲乙無是故二字保作寶　春日浮。如魚之游在皮。夏日在膚。沈沈乎萬物有餘。春時陽氣初開脈從骨髓流入經中上至於皮如魚游水未能周散夏時陽氣榮盛脈從經溢入孫絡膚肉之中如水流溢沈沈盛長萬物亦然茂盛有餘此答第五病在外也　平按皮素問甲乙作波。秋日下膚。蟄蟲將去。冬日在骨。蟄蟲固密。君子居室。秋日陽氣從膚漸伏於內故曰下膚蟄蟲趣暖入穴故曰將去是時陰氣從內出在皮膚腠理將開也冬日陽氣內伏蟄蟲閉戶固密君子去堂居室人之脈氣行骨故持脈者深按得之此答第六病在內也　平按固素問甲乙作周　故曰知內者。按而紀之。知外者。終而始之。秋冬脈氣爲陰在內故按得綱紀春夏脈氣爲陽在外故趣得終始也春夏之脈爲秋冬脈終即爲陽之始也　此六者。持脈之大法也。以爲診脈大法　春得秋脈。夏得冬脈。秋得春脈。冬得夏脈。陰出之陽。陽病善怒不治。是謂五邪。皆同命死不治。春得秋脈夏得冬脈皆賊邪來乘也秋得春脈冬得夏脈雖是微邪來乘以秋冬得之陰出之陽交爭者不療也　平按素問夏得冬脈下有長夏得春脈五字秋得春脈作秋得夏脈冬得夏脈作冬得長夏脈陰出上有名曰二字甲乙同又甲乙死不治上無命字

人迎脈口診

平按此篇自篇首至無勞用力也見靈樞卷八第四十八禁服篇又見甲乙經卷四經脈第一上篇自雷公曰病之益甚至傷於食飲見靈樞卷八第四十九五色篇甲乙同上自一日一夜五十營至乍數乍疏也見靈樞卷二第五根結篇甲乙同上自黄帝曰氣口何以獨爲五藏主氣至治之無功矣見素問卷三第十一五藏別論篇又見甲乙卷二十二經脈絡脈支別第一下篇自凡刺之道至取之其經見靈樞卷二第九終始篇又見甲乙卷五第五鍼道終始篇自人迎一盛至命曰關格又見素問卷三第九六節藏象論篇自黄帝問於岐伯曰人病胃管至故胃管爲癰帝曰善見素問卷十三第四十六病能篇又見甲乙卷十一第八邪氣聚於下脘發內癰篇自安卧至末見靈樞卷十一第七十四論疾診尺篇又見甲乙卷十一第六五氣溢發消渴黄癉篇

雷公問於黄帝曰。細子得之受業。通九鍼六十篇。旦暮勤服之。近者編絶。遠者簡垢。然尚諷誦弗置。未盡解於意矣。南方來者九鍼之道有六十篇其簡之書遠年者編有斷絶其近年者簡生塵垢言其深妙學久日勤未能達其意也　平按遠者靈樞作久者二字近遠二字據注宜互易　外揣言渾束爲一。未知其所謂也。揣初委反度也渾戶昆反合也束總要也五藏六府吉凶善惡其氣在內循手太陰脈總合爲一見於寸口外部之中可以手按度量令人得知者未通其意也

夫大則無外，小則無内，大小無極，高下無度，束之奈何。經脈之氣合天地之數與道通洞苞裹六合故大無外也氣貫毫微則小無内也然則無形不可以大小極不可以高下測欲以總爲一者殊不可知也　平按注與道通洞四字袁刻脱　士之才力，或有厚薄，知慮褊淺，不能博大深奥，自强於學，未若細子，細子恐其散於後世，絶於子孫也，敢問約之奈何。褊鞭緬反人之所學未若細子惟恐其至道絶於後代無及子孫敢問其要傳之不朽也細子者雷公自謙之辭也　平按若上靈樞無未字　黄帝答曰：善乎哉問也。此先師所禁坐私傳之也，割臂歃血爲盟也。子若欲得之，何不齋乎。平按歃原作歃恐傳寫之譌謹依靈樞作歃爲盟靈樞作之盟齋作齋下同　雷公再拜而起曰：請聞命矣。於是乃齋宿三日而請曰：敢問今日正陽，細子願以受盟。黄帝乃與俱入齋室，割臂歃血，黄帝祝曰：今日正陽，歃血傳方，敢背此言者，必受其殃。雷公再拜曰：細子受之。黄帝乃左握其手，右授之書，曰：慎之慎之，上古貸季傳至岐伯岐伯授之黄帝故貸季爲先師也非其人不可授道故須禁之坐私傳也方要道以盟誓授人　吾爲子言之。凡刺之理，經脈爲始，吾方愈病各爲其要聖人雜合行之以鍼爲輕小能愈大疾故先言之人之十二經脈奇經八脈十五絡脈經絡於身營衛陰陽氣之經墜生之夭壽莫不由之故爲始也　平按注墜字恐係隧字傳寫之誤　營其所行，知其度量，刺之理者必須經營循十二經諸絡脈等所行之氣並知脈之長短度量也　平按注脈之長短脈字袁刻誤作肺　内次五藏，别其六府。從於藏府流出經脈行身外故藏府稱内知内之道先次五藏内中之陰次别六府内中之陽也　平按注知内袁刻誤作知道　審察衛氣，爲百病母，調其虚實，虚實乃止，寫其血絡，血絡盡而不殆。次知衛氣爲陽行外受諸邪氣以爲百病次欲知經絡虚實實者乃止而寫之先寫大小血絡血邪盡已得無危殆也　平按虚實下靈樞重虚實二字血絡盡而不殆靈樞作血盡不殆矣　雷公曰：此皆細子之所以通也，未知其所約也。黄帝曰：夫約方者，猶約囊也，囊滿不約則輸泄，方成弗約則神弗與俱。約節量也方法也方以診氣囊以盛氣故得比之囊滿不爲節約必洩其氣診法成已不爲節約必洩神氣神氣去矣不與周運故曰不俱也　雷公曰：願爲下材者，勿滿而約之。黄帝曰：未滿而知約之以爲工，不可以天下師焉。攝生之道材有上下診法成已節約合理得長生久視材德之上可爲天下之師診法未能善成故曰未滿而能節而行得爲國師是按脈而知病生所由稱之爲工材之不下也　平按靈樞天下上有爲字　雷公曰：願聞爲工。爲工是持脈之道故問也　黄帝曰：寸口主中，按此九卷素問肺藏手太陰脈動於兩手寸口中兩手尺中夫言口者通氣者也寸口通於手太陰氣故曰寸口氣行之處亦曰氣口寸口氣口更無異也中謂五藏藏爲陰也五藏之氣循手太陰脈見於寸口故寸口脈主於中也　人迎主外。結喉兩箱足陽明脈迎受五藏六府之氣以養於人故曰人迎下經曰人迎胃脈也又云任脈之側動脈足陽明名曰人迎明堂經曰頸之大動脈動應於手俠結喉以候五藏之氣人迎胃脈六府之長動在於外候之知内故曰主外寸口居下在於兩手以爲陰也人迎在上居喉兩旁以爲陽也九卷終始篇曰平人者不病也不病者脈口人迎應四時也應四時者上下相應俱往俱來也脈口謂是手太陰脈行氣寸口故寸口脈口亦無異也既上下俱往俱來豈以二手爲上下也又九卷終始篇云人迎與太陰脈口俱盛四倍以上命曰關格即知手太陰無人迎也又素問第五卷云胃管癰診岐伯曰當得胃脈沈細胃沈細者氣逆氣逆者人迎甚盛甚盛則熱人迎者胃脈也逆盛則熱聚於胃口而不行故胃管爲癰此經所言人迎寸口之處數十有餘竟無左手寸口以爲人迎右手關上以爲寸口而舊來相承與人診脈縱有小知得之别注人多以此致信竟無依據不可行也　平按注兩胃管管字袁刻均誤作營　兩者相應，俱往俱來，若引繩小大齊等。寸口人迎兩者上下陰陽雖異同爲一氣出則二脈俱往入則二脈俱來是二人共引一繩彼牽而去其繩並去此引而來其繩並來寸口人迎因呼吸牽脈往來其動是同故曰齊等也　春夏人迎微大，秋冬寸口微大，如此者名曰平人。譬彼引繩之動大小齊等細尋其動非無小異故此牽此動之端爲大彼端微小彼動之端爲大此端微小脈亦如之上下雖一因呼吸而動以春夏之陽秋冬之陰故微有大小春夏陽氣盛實故脈順之微大爲平秋冬陰氣盛實故脈順之微大爲平平者和氣無病者也　平按注故微有大小袁刻脱微字　人迎大一倍於寸口，病在少陽。人迎二倍病在太陽。人迎三倍病在陽明。計春夏人迎大於寸口少半已去少陽即已有病其病猶微故未言之成倍方言以病成可名故曰病在少陽言一倍等按不病之人寸口人迎脈動大小一種春夏之時人迎之動微大寸口以為平好人迎之脈漸大小半大半至於一倍即知少陽有病少陽盛氣未大故得過陰一倍名曰少陽之病致使人迎之脈一倍大於寸口少陽病氣漸盛過於陰氣二倍名曰太陽之病則人迎之脈二倍大於寸口大陽病氣漸盛過於陰氣三倍名曰陽明之病則人迎之脈三倍大於寸口也　平按靈樞病在少陽作病在足少陽一倍而躁在手少陽病在太陽作病在足太陽二倍而躁病在手太陽病在陽明作病在足陽明三倍而躁病在手陽明甲乙二倍作再倍盛則為熱。陽氣內盛為熱故人迎脈盛也虛則為寒。陽氣內虛陰乘為寒故人迎脈虛也緊則為痛痹。其氣動緊似急也此肌肉之間有寒溫氣故為痛痹也　平按注寒溫溫字依下注寒溼氣居恐係溼字傳寫之訛代則乍甚乍閒。代止也脈絕不來故曰代也代者邪氣客於血絡之中隨飲食而變故病乍甚乍閒也盛則寫之。人迎一盛者寫於少陽二盛寫於大陽三盛寫於陽明也虛則補之。人迎虛者人迎小於寸口也小於寸口一倍補於少陽二倍補於大陽三倍補於陽明也緊痛則取之分肉。分肉之閒寒濕氣居代則取血絡。且飲藥。邪在血絡致令脈代可刺去邪血飲湯實之陷下則灸之。謂其諸脈血氣不滿陷下不見是中寒故須灸之不盛不虛。以經取之。名曰經刺。不盛不虛正經自病也假令心痛中風得之肝來乘心從後而來名為虛邪飲食勞倦脾來乘心從前來者名為實邪傷寒得之肺來乘心從所不勝來者名曰微邪中溼得之腎來乘心從所勝來者名曰賊邪以上四病皆是他邪為之須視心之虛實補寫他經傷暑得病起於自藏以為正邪宜療自經故曰以經取之名曰經刺也人迎四倍者。且大且數。名曰外格。死不治。人迎三倍各病一陽至四倍其陽獨盛外拒於陰陰氣不行故曰格陽格拒也陽氣獨盛故大而且數以無陰氣獨盛必衰故死不療　平按靈樞名曰下有溢陽溢陽為五字必審按其本末。察其寒熱。以驗其藏府之病。必須審按人迎寸口內外本末察其脈中寒暑然後驗知藏府中之病也寸口大於人迎一倍。病在厥陰。寸口二倍。病在少陰。寸口三倍。病在太陰。秋冬寸口大於人迎少半已去厥陰即已有病其病猶微故未言之以病成可名故曰病在厥陰言一倍等按不病人寸口人迎脈動大小一種秋冬之時寸口之動微大人迎以為平好寸口之脈至於一倍即知厥陰有病厥陰之氣衰少故得過陽一倍名曰厥陰之病致使寸口之脈一倍大於人迎陰氣雖少得過陽氣二倍名曰少陰之病則寸口之脈二倍大於人迎太陰最大過於陽氣三倍名曰太陰之病則寸口之脈三倍大於人迎也　平按靈樞病在厥陰作病在足厥陰一倍而躁在手心主病在少陰作在足少陰二倍而躁在手少陰病在太陰作病在足太陰三倍而躁在手太陰甲乙二倍作再倍又甲乙無寸口三倍病在太陰八字盛則脹滿寒中食不化。寸口陰氣大於人迎三倍病在太陰太陰之病自有虛實是以寸口陰盛則腹中寒氣脹滿有寒中食不化也　平按寒中食不化甲乙作寒則食不消化虛則熱中出糜少氣溺色變。陰虛陽氣來乘腸胃中熱故大便出強如黃糜少陰氣虛故少氣溺色黃也　平按注出強如黃糜袁刻作出糜如黃疸緊則為痹。風寒溼氣留於分肉閒為痹故令寸口脈緊實也代則乍痛乍止。寸口脈動而中止不還曰代邪客分肉致令衛氣之行乍行乍止故令其痛乍有乍止也　平按甲乙作代則乍寒乍熱下熱上寒注云太素作代則乍痛乍止盛則寫之。虛則補之。下言療方盛寫之法惟人迎可知也緊則先刺而後灸之。緊有痺痛先以痛為輸榮鍼刺已然後於其刺處灸之　平按注滎袁刻作營刺處袁刻作刺後代則取血絡而洩之。代則乍痛乍止故刺去邪血之絡也　平按而洩之靈樞作而後調之甲乙同注云太素作泄注乍痛袁刻誤作乍病陷下則徒灸之。陷下者脈血結於中。中有着血。血寒。故宜灸。徒空也諸脈陷下不見是脈中寒血結聚宜空灸之不假先刺也　平按徒灸甲乙作從灸注血結袁刻作血倍不假誤作不復不盛不虛。以經取之。准人迎可知也寸口四倍。名曰內關。內關者。且大且數。死不治。陰氣三倍大於陽氣病在三陰至於四倍陰氣獨盛內皆閉塞陽不得入故為內關關閉也寸口大而又數即陰氣將絕故死不療也　平按內關袁刻誤作內閉注同依原本更正必察其本末之寒溫。以驗其藏府之病。必察寸口人迎大小終始寒溫則知內外藏府之病也　平按之寒溫甲乙作察其寒熱通其榮輸。乃可傳於大數。大數曰盛則徒寫。虛則徒補。候知五藏六府病之所在先須鍼藥通其榮輸然後傳於灸刺大數謂空補寫之數也　平按甲乙大數曰盛作大曰盛虛上有小曰二字兩徒字均作從緊則灸刺。且飲藥。脈之緊者三療俱行緊謂動而中止小數中有還者曰結也陷下則徒灸之。准前人迎　平按甲乙徒作從不盛不虛以經取之。所謂經治者。飲藥。亦曰灸刺。不盛不虛經療之法亦三療俱行之　平按亦曰甲乙作亦用 脈急則引。引挽也寸口脈急可以鍼導引令和也 脈代以弱則欲安靜。無勞用力也。脈衰代絕至復微弱不欲煩動者宜安靜恬逸不得自勞也　平按靈樞代作大甲乙無以弱二字 雷公曰。病之益甚與其方衰。何如。問其切脈知病衰甚 黃帝曰。外內皆在焉。外府內藏並有甚衰故曰皆在 切其脈口。滑小緊以沈者。其病益甚在中。脈口陰位也滑爲陽也小緊沈者皆爲陰也按於脈口得一陽三陰則陰乘陽故病益甚病在五藏故曰在中也 人迎氣大緊以浮者。其病益甚在外。人迎陽位也緊爲陰也大浮陽也二陽一陰則陽乘陰故病益甚病在六府故曰在外也 其脈口滑而浮者。病日損。滑浮皆陽在於陰位而得二陽其氣以和故病日日瘳損也　平按滑而浮靈樞作浮滑 人迎沈而滑者。病日損。一陰一陽在於陽位其氣易和故病損 其脈口滑以沈者。其病日進在內。一陰一陽在於陰位故病日漸進在五藏 其人迎脈滑盛以浮者。其病日進在外。滑盛浮等俱爲陽也又在陽位名曰太過病增在於六府也 脈之浮沈及人迎寸口氣小大等者。其病難已。諸有候脈浮沈及人迎寸口中氣大小齊等者是陰陽不得相傾故病難已也　平按注相傾袁刻作相顧 病之在藏。沈而大者易已。小爲逆。人迎寸口之中候之知病在於內五藏中其脈且沈且大是爲陰陽氣和雖病易已其脈沈而小者純陰故逆而難已也 病之在府。浮而大者。病易已。候之知病在外六府中其脈浮而且大得其時易已 人迎盛緊者。傷於寒。人迎盛爲陽也緊則爲陰也謂冬因蟄寒氣入腠名曰傷寒春爲溫病也　平按盛緊靈樞作盛堅下同 脈口盛緊者。傷於食飲。盛爲陰也脈口盛而緊者是因飢多食傷藏爲病也　平按靈樞甲乙無飲字 一日一夜五十營。以營五藏之精。不應數者。名曰狂生。所謂五十營者。五藏皆受氣也。營氣一日一夜周身五十營於身者也經營五藏精氣以奉生身若其不至五十營者五藏無精雖生不久故曰狂生 持其脈口。數其至也。五十動而不一代者。五藏皆受氣矣。脈口寸口亦曰氣口五十動者腎藏第一肝藏第二脾藏第三心藏第四肺藏第五五藏各爲十動故曰從脈十動以下次第至腎滿五十動即五藏皆受於氣也持脈數法先將不病人之脈口以取定數然後按於病人脈口勘知病人脈數多少謂從平旦陰氣未散陽氣未行按於脈口以取定數也 四十動而一代者。一藏無氣矣。其脈得四十動已至四十一動已去有一代者即五十數少故第一腎藏無氣也 三十動而一代者。二藏無氣矣。其脈得三十動已至三十一動已去有一代者即四十數少故第二肝藏無氣 二十動而一代者。三藏無氣矣。其脈得二十動已至二十一動已去有一代者即三十數少故第三脾藏無氣 十動而一代者。四藏無氣矣。其脈得十動已至十一動已去有一代者即二十數少故第四心藏無氣 不滿十動而一代者。五藏無氣矣。其脈不滿十數有一代者即十數少故第五肺藏無氣 予之短期。肺主五藏之氣肺氣既無所以五藏氣皆不至故與之短期也　平按予甲乙作與下同袁刻誤作子 要在終始。所謂五十動而不一代者。以爲常也。五十動而不一代者蓋是五藏終始常道之要也 以知五藏之期也。予之短期者。乍數乍疏也。與短期者謂五藏脈乍疏乍數不合五十之數故可與之死期也 黃帝曰。氣口何以獨爲五藏主氣。謂九候各候五藏之氣何因氣口獨主五藏六府十二經脈等氣也　平按素問甲乙主下無氣字 岐伯曰。胃者。水穀之海。六府之大也。五味入口。藏於胃。以養五氣。氣口亦太陰也。是以五藏六府之氣味。皆出於胃。變見於氣口。胃爲水穀之海六府之長出五味以養藏府血氣衛氣行手太陰脈至於氣口五藏六府善惡皆是衛氣所將而來會手太陰見於氣口故曰變見也　平按素問甲乙大下有源字五氣作五藏氣 故五藏氣入於鼻。藏於心肺。心肺有病。而鼻爲之不利也。穀入於胃以養五藏上薰入鼻藏於心肺鼻中出入鼻爲肺官故心肺有病鼻氣不利也 故曰。凡治病者。必察其上下。適其脈候。觀其志意。與其病能。乃拘於鬼神者。不可與言至治。療病之要必須上察人迎下診寸口適於脈候又觀志意有無無志意者不可爲至及說療疾復觀其人病態能可療以否若人風寒暑濕爲病乃情繫鬼神斯亦不可與言也　平按素問察其上下作察其下三字脈下無候字病下無能字袁刻能誤作態素問新校正云按太素作必察其上下適其脈候觀其志意與其病能與此正合又至治素問作至德惡於鑱石者不可與言至巧治病不許治者病不必治也治之無功矣鑱仕監反鈹也其病非鍼石不爲而惡之者縱岐黃無所施其功其病可療而不許療者縱倉扁不可爲其功也　平按鑱原鈔作鑱據注應作鑱素問作鍼凡刺之道畢於終始明知終始五藏爲紀陰陽定矣凡刺之道其要須窮陰陽氣之終始人之陰陽氣終始者必本五藏以爲綱紀以五藏藏神居身故爲陰陽氣之綱紀即陰陽定矣陰者主藏陽者主府陰氣主於五藏在內陽氣主於六府在外也陽受氣於四末陰受氣於五藏清陽實於四支濁陰者走於六府故陽受氣於四末也清陰起於五藏濁陽者營於四支故陰受氣於五藏也　平按甲乙末作肢故寫者迎之補者隨之知迎知隨氣可令和和氣之方必通陰陽故補寫之道陰陽之氣實而來者迎而寫之虛而去者隨而補之人能知此隨迎補寫之要則陰陽氣和有疾可愈也五藏爲陰六府爲陽傳之後代以血爲盟敬之者昌慢之者亡無道行私必得夭殃敬其傳方令守道去私也　平按靈樞後代作後世甲乙無傳之後代以下六句謹奉天道請言終始言其奉誠因請五藏終始之紀也終始者經脈爲紀持其脈口人迎以知陰陽有餘不足平與不平天道畢矣五藏終始紀者謂經脈也欲知經脈爲終始者可持脈口人迎動脈則知十二經脈終始陰陽之氣有餘不足也所謂平人者不病不病者脈口人迎應四時也春夏人迎微大寸口秋冬寸口微大人迎即應四時也　平按注兩微字原作後依前經文應作微上下相應而俱往俱來也人迎在結喉兩傍故爲上也寸口在兩手關上故爲下也上下雖別皆因呼吸而動故俱往來也往謂陽出來謂陰入也往來雖別異同時而動故曰俱也　平按靈樞甲乙來上無俱字六經之脈不結動也陰陽之脈俱往來者即三陰三陽經脈動而不結本末之寒溫相守司也春夏是陽用事時溫人迎爲本也秋冬是陰用事時寒脈口爲本也其二脈不來相乘復共保守其位故曰相守司也　平按靈樞溫下有之字甲乙作本末相遇無之字形肉血氣必相稱也是謂平人形謂骨肉色狀者也肉謂肌膚及血氣□者也衰勞減等□□好即爲相稱也如前五種皆爲善者爲平人　平按注血氣下原缺一字上半作四衰勞勞字原校作榮少氣者脈口人迎俱少而不稱尺寸也如是則陰陽俱不足脈口寸口也寸部有九分之動尺部有一寸之動今秋冬寸口反小於人迎即寸口不稱尺寸也春夏人迎反小於寸口即人迎不稱尺寸也如此勘檢則知藏府陰陽二氣俱少也　平按注勘袁刻誤作甚補陽則陰竭寫陰則陽脫如是者可將以甘藥不愈可飲以至齊夫陽實陰虛可寫陽補陰陰實陽虛可寫陰補陽今陰陽俱虛補陽其陰益以竭寫陰之虛陽無所依故陽脫所以不可得於鍼石可以甘善湯液將扶補之若不已可至於齊也　平按靈樞甲乙無愈字齊作劑注甘善袁刻作甘藥如此者弗灸不已因而寫之則五藏氣壞矣如此二皆是虛可以湯液補者日漸方愈故曰不久不已若不如此即用鍼寫必壞五藏之氣也爲不灸於義不順灸當爲久也人迎一盛病在足少陽一盛而躁在手少陽病在足少陽足少陽病大於足厥陰一倍故人迎盛於寸口一倍一盛而躁病在於手少陽經也人迎二盛病在足太陽二盛而躁在手大陽躁手道反擾也陽氣漸大在足大陽足大陽病大於足少陰二倍故人迎盛於寸口二倍也人迎三盛病在足陽明三盛而躁在手陽明陽氣更盛在足陽明足陽明病大於足大陰三倍故人迎盛於寸口三倍也　平按注足大陰陰字原鈔作陽據上注擬作陰人迎四盛且大且數者名曰溢陽溢陽爲外格人迎盛至四倍大而動數陽氣盈溢在外格拒陰氣不得出外故曰外格也　平按素問作四盛以上爲格陽脈口一盛病在足厥陰一盛而躁在手心主足厥陰盛病大於足少陽一倍故脈口盛於人迎一倍也脈口二盛病在足少陰二盛而躁在手少陰足少陰盛病大於足大陽二倍故脈口盛於人迎二倍也脈口三盛病在足大陰三盛而躁在手少陰足太陰盛病大於足陽明三倍故脈口盛於人迎三倍也　平按手少陰靈樞甲乙

均作手太陰依經文亦應作太當係傳寫之誤脈口四盛，且大且數者，命曰溢陰。溢陰爲内關。内關不通，死不治。陰氣四盛於陽脈口大而且數陰氣盈溢在内關閉陽氣不得復入名曰内關不可療也人迎與太陰脈口俱盛四倍以上者，命曰關格。關格者，與之短期。脈口寸口也陽盛四倍格而不關陰盛四倍關而不格皆與死期脈口人迎俱四倍巳上稱曰關格死之將近故與短期此云人迎與太陰脈口即知手大陰脈無人迎也　平按關字袁刻均誤作開人迎一盛，寫足少陽而補足厥陰。人迎一倍大於脈口即知少陽一倍大於厥陰故寫足少陽補足厥陰餘皆准此也二寫一補。其補寫法陽盛陰虛二寫於陽一補於陰陰盛陽虛一寫於陰二補於陽然則陽盛得二寫陽虛得二補陰盛得一寫陰虛得一補療陽得多療陰得少何也陰氣遲緩故補寫在漸陽氣疾急故補寫在頓倍於療陽也餘放此也　平按注放此放字原作故謹擬作放袁刻作倣日一取之。一取一度補寫也足大陽盛足少陰虛足少陰盛足大陽虛此二經者氣血最少故二日一補寫也足少陽盛足厥陰虛足厥陰盛足少陽虛此二經者血氣次多故日一補寫也足陽明盛足太陰虛足太陰盛足陽明虛此二經者血氣最富故日二補寫以爲例准厥陰血氣最少少陰次多太陰最多此中少陰二日一取厥陰一日一取太陰一日二取或經錯耳必切而驗之。必須切診人迎脈口以取驗也躁取之上。人迎躁而上行皆在手脈故曰取上取者取於此經所發穴也　平按躁靈樞甲乙作踈下同氣和乃止。寫實補虛令陰陽氣和乃止亦爲例也人迎二盛，寫足大陽而補足少陰，二寫一補，二日一取之，必切而驗之，躁取之上，氣和乃止。人迎三盛，寫足陽明而補足大陰，二寫一補，日二取之，必切而驗之，躁取之上，氣和乃止。脈口一盛，寫足厥陰而補足少陽，二補一寫，日一取之，必切而驗之，躁取之上，氣和乃止。脈口二盛，寫足少陰而補足大陽，二補一寫，二日一取之，必切而驗之，躁取之上，氣和乃止。脈口三盛，寫足大陰而補足陽明，二補一寫，日二取之，必

切而驗之，躁取之上，氣和乃止。所以日二取之者，大陰主胃，大富於穀氣，故日二取。釋此二經多取所由也　平按太陰主胃靈樞作陽明主胃甲乙穀下無氣字人迎脈口俱盛三倍以上，命曰陰陽俱溢。如是者不開，則血脈閉塞，氣無所行，流淫於中，五藏内傷。如此者，因而灸之，則變易而爲他疾矣。人迎脈口俱三倍已上未至四倍陰陽俱有溺溢當爾之時必須以鍼開寫通之若不開者氣無所行淫溢反流内傷五藏不可灸也　平按三倍以上甲乙作四倍以上注靈樞作三倍注當爾爾字袁刻作診凡刺之道，氣調而止，補陰寫陽。大寫陰爲易補陰爲難補陽爲易寫陽爲難刺法補陰寫陽二氣和者即可停止也　平按注寫陰陰字袁刻誤作陽音氣並章，耳目聰明，反此者，血氣不行身中。陰陽和者言音清朗吐納和暢故曰並章七竅開通所以耳目聰明反此爲逆故血氣不行也　平按音氣並章靈樞作音氣益彰甲乙作音聲益彰靈樞甲乙無身中二字注爲逆袁刻作者逆所謂氣至而有効者，鍼入膚肉轉而待氣氣至行補寫而得驗者謂有効也　平按効甲乙作效寫則益虛，虛者，脈大如其故而不堅也；堅如其故者，適雖言快，病未去也。以其有實所以須寫寫者益虛損實其實損者其脈大如故而脈中不堅即爲損實也若寫已脈大如故脈中仍堅者去鍼適雖以損稱快病未除也　平按快靈樞作故補則益實，實者，脈大如其故而益堅也；大如其故而不堅者，適雖言快，病未去也。以其有虛所以須補補者補虛益實者也其得實者脈大如故而脈中堅即爲得實若補已脈大如故脈不中堅去鍼適雖快病未愈也故補則實，寫則虛，痛雖不隨鍼，病必衰去。故補則補虛令實寫則寫實令虛補寫未盡其工去鍼適雖言差病未除也若補寫窮理其痛雖不隨鍼去病必衰去也　平按鍼下甲乙有減字必先通十二經脈之所生病，而後可得傳於終始矣。十二經病所由通之者知諸邪氣得之初始亦知萬病所差之終是以可得傳於終始貽諸後代也　平按經下甲乙無脈字傳上無得字故陰陽不相移，虛實不相傾，取之其經。是故學者須知陰陽

虚實不相傾移者可取十二經脈行補寫也　平按傾袁刻誤作頎注同黄帝問於岐伯曰。人病胃管癰者。診當何如。岐伯曰。診此者當得胃脈。其脈當沈細。沈細者氣逆。逆者人迎甚盛。盛則熱。人迎者胃脈也。逆而盛則熱聚於胃口而不行。故胃管爲癰。黄帝曰善。胃管癰者胃口有熱胃管生癰也得胃脈者寸口脈也寸口者脈之大會手太陰之動也故五藏六府十二經脈之所終始也平人手之寸口之中胃脈合浮與大也今於寸口之中診得沈細之脈即知胃有傷寒逆氣故寸口之脈沈細上之人迎洪盛者也盛則胃管熱也上人迎者在喉兩邊是足陽明胃脈者也胃氣逆者則手之寸口沈細喉邊人迎盛大故知熱聚胃口不行爲癰紆恭反腫也　平按胃管素問甲乙作胃脘沈細甲乙作沈濇新校正云太素作沈細安卧小便黄赤。脈小而濇者。不嗜食。安卧小便黄赤脈小濇脾病故不嗜食也　平按濇靈樞作澀人病。其寸口之脈與人迎之脈。大小及其浮沈等者。病難已也。寸口即脈口也人病寸口之脈秋浮冬沈人迎之脈春小夏大縱病易已四時大小浮沈皆同即四時脈亂故難已也　平按靈樞大小作小大等三字

黄帝内經太素卷第十四　診候一　黄陂蕭貞昌校字

黄帝内經太素卷第十五 診候之二

通直郎守太子文學臣楊上善奉　敕撰注

黄陂蕭延平北承甫校正

色脈診

平按此篇自篇首至失神者亡黄帝曰善見素問卷四第十三移精變氣論篇自黄帝曰余聞揆度奇恒至診要畢矣見素問卷四第十五玉版論要篇自診病之始至末見素問卷三第十五藏生成篇又見甲乙經卷六第九五味所宜五藏生成大論又見甲乙經卷四第一下篇

黄帝問於岐伯曰余欲臨病人觀死生決嫌疑欲知其要如日月之光可得聞乎 聞決死生之要也　平按素問無黄帝問於岐伯曰六字注決字袁刻誤作吹 岐伯曰色脈者上帝之所貴也先師之所傳也上古之時使貸季理色脈而通神明合之金木水火土四時陰陽八風六合不離其常變化相移以觀其妙以知其要 上帝上古帝王者也貸季上古真者也上帝使貸季調理人之色脈令通神明外合五行四時陰陽八風六合等物變化常道深觀常道物理之妙能知深妙色脈之用也　平按素問上古下無之時二字貸上有僦字六合六字原缺謹依素問補入 欲知其要則色脈是矣 安生末病之要無加色脈故為要也　平按注加字袁刻作如 色以應日脈以應月帝求其要則其要已 形色外見為陽故應日也脈血內見為陰故應月也日應三百六十日也月應十二月也故知色脈以為要也　平按素問帝求作常求要已作要也 夫色脈之變化以應四時之勝此上帝之所貴以合於神明也所以遠死而近生也 四時和氣為勝上代帝王貴為帝道用合神明以寶於生所以遠死長生久視也　平按素問色下無脈字之勝作之脈 上道以長命曰聖王 上帝理色脈通神明合於常道長生久視者稱曰聖王也　平按上道素問作生道 中古之治病病至而治之湯液十日以去八風五痺之病 未病之病至已方服湯液以其病微故十日病除也　平按素問病字不重 十日不已治以草荄草荄之枝本末為眇標本已得邪氣乃服 荄古來反草根莖也眇亡紹反藥草根莖療病之要也服湯液十日不已可服藥草根莖枝葉丸散醪醴又得病本藥末故邪氣背伏也　平按素問上荄字作蘇為眇作為助 暮代之治病也則不然治不本四時不知日月不審逆順病形已成乃欲微鍼治其外湯液治其內 前云上古中古黄帝之時即以為暮代下黄帝曰上古中古當今之時即其信也療病者療已病之病也暮代療病與古不同凡有五別一則不知根尋四時之療二則不知色脈法於日月之異三則不審病之逆順四則不知病成未成五則不知所行療方故欲以微鍼湯液去其已成之病也　平按素問暮代作暮世逆順作逆從 粗工凶凶以為可攻舊病未已新病復起 凶許容反惡勇也以微鍼小液攻已成之病更加他病不工而勇於事故曰凶也　平按凶下原缺一字應據素問仍作凶袁刻不重舊病素問作故病 黄帝曰願聞要道岐伯曰治之要極無失脈色用之不惑治之大則逆順倒行標本不得亡神失國去故就新乃得真人 言失知色脈不知損益也　平按逆順倒行素問作逆從到行 黄帝曰余聞其要於夫子夫子言不離脈色此余之所知也 平按脈色二字素問作色脈不重 岐伯曰治之極於一黄帝曰何謂一岐伯曰一者因得之黄帝曰奈何岐伯曰閉戶塞牖繫之病者數問其

情以順其意。得神者昌。失神者亡。黃帝曰。善。一得神也得神謂問病得其意也得其意者加之鍼藥去死得生故曰昌也　平按素問順作從

黃帝曰。余聞揆度奇恒。所指不同。用之奈何。岐伯曰。揆度者。度病之淺深也。奇恒者。言奇恒病。切求其病得其處知其淺深故曰揆度也奇者有病不得以四時死故曰奇也恒者有病以四時死不失其常故曰恒也　平按言奇恒病素問作言奇病也

請言道之至數。五色脈變。揆度奇恒。道在於一。神轉不迴。迴則不轉。乃失其機。數理也請言道其至理其至理者五色五脈之變揆度奇恒之機道在其一謂之神轉神轉者神清鑒動之謂也若鑒而不動則不通物變故失機　平按請素問新校正云全元起本作謂迴素問作回

至數之要。迫近以微。著之玉版。命曰合生機。神動物之理者近於萬物機微之妙故書玉版命曰合於養生之機也　平按生機素問作玉機注養生養字袁刻誤作義

客色見上下左右。各在其要。人之五時正王色上相乘色見名曰客色客色見面上下左右各當正色所乘要處者有病也　平按客色素問作容色新校正云全元起本容作客

其色見淺者。湯液主治。十日已。其見深者。必齊主治。二十一日已。其見大深者。醪酒主治。百日已。其色夭面兑不爲治。五色各有二種一者生色赤如雞冠二者死色赤如衃血其赤色輕淺不如雞冠此有病也其病最輕故以湯液十日得已赤色復深不如雞冠其病次輕故以湯液二十一日方已赤色大深不如雞冠其病將重故以藥醪百日方差赤色如衃血其病必死面兑赤色皆不可瘳也兑尖小謂面瘦無肉也　平按色夭上素問無其字治上無爲字兑素問作脫夭袁刻作赤

百日盡已。然脈短氣絕死。病溫最甚死。色夭深者療經百日然脈短氣來絕者亦死病溫脈短氣絕亦死也　平按素問已下無然字最作虛

色見上下左右。各在其要。上爲逆。下爲順。女子右爲逆。左爲順。男子左爲逆。右爲順。要色見生病之處謂是色部上下左右也上者部上下者部下左者部左右者部右凡相剋之色見者見部上爲逆部下爲順見女子部右當要故爲逆也見女子部左非其要故爲順也見男子部左要處故爲逆也見男子部右非其要處故爲順也　平按順素問作從

易。重陽死。重陰死。陰陽反他。治在權衡相奪。奇恒事也。陰陽反他。揆度事也。陰盛反陽爲病陽盛反陰爲病還用陰陽權衡虛實補寫相奪此爲奇恒事也直知陰陽反他此爲揆度事也　平按素問揆度上無陰陽反他四字

搏脈痺辟。寒熱之交。脈動之時二脈相搏附而動不能相去者此爲痺辟之病是寒熱之氣相交搏也　平按辟素問作躄

脈孤爲消。陰陽之脈各獨見爲孤如足少陽脈氣獨見無厥陰者病爲消癉也　平按注消癉袁刻作消癉

虛爲洩爲奪血。病洩利奪血者其脈虛也　平按虛爲洩素問作氣虛泄

孤爲逆。虛爲順。陰陽各獨見其時盛者爲逆獨見虛者氣易和故爲順也

行奇恒之法。以太陰爲始。行所不勝曰逆。逆則死。行所勝曰順。順則活。太陰肺手太陰脈主氣者也欲行補寫權衡相奪之法以太陰五行之氣以爲始也行五行氣於不勝被他乘剋故爲逆死也行於所勝能剋於他故爲順也假令肝病以金療之即行所不勝也以土療之即行所勝也　平按素問大陰下無爲字順作從

八風四時之勝。終而復始。八風剋勝四時代勝平爲終始也

逆行一過。不復數。診要畢矣。八風四時順行所勝也若逆行一勝爲一過也再過爲死故不數也假令肝病肺氣來乘爲一過再過即死也故不至於數也此爲診要理極故爲畢也　平按素問數上有可字注肺氣袁刻作肺脈

診病之始。五決爲紀。欲得其始。先建其母。所謂五決者。五脈也。診五藏之脈以知其病故爲其母母本也　平按素問得作知

是以頭痛癲疾。下虛上實。過在少陰巨陽。甚則入腎。腎脈足少陰爲裏藏也膀胱脈足太陽爲表府也少陰在舌本以下太陽在頭故爲上也少陰虛太陽實故爲頭痛癲疾也此之二脈盛則入藏也　平按少陰上素問甲乙有足字巨陽甲乙作太陽注少陰虛陰字袁刻作陽

徇蒙招尤。目瞑耳聾。下實上虛。過在少陽厥陰。甚則入肝。徇蒙謂眩冒也招尤謂目招搖頭動戰尤也尤音宥過者少陽脈虛厥陰脈實也　平按瞑未詳素問作冥甲乙作瞑恐係瞑字傳寫之訛少陽上素問甲乙有足字又素問新校正云王注徇蒙言目暴疾而不明義未甚顯徇蒙者謂目瞼瞤動疾數而矇暗也

腹滿䐜脹。支鬲胠脅。下厥上冒。過在足太陰陽明。脾藏胃府二經病也　平按支鬲胠甲乙作支滿胠脇素問作支鬲胠脇䐜袁刻作瞋

欬嗽上氣。厥在胸中。過在手陽明

太陰肺藏大腸府二經病　平按厥甲乙作病注云素問作厥心煩頭痛。病在鬲中。過在
手巨陽少陰。手太陽上頭故頭痛也心藏小腸府二經病也役之三脈皆有入藏略而不言也　平按此一段甲乙作胸中痛支
滿腰脊相引而痛過在手少陰太陽注引素問與本書同夫脈之小大滑濇浮沉可以指
別也。寸口六脈之形指下得之故曰指別五藏之象。可以類推。皮肉筋脈骨等五藏外形故爲象也五脈
爲五象之類推脈可以知也　平按注五象袁刻作五藏上醫相音。可以意識五色微診
可以目察。能合脈色。可以萬全。耳聽五音目察五色以合於脈用此三種候人病者所爲皆當
故得萬全也　平按上醫素問作五藏赤脈之至也喘而堅。診之有積氣在
中。時害於食。名曰心痺。心脈手少陰屬火色赤故曰赤脈赤脈夏脈夏脈如鉤其氣來盛去衰以爲平好今
動如人喘又堅故有積氣在胸中滿悶妨食名曰心痺積者陰氣聚者陽氣積者五藏所生聚者六府所成積者其始有常處聚者發無根本無所留止也
平按診之素問甲乙作診曰得之外疾。思慮而心虛。故邪從之。得之急疾思慮外事
勞傷心虛邪氣因襲不從內傳以爲痺也　平按注心虛心字原缺謹依經文作心白脈之至也喘而浮。上
虛下實。驚。有積氣在胸中。喘而虛。名曰肺痺。寒熱。肺脈
手太陰屬金也色白故曰白脈白脈秋脈秋脈如浮其氣來輕虛以浮來急去散以爲平好今雖得浮然動如人喘即知肺氣并心心實故驚肺虛故有積氣
在於胸中出氣多噓名曰肺痺亦以肺虛故病寒熱也　平按驚有有字甲乙作爲得之醉而使內。以因酒醉力意入房喘呼
傷肺之所致也黃脈之至也大而虛。有積氣在腹中。有厥氣。名
曰厥疝。女子同法。脾脈足太陰屬土色黃故曰黃脈黃脈好者代而不見惡者見時脈大而虛即知積氣在於腹中腹
中厥氣名曰厥疝男女同病　平按黃脈一段素問在青脈一段下注同病袁刻同誤作內得之疾使。四支汗出
當風。脾主四支急促用力四支汗出受風所致青脈之至也長而左右彈。有積
氣在心下支胠。名曰肝痺。肝脈足厥陰屬木色青故曰青脈青脈春脈春脈如弦氣來濡弱輭虛而滑端
直以長以爲平好今青脈至長而左右彈即知有積氣在心下支胠而妨名曰肝痺　平按甲乙左上有弦字注妨下袁刻有食字得之寒

溼。與疝同法。腰痛足清頭痛。得之因於塞溼足冷而上以成其病與疝病同足厥陰脈從足循少
腹上頭故腰足頭痛　平按甲乙注云一本云頭脈緊黑脈之至也上堅而大。有積氣在
腹中與陰。名曰腎痺。腎脈足少陰屬水色黑故曰黑脈黑脈冬脈冬脈如營其氣來沉而搏以爲平好今黑脈至上
堅而大即知有積氣在腹中及陰中名曰腎痺　平按腹中素問作小腹甲乙作少腹得之沐浴清水而臥。得之
因以冷水沐髮及洗浴而臥也凡相五色之奇脈。面黃目青。面黃目赤。面
黃目白。面黃目黑者。皆不死。相前五色異脈先相於面五色者見面得黃色目之四色見於面者
以土爲本故皆生　平按注以土爲本袁刻土作上面青目赤。肝病心乘名曰實邪面赤目白。心病肺乘名曰微邪
面青目黑。肝病腎乘名曰虛邪面黑目白。腎病肺乘亦曰虛邪面赤目青者。心病肝乘
名曰虛邪　平按素問無者字皆死。此之五色皆爲他剋不得其時不療皆死但色難知耳依一義如此也　平按素問死字下有也字

色脈尺診平按此篇自篇首至末見靈樞卷一第四邪氣藏府病形篇又見甲乙卷四第二上篇

黃帝曰。邪之中人。其病形何如。岐伯答曰。虛邪之中身
也。洫泝動形。正邪之中人也微。先見於色。不知于身。
若有若無。若亡若存。有形無形。莫知其情。黃帝曰。善。
虛邪謂八虛邪風也正邪謂四時風也四時之風生養萬物故爲正也八虛之風從虛鄉來傷損於物故曰虛風虛正二風性非穀氣因腠理開輒入故曰邪
風虛邪中人入腠理如水逆流於洫毛立動形故爲人病正邪中人微而難識先見不覺於身故輕而易去也　平按甲乙無黃帝曰至岐伯答曰十六字洫
泝靈樞甲乙作洒淅甲乙無若有若無四字黃帝問岐伯曰。余聞之。見其色。知其
病。命曰明。按其脈。知其病。命曰神。問其病。而知其處。
命曰工。余願聞之。見而知之。按而得之。問而極之。爲
之奈何。察色之明按脈之神審問之工爲診之要故並請之　平按甲乙無此一段及下岐伯答曰四字問其病問字原鈔作閒謹依靈樞
及本注作問岐伯答曰。夫色脈與尺之相應也。如桴鼓影響

之相應也。不得相失也。桴伏留反擊鼓槌也答中色脈及尺以爲三種不言問也色謂面色脈謂寸口尺謂尺中也五藏六府善惡之氣見於色部寸口尺中三候相應如槌鼓形影聲響不相失也如肝色面青寸口脈弦尺膚有異內外不相失也　平按尺之下甲乙有皮膚二字 此亦本末根葉之出候也。故根死則葉枯矣。此則尺地以爲根莖色脈以爲枝葉故根死枝葉枯變　平按甲乙根上無故字注莖袁刻作基 色脈形肉，不得相失也。形肉即是尺之皮膚色脈尺膚三種不相失也 故知一則爲工，知二則爲神，知三則神且明矣。故但知問極一者唯可爲工知問及脈二者爲神知問及脈並能察色稱曰神明也　平按注可原作有旁改作可袁刻可有二字并列非是 黃帝問曰：願卒聞之。岐伯答曰：平按甲乙無色脈形肉至岐伯答曰三十九字 色青者其脈弦，青爲肝色弦爲肝脈故青弦爲肝表也問色脈尺三種之異今但答色脈不言尺者以尺變同脈故也 色赤者其脈鉤，赤爲心色鉤爲心脈赤鉤爲心表也 色黃者其脈代，黃爲脾色代爲脾脈黃代爲脾表也 色白者其脈毛，白爲肺色毛爲肺脈白毛爲肺表也 色黑者其脈石。黑爲腎色石爲腎脈黑石爲腎表也石一曰堅堅亦石也 見其色而不得其脈，反得其相勝之脈，則死矣。假令肝病得見青色其脈當弦反得毛脈是肺來乘肝被剋故死餘藏准此也 得其相生之脈，則病已矣。假令肝病見青色雖不見弦而得石脈石爲腎脈是水生木是得相生之脈故病已也 黃帝問曰：五藏之所生變化之病形何如？岐伯答曰：必先定其五色五脈之應，其病乃可別也。欲知五藏所生變化之病先定面之五色寸口五脈即病可知矣 黃帝問曰：色脈已定，別之奈何？岐伯答曰：調其脈之緩急小大滑濇，而病變定矣。雖得本藏之脈而一脈便有六變觀其六變則病形可知矣　平按小大甲乙作大小病變作病形注矣字袁刻脫 黃帝問曰：調之奈何？岐伯答曰：脈急者，尺之皮膚亦急。脈急者寸口脈急也尺之皮膚者從尺澤至關此爲尺分也尺分之中關後一寸動脈以爲診候尺脈之部也一寸以後至尺澤稱曰尺之皮膚尺皮膚下手太陰脈氣從藏來至指端從指端還入於藏故尺下皮膚與尺寸脈六變同也皮膚者以手捫循尺皮膚急與寸口脈同 脈緩者，尺之皮膚亦緩。寸口脈緩以手捫循尺皮膚緩也 脈小者，尺之皮膚亦減而少氣。寸口脈小尺之皮膚減而少氣也 脈大者，尺之皮膚亦賁而起。寸口脈大尺之皮膚賁起能大一曰亦大疑是人改從大　平按亦賁而起甲乙作亦大 脈滑者，尺之皮膚亦滑。按寸口脈滑即尺皮膚亦滑　平按脈滑上甲乙有脈沈者尺之皮膚亦沈九字 脈濇者，尺之皮膚亦濇。寸口脈來蹇濇尺之皮膚亦濇不滑也 凡此六變者，有微有甚，故善調尺者，不待於寸口。寸口與尺各有六變而六變各有微甚可審取之前調寸口脈六變又調於尺中六變方可知病若能審調尺之皮膚六變即得知病不假診於寸口也　平按靈樞甲乙變上無六字寸下無口字 善調脈者，不待於色。善調寸口之脈知病亦不假察色而知也 能參合而行之者，可以爲上工，上工十全九；行二者爲中工，中工十全七；行一者爲下工，下工十全六。察色診脈調尺三法合行得病之妙故十全九名曰上工但知尺寸二者十中全七故爲中工但明尺一法十中全六以爲下工也　平按甲乙上工中工下工不重全下均有其字

尺診

平按此篇自篇首至末見靈樞卷十一第七十四論疾診尺篇又見甲乙經卷四第二上篇惟編次小異

黃帝問於岐伯曰：余欲無視色持脈，獨調其尺，以言其病，從外知內，爲之奈何？無視面之五色無持寸口之脈唯診尺脈及尺皮膚帝欲從外知內病生所由 岐伯答曰：審其尺之緩急小大滑濇，肉之堅脆，而病形定矣。尺之緩急等謂尺脈及尺皮膚緩急小大滑濇六種別也肉堅脆者謂尺分中肉之堅脆也知此八者即內病可知也　平按注即內病即字袁刻誤作知 視人之目果上微癰，如新臥起狀，其頸脈動，時欬，按其手足上，窅而不起者，風水膚脹也。目果眼瞼也癰微腫起也頸脈足陽明人迎也動不以手按之見其動也窅烏蓼反深也不起者手足腫脈按之久而不起如按泥也此爲風水膚脹者　平按目果靈樞作目窠甲乙無自黃帝問至膚脹也一段 尺澁以淖澤者，風也。尺分之中有潤故澁也淖澤光澤也此風之候也

平按尺下靈樞甲乙有膚字溼靈樞作滑甲乙作溫注云一作滑以靈樞作其

尺肉弱者解㑊安臥。解㑊懈惰也尺肉耎弱者身體懈惰而欲安卧　平按㑊下甲乙有也字

脫肉者寒熱不治。骨寒熱病羸瘦脫肉不可療也　平按甲乙熱下有也字無不治二字注云一本下作不治

尺膚滑澤脂者風也。尺之膚滑而潤澤有脂者內有風也　平按靈樞滑下有而字甲乙無滑脂二字風下有痺字

尺膚濇者風痺。尺膚濇者內寒故有風痺也　平按甲乙無此句

尺膚麤如枯魚之鱗者。水泆飲也。泆飲謂是甚渴暴飲水泆腸胃之外皮膚之中名曰泆飲尺分之膚麤如魚鱗者以為候也

尺膚熱甚脈盛躁者。病溼也。尺分皮膚甚熱其一寸之內尺脈盛躁溼病候也　平按溼靈樞甲乙作溫依下篇尺寸論云尺熱曰病溫應作溫袁刻亦作溫

其脈盛而滑者。汗且出也。一寸之內尺脈盛而滑者汗將出　平按靈樞汗作病

尺膚寒甚脈小者。洩少氣也。尺膚冷尺脈小者其病洩利又少氣也　平按甚靈樞作其甲乙脈小作脈急注云一作小

尺膚烜然先熱後寒者。寒熱也。按尺皮膚先熱後冷病寒熱也　平按烜然靈樞作炬然甲乙作燒炙人手四字注云一作炬然

尺膚先寒。久持之而熱者。亦寒熱候者也。尺皮膚先冷久持乃熱亦是寒熱之病也　平按靈樞甲乙無候字

肘所獨熱者。腰以上熱。當肘皮膚獨熱者即腰以上至頭熱也

手所獨熱者。腰以下熱。肘前獨熱者。膺前熱。腕以前為手也手之獨熱主腰以下熱從肘向手為肘前獨熱者主胸前熱也　平按腰以下甲乙作腰已上注云一作下

肘後獨熱者。背熱。從肘向肩為肘後肘後皮膚熱者主肩背熱也　平按背上靈樞甲乙有肩字

臂中獨熱者。腰腹熱。從肘至腕中間為臂當臂中央熱腰腹熱也

肘後麤以下三四寸者。腹中有蟲。從肘後下向臂三四寸許皮膚麤起是腹中有蟲之候也　平按麤甲乙作廉靈樞甲乙寸下有熱字腹均作腸

掌中熱者。腸中熱。掌中寒者。腹中寒。掌中冷熱主大腹小腹冷熱　平按腸靈樞甲乙作腹

魚上白肉有青血脈者。胃中有寒。青脈主寒故胃中寒　平按魚上甲乙作魚際

尺炬然熱。人迎大者。當奪血。尺之皮膚炬然而熱喉邊人迎復大於常者奪血之候也　平按甲乙尺下有膚字炬靈樞甲乙作炬

尺堅大。脈小甚。少氣悗有因加。立死。尺之皮膚堅而賁大寸脈反少主於少氣而悗若更因加少氣悗者立當死也　平按甚下甲乙有則字靈樞無因字有因加甲乙作有加者注反少依經文應作反小

尺寸診平按此篇自篇首至末見素問卷五第十八平人氣象論篇又見甲乙經卷四第一惟編次小異

黃帝問岐伯曰。平人何如。對曰。人一呼。脈再動。人一吸。脈亦再動。命曰平人。平人者。不病也。醫不病。故為病人平息以論法也。平人病法先醫人自平一呼脈再動一吸脈再動是醫不病調和脈也然後數人之息一呼脈再動一吸脈再動即是彼人不病者也若彼人一呼脈一動一吸脈一動等名曰不及皆有病也故曰醫不病為病人平息者也　平按素問甲乙一吸上無人字命曰上有呼吸定息脈五動閏以太息十一字醫不病上素問有常以不病調病人七字甲乙有常以不病之人以調病人十字以論法也素問作以調之為法五字甲乙作以調之三字

人一呼脈一動。人一吸脈一動者。曰少氣。呼吸皆一動名曰不及故知少氣　平按一吸上素問甲乙無人字

人一呼脈三動。一吸脈三動而躁。及尺熱。曰病溫。尺不熱脈滑。曰風。濇曰痺。脈之三動以是氣之有餘又加躁疾尺之皮膚復熱即陽氣盛故為病溫病溫先夏至日前發也若後夏至日發者病暑也一呼三動而躁尺皮不熱脈滑曰風脈濇曰痺也　平按甲乙無一吸脈三動五字躁下素問甲乙無及字風上有病字素問濇上有脈字甲乙無濇曰痺三字

人一呼脈四至。曰死。四至陽氣獨盛陰氣絕衰故死　平按四至素問作四動以上甲乙同

脈絕不至。曰死。以手按脈一來即絕更復不來故死

乍疏乍數。曰死。乍疏曰陰乍數曰陽陰陽動亂不次故曰死也

平人之常氣稟於胃。胃者。平人之常氣也。人無胃氣曰逆。逆曰死。和平之人五藏氣之常者其氣各各稟承胃氣一一之藏若無胃氣其脈獨見為逆故致死　平按無胃氣上甲乙作人常稟氣於胃脈以胃氣為本十二字

春胃微弦曰平。胃者人迎胃脈也五藏之脈弦鉤代浮石皆見於人迎胃脈之中胃脈即足陽明脈主於水穀為五藏六府十二經脈之長所以五藏之脈欲見之時皆以胃氣將至人迎也胃氣之狀柔弱是也故人迎五脈見時但弦鉤代毛石各各自見無柔弱者即五藏各失胃氣故脈獨見獨見當死　春脈胃多弦少曰微微曰平人

弦多胃少曰肝病。弦多胃少即肝少穀氣故曰肝病也

但弦無胃曰死。肝無穀氣致令肝脈獨見故死也胃而有毛曰秋病。春胃見時但得柔弱之氣竟無有弦然胃中有毛即是肝時有肺氣來乘以胃氣弦故至秋有病　平按注故至秋故字袁刻誤作欲毛甚曰金病。春得毛脈甚於胃氣以金剋火故曰金病也　平按金素問甲乙作今注火字恐係木字傳寫之訛藏真散於肝肝藏筋之氣。藏真者真弦脈也弦無胃氣曰散弦脈不能自散以其肝藏散無胃氣所以真藏散於肝也故肝藏神藏於魂也肝藏氣者藏筋氣也　平按素問甲乙筋下有膜字夏胃微鉤曰平。夏脈人迎胃多鉤少曰微鉤微鉤曰平也鉤多胃少曰心病。心病食少穀氣少令脈至人迎鉤多胃少故知心病也　平按注令字袁刻作今但鉤無胃曰死。心病害食心無穀氣致令鉤無胃氣故死胃而有石曰冬病。心火也夏心王時遂得腎脈雖有胃氣唯得石冬時當病以水剋火石甚曰今病。夏有胃氣雖得石脈至秋致病今夏得石脈甚少胃氣賊邪來剋故曰今病藏真痛於心心藏血脈之氣。心無胃氣即心有痛病致令藏真脈見人迎故曰藏真痛於心也故心藏神藏於神氣也心藏氣藏血脈之氣也　平按痛素問甲乙作通長夏胃微耎弱曰平胃少弱多曰脾病。耎而兒反柔也長夏六月也脾行胃氣以灌四藏故四藏脈至於人迎皆有胃氣即四藏平和也若脾病不得爲胃行氣至於人迎即四藏之脈各無胃氣故四藏有病也問曰長夏是脾用事此言胃氣不言脾者何也答曰脾爲其君不可自見是以於長夏時得胃氣者即得脾氣故於長夏胃氣見時微有不足名曰平好若更胃少復虛弱者即是脾病致使胃氣少而虛弱也　平按胃少弱多素問作弱多胃少甲乙作耎弱注爲胃行氣袁刻作氣行若更胃少復虛弱者袁刻胃作至復作腹但代無胃曰死。人之一呼出心與肺脈有二動一吸入肝與腎脈有二動人呼吸已定息之時脾受氣於胃輸與四藏以爲呼吸故當定息脾受氣時其脈不動稱之曰代代息也當代之時胃氣當見若脈代時無胃氣則脾無穀氣所以致死也耎弱有石曰冬病。長夏脾胃見時中有腎脈是爲微邪來乘不已至秋當病也　平按注至秋秋字依經文應作冬弱甚曰今病。脾胃之脈虛弱共穀氣微少故即今病也　平按弱甲乙作耎注云素作弱藏真傳於脾。脾藏肌肉之氣。脾藏真脈謂之唯代之無胃氣唯代之脈從脾傳來至於人迎也故脾藏藏神藏於意也脾藏藏氣藏肌肉氣也　平按傳素問甲乙作濡注之無胃氣之字袁刻作若秋胃微毛曰平。秋時人迎胃多毛少曰平人也胃少毛多曰肺病。穀氣少也　平按胃少毛多素問甲乙作毛多胃少但毛無胃曰死。真藏見脈毛而有弦曰春病。肝來乘肺是邪來乘不已至春木王之時當病　平按注是邪依上下注應作微邪弦甚曰今病。有胃無毛但有弦者是木反剋金故曰今病藏真高於肺。以行營衛陰洩曰死。藏真之脈見時高於肺藏和平之氣高過也肺爲陰也無胃之氣既過肺之和氣即是肺傷肺主行營衛肺既傷已即是陰氣洩漏故致死也　平按陰洩曰死素問甲乙作陰陽也三字冬胃微石曰平。冬人迎脈胃耎弱氣多石脈微者名曰平人胃少石多曰腎病。腎少穀氣故令耎弱氣少堅石脈多故知腎病　平按胃少石多素問作石多胃少但石無胃曰死。藏真脈見故致死也石而有鉤曰夏病。石脈水也鉤脈火也石脈見時有鉤見者微邪來乘不已至夏當病也鉤甚曰今病。雖有胃氣鉤甚所以今病也藏真下於腎腎藏骨髓之氣。腎爲五藏和氣之下今腎無胃氣乃過下於腎也故腎藏藏神藏於志也腎藏藏氣骨髓氣也自此以上即是人迎胃脈候五藏氣也胃之大絡名曰虛里。貫鬲絡肺。出於左乳下。其動應衣。下診胃絡之脈虛音墟虛里城邑居處也此胃大絡乃是五藏六府所禀居處故曰虛里其脈出左乳下常有動以應衣也　平按應衣甲乙作應手注胃絡之脈脈字原缺右方左方有月字當是脈字袁刻作法脈宗氣盛喘數絕者。則病在中。宗尊也此之大絡一身之中血氣所尊故曰宗氣其脈動如人喘數而絕者病在藏中也　平按脈宗氣素問作脈宗氣也甲乙作脈之宗氣也結而橫有積矣。此脈結者腹中有積居也積陰病也絕不至曰死。此虛里脈來已更不復來是胃氣絕所以致死　平按曰死下素問有乳之下其動應衣宗氣泄也十一字新校正云按全元起本無此十一字甲乙經亦無本書在後欲知寸口脈太過與不及。寸口之脈中手短者。曰頭痛。上來診人迎法以下診寸口法故曰欲知診寸口之脈有病唯有太過與不及也口者氣行處也從關至魚一寸之處有九分之位是手太陰氣所行之處故曰寸口其脈之動不滿九分故曰短也短者陽氣不足故頭痛也　平按甲乙無欲知寸口脈太過與不及十字乳之下其動應於衣。宗氣洩。乳下虛里之脈若陽氣盛溢其脈動以應衣是爲宗氣洩溢者也寸口之脈中手長者。足脛痛。寸口之脈過九分以上曰長長者陽氣有餘陰氣不足故脛痛也喘數絕不至曰死。長而喘數所以致死　平按素問無此句寸口脈中手如從下上擊者。

曰肩背痛。脉從下向上擊人手如從下有物上擊人手是陽氣盛陽脉行於肩背故知肩背痛也　平按如從下上擊者素問作促上擊者甲乙作促上數者注云素問作擊又按從下下字袁刻作物寸口脉中手沈而緊者曰病在中。沈緊者陰脉也病在於藏故沈緊也　平按素問無中手二字緊作堅寸口脉浮而盛者病在外。浮盛陽也病在於府故浮盛也寸口脉沈而弱曰寒熱及疝瘕少腹痛。沈陰氣盛也弱陽氣虛也陰盛陽虛故有寒熱疝瘕病少腹痛也寸口之脉沈而横堅曰胠下有積腹中有横積痛。其脉沈横而堅者陰盛故知胠下有積積陰病也横指下脉横也胠側䐗即下穴處也又其陰病少腹中有横積也　平按素問無堅字胠下素問甲乙作脇下甲乙沈作緊注云素問作沈而横腹中上甲乙無有積二字注即下穴處也別本作脉下瘀處也寸口脉盛滑堅者病曰甚在外。寸口陽也滑亦陽也堅爲陰也陽盛陰少故病曰甚在六府也　平按寸口下素問有脉沈而喘曰寒熱七字本書在後脉小實而堅者病曰甚在內。小實爲陰堅亦爲陰故病曰甚在五藏也　平按素問無曰甚二字有胃氣而和者病曰無他。寸口之脉雖小實堅若有胃氣和之雖病不至於困也　平按素問無此條甲乙胃氣上有病甚二字脉小弱以濇者謂之久病。小弱以濇是陰陽虛弱故是久病脉濇浮而大疾者謂之新病。濇爲陰也浮大陽也其脉雖濇而浮流利即知新病　平按濇浮而大疾素問作滑浮而疾甲乙作浮滑而實大注云素問作浮而疾脉滑曰風。氣虛而行利即是風府之候也　平按素問脉滑上有脉急者曰疝瘕少腹痛九字本書在後注風府別本作風病脉緩而滑曰熱中。緩滑陽也指下如按緩繩而去來流利是熱中候者脉濇曰痺。濇陰也按之指下濇而不利是寒溼之氣聚爲痺也脉盛而緊曰脹。寸口脉盛緊實者是陰氣內積故爲脹也脉順陰陽病易已。人迎脉口大小順四時者雖病易愈也　平按順素問作從脉逆陰陽脫者病難已。人迎寸口大小不順四時既逆陰陽故病難已也　平按素問無脫者二字脉逆四時病難已。春夏人迎小於寸口秋冬寸口小於人迎即知是脉反四時故病難已也　平按此條素問作脉得四時之順曰病無他脉反四時及不間藏曰難已甲乙同惟脉字作按寸口三字難已作死脉急者曰疝瘕少腹痛。按其脉如按弓弦是陰氣積故知疝瘕少腹痛也寸口脉沈

而喘曰寒熱。沈陰氣也脉動如人喘者是爲陽也即知寒熱也　平按素問此條在前有横積痛下臂多青脉曰脫血。臂尺地也尺地絡脉青黑爲寒即知脫血以其陽虛陰盛乘陽故脉青尺脉緩濇者謂之解㑊安臥。緩爲陽也濇爲陰以從關至尺取一寸以爲尺部尺部又陰以陰氣多懈惰安臥也　平按注以從關以字袁刻脫尺脉盛謂之脫血。尺脉盛謂陰氣盛陽氣虛故脫血也　平按上安臥二字素問王注作屬下尺脉盛解釋尺濇脉滑謂之多汗。尺之皮膚濇尺之脉滑是謂陽盛陰虛數故洩汗也尺寒脉細謂之後洩。尺之皮膚冷尺脉沈細是爲內寒故後洩也脉尺麤常熱者謂之熱中。脉之尺地皮膚麤又常熱是其熱中也肝見庚辛死。心見壬癸死。脾見甲乙死。肺見丙丁死。腎見戊己死。是謂真藏見皆死。真藏各見被剋之時故皆死也頸脉動疾喘欬曰水。頸脉是胃脉人迎也人迎常動今有水病故動疾可見喘欬也有本爲腎脉動也目果微腫如臥起之狀曰水。目果目上下瞼也瞼之微腫水之候　平按素問果作裹臥下有蠶字足脛腫曰水。寒溼氣盛故足脛腫水之候也目黃者曰黃疸也。三陽脉在目故黃疸熱病目爲黃也疸多但反　平按足脛二句素問在面腫曰風之下溺黃安臥者曰黃疸。腎及膀胱中熱安臥不勞者黃疸病候也　平按素問黃下有赤字已食如飢者胃疸也。胃中熱消食故已食如飢胃疸病面腫曰風。風陽也諸陽在面故風病面先腫也女子手少陰脉動甚者任子也。手少陰脉心經脉也心脉主血女子懷子則月血外閉不通故手少陰脉內盛所以動也　平按素問任作姙注月血袁刻作經血脉有逆順四時未有藏形。寸口人迎且逆且順即四時未有真藏脉形也春夏而脉瘦者秋冬浮大。春夏人迎微大爲順今反瘦小爲逆秋冬人迎微小爲順今反浮大爲逆也　平按浮大下素問有命曰逆四時也六字風熱而脉盛。脉盛者風熱之病也　平按盛素問作靜洩而脫血。風熱之病虛故多脫洩血脫也脉實者病在中。是陽虛陰實故病在五藏　平按素問脉實二字屬上文實下無者字脉虛者病在外。陰虛陽實故病在六府也　平按素問脉虛二字屬上文虛下無者字脉濇堅皆難治。命曰反四時者

也。脈濇及堅二者但陰無陽故皆難療名曰反四時之脈也　平按素問新校正云自前未有藏形春夏至此五十三字與後玉機真藏論文相重本書見十四卷四時診脈篇 人以水穀爲本。故人絶水穀則死，反四時之脈 無水穀之氣者致死 脈無胃氣亦死。所謂無胃氣者，但得真藏脈，不得胃氣也。所謂肝不弦，腎不石也。雖有水穀之氣以藏有病無胃氣者肝雖有弦以無胃氣不名爲弦也腎雖有石以無胃氣不名爲石故不免死　平按肝不弦上素問有脈不得胃氣者六字 太陽脈至，鴻大以長。以手按人迎脈鴻大以長者是太陽脈也即手足太陽小腸膀胱脈之狀也　平按鴻素問甲乙作洪注人迎脈別本作尺脈 少陽脈至，乍疏乍數，乍短乍長。按之乍疏乍數乍短乍長者少陽脈也即手足少陽三焦及膽脈之狀　平按乍疏乍數素問甲乙作乍數乍疏 陽明脈至，浮大而短。是謂三陽脈也。按之浮大而短者陽明脈也即手足陽明胃及大腸之候也是謂三陽脈之形　平按素問甲乙無是謂三陽脈也六字新校正云詳無三陰脈應古文闕也按難經云太陰之至緊大而長少陰之至緊細而微厥陰之至沈短以敦

五藏脈診

平按此篇自肝脈弦至是謂五藏脈見素問卷七第二十三宣明五氣篇又見甲乙經卷四第一經脈上篇自平心脈來至腎死見素問卷五第十八平人氣象論篇甲乙同上自岐伯曰心脈揣堅而長至身寒有痺見素問卷五第十七脈要精微論篇又見甲乙經卷四第一中下篇自黃帝曰請問脈之緩急至調其甘藥見靈樞卷一第四邪氣藏府病形篇又見甲乙經卷四第二病形脈論下篇自肝滿腎滿至末見素問卷十三第四十八大奇論篇自肝滿腎滿至偏枯又見甲乙經卷十一第八自心脈滿大至末又見甲乙經卷四第一經脈下篇

肝脈弦。心脈勾。脾脈代。肺脈毛。腎脈石。是謂五藏脈。肝心肺三脈素問九卷上下更無別名肺脈稱毛又名浮腎脈稱石又名營是五脈同異若隨事比類名乃衆多也　平按素問肝脈上有五脈應象四字五藏下有之字甲乙無是謂五藏脈五字 平心脈來。累累如連珠。如循琅玕。曰心平。心脈夏脈也夏日萬物榮華故其脈來累累如連珠以手按之如循琅玕之珠以爲平和之脈也而稱勾者曲也珠連高下不如弦直故曰勾也　平按素問平心脈上有夫字甲乙無平字曰心平作曰平 夏以胃氣爲本。胃爲五藏資糧故五時之脈皆以胃氣爲本也 病心脈來。喘喘連屬。其中微曲。曰心病。病心脈來動如人喘息連屬然指下微覺曲行是謂心之病脈者也　平按甲乙無夏以胃氣爲本病心脈來十字喘喘作累累曰心病作曰病下同 死心脈來。前曲後居。如操帶勾。曰心死。心脈來時按之指下覺初曲後直如操捉帶勾前曲後直曰心死脈居直也　平按甲乙無死心脈來四字前曲作前鉤曰心死作曰死下同 平肺脈來。厭厭聶聶。如落榆莢。曰肺平。秋以胃氣爲本。厭伊葉反聶尼輒反厭厭聶聶如人以手按巳落榆莢得之指下者曰肺平脈也　平按甲乙平肺脈來作肺脈來落榆莢作循榆葉曰肺平作曰平無秋以胃氣爲本六字 病肺脈來。不下不上。如循雞羽。曰肺病。按於毛脈如人以手摩循雞翅之羽得於心者以爲肺之病脈也　平按甲乙無病肺脈來四字不下不上素問作不上不下甲乙同 死肺脈來。如物之浮。如風之吹毛。曰肺死。脈之動也如芥葉之浮於水若輕毛而逐風移如斯得者曰死脈者也夫五色有形目見爲易五聲無形耳知爲難五脈之動非耳目所辨斯最微妙唯可取動指下以譬喻之亦得在於神不可以事推之也　平按甲乙無死肺脈來四字素問吹上無之字甲乙同注以譬喻之亦得在於神之亦二字原鈔作亦知二字平按亦知恐係之亦二字顛倒謹擬作之亦之字屬上句讀 平肝脈來。濡弱招招。如揭長竿。曰肝平。春以胃氣爲本。揭竒哲反高舉也肝之弦脈獨如琴瑟調和之弦不緩不急又如人高舉竹竿之梢招招勁而且耎此爲平也　平按甲乙肝脈上無平字素問濡作耎竿下有末梢二字甲乙同無春以胃氣爲本六字 病肝脈來。盈實而滑。如循長竿。曰肝病。盈滿實也肝氣實滑如循長竿少於胃氣故肝有病也　平按甲乙無病肝脈來四字 死肝脈來。急而益勁。如新張弦。曰肝死。肝真藏脈來勁急猶如新張琴瑟之弦無有濡弱是無胃氣故爲死候也　平按甲乙無死肝脈來四字素問弦上有弓字甲乙同 平脾脈來。和柔相離。如雞踐地。曰脾平。長夏以胃氣爲本。按脾脈和柔胃氣也相離中間空者代也如雞行踐地跡中間空也中間代者善不見也　平按甲乙脾脈上無平字曰下無脾字無長夏以胃氣爲本七字脈下袁刻脫來字 病脾脈來。實而盈數。如雞舉足。曰脾病。實而盈數如雞之舉足爪聚中間不空聚而惡見比之無代故是脾病也　平按甲乙無病脾脈來四字曰下無脾字 死脾脈來。堅兊如烏之喙。如鳥之距。如水之流。如屋之漏。曰脾死。按脾脈來堅尖聚兊而不相離

上觸人指如鳥喙如水流動如屋漏之滴人指脾脈死候也　平按甲乙無死脾脈來四字堅兑素問作鋭堅鳥之喙素問甲乙鳥作烏千金作雞如屋之漏素問甲乙在如水之流上平腎脈來。喘喘累累如句。按之而堅。曰腎平。冬以胃氣爲本。旬平也手下堅實而平此爲石脈之形故爲平也有本爲揣揣果果之也　平按甲乙腎脈上無平字如句素問作如鈎甲乙同曰下甲乙無腎字無冬以胃氣爲本六字病腎脈來。如引葛按之而益堅。曰腎病。腎之病脈按之如按引葛逐指而下也益堅始終堅者是謂腎平初耎後堅故是腎病也　平按甲乙無病腎脈三字曰下無腎字死腎脈來。發如奪索。辟辟如彈石。曰腎死。腎之石脈來指下如索一頭繫之彼頭控之索奪而去如以彈石彈指辟辟之狀是腎之死脈候也　平按甲乙無死腎脈來四字曰下無腎字發字袁刻脱岐伯曰。心脈揣堅而長。當病舌卷不能言。揣動也長謂寸口脈長一寸也此爲心脈盛動堅心脈上至舌下故盛動堅舌卷不能言　平按素問甲乙無岐伯曰三字揣素問作搏下同甲乙無當字其耎而散者。當消渴自已。動而堅者病舌卷耎而散者病消渴以有胃氣故自已由手少陰貫腎絡肺繫舌本故也　平按甲乙當作病素問消渴作消環新校正云甲乙環作渴肺脈揣堅而長。當病唾血。肺脈浮短今動堅長知血絡盛傷故唾血也　平按甲乙無當字其耎而散者。當病灌汗。至令不復散發。以肺氣虛故脈耎散也虛故腠理相逐汗出如灌至令不復也　平按甲乙無當字素問至令作至今肝脈揣堅而長。色不青。當病墜若搏。因血在脇下。令人善喘。肝脈耎而弦今動堅而長其色又不相應者是人當有墜傷墜傷損血在脇下又令喜喘故也　平按甲乙無當字素問甲乙善喘作喘逆若耎而散者其色澤。當病溢飲。溢飲者渴暴多飲。而易入肌皮腸胃之外。易音亦若脈耎散色又光澤者當因大渴暴飲水溢腸胃之外易入肌皮之中名曰溢飲之病也　平按若耎而散其色澤素問甲乙作其耎而散色澤者甲乙暴渴作渴渴易作溢胃脈揣堅而長。其色赤。當病折髀。胃脈耎弱今動堅長又他色來剋當病折髀以足陽明脈行髀故也　平按甲乙無當字其耎而散者。當病食痺髕痛。胃虛不消水穀故食積胃中爲痺而痛又脈行膝故病膝髕痛髕膝端骨也　平按素問無髕痛二字甲乙無當字髕痛作痛髀脾脈揣堅

而長。其色黄。當病少氣。脾脈耎弱今動堅長雖得本色以其陽虛故病少氣　平按甲乙無當字注陽虛袁刻作陽盛其耎而散色不澤者。當病足胻腫若水狀。足太陰脈循胻故脾虛色不澤者胻腫若水之狀也　平按甲乙無當字腎脈揣堅而長。其色黄而赤。當病折腰。腎脈沉石今動堅長黄色賊邪及赤色微邪來剋故病腰痛以足少陰脈營腰故也　平按素問亦下有者字甲乙有者字無當字其耎而散者。當病少血。至令不復。陰盛太陽氣虛故少血得之在久至今不復也　平按甲乙無當字今作令以下素問有帝曰論得心脈至以其勝治之愈也百六十七字新校正云此一段全元起本在湯液篇據此則本書無此一段與全元起本同黄帝問於岐伯曰。故病五藏發動。因傷色。各何以知其久暴至之病乎。其病發於五藏有傷其候五色何以知其久病新暴之別　平按素問黄帝問於岐伯曰作帝曰下有有字傷下有脈字甲乙無此一段岐伯對曰。悉乎哉問也。故其脈小色不奪者。新病也。邪始入於五脈故脈小未甚傷於血氣故部內五色不奪是知新病　平按素問故作徵下同甲乙無岐伯至故其十一字故其脈不奪。其色奪者。久病也。脈爲其本色爲標也本受邪氣已方受與標故脈本不奪色甚奪者知是久病　平按甲乙無故字及二其字故其脈與五色俱奪者。此久病也。內之五脈外之五色二俱奪者知病已成在久　平按甲乙無故其二字久上無此字故其脈與五色俱不奪者。新病也。人之有病五脈五色二俱不奪者其病未行血氣故知新病也　平按甲乙無故其二字故肝與腎脈並至。其色蒼赤。當病擊傷不見血。見血而溼若水中也。弦石俱至而色見青赤其人當病被擊內傷其傷見色故青赤也若被擊出血血溼若居水中者此爲候也　平按素問甲乙肝上無故字見血而溼作已見血溼尺內兩旁。則季脇也。從關至尺澤爲尺也季脇之部當在尺中央兩傍不在尺外兩傍季脇有病當見此處尺外以候腎。尺中兩傍之外以候兩腎之有病當見此部也尺裏以候腹中。自尺內兩中間總候腹中跗上以候胸中。跗當爲膚古通用字故爲跗耳當尺裏以上皮膚以候胸中之病　平按素問作附上左外以候肝內以候鬲右外以候胃內以候脾上附上右外以候肺內以候胸中左外以候心內以候膻中甲乙同前候

前後候後。當此尺裏跗前以候胸腹之前跗後以候背後　平按素問甲乙作前以候前後以候後跗上鬲上也。當尺裏跗上皮膚以候膈上也一日竟上疑錯鬲下者腹中事也。當尺裏膚上以下以爲鬲下之分即腹中事　平按附上鬲上也鬲下者腹中事也素問作上竟上者胸喉中事也下竟下者少腹腰股膝脛足中事也甲乙同惟脛下無足字麤發者陰不足。陽大有餘。爲熱中跗之下也。尺之皮膚文理麤發者是陰衰陽盛熱氣薰膚致使皮膚麤起故爲熱中　平按素問麤發作麤大陽下無大字熱中下無跗之下三字甲乙同來疾去徐者上實下虛爲厥巔疾。來疾陽盛故上實也去徐陰虛故下虛也上實下虛所以發巔疾也來徐去疾上虛下實爲惡風。上虛受風故惡風也有俱沈細數者少陰厥。沈細皆陰故沈細數少陰厥逆　平按素問甲乙有上有故中惡風者陽氣受也九字俱上有脈字沈細數散者寒熱也。沈細陰也散爲陽故病寒熱也浮而散者爲眴仆。眴玄遍反目搖諸浮而躁者皆在陽則爲熱其右躁者在左手。浮躁皆陽故在陽則爲熱也諸陽絡脈左者絡右右者絡左故其右躁而病本在左手也　平按而躁素問作不躁甲乙作而不躁右躁素問甲乙作有躁手上均無左字諸細而沈者皆在陰則爲骨痛。細之與沈皆是陰脈主於骨痛其有靜者在足。其脈沈細仍靜者在足骨痛也數動一代者病在陽之脈溏洩及便膿血。三動已去稱數數動一代息者陽脈虛也故數動一息即是陰實陽虛故溏洩便膿血也　平按素問脈下無溏字有也字甲乙有也字無溏洩及便膿血六字注三動袁刻作三陽諸過者切之濇者陽氣有餘也。陽氣有餘稱過陽過之脈應浮而滑今反濇者以其陽氣太盛故極反成濇　平按甲乙無諸過者切之五字濇上有其字滑者陰氣有餘也。陰脈沈濇今反滑者以陰過極反成滑也陽氣有餘爲身熱无汗。陽盛有餘極反爲陰外閉腠理故汗不出其身熱也陰氣有餘爲多汗身寒。陰氣有餘極反爲陽外開腠理故汗多出其身寒也　平按身寒下素問有陰陽有餘則無汗而寒九字推而外之內而不外。有心腹積。推而內之。外而不內者。有熱。五藏爲內陰也六府爲外陽也用鍼者欲寫陰補陽即推而外也而內實難寫即內而不外故知心腹病積也欲寫陽補陰即推而內之也而外實難寫即外而不內故知外有熱　平按有熱素問作身有熱也甲乙作中有熱也推而上之。上而不下。腰足清。推而下之。下而不上者頭項痛。上爲頭項下爲腰足推下向上氣不能下故知腰足冷也推上向下氣不能上故知頭項痛也　平按素問清作清甲乙同上而不下甲乙作下而不上下而不上作上而不下按之至骨脈氣少者腰脊痛而身寒有痺。脈之沈細按之至骨少得其氣即知有寒腰脊爲痛身寒痺也　平按素問身下無寒字甲乙同

黃帝曰。請問脈之緩急小大滑濇之病形何如。請問五藏之脈各有六變以候病形岐伯曰。臣請言五藏之變病也心脈急甚者爲瘛。心脈鉤脈緩大滑等三變爲熱陽也急小濇等三變爲寒陰也夏時診得心脈如新張弦急甚者寒也筋脈急痛以爲瘛也下言急者皆如弦急非急疾也　平按變病靈樞作病變甲乙無臣請言五藏之變病也九字瘛下靈樞甲乙有瘲字微急爲心痛引背食不下。其心脈來如弦微急即脈微弦急心微寒故心痛引背心輸而痛胸下寒咽中不下食也緩甚爲狂笑。心脈緩甚者緩爲陽也緩甚熱甚也熱甚在心故發狂多笑微緩爲伏梁在心下。上下時唾血。心脈微緩即知心下熱聚以爲伏梁之病大如人臂從齊上至於心伏在心下下至於齊如彼橋梁故曰伏梁其氣上下行來衝心有傷故時唾血　平按時上靈樞有行字甲乙有行有二字大甚爲喉吤。心脈至氣甚氣上衝於喉咽故使喉中吤吤而鳴也吤古介反微大爲心痺引背善淚出。心脈微盛發風經之氣衝心爲痺痛痛後引背輸及引目系故善淚出也　平按甲乙淚下無出字小甚爲善噦。小爲陰也小甚心之氣血皆少心氣寒也心氣寒甚則胃咽氣有聚散故爲噦也噦於月反微小爲消癉。小而不盛曰微小者陰也心氣內熱而有寒來擊遂內熱更甚發爲消癉癉熱也內熱消瘦故曰消癉癉音丹滑甚爲善渴。滑陽也陽氣內盛則中熱喜渴也微滑爲心疝引齊少腹鳴。陽氣盛內有微熱衝心之陰遂發爲心疝痛引少腹腸鳴者也濇甚爲瘖。濇陰也濇者血多氣少心主於舌心脈血盛上衝於舌故瘖不能言也微濇爲血溢維厥耳鳴巔疾。微濇血微盛也血微盛者溢於鼻口而出故曰血溢維厥血盛陽維脈厥也陽維上衝則上實下虛故爲耳鳴癲疾肺脈急甚爲癲疾。肺脈毛脈有弦急是爲冷氣上衝陽瞋發熱在上上實下虛故爲癲疾　平按急下靈樞甲乙有甚字微急爲肺寒熱怠惰欬

唾血，引腰背胸，若鼻宿肉不通。肺以惡寒弦急，即是有寒乘肺，肺腸與寒交戰，則二俱作病，爲肺寒熱也。肺病不行於氣，身體怠惰，肺得寒故發欬，欬甚傷中故唾血，欬復引腰及背輸而痛，肺病出氣壅塞，因即鼻中生於宿肉也。平按：宿，靈樞、甲乙作息。緩甚爲多汗。緩爲陽也，肺得熱氣，外開腠理，故爲多汗。微緩爲痿漏風，頭以下汗出不可止。肺脈行於兩手，肺得於熱，故手痿緩，又肺脈不上於頭，故肺之熱開腠，自頭以下漏風汗不止也。平按：漏風，靈樞作痿偏風，甲乙同，止上無可字。大甚爲脛腫。肺氣甚，故曰肺大甚也。肺脈手太陰與足太陰相通，足太陰行脛，故肺氣熱甚爲脛腫也。上實下虛故。微大爲肺痹，引胸背，起惡日。肺氣微大，又得秋時寒氣，故發爲痺痛，前引胸，後引背輸，以是陰病，故引胸背，起不用見日光也。惡焉故反。平按：靈樞、甲乙日下有光字。小甚爲泄。肺之氣血小甚，即是氣寒，即是胃氣甚，不消水穀，故泄利矣。微小爲消癉。腸肺之氣血微小也，虛寒傷肺，反爲熱病，消肌肉也。滑甚爲息賁上氣。滑甚，陽氣盛也。陽盛擊陰爲積，左右箱近膈，猶如覆盃，令人上氣喘息，故曰息賁，賁，膈也，音奔。微滑爲上下出血。陽氣微盛，則內傷絡脈，絡脈傷則上下出血，陽絡傷則上衄血，陰絡傷則下泄血也。濇甚爲歐血。氣爲陽也，血爲陰也，濇爲陽也，今得濇脈，即知血盛衝於肺府陽絡，陽絡傷便歐血也。平按：歐，靈樞、甲乙作嘔。微濇爲鼠瘻在頸支腋之間，下不勝其上，其能喜酸。微濇，血微盛也，血微盛者循肺府手陽明脈上頸爲瘻，又循肺手太陰脈下支腋之間爲瘻。其脈下虛不勝上實，金實逐欲剋木，爲味故喜酸也，酸，木味也。平按：其能喜酸，靈樞作其應善痠矣，甲乙作甚能善酸。

肝脈急甚爲惡言。診得弦脈急者，是寒氣來乘於肝，魂神煩亂，故惡出言語也。平按：靈樞甚下有者字，甲乙注云：惡言一作忘言。微急爲肥氣，在脇下若覆杯。肝脈微急，是肝受寒氣，積在左脅之下，狀若覆杯，名曰肥氣。緩甚爲喜歐。緩甚者，肝熱氣衝咽，故喜歐也。平按：喜歐，靈樞、甲乙作善嘔。微緩爲水瘕痺也。陽氣微熱，肝氣壅塞，飲溢爲水，或結爲瘕，或聚爲痺。大甚爲內癰，善歐衄。大甚氣盛熱氣結爲內癰也，肝氣上逆，故喜歐喜衄。微大爲肝痺，陰縮，欬引少腹。微大少陽微盛擊肝，乃爲陰病，肝痺者也。陰寒故筋縮，又發肝欬，循厥陰下引少腹痛。平按：陰縮，陰字原鈔脫，謹據靈樞、甲乙補入，袁刻作筋縮，據注應作筋縮。小甚爲多飲。肝脈小甚，是爲氣血皆少，故渴而多飲也。微小爲消癉。微小氣血俱少，有寒氣衝肝，氣遂發熱爲癉，消肌肉。

滑甚爲㿗疝。滑甚，少陽氣盛也。少陽氣盛則肝虛不足，發爲㿗疝，丈夫小腹中爲塊，下衝陰痛。平按：㿗，靈樞作癀，甲乙作癩。微滑爲遺溺。陽氣微盛，陰虛不禁，故爲遺寒也。平按：注寒依經文應作溺。濇甚爲溢飲。肝脈濇者，肝氣血多寒也，肝血多而寒，不得泄，溢入腸胃皮膚之外，故爲溢飲也。微濇爲瘛攣筋。微濇血多而寒，即厥陰筋寒，故瘛急而攣也。平按：靈樞筋下有痺字，甲乙瘛作瘈瘲。

脾脈急甚爲瘛瘲。診得代脈急甚，多寒爲病，手足引牽來去，故曰瘛瘲也。平按：甲乙瘛作瘈。微急爲鬲中，食飲入而還出，後沃沫。微急者，微寒也。脾氣微寒，即脾胃中冷，故食入還歐出，大便沃冷沫也。鬲中當咽，冷不受食也。平按：鬲，靈樞作膈，注即袁刻作則。緩甚爲痿厥。緩甚者，脾中虛熱也。脾中主營四支，脾氣熱不營，故曰四支痿弱厥逆冷也。微緩爲風痿，四支不用，心慧然若無病。微緩，脾中微熱也。脾中有熱受風，營其四支，令其痿弱不用，風不入心，故心慧然明了，安若無病。平按：支，靈樞、甲乙作肢。大甚爲擊仆。脾脈大甚，是脾氣盛血裏，當是被擊或是倒仆，有傷故發此候。微大爲疝氣，腹裏大膿血，在腸胃之外。脾氣微大，即知陰氣內盛爲疝，大腹裏膿血在腸胃之外也。小甚爲寒熱。脾脈小甚，氣血皆少，是病諸寒熱病也。微小爲消癉。微小氣血俱少，故多內熱，熱消肌肉也。滑甚爲㿗癃。滑甚者，陽氣盛熱也，陰氣虛弱，發爲㿗癃，癃，淋也，音隆。平按：㿗癃，靈樞、甲乙作㿉癃。微滑爲蟲毒蛕蝎腹熱。微滑，陽氣微盛有熱也。蛕，胡灰反，腹中長蟲也。蝎，胡竭反，謂腹中蟲如桑蠹也。陽盛有熱，腹內生此二蟲爲病，絞作腹中。平按：注桑蠹袁刻作長蠹。濇甚爲腸㿗。㿗，徒迴反。脈濇，氣少血多而寒，故冷氣衝下，廣腸脫出，名曰腸㿗，亦婦人帶下病也。平按：㿗，靈樞作潰，甲乙作癩，注云一作潰。微濇爲內潰，多下膿血。微濇，是血多聚於腹中，潰壞而下膿血也。

腎脈急甚爲骨癲疾。診得石脈急甚者，是謂寒氣乘腎，陽氣走骨而上，上實下虛，故骨癲也。平按：甲乙骨下有痿字。微急爲沈厥，足不收，不得前後。微急者，腎冷發沈厥之病，足腳沈重逆冷不收，膀胱大腸壅閉，大小便亦不通。平按：靈樞沈厥下有奔豚二字，甲乙奔豚二字在沈厥上。緩甚爲折脊。陽氣盛熱，陰氣虛弱，腎受寒氣，致令腰脊痛如折。微緩爲洞，洞者食不化，下嗌還出。腎脈從腎而上貫肝膈，循喉嚨，故腎有熱氣，則下津液不通，上衝喉嗌，通洞不禁，其食入腹還出。平按：二洞字下甲乙均有泄字。大甚爲陰痿。

大甚多氣少血太陽氣盛少陰血少精血少故陰痿不起也　平按注精字袁刻誤作積起下脫也字 微大爲石水。起齊以下至少腹垂垂然。上至胃管。死不治。太陽氣盛血少津液不得下通結而爲水在少腹之中垂垂少腹垂也其水若至胃脘盛極故死也　平按靈樞少腹作小腸垂垂作腄腄管作脘甲乙少腹作小腹 小甚爲洞洩。腎氣小甚是血氣皆少也腎之血氣皆少則上下俱冷故食入口還出故曰洞洩 微小爲消癉。血氣俱少是謂陰虛陽盛熱爲消癉 滑甚爲癃㿗。滑甚太陽熱甚少陽虛而受寒故爲癃㿗也　平按靈樞㿗作癀甲乙作癃㿗 微滑爲骨痿。坐不能起。起目毋所見。微滑太陽微盛熱入骨髓發爲骨痿骨弱坐不能起也太陽自目內眥而起上衝於目故目無見也　平按靈樞甲乙目上有則字甲乙所見下有視黑丸三字 濇甚爲大癰。濇甚多血少氣不宣故聚爲大癰 微濇爲不月。沈痔。微濇者血微盛也血多氣少不通故女月經不得以時下也又其氣少血聚復爲廣腸內痔也沈內也 黃帝曰。病之六變者。刺之奈何。問前五脈各有六變補寫之道　平按甲乙曰上無黃帝二字病之六變作病亦有甚變 岐伯曰。諸急者多寒。脈之弦急由於多寒有甚有微即五藏急合有十種故曰諸急自餘諸變皆放此也 緩者多熱。由其當藏多熱致脈遲緩 大者多氣少血。由其當藏氣多血少致令脈有洪大 小者血氣皆少。由其當藏血氣皆少故令脈衰小也 滑者陽氣盛。微有熱。由其當藏陽盛熱微故令脈有滑疾也 濇者多血少氣。微有寒。由其當藏血多氣少微寒故令脈濇 是故刺急者。深內而久留之。寒則氣深來遲故深內而久留也 刺緩者。淺內而疾發鍼。以其熱。熱退氣淺行疾故淺內疾發　平按以其熱靈樞甲乙作以去其熱 刺大者。微寫其氣。毋出其血。大者氣多故須微寫以其少血故不出血 刺滑者。疾發鍼而淺內之。以寫其陽氣而去其熱。以其氣盛而微熱故淺內鍼仍疾發之　平按甲乙寫作瀉 刺濇者。必中其脈。隨其逆順而久留之。必先捫而循之。以發鍼。疾按其痏。毋令其血出。以和其脈。脈濇即多血也以其多血故先須以手捫循然後刺之中其脈血隨其逆冷者久而留鍼以其氣少恐其洩氣故發鍼已疾按其痏痏干軌反謂瘡

瘢之也　平按捫靈樞甲乙作按以發鍼以作已甲乙其血出作出血脈上有諸字注逆冷依經文應作逆順 諸小者。陰陽形氣俱不足。勿取以鍼。調其甘藥。諸脈小者五藏之陰六府之陽及骨肉形並其氣海之氣四者皆悉虛少若引陰補陽是則陰竭引陽補陰即使陽盡陰陽既竭形氣又微用鍼必死宜以甘味之藥調其脾氣脾胃氣和即四藏可生也　平按小上甲乙無諸字調其甘藥靈樞作而調以甘藥也甲乙作而調之以甘藥 肝滿腎滿肺滿。皆實。皆爲腫。此三藏之滿實皆爲癰腫　平按皆爲腫素問甲乙作即爲腫 肺之癰。喘兩胠滿。肺以主氣故肺生癰有喘也肺脈上膈近脇故肺癰脇滿也　平按素問癰作雍脇作胠甲乙作脛注云素問作胠 肝癰兩胠滿。臥則驚。不得小便。兩胠謂在側箱兩肋下空處肝府足少陽脈行在脇下故肝癰兩胠滿也足少陽別脈上肝貫心故熱盛爲癰因即心驚也肝脈環陰故肝病熱甚不得小便有本作小和字誤　平按癰素問作雍甲乙胠作脇下二字 腎癰胠下至少腹滿。脛有大小。髀胻大跛。易偏枯。督脈上至十四椎屬於帶脈行兩胠故從兩胠至少腹滿以少陰脈虛受病行於兩腳故脛大小髀胻大跛左右二腳更病故爲易也又爲偏枯病也胻稱膝胻股胻髀胻謂胻通膝上下也　平按癰素問作雍胠作腳甲乙胻作脛無大字 心脈滿大。癇瘛筋攣。心脈滿實仍大是則多氣熱盛故發小兒癇病以其少血陰氣不足故寒而筋攣也　平按甲乙瘛作瘲下同 肝脈小急。癇瘛筋攣。小則陰陽二氣不足急即爲寒是爲虛寒熱乘爲癇及寒爲筋攣 肝脈驚暴。有所驚駭。脈不至若瘖。不治自已。肝至有驚氣者是因驚魂失瘖不言或脈不至皆不療自已也　平按驚暴素問作騖暴甲乙作瞀暴 腎脈小急。肝脈小急。心脈不鼓。皆爲瘕。腎肝二脈小急及心脈不鼓皆內虛寒氣故爲瘕也　平按素問甲乙不鼓上有小急二字 腎脈大急沈。肝脈大急沈。皆爲疝。腎肝二脈大爲多氣少血急沈皆寒是爲寒氣內盛故爲疝病也　平按腎脈大急沈上素問有腎肝并沈爲石水并浮爲風水并虛爲死并小弦欲驚二十一字新校正云詳腎肝并沈至下小弦欲驚全元起本在厥論中王氏移於此本書見卷二十六經脈厥篇據此則本書與全元起本同 心脈揣滑急爲心疝。揣動也滑陽氣盛而微熱急爲多寒心氣寒寒盛而微熱寒勝故結爲心疝也　平按揣素問作摶下同 肺脈沈揣爲肺疝。肺脈應虛浮今更沈寒多故爲肺疝也　平按肺疝下素問有三陽急爲瘕三陰急爲疝二陰急爲癇厥二陽急爲驚二十一字新校正云詳三陽急爲瘕至爲驚全元起本在厥

論王氏移於此本書見卷二十六寒熱相移篇脾脈外鼓沈爲腸辟久自已脾脈向外鼓外鼓仍沈沈寒爲利胃氣強盛故久自已也　平按辟素問甲乙作澼下同肝脈小緩爲腸辟易治肝脈氣血雖少胃氣強盛故療易差也腎脈小揣沈爲腸辟下血溫身熱者死腎脈氣血俱少仍冷利下血者胃氣虛冷故死下血溫身熱皆胃氣散去也　平按素問血字重甲乙溫作溼注素問作溫心肝辟亦下血二藏同病者可治其身熱者死熱見七日死心肝二氣共爲腸辟下血是母子相扶故可療也身熱以胃氣散去遠至七日死　平按可治下素問甲乙有其脈小沈濇爲腸澼八字熱見甲乙作熱甚注云素問作熱見胃脈沈鼓濇胃外鼓大心脈小堅急皆鬲偏枯男子發左女子發右不瘖舌轉可治三十日起其順者瘖三歲起年不滿二十者三歲死胃脈足陽明陽也胃脈反更沈細鼓動而濇濇寒也其脈向外而鼓其氣傷多如此診得足陽明脈沈鼓而寒向外鼓而氣多又得心脈血氣俱少堅實而寒然則胃之與心二者同病名鬲偏枯男子發於左箱女子發於右箱若瘖不能言舌不轉者死若能言轉舌者療之三十日能行雖瘖舌轉順者三年得差若年不至二十得前病者三年而死也　平按甲乙轉下有者字順素問甲乙作從脈至而揣血衄身有熱者死脈至而動又陽虛衄血身體應冷而衄血身熱虛爲逆故死也　平按血衄甲乙作衄血素問熱上無有字脈來懸勾浮爲脈鼓夏秋二脈並至以爲脈鼓　平按脈鼓素問作常脈甲乙作浮者爲熱脈至如喘名曰氣厥者不知與人言氣厥不知言也　平按氣厥者素問甲乙作暴厥暴厥者脈至如數使人暴驚三四日自已卒驚不療三四日自已也　平按如數甲乙作而數脈至浮合浮合如數一息十至以上是與經氣予不足微見九十日死浮合之脈經氣不足微而見九十日即死也　平按素問甲乙是下無與字足下有也字脈至如火新燃是心精之予奪也草乾死心脈如鈎今如火新燃是心脈急疾火精奪故至草乾水時被剋而死　平按新燃素問作新然甲乙作新然素問甲乙死上有而字脈至如散采肝氣予虛也木葉落死肝脈如弦今散如五采變見不定是爲肝

木氣之虛損至木葉落金時被剋而死有本爲藂棘散葉也　平按散采素問作散葉甲乙作藂棘脈至省容省容者脈寒如鼓也是腎氣予不足也懸去棗華死腎脈如石今如省容寒而鼓動是爲腎之水氣有傷故至棗華土時被剋而死也　平按省容素問甲乙作如省客脈寒素問作脈塞脈至如丸泥胃精予不足也榆莢落而死莢兼牒反如豆莢等草實胃脈耎弱今反如丸泥乾堅之丸即是胃土氣之有損故至榆莢木時而死也脈至如橫格是膽氣予不足也禾熟而死膽脈如弦今如橫格之木即是木之膽氣有損故至禾熟秋金時被剋而死也脈至如弦縷胞精予不足也病善言下霜而死不言可治心胞脈至如鈎今如弦之縷線散而不聚是爲心胞火府有損故至霜雪水時被剋而死不好言者心氣未盡故可療也脈至如交莢交莢者左右傍至也微見三十日而死莢兼牒反如豆莢等草實也脈至如相交左右傍至是次轉故微見三十日死也　平按莢素問作漆甲乙作棘注次轉二字疑有誤脈至如泉浮鼓胞中太陽氣予不足也少氣味韭華死足太陽是腎之府脈今如泉之浮鼓而動即膀胱胞氣水之不足故至韭莢華土時被剋而死一曰韭英也　平按泉上素問有涌字甲乙有湧字胞中素問甲乙作肌中韭華死素問作韭英而死甲乙作韭花生而死脈至如委土之狀按之不得肌氣予不足五色先見黑白累發死脾脈代如雞足踐地中間代絕今按止如委土之狀無有脾胃耎弱之氣又先累見黑白之色是肺腎來乘故死也　平按委土素問作頹土不得甲乙作不足累發素問作壘發脈至如懸離懸離者浮揣切之益大十二輸之予不足也水凝而死亟浮實切之益大此是懸離之狀懸離脈見即五藏六府十二經輸氣皆不足十二經輸皆屬太陽故至水凍冬時而死亟急也病至水凝而死亟居力反　平按懸離素問作懸雍甲乙作懸離新校正云按全元起本懸雍作懸離元起注云懸離者言脈與肉不相得也水凝甲乙作水凍素問無亟字甲乙同脈至如偃刀偃刀者浮小急按之堅急大五藏宛熟寒熱獨并於腎也如此其人不得坐立春而死浮之小急按之堅急大者此是偃刀之狀也浮手取之即小爲氣血

俱少按之堅實急大多氣少血即知五藏宛熟寒熱之氣唯并於腎至春實邪來乘致死　平按素問浮下有之字急大作大急宛熟作菀熟甲乙作寒熱注云素作菀熟

脉至如丸滑不直手按之不得也膽氣予不足也棗葉生而死直當也脉如彈丸按之不可當於指下此是滑不直膽氣病脉狀也至於孟夏棗葉生實邪來乘而死　平按膽原鈔作膽注同疑是膽字之誤素問甲乙作大腸查大腸爲肺之府屬金膽爲肝府屬木本注云至於孟夏棗葉生實邪來乘而死按五十難曰邪從前來者爲實邪滑氏本義云我生者相氣方實也居吾之前而來爲邪故曰實邪孟夏火旺之時爲木所生乃木之實邪應從膽爲是再按上注并於腎至春實邪來乘致死腎爲水藏水來生木爲腎之實邪其義正同

脉至如華者令人善恐不欲坐臥行立常聽小腸予不足也季秋而死脉之浮散故如華也心府小腸虛小故多恐坐臥不安心虛耳中如有物聲故恒聽至於季秋爲肺氣來乘遂致於死也　平按如華甲乙作如春

黄帝内經太素卷第十五　診候之二　黄陂陳孝啟校字

黄帝内經太素

黄帝内經太素卷第十七 證候之一

通直郎守太子文學臣楊上善奉　敕撰注

黄陂蕭延平北承甫校正

(平按此篇自此五色之死也以上殘缺篇目亦不可考故自心之合脈也至白如枯骨者死從素問五藏生成篇補入自此五色之死也至鍼之緣而去也見素問卷三第十五藏生成篇又見甲乙經卷一第十五惟編次小異自目色赤至末見靈樞卷十一第七十四論疾診尺篇又見甲乙經卷十二第四)

心之合脈也其榮色也其主腎也肺之合皮也其榮毛也其主心也肝之合筋也其榮爪也其主肺也脾之合肉也其榮脣也其主肝也腎之合骨也其榮髮也其主脾也是故多食鹹則脈凝泣而變色多食苦則皮槁而毛拔多食辛則筋急而爪枯多食酸則肉胝膓而脣揭多食甘則骨痛而髮落此五味之所傷也故心欲苦肺欲辛肝欲酸脾欲甘腎欲鹹此五味之合五藏之氣也(平按素問作此五味之所合也五藏之氣新校正云按全元起本云此五味之合五藏之氣也連上文太素同)故色見青如草茲者死黄如枳實者死黑如炲者死赤如衃血者死白如枯骨者死(以上從素問五藏生成篇補入)此五色之死也(茲青之惡色也炲音苔謂草烟栖聚炲煤黑之惡色也衃凝惡之血也枯骨白之惡色也　平按素問之下有見字)青如翠羽者生黑如烏羽者生赤如雞冠者生黄如蠏腹者生白如豕膏者生此五色見而生者也(此五者皆病候不死者色也　平按素問黑如烏羽者生在白如豕膏者生下見而生者也作之見生也甲乙羽下冠下腹下膏下均無者生二字)生於心如以縞裹朱生於肺如以縞裹紅生於肝如以縞裹紺生於脾如以縞裹栝樓生於腎如以縞裹紫此五藏所生之榮也(縞工道反白練此五者皆是无病平人之色也　平按甲乙樓作蔞蔞下有實字素問榮上有外字甲乙同)味當五藏白當肺辛赤當心苦青當肝酸黄當脾甘黑當腎鹹(此言五味藏色所當也　平按素問味上有色字)故白當皮赤當脈黄當肉青當筋黑當骨(此言五事五色所當也　平按素問青當筋在黄當肉上)諸脈者皆屬於目諸髓者皆屬於腦諸筋者皆屬於肝諸血者皆屬於心諸氣者皆屬於肺此四支八谿之朝夕也(諸脈髓筋血氣等五屬血氣皆於四支八谿朝夕往來八谿八脈也　平按素問肝作節)故人卧血歸於肝肝受血而能視足受血而能步掌受血而能握指受血而能捕(人卧之時肝足掌手指四事皆受作於四能有所用也　平按捕素問作攝注指上手字據經文肝足掌指四事疑衍)卧出而風吹之血涘而膚者爲痺涘於脈者爲泣涘於足者爲厥(出不覆身也卧不覆身爲風所吹寒風入腠血寒凝聚積膚爲痺積脈血澁積足爲厥厥逆也　平按涘素問作凝而膚而字素問作於應依素問爲允)此五者血行而不得反其故空爲厥痺(此諸五者爲得寒邪入血凝澁不得流入空竅中故聚爲足厥之病有三无五五當字誤也　平按五素問作三故空素問作空故據本注應依素問爲允)人有大谷十二分小谿三百五十四名小十二關此皆衞氣之所留止邪氣之所容也鍼之緣而去也(小曰谿大曰谷谿谷皆流水處也故十二經脈名爲大谷三百六十五絡名曰小谿據前後體例无五十四手足十二大節名十二關此等谿谷關節皆是氣之行止之處故爲衞氣所留邪氣所容緣此鍼石行之以去諸疾也　平按小十二關素問作少十二俞新校正云太素俞作關容素問作客鍼之緣而去也素問作鍼石緣而去之)目色赤者病在心白在肺青在肝黄在脾黑在腎

黄色不可名者。病在胸中。赐黄之色不可譬喻言之言之故不可名之也　平按甲乙白青黄黑下均有色者病三字

黄帝内經太素卷第十七證候之一　黄陂陳孝散校字

黃帝内經太素卷第十九 設方

通直郎守太子文學臣楊上善奉　敕撰注

黃陂蕭延平北承甫校正

知古今

知要道

知方地

知形志所宜

知祝由

知鍼石

知湯藥

知官能

知古今

平按此篇自篇首至末見素問卷四第十四湯液醪醴論篇

黃帝問於岐伯曰。爲五穀湯液及醪醴奈何。醪汁滓酒醴宿酒也　平按素問無於岐伯三字　此並擬以去病爲之奈何也　岐伯對曰。必以稻米。炊之稻薪。稻米者完。稻薪者堅。曰此得之天之和。高下之宜。故能至完。伐取得時。故能至堅。稻米得天之和氣又高下得所故完稻薪收伐得時所以堅實用炊以爲醪醴可以療病者也　平按曰此得上素問有帝曰何以然岐伯七字之天之和素問作天地之和至堅下有也字　黃帝問於岐伯曰。上古聖人作湯液醪醴。爲而不用。何也。曰。上古聖人作湯液醪醴者。以爲備耳。夫上古作湯液。故爲而弗服。伏羲以上名曰上古伏羲以下名曰中古黃帝之時稱曰當今上古之時呼吸與四時合氣不違嗜欲亂神不爲憂患傷性精神不越志意不散營衞行通腠理緻密神清性明邪氣不入雖作湯液醪醴以爲備擬不爲服用者也　平按黃帝問於岐伯曰素問作帝曰何也下素問有岐伯二字上古作自古作爲作之作　中古之世。德稍衰也。邪氣時至。服之萬全。上古行於道德建德既衰下至伏羲故曰稍衰也帝王德衰不能以神化物使疵癘不起嗜欲情生腠理開發邪氣因入以其病微故服湯液醪醴稍衰而猶純故因湯液而萬病萬全　曰今之世不必已何也。不定皆全故曰不必已也　平按素問曰上有帝字　曰當今之世。必齊毒藥攻其中。鑱石鍼艾治其外。形弊血盡而功不立者何也。廣前問意問意曰良藥可以養性毒藥疾甚盡齊毒藥以攻其内鑱石鍼艾以療其外外則形弊内則血氣盡而形不愈其意何也　平按素問曰上有岐伯二字外下有也字及帝曰二字　曰。神不使。何謂神不使。人之神明有守以營於身即爲有使也　平按曰上素問有岐伯二字何謂上有帝曰二字　曰。鍼石者。道也。精神越。志意散。故病不可愈也。鍼石道者行鍼石者須有道也有道者神不馳越志不異求意不妄思神清内使雖有邪客服之湯液醪醴萬全也　平按素問曰上有岐伯二字越作不進散作不治新校正云按全元起本云精神進志意定故病可愈太素云精神越志意散故病不可愈與此正同　今精壞神去。營衞不可復收。今時五藏精壞五神又去營衞之氣去而不還故病不愈　何者。視欲無窮。而憂患不止。精氣施壞。營泣衞除。故神去之而病之所以不愈者也。以下釋前精壞神去營衞不行所由也一則縱耳目於聲色樂而不窮二則招憂患於悲怨苦而不休天之道也樂將未畢哀已繼之故精氣施壞營泣衞除神明去身所以雖療不愈也故無恒愚品不可爲醫作巫斯之謂也　平按視素問作嗜施素問作弛營泣素問作榮泣病下素問無之所以三字

知要道

平按此篇自篇首至末見靈樞卷七第四十五外揣篇又見甲乙經卷五第七

黃帝曰。余聞九鍼九篇。余親受其調。頗得其意。夫九鍼者。始於一而終於九。然未得其要道也。九篇謂九鍼章別即爲篇非是一部總有九篇也調謂一同指歸要道謂渾一之妙也　夫九鍼者。小之則無内。九鍼之道小之有内則内者爲小鍼

道非小也故知鍼道小者小之窮也大之則無外。鍼道之大有外者爲大鍼道非大也故知鍼道大者大之極也深不可爲下。鍼道之深更有下者則鍼道非深故知鍼道深者深之深高不可爲蓋。鍼道之高更有高者則鍼道有蓋故知鍼道高者高之高　平按甲乙無深不可爲下二句恍惚無窮。流溢亡極。余知其合於天道人事四時之變也。窮之更妙故不可窮也極之愈巧故亡極也天道人事四時之變既然余知鍼道與之同者也然余願聞雜之豪毛。渾束爲一。可乎。余知鍼理與道變似萬端而願參之同毫氂之細渾之若衆妙之一也同毫氂之細有神使之明若衆妙之一得萬事之畢　平按靈樞願下無聞字雜作襍甲乙余上無然字願下無聞雜之毫毛五字束作求岐伯曰。明乎哉問也。非獨鍼焉。夫治國亦然。毫細渾一人道用之鍼液可以遐年以之保國可以延祚非大聖之明孰能問此　平按靈樞鍼下有道字甲乙無此一段黃帝曰。余聞鍼道。非國事也。鍼道去病存已國事即先人後已存身與利人兩異恐鍼道非理國之要　平按靈樞余下有願字甲乙無此一段岐伯曰。夫治國者。夫唯道焉。非道。何可小大深淺雜合而爲一乎哉。理國安人也鍼道存身也安人之與存身非道不成故通兩者渾然爲一也兩者通道故身國俱理耳夫積小成大故小大不可異也益淺爲深故深淺不可殊也鍼道者即小與淺也理國者即大與深也所以通爲一即鍼道理國得其妙也　平按甲乙無夫治國者四字雜作離黃帝曰。願卒聞之。岐伯曰。日與月焉。水與鏡焉。鼓與響焉。以下設日月水鏡鼓響六譬欲窮存身安人微妙之道夫日月之明。不失其彰。水鏡之察。不失其形。鼓響之應。不後其聲。治則動搖應和。盡得其情。鍼藥有道故渾一而用巧理國有道故政同而理能是以鍼藥正身即爲內也用之安人即爲外也內譬日月水鏡鼓響者也外譬光影形象音聲者也鍼法存身和性即道德者也攝物安人即仁義者也故理身理國動搖應和盡和羣生之情斯乃至真之道也不後者同時者也　平按彰靈樞作影依本注亦宜作影治則動搖應和靈樞作動搖則應和自上節黃帝曰願卒聞之至盡得其情甲乙無黃帝曰。窘乎哉。照照之明不可蔽也。其不可蔽者。不失陰陽也。以陰陽察於內外故照照不可蔽者也　平按靈樞照照作昭昭合而察之。切而驗之。見而得之。若清水明鏡不失其形也。以內外合而察之以志意切而取驗故得之見而得之見得之明若水鏡之明不相失之也五音不彰。五色不明。五藏波蕩。五音五色即外也五藏即內也以五藏神性波蕩故音色不彰明若是則外內相襲。若鼓應桴。響之應聲。影之似形也。舉此三譬以曉物情也襲者因也鼓聲與形爲內近也桴影及響爲外遠也　平按靈樞鼓下有之字自黃帝曰窘乎哉至似形也甲乙無故遠者司外揣內。近者司內揣外。遠者所司在外以感於內近者所司在內以應於外故曰揣也揣度也是謂陰陽之極。天地之蓋。請藏之靈蘭之室。弗敢使洩。是爲陰內陽外感應之極理以是天地足蓋无外之大故請藏靈蘭室寶而重之　平按靈樞洩作泄下有也字甲乙無請藏之以下十一字

知方地　平按此篇自篇首至末見素問卷四第十二異法方宜論篇又見甲乙經卷六第二又見日本心醫方卷一治病大體第一

黃帝問於岐伯曰。醫之治病也。一病而治各不同。皆愈何也。岐伯曰。地勢使然。五方土地各異人食其土生病亦異療方又別聖人量病所宜一病合以餘方療之皆得愈者大聖之巧　平按素問然下有也字醫心方無甲乙無此一段故東方之域。天地之法始生也。魚鹽之地。濱海傍水。其民嗜魚而食鹹。皆安其處美其食。天地之法東方爲春萬病始生之方也人生魚鹽之地故安其處美其食也　平按法素問作所醫心方作法鹽原鈔本省作監醫心方作盬按史記貨殖傳注盬謂鹽直用不煉爲盬素問作鹽取人易解謹依素問作鹽甲乙東方上無故字東方下無之域至之地十三字嗜魚素問作食魚食鹹素問作嗜鹹甲乙醫心方同甲乙無皆安其處美其食七字醫心方同魚者使人熱中。鹽者勝血。故其民皆黑色疏理。魚性是熱故食之令人熱中鹽水也血者火也水以剋火故勝血而人色黑也　平按鹽甲乙作鹹醫心方作鹽故其病皆爲癰瘍。其治宜砭石。故砭石者亦從東方來。熱中疏理之人多生癰瘍病也瘍養良反瘡也砭鐵破癰已成冷石熨其初起此言東方病與療　平按爲癰瘍甲乙作多壅腫無故砭石下九字西方者。金玉之域。沙石之處也。天地之所收引也。其民陵居而多風。水土剛強。其民不衣而疊

篇其民笮食而脂肥，故邪不能傷其形體，其病皆生於內，其治宜毒藥，毒藥者亦從西方來。笮詐白反。西方金亦金玉之所出，故爲金玉之域也。西方爲秋，故爲萬物收引之方也。不衣者，不以綿爲衣而以㲲篇，其身食物皆壓笮磨碎，不以完粒食之，人多脂肥，腠理緻密，風寒暑溼外邪不傷，而爲飲食男女內邪生病，故宜用毒藥攻之。平按：㲲篇素問作褐薦。按史記貨殖傳索隱云：㲲，毛織也。醫心方亦作㲲篇，旁注云：篇，竹草也。笮食素問甲乙作華食，醫心方作笮。注與楊注同。又注壓上袁刻脫皆字。北方者，天地所閉藏之域也，其地高陵居，風寒冰凍，其民樂野處而乳食，藏寒生病，其治宜灸焫，灸焫者亦從北方來。北方爲冬，故爲萬物閉藏之方也。北方其地漸高，是陰中之陰，故風寒也。所樂之處既於寒，所美之食非溫，故五藏寒而生病，宜以灸焫。焫，燒也，而悅反。有本凍爲湖，量北方無湖也。平按：冰凍素問甲乙作冰冽。生病素問病上有滿字。南方者，天地所養長陽氣之所盛處也，其地汙下，水土弱，霧露之所聚也，其民嗜酸而食胕，故其民緻理而色赤，其病攣痺，其治宜微鍼，故九鍼者亦從南方來。南方爲夏，萬物養長，陽盛之方也。陽中之陽，其地漸下，故水土弱，霧露之所聚也。汙下，溼也。胕，快付反，義當腐。南方爲火色赤，故人多赤色也。以居下溼，多攣痺病，故宜用九鍼也。平按：素問陽下無氣字。地汙下作地下，甲乙同，醫心方作地洼下，旁注云：洼與㢮反。食胕甲乙作食躁，新校正云：全元起本作食魚。中央者，其地平以溼，天地所生物色者衆，中央爲土，故其地平溼，中土之所生物色多。平按：物色者衆素問作萬物也衆，甲乙作物者衆。其民食雜而不勞，故其病多痿厥寒熱，其治宜導引按蹻，故按蹻亦從中央出。蹻，巨紹反。人之食雜，則寒溫非理，故多得寒熱之病；不勞則血氣不通，故多得痿厥之病，故導引按蹻，則寒熱咸和，血氣流通。此非但愈斯二疾，萬病皆可用之。蹻又九紹反，舉平也。平按：其治宜導引按蹻，醫心方作道引，無按蹻二字。故按蹻素問作導引按蹻。故聖人雜合以治，各得其所，故治所以異而病皆愈者，得病之情，知治之大體也。五方水土生病不同，隨療各異，聖人即知一病爲衆藥所療，故以所宜爲工，得療病之大體也。平按：得其所下素問甲乙醫心方均有宜字，依本注亦應有宜字。

知形志所宜

平按：此篇自形樂志苦至出氣惡血，見素問卷七第二十四血氣形志篇，又見靈樞卷十二第七十八九鍼論，又見甲乙經卷六第二，又見日本醫心方卷一治病大體第一。自陽明多血氣至末，素問靈樞見同前篇。又自陽明多血氣至少陰少血多氣，靈樞卷十第六十五五音五味篇亦有此文。

形樂志苦，病生於脈，治之以灸刺。形，身之皃也。志，心之志也。心以主脈，以其心勞，邪氣傷脈，心之應也，故以灸刺補寫脈病也。形苦志樂，病生於筋，治之以熨引。形苦筋勞，邪氣傷筋，肝之應也。筋之病也，醫而急，故以熨引調其筋病也。藥布熨之，引之使其調也。平按：形苦志樂一段，素問在形樂志樂一段下。形樂志樂，病生於肉，治之以鍼石。形志俱逸，則邪氣客肉，脾之應也。多發癰腫，故以砭鍼及石熨調之也。山海經曰：高氏之山，其上多玉，有石可以爲砭鍼，堪以破癰腫者也。平按：注多發癰腫字袁刻誤作脾。形苦志苦，病生於咽喝，治之以藥。形志俱苦，勞氣客邪傷氣，在於咽喝，肺之應也。喝，肺喘聲也，有本作渴，故療之湯液九散藥之也。平按：咽喝素問作咽嗌，甲乙作困竭。藥素問作百藥，靈樞甲乙作甘藥，醫心方引太素仍作藥。形數驚恐，筋脈不通，病生於不仁，治之以按摩醪藥，是謂五形。驚恐主腎，形多驚懼，邪客筋脈，筋脈不通，腎之應也。痛生筋脈皮膚之間，爲痺不仁，故以按摩醪醴。五形，言陳其所宜也。平按：素問筋脈作經絡，五形下有志也二字。醫心方無是謂五形四字。故曰刺陽明出血氣，手陽明大腸脈、足陽明胃脈也，二脈上下連注，其氣最強，故此二脈盛者，刺之血氣俱寫。平按：故曰二字素問無，甲乙作故志曰。刺太陽出血惡氣，手太陽小腸脈也，足太陽膀胱脈也，二脈上下連注，津液最多，故二脈盛者刺之，寫血邪客之者，寫去惡氣也。刺少陽出氣惡血，手少陽三焦脈也，足少陽膽脈也，二脈上下連注，其氣最多，故此二脈盛者刺之，寫氣邪客之者，寫去惡血也。刺太陰出血氣，手太陰肺脈也，足太陰脾脈也。此二太陰與二陽明雖爲表裏，其氣血俱盛，故並寫血氣也。平按：素問出血氣作出氣惡血，甲乙同。新校正云：按太素云刺陽明出血氣，刺太陰出血氣。楊上善云：陽明太陰雖爲表裏，其血氣俱盛，故並寫血氣。如是則太陰與陽明等，俱爲多血多氣。前文太陰一云多血少氣，二云多氣少血，莫可的知。詳太素血氣並寫之旨，則二說俱未爲得，自與陽明同爾。刺厥陰出血惡氣，手厥陰心包絡脈也，足厥陰肝脈也，與二少陽以爲表裏，二陽氣多血少陰陽相反故二陰血多氣少是以二厥陰盛以寫血也邪客之者寫去惡氣刺少陰出氣惡血手少陰心脉也足少陰腎脉也與二太陽以爲表裏二太陽既血多氣少亦陰陽相反二陰氣多血少是以二少陰盛寫於氣也邪客之者寫去惡血也　平按刺少陰句素問甲乙在刺厥陰前注陰陽上袁刻脱亦字陽明多血氣太陽多血少氣少陽多氣少血太陰多血氣厥陰多血少氣少陰少血多氣此言刺三陰三陽出血出氣差別所以也　平按太陰多血氣素問作太陰常多氣少血靈樞作多血少氣甲乙同新校正云按甲乙經十二經水篇云太陽太陰血氣多少與素問不同又陰陽二十五人形性血氣不同篇與素問同蓋皇甫疑而兩存之也今考甲乙經陰陽二十五人形性血氣不同篇所云太陰常多血少氣仍與素問異或宋臣所見甲乙經與今本甲乙經不同姑存之以備參考足陽明太陰爲表裏少陽厥陰爲表裏太陽少陰爲表裏是謂足之陰陽也手陽明太陰爲表裏少陽心主爲表裏太陽少陰爲表裏是謂手之陰陽也今知手足陰陽所在　平按素問兩太陽少陰爲表裏在兩少陽上兩陽明太陰爲表裏在兩少陽下注今知手足八字素問將此注作經惟所在作所苦凡治病必先去其血去其所苦伺之所欲然後寫有餘補不足凡療病法諸有痛苦由其血者血聚之處先刺去之刺去血已伺候其人情之所欲得其虛實然後行其補寫之法也　平按素問血下有乃字靈樞無此一段注血聚聚字袁刻誤作刺

知祝由平按此篇自篇首至末見素問卷四第十三移精變氣論篇

黄帝問於岐伯曰余聞古之治病者唯其移精變氣可祝由而已也今世治病毒藥治其內鍼石治其外或愈或不愈何也上古之時有疾但以祝爲去病所由其病即已今代之人苦於鍼藥而療病不愈者爲是病有輕重爲是方術不妙　平按素問無於岐伯三字古之治病者者字素問無而已下無也字岐伯曰往古民人居禽獸之間上古禽獸多而人少人在禽獸之間巢居以避禽獸故稱有巢氏也　平按素問曰上有對字人上無民字動作以避寒陰居以避暑以躁勝寒故動作以避寒以靜勝熱故陰居以避暑內無眷慕之累外無申宦之形此恬惔之世邪不能深入也故毒藥不治其內鍼石不治其外故可移精祝由而已也既爲恬惔之世有性莫不恬惔自得恬然自得內無眷慕之情惔然至樂外無申宦之役申宦不役於軀故外物不形眷慕不勞於志故內欲不累內外恬惔自然泰和外邪輕入何所深哉是以有病以祝爲由移精變氣去之無假於鍼藥也　平按申宦素問作伸官惔作憺新校正云全元起伸作臾注既袁刻作此新校正云全元起云祝由南方神當今世不然憂患琢其內苦形傷其外眷慕起於心則憂其內申宦苦其形則傷於外也　平按素問世上有之字琢作緣又失四時之逆順寒暑之宜賊風數至陰虛邪朝夕內至五藏骨髓外傷空竅肌膚故所以小病必甚大病必死者故祝由不能已也黄帝曰善夏則涼風以適情冬則求溫以從欲不順四時逆順之宜不依冬夏寒暑之適由是賊風至於腠理虛邪朝夕以傷體虛邪傷體內入藏而客髓賊風開腠外客肌以傷竅所以微疾積而成大病也加而致死苦之鍼藥尚不能愈況祝由之輕其可遣也　平按逆順素問作從逆虛上無陰字

知鍼石平按此篇自篇首至神無營於眾物見素問卷八第二十五寶命全形論篇又見甲乙卷五第四自黄帝曰願聞禁數至逆之有咎見素問卷十四第五十二刺禁論篇甲乙同上自黄帝曰願聞九鍼虛實之道至四方各作解見素問卷十四第五十四鍼解篇又見甲乙卷五第四及卷五第二惟意是而編次不同自黄帝問岐伯曰有病頸癰者至末見素問卷十三第四十六病能論篇又見甲乙經卷十一第九

黄帝問岐伯曰天覆地載萬物悉備莫貴於人人以天地之氣生四時之法成君王眾庶盡欲全形形之所疾莫知其情留淫日深著於骨髓心私患之余欲以鍼除其疾病爲之奈何天地之間人最爲貴人君眾庶莫不實身然不知病之脆微留連骨髓故請療之方也　平按所疾素問作疾病患作慮新校正云太素慮作患岐伯曰夫鹽之味鹹者其氣令器津泄弦絕者其音嘶敗木陳者其葉落發病深

者其聲嘶。言欲識病徵者須知其候鹽之在於器中津洩於外見津而知鹽之有鹹也聲嘶知琴瑟之弦將絕葉落者知陳木之已蠹舉此三物衰壞之徵以比聲嘶識病深之候也　平按木陳者其葉落發素問作木敷者其葉發新校正引太素亦作木陳者其葉落王履溯洄集所引木陳二句亦無發字注兩徵字素問新校正引楊注均作徵衰刻同津下素問新校正所引楊注有液字葉落下者知二字袁刻誤作如　人有此三者。是謂壞府。毒藥毋治。短鍼毋取。此皆絕皮傷肉。血氣爭異。人有聲嘶同三譬者謂是府壞之候也府者中府謂五藏也壞者則聲嘶也中府壞者病之深也其病既深故鍼藥不能取也以其皮肉血氣各不相得故也　平按素問治上無毋字爭異作爭黑新校正云詳岐伯之對與黃帝所問不相當因引太素自夫鹽之味至血氣淨異一段謂太素與此經只三字不同而注意大異復引楊注自言欲知病徵者至各不相得故也謂楊氏注義與黃帝上下問答義相貫穿王氏解鹽鹹器津義雖淵微至於注弦絕音嘶木敷葉發殊不與帝問相協不若楊義之得多也　黃帝曰。余念其病。心爲之亂惑。反甚其病。不可更代。百姓聞之。爲殘賊。爲之奈何。余念微病淫留至深眾庶不知遂著骨髓余痛其心反甚於病不能去已故曰不可更代百姓聞此積微成大壞府之言莫不以爲殘賊之深欲知爲之奈何也　平按余念其病素問作余念其痛　岐伯曰。夫人生於地。懸命於天。天地合氣。命之曰人。人能應四時者。天地爲之父母。天與之氣地與之形二氣合之爲人也故形從地生命從天與是以人應四時天地以爲父母也　荷主萬物者。謂之天子。天地所貴者人人之所歸者聖唯聖荷物故號曰天子也　平按荷主二字素問作知　天有陰陽。人有十二節。此言天子所知凡有二合四能天有十二時分爲陰陽子午之左爲陽子午之右爲陰人之左手足六大節爲陽右手足六大節爲陰此爲一合也　天有寒暑。人有虛實。十二爻寒暑之氣十一月陽氣漸息陰氣漸消至四月陽氣在盈陰氣正虛至五月陰氣漸息陽氣漸消至十月陰氣在盈陽氣正虛陰陽即爲寒暑者也盈虛以爲虛實者也人亦如之消息盈虛有虛有實爲二合也　能經天地陰陽之化者。不失四時。天地合氣命之曰人故能知天地陰陽變化理與四時合契此一能也　能知十二節之理者。聖智不能欺。知人陰陽十二節氣與十二時同循之而動不可得失雖有聖智不能加也欺加也此二能也　平按素問知上無能字欺下有也字　能存八動之變者。五勝更立。八動八節之氣也八節之氣合金木水火土五行之氣更廢更立血氣亦然此三能也　能達虛實之數者。獨出獨入。呿吟至微。秋豪在目。能達寒暑之氣虛實相移者則壽敝天地能獨出死地獨入長生其言也呿吟至真微妙之道其智也目察秋毫深細之理此四能也呿音去即露齒出氣　平按素問新校正引楊注云呿謂露齒出氣與此同

黃帝曰。人生有形。不離陰陽。萬物負陰抱陽沖氣以爲和萬物盡從三氣而生故人之形不離陰陽也　天地合氣。別爲九野。分爲四時。月有小大。日有短長。萬物並至。不可勝量。虛實呿吟。敢問其方。從道生一謂之朴也一分爲二謂天地也從二生三謂陰陽和氣也從三以生萬物分爲九野四時日月乃至萬物一一諸物皆爲陰陽氣之所至故所至處不可勝量不可量物並有虛虛實實之談請言其道方道也　岐伯曰。木得金而伐。火得水而滅。土得水而達。萬物盡然。不可勝竭。言陰陽相分五行相剋還復相資如金以剋木水以剋火土以剋水始土剋水得水通易餘四時皆然並以所剋爲資萬物皆爾也　平按土得水而達素問水作木而達下素問有金得火而缺水得土而絕二句　故鍼有懸布天下者五也。故鍼等利人之道凡有五利也　黔首共飲食。莫知之也。黔黑也渠廉反人之首黑故名黔首也飲食服用也黔首服用此道然不能得其意也　平按飲食素問作餘食新校正云按全元起本餘食作飽食注云愚人不解陰陽不知鍼之妙飽食終日莫能知其妙益又太素作飲食楊上善云黔首服用此道然不能得其意　一曰治神。存生之道知此五者以爲攝養可得長生也魂神意魄志以神爲主故皆名神欲爲鍼者先須理神也故人無悲哀動中則魂不傷肝得無病秋無難也無怵惕思慮則神不傷心得無病冬無難也無愁憂不解則意不傷脾得無病春無難也無喜樂不極則魄不傷肺得無病夏無難也無盛怒者則志不傷腎得無病季夏無難也是以五過不起於心則神清性明五神各安其藏則壽近遐算此則鍼布理神之旨也乃是崆峒廣成子之道也　平按注先須理神也素問新校正引此注作先須治神各安其藏其字原鈔作甚依新校正所引作其壽近遐算新校正所引作壽延遐算　二曰治養身。飲食男女節之以限風寒暑溼攝之以時有異單豹嚴穴之害即內養身也實恕慈以愛人和塵勞而不迹有殊張毅高門之傷即外養身也內外之養周備則不求生而久生無期壽而壽長也此則鍼布養身之極也玄元皇帝曰太上養神其次養形斯之謂也　平按養身素問新校正云太素身作形此仍作身注嚴穴新校正所引作外彤恕慈作慈恕養身身字均作形壽長作長壽又按注單豹張毅事見淮南子人間訓　三曰知

毒藥藥爲真。藥有三種上藥養神中藥養性下藥療病此經宗旨養神養性唯去怵惕之慮嗜欲之勞其生自壽不必假於鍼藥者也有病生中無出毒藥以爲真惡故須知之 平按素問藥字不重 四曰制砭石大小。東方濱海水傍人食鹽魚多病癰腫故制砭石大小用破癰也 平按素問砭作砭 五曰知輸藏血氣之診。輸爲三百六十五穴者也藏謂五藏血氣診謂經絡諸脈診候也 平按素問輸作府 五法俱立。各有所先。此五法各有所長故用之各有所先 今末世之刺。虛者實之。滿者洩之。此皆衆工所共知之。粗工守形實者寫之虛者補之斯乃衆人所知不以爲貴也 平按素問洩作泄知之作知也 若夫法天則地。隨應而動者。知之者若響。隨之者若影。刺虛實之道法天地以應萬物若響應聲如影隨形得其妙得其機應虛實而行補寫也 平按素問甲乙動下無者字知作和 道無鬼神。獨往獨來。應天地之動者謂之道也有道者其鬼不神故與道往來無假於鬼神也 平按獨往獨來素問甲乙作獨來獨往 黃帝曰。願聞其道。岐伯曰。凡刺之真。必先治神。五藏已定。九候已備。迺緩存鍼凡得鍼真意者必先自理五神五神既理五藏血氣安定九候已備於心乃可存心鍼道補寫虛實 平按九候已備甲乙作九候已明迺緩存鍼素問作後乃存鍼甲乙同 衆脈弗見。衆凶弗聞。外内相得。無以形先。病人衆病脈候不見於内諸病聲候不聞於外内外相得爲真不唯形之善惡爲候也 平按弗見素問作不見甲乙作所見弗聞甲乙作所聞 可挩往來。迺施於人。挩五骨反動也先知内外相得之理動而往來乃可施人也 平按挩素問甲乙作玩 人有虛實。五虛勿近。五實勿遠。五謂皮肉脈筋骨也此五皆虛勿近寫之此五皆實勿遠而不寫 平按人有虛實甲乙作虛實之要 至其當發。間不容眴。至其氣至機發不容於眴目也容於眴目即失機不得虛實之中眴音舜 平按眴素問甲乙作瞚新校正云甲乙瞚作暄全元起本及太素作眴 手動若務。鍼燿而眴。手轉鍼時專心一務 平按眴素問甲乙作勻 靜意視義。觀適之變。可以靜意無勞於衆物也視其義利觀其適當知氣之行變動者也 是謂冥冥。莫知其形。此機微者乃是窈冥衆妙之道淺識不知也 見其烏烏。見其稷稷。從見其飛。不見其雜。烏烏稷稷鳳凰雄雌聲也鳳凰羣雜而飛雄雌相和不見其雜有觀鳳者别其聲殊辨其形異故曰不雜譬善用鍼者妙見鍼下氣之虛實了然不亂也 平按烏烏袁刻誤作鳥鳥雜素問甲乙作誰 伏如橫弩。起如發機。如橫弩者比其智達妙術也起如機者比行之得中 平按起如甲乙作起若 黃帝曰。何如而虛。何如而實。岐伯曰。刺虛者。須其實。刺實者。須其虛也。虛爲病者補之須實實爲病者寫之須虛也 終氣以至。慎守勿失。得氣補寫終時慎之勿使過與不及也 平按終素問甲乙作經 深淺在志。志記也計鍼下深淺有失更增可記之不得有失深淺故須記 遠近若一。使之得中不可過與不及故曰若一也 形如臨深淵。手如握虎。神無營於衆物。行鍼專務設二喻以比之一如臨深淵更營異物必有顛墜之禍亦如握虎不堅定招自傷之害故行鍼調氣不可不用心也 平按素問甲乙無形字 黃帝曰。願聞禁數。岐伯曰。藏有要害。不可不察。五藏之氣所在須知鍼之爲害至要故欲察而識之 肝生於左。肝者爲木在春故氣生左 肺藏於右。肺者爲金在秋故氣藏右也肝爲少陽陽長之始故曰生也肺爲少陰陰藏之初故曰藏也 平按注生也藏也素問新校正所引楊注無兩也字 心部於表。心者爲火在夏居於大陽最上故爲表 腎治於裏。腎者爲水在冬居於大陰最下故爲裏也心爲五藏部主故得稱部腎間動氣内理五藏故曰裏也 平按注内理五藏新校正所引楊注理作治故曰裏也裏作治 脾爲之使。脾者爲土王四季脾行穀氣以資四藏故爲之使也 胃爲之市。胃爲脾府也胃貯五穀授氣與脾以資四藏故爲市也 鬲肓之上。中有父母。心下鬲上謂肓心爲陽父也肺爲陰母也肺主於氣心主於血共營衛於身故爲父母也 平按注謂肓新校正所引楊注作爲肓 七節之傍。中有志心。脊有三七二十一節腎在下七節之傍腎神曰志五藏之靈皆名爲神神之所以任物得名爲心故志心者腎之神也 平按志心素問作小心新校正云太素作志心注五藏之靈皆名爲神神之所以任物得名爲心袁刻脫此十八字物得名爲心故志心者腎之神也十三字新校正所引作得名爲志者心之神也九字 順之有福。逆之有咎。人之上順血氣下順志心有長生之福逆之有入死地之禍也 平按順素問作從 黃帝曰。願聞九鍼之解。虛實之道。請解九鍼應於九數虛實之道也 岐伯曰。刺虛則實之者。鍼下熱也。刺寒虛者得鍼下熱則爲實和也 平按熱也下素問有氣實乃熱也五字 滿而洩之者。鍼下寒也。刺熱實者得鍼下寒則爲虛和也 平按寒也下素問有氣虛乃寒也五字 宛陳則除之者。出惡血也。宛陳惡血 平按宛素問甲乙作菀 邪勝則虛之者。出鍼勿按也。勿按者欲洩其邪氣也 徐而疾則實者。徐出鍼而疾按也。寫法徐出鍼爲是只爲疾按之即邪氣不洩故爲實 平按注疾下袁刻重一疾字 疾如徐則虛者。疾出鍼而徐按之也。補法疾出鍼爲是只是徐徐不即按之令正氣洩故爲虛也 平按疾如徐素問甲乙作疾而徐 言實與虛者。寒溫氣多少也。言寒溫二氣偏有多少爲虛實也 若無若有者。疾不可知也。言病若有若無故難知也 平按不可知袁刻作不可不知注故下袁刻增一甚字 察後與先者。知病先後。知相傳之病先後者 爲虛與實者。工守勿失其法。刺虛欲令實刺實欲使虛工之守也 平按素問無守字 若得若失者。離其法。失其正法故得失難定也 虛實之要。九鍼最妙者。爲其各有所宜。要在各有所宜 補寫之時者。與氣開閉相合也。補閉寫開合熱爲時 平按素問閉作闔 九鍼之名。各不同形者。鍼官其所之當補寫。九鍼之形及名別者以官主病之別又補寫殊用也 平按素問官作窮所下無之字寫下有也字 刺其實須其虛者。留鍼陰氣降至。迺去鍼也。刺於熱實留鍼使鍼下寒無熱乃出鍼 平按素問實上無其字降作隆 刺其虛須其實者。陽氣降至。鍼下熱迺去鍼也。刺於寒虛留鍼使鍼下熱無寒乃出鍼也 平按素問虛上無其字降作隆 降之已至。慎守勿失者。勿變更。寒溫之氣降至鍼下勿令太過不及使之變爲餘病也 平按降之素問作經氣更下有也字 深淺在志者。知病之內外也。下鍼淺深得氣即知病在藏府也 近遠如一者。深淺其候等也。深淺得候即知合中不令過與不及 形如臨深淵者。不敢墮也。恐其失也 手如握虎者。欲其壯也。專務甚也 神毋營於衆物者。靜志觀病人。毋左右視也。言志一不亂也 義毋邪下者。欲瞻病人目。制其神。令氣易行也。不自御神爲義邪下 平按義毋邪下者下素問有欲端以正也必正其神者二句 所謂三里者。下膝三寸也。所謂付之者。舉膝分易見也。言三里付陽穴之所在也付陽穴在外踝上三寸舉膝分之時其穴易見也又付三里所在者舉膝分其穴易見也 平按付素問作跗新校正云全元起本跗之作低跗太素作付之按骨空論跗之疑作跗上又按素問王注云三里穴名正在膝下三寸䯒外兩筋肉分間極重按之則足跗上動脈止矣故曰舉膝分易見 巨虛者。搖蹻足䯒獨陷者也。下廉者。陷者也。在三里下三寸足䯒外獨陷大虛之中名曰巨虛巨虛之中上廉足陽明脈與大腸合下廉足陽明脈與小腸合蹻高也謂此外踝上高舉處也搖而取之 平按素問無搖字蹻作蹻獨陷者也作獨陷者陷者也作陷下者也 黃帝問岐伯曰。余聞九鍼上應天地四時陰陽。願聞其方。令可傳於後世而以爲常。岐伯曰。夫一天。二地。三人。四時。五音。六律。七星。八風。九野。此舉天地陰陽之數 平按素問而以爲常作以爲常也 人形亦應之。鍼各有所宜。故曰九鍼。人形應於九數故曰各別有所宜 平按素問人形作身形 人皮應天。人肉應地。人脈應人。人之筋應時。平按素問筋上無之字 人聲應音。人陰陽合氣應律。人齒面目應星。平按素問王注人面應七星所謂面有七孔應之也新校正云此注乃全元起之辭也 人出入氣口應風。平按素問無口字 人九竅三百六十五絡應野。言人九分應九數也 故一鍼皮。二鍼肉。三鍼脈。四鍼筋。五鍼骨。六鍼調陰陽。七鍼益精。八鍼除風。九鍼通九竅。除三百六十五節氣。此之謂也。各有所主也。人身既應九數行鍼亦有九別也調陰陽者應六律也益精者益五藏精應七星謂北斗七星除風應八風通九竅應三百六十五節之氣九野者必以其人身有主合之也 平按素問謂下無也字注野下袁刻脱者字 人心意應八風。人邪氣應天地。心意邪氣應天地之中八風也 平按人邪氣應天地素問作人氣應天 人面應七星。人髮齒耳目五聲應五音六律。人陰陽脈血氣應地。人肝目應之九。九竅三百六十五。肝主於目在天爲日月其數當九故九竅合九野三百六十五數也　平按素問無人面應七星一句新校正云全元起本無九竅下七字人一以觀動靜。九數各有九分義故人之一分法動靜也天二以候五色七星應之以候髮毋澤也。天之二分之義候五色七星分髮皆天之候　平按素問無也字五音一以候宮商角徵羽。五音一分之義以候人之五聲也六律有餘不足應之。六律升降以候虛實二地一以候高下有餘。地之一分之義以候高下有餘也九野一節輸應之以候閉。九野一分之義候三百六十五節氣輸穴閉之不洩也三人變一分候齒洩多血少。人九變一分之義候齒及洩多血少　平按素問三上有節字一分下有人字十分角之變。九數各九之此言十分未詳或字誤十分之義角音之變也五分以候緩急。五分之義以候緩急也六分不足。六分以候不足三分寒關節。三分以候寒關節也　平按關袁刻誤作開素問亦作關人九分四時節人寒溫燥溼。人第九之分以候四時節寒溫燥溼也　平按素問人九分作第九分時下無節字四時一應之以候相反一。四時一分以候相反　平按相反下袁刻脫一字四方各作解。四時一分以候四方作解此之九數一一各有九分取之作解多少不等或取一或取二三四等章句難分但指句而已也　平按素問王注云此一百二十四字蠹簡爛文義理殘缺莫可尋究而上古書故且載之以佇後之具本也新校正云詳王氏云一百二十四字今有一百二十三字又亡一字據本書自九竅三百六十五起至四方各作解止與素問校毋澤下本書多一也字三人變一分上本書少一節字下少一人字九分四時下本書多一節字仍止一百二十三字楊氏亦謂章句難分但指句而已則其不可尋究故不自今日始也姑存之以待來者黃帝問岐伯曰。有病頸癰者。或石治之。或以鍼灸治之。而皆已。其真安在。岐伯曰。此同名異等者也。同稱癰名鍼灸石等異療之　平按素問鍼上無以字甲乙其真安在作其治何在異上有而字夫癰氣之息者。宜以鍼開除去。息者增長也癰氣長息宜以鍼刺開其穴寫去其氣　平按素問甲乙去下有之字夫氣盛血聚。宜石而寫之。

皆所謂同病異治者。氣盛血聚未爲膿者可以石熨寫其盛氣也氣盛膿血聚者可以砭石之鍼破去也　平按素問甲乙聚下有者字皆作此

知湯藥。平按此篇自篇首至末見素問卷四第十四湯液醪醴論篇

黃帝問岐伯曰。法病之始生也。極微極精。必先舍於皮膚。今良工皆稱曰病成。名曰逆。則鍼石不能治也。良藥不能及也。今良工皆持法守其數。親戚兄弟遠近音聲日聞於耳。五色日見於目。而病不愈者。亦可謂不蚤乎。精謂有而不虛也但有病在皮膚微小精實不虛若不療者定成大病故良工稱爲病成以其病者精志眷慕於親戚耳目數槃於聲色日久病成不可療也由其不破於胞微也　平按素問法病作夫病必先舍作必先入結持法作得其法可謂作何暇新校正云按別本暇作謂注有而不虛原鈔作有而虛不原校作不虛精實不虛虛字袁刻誤作無岐伯曰。病爲本。工爲標。標本不得。邪氣不服。此之謂也。若本無病則亦無療方故知有病爲本然後設工是則以病爲本以工爲末也標末也風寒暑溼所生之病以爲本也工之所用鍼石湯藥以爲標也故病與工相契當者無大而不愈若工病不相符者雖微而不遣故曰不得邪不服也黃帝問曰。其病有不從豪毛生。而五藏傷以竭。有病不以風寒暑溼外邪襲於豪毛腠理入而爲病而五藏傷竭此爲總言　平按素問有上無病字生而作而生傷以竭作陽以竭也新校正云按全元起本及太素陽作傷義亦通津液虛廓。腎傷竭也廓空也　平按虛廓素問作充郭廓袁刻誤作廓其魂魄獨。心傷竭也　平按其魂魄獨素問作其魄獨居孤精於內。氣耗於外。雖有五藏之精而外少吐納之氣耗少也肺傷竭也形別不與衣相保。皮膚不仁不與衣相近脾傷竭也保近也　平按形別不與衣相保素問作形不可與衣相保此四亟急而動中。是氣巨於內。而形施於外。治之奈何。此四候即是五藏傷竭病生於內故曰動中亟數也是爲五藏大氣數發病生於內病形施外療之奈何也　平按素問亟作極巨作拒注巨大氣也應作巨袁刻作拒岐伯曰。卒治權衡。卒終也權衡藏府陰陽二脈也病從內起終須調於藏府陰陽二脈使之和也

平按素問作平治於權衡去宛陳。宛陳惡血聚也有惡血聚刺去也莖微動中四極。腎間動氣得和則陰莖微動四竭得生故本標得邪氣服　平按素問莖作莝新校正云太素莝作莖與此正同動下無中字亟作極溼衣繆處以復其形。繆異也衣肉不相保附故曰繆處調之既得腎氣動已則衣肉相得故曰復其形也　平按溼衣繆處素問作温衣繆刺其處開鬼門。五神通之者也潔靜府。潔清靜也心之不濁亂精以時。命門所藏之精既多以時而有服五湯。有五疏。修五藏。五湯五味湯也藥有五味以合五行相尅相生以為補寫五氣得有疏通以修五藏也　平按素問五湯作五陽有五疏修五藏作巳布疏滌五藏故精自生。形自盛。骨肉相保。巨氣迺平。黃帝曰：善哉。腎間動氣人之生命故氣之和則精生精生則形盛形精既盛則骨肉相親於是大氣平和是為病形雖成療之有驗　平按注下精生精字袁刻脫

知官能平按此篇自篇首至末見靈樞卷十一第七十三官能篇又見甲乙經卷五第四鍼道篇

黃帝問岐伯曰：余聞九鍼於夫子，衆多矣，不可勝數。余推而論之，以為一紀。余司誦之，子聽其理，非則語余。請受其道，令可久傳，後世無患，得其人乃傳，非其人勿言。言道之博大不可勝數余學之於子推尋窮問其理十有二載余今司而誦之以示於子其言有不當不可余必當合理余望傳乎所授之人傳之後代使久而利物也　平按請受其道靈樞作請正其道岐伯稽首再拜曰：請聽聖王之道。道在岐伯授之與帝帝得之於神故是聖王之道也黃帝曰：用鍼之理，必知形氣之所在。帝誦岐伯所授鍼理章句凡有四十七章形之所在肥瘦氣之所在虛實一也左右上下。肝生於左肺藏於右心部於表腎居其裏男女左右陰陽上下並得知之二也陰陽表裏。五藏為陰居裏六府為陽居表三也血氣多少。三陰三陽之脈知其血氣之多少四也行之逆順。營氣順脈衞氣逆行五也出入之合。血氣有出入合處六也誅伐有過。誅伐邪氣惡血七也　平按誅靈樞作謀知解結。結謂病脈堅緊砭而平之八也知補虛寫實，上下之氣。能知補寫上下之氣九也　平按靈樞之氣作氣門明於四海，審其所在。髓血氣穀四海審知虛實所在十也　平按靈樞明下有通字審寒熱淋露。因於露風生於寒熱故曰寒熱淋露十一也　平按靈樞寒上無審字榮輸異處。五行榮輸有異十二也　平按榮靈樞作以審於調氣。審吐納導引以調氣十三也明於經隧。經正經奇經也隧諸絡也故曰寫其經隧無傷其經即其信也十四也左右支絡。盡知其會。支絡小絡也皆知小絡所歸大絡會處十五也　平按靈樞支作肢寒與熱爭，能合而調之。陰陽之氣不和者皆能和之十六也虛與實鄰。鄰近也虛實二氣不和通之使平十七也　平按靈樞和作知和決而通之。左右不調，把而行之。明於逆順，迺知可治。把持也人身左右脈不調者可持左右寸口人迎診而行之了知氣之逆順乃可療之十八也　平按靈樞注云把一作犯注了字袁刻脫陰陽不奇。故知起時。奇分也陰陽之脈相并渾而不分候之知其病起之時十九也審於本末，察其寒熱，得邪所在，萬刺不殆。知官九鍼，刺道畢矣。妙通標本則知寒熱二邪所在故無危殆是為官主九鍼之道二十也明於五輸，徐疾所在。明藏府之經各有五輸輸中補寫徐疾所在並須知之二十一也屈伸出入，皆有條理。行鍼之時須屈須伸鍼之入出條數並具知之二十二也言陰與陽，合於五行。知分陰陽之氣以為五行二十三也五藏六府，亦有所藏。五藏藏五神六府藏五穀二十四也四時八風，盡有陰陽，各得其位，合於明堂。各處色部。八風八節之風也四時八節之氣各在陰陽之位並合明堂處於五行五色之部明堂鼻也二十五也五藏六府。候五色之部察知五藏六府二十六也察其所痛，左右上下。察五色知其痛在五藏六府上下左右二十七也知其寒温，何經所在。知十二經所起寒温各有主二十八也審尺之寒温滑濇，知其所苦。言能審候尺之皮膚二十九也　平按靈樞尺作皮膚二字鬲有上下。知氣所在。穀入於胃清氣上肺故在鬲上濁氣留入胃中在於鬲下三十也　平按靈樞鬲作膈知下有其字甲乙作知其氣之所先得其道，希而疏之，稍深以留，故能徐之。為補之道希疏深留徐動其鍼三十一也　平按希靈樞作稀甲乙作布而涿之注云太素作希而疎之靈樞甲乙徐下有入字大熱在上，推而

下之，從下上者，引而去之。視前病者，常先取之。（視病熱之上下，寫而去之，三十二也。）大寒在外，留而補之；入於中者，從合寫之。（寒在皮膚，留鍼使鍼下熱；寒入骨髓，亦可留鍼使熱，寫出寒熱氣，三十三也。）鍼所不爲，火之所宜。（脉之陷下，是灸所宜，不可鍼也，三十四也。平按：火，靈樞、甲乙作灸。）上氣不足，推而揚之；下氣不足，積而從之。（上氣不足，謂膻中氣少，可推補令盛。揚，盛也。下氣不足，謂腎間動氣少者，可補氣聚。積，聚也。從，順也。三十五也。）陰陽皆虛，火自當之。厥而寒甚，骨廉陷下，寒過於膝，下陵三里。陰絡所過，得之留止，寒入於中，推而行之。經陷下，火即當之。（火氣強盛，能補二虛，三十六。平按：經陷下火即當之，靈樞作經陷下者火則當之，甲乙作即火當之。）結絡堅緊，火之所治。（絡脉結而堅緊，血寒，故火攻療，三十七也。平按：靈樞緊作下，火之所治作火所治之。注攻字袁刻脫。）不知所苦，兩蹻之下，男陽女陰，良工所禁，鍼論畢矣。（有病不知所痛，可取陰陽二蹻之下。二蹻之下，男可取陰，女可取陽，是療不知所痛之病。男陽女陰，二蹻之脉不可取之，三十八也。平按：男陽女陰，靈樞作男陰女陽。）用鍼之服，必有法則，上視天光，下司八正，以辟奇邪。（服，學習也。學用鍼法，須上法日月星辰之光，下司八節正風之氣，以除奇邪，三十九也。）而觀百姓，審於虛實，無犯其邪。是天之露，遇歲之虛，救而弗勝，反受其殃。故曰必知天忌，乃言鍼意。（而令百姓不犯虛實二邪，歲露之忌，可謂得鍼之旨耳。天露者，歲之八正虛邪風雨也，四十也。平按：靈樞是天之露，天上有得字，弗勝作不勝。）法於往古，驗於來今，觀於窈冥，通於無窮。粗之所不見，良工之所貴，莫知其形，若神髣髴。（法於往古聖人所行，逆取將來得失之驗，亦檢當今是非之狀，又觀窈冥微妙之道，故得通於無窮之理，所得皆當，不似粗工以意唯瞻其形，不見於道。有同良才，神使獨鑒其所貴，髣髴於真，四十一也。）邪氣之中人也，洫泝動形。正邪之中人也，微，先見於色，不知於身，若無若亡，若存在形无形，莫知其精。（洫謂溝渠，即腠理也。泝謂水之逆流，即邪氣入腠理也。八正虛邪氣入腠理時，振寒起於豪毛，動形者也。正邪者，因身形飢，用力汗出，腠理開，逢虛風中人，微而難知，莫見其精，四十二也。平按：靈樞洫泝作洒淅，不知於身作不知於其身，若無上有若有二字，其精作其情。）是故上工之取氣也，迺救其萌牙；下工守其已成，因敗其形。（邪氣初客，未病之病，名曰萌牙，上工知之；其病成形，下工知之，四十三也。）是故工之用鍼也，知氣之所在，而守其門戶。（謂知邪氣處，氣處於皮膚脉肉筋骨，所在守其空穴門戶療之，四十四也。）明於調氣，補寫所在，除疾之意，所取之處。（明於調氣補寫處所，是處可補，是處可寫，不妄爲之，四十五也。）寫必用員，切而傳之，（平按：員，甲乙作方，注云太素作員。切而傳之，靈樞、甲乙作切而轉之。）其氣迺行。疾入徐出，邪氣迺出，伸而迎之，搖大其穴，氣出迺疾。補必用方，（平按：方，甲乙作員，注云太素作方。）外引其皮，令當其門，左引其樞，右推其膚，微旋而徐推之，必端以正，安以靜，堅心無解，欲微以留，氣下而疾出之，推其皮，蓋其外門，真氣迺存。（員謂之規，法天而動，寫氣者也；方謂之矩，法地而靜，補氣者也。樞謂鍼動也。寫必用方，補必用員，彼出素問，此是九卷方圓之法，神明之中，調氣變不同，故爾，四十六也。）用鍼之要，無忘養神。（用鍼之道，下以療病，上以養神。其養神者，長生久視，此大聖之大意，四十七也。以上四十七章，內經之大總，黃帝受之於岐伯，故誦之以闡所闡也。平按：養神，靈樞作其神。注闡，袁刻作明。按說文：闡，察也。博雅云：閱，數也。又前漢書文帝紀：閱天下之義理多矣。注：閱猶更歷也。亦通。）雷公問於黃帝曰：鍼論曰：得其人迺傳，非其人勿言。何以知其可傳？黃帝曰：各得其人，任之其能，故能明其事。雷公曰：願聞官能奈何？（人受命於天，各不同性，性既不同，其所能亦異，量能用人，則所爲必當，故因問答以通斯德者也。平按：注德字袁刻作道。）黃帝曰：明目者，可使視也。（人之所能，凡有八種。視面部五行變色，知其善惡，此爲第一明人也。平按：靈樞也作色。）聰耳者，可使聽音。（聽病人五音，即知其吉凶，此爲第二聰聽人也。）

接疾辭給者，可使傳論而語餘人。（其知接疾，其辨敏給，此可為物說道以悟人，此第三智辨人也。平按：靈樞接疾辭給者作捷疾辭語者，可使傳論而語餘人作可使傳論語。）安靜手巧而心審諦者，可使行鍼艾，理血氣而調諸逆順，察陰陽而兼諸方。（神清性明，故安靜也；動合所宜，明手巧者，妙察機微，故審諦也。此為第四靜慧人也。平按：靈樞安靜上有徐而二字。）緩節柔筋而心和調者，可使導引行氣。（身則緩節柔筋，心則和性調順，此為第五調柔人也。調柔之人，導引則筋骨易柔，行氣則其氣易和也。）疾毒言語輕人者，可使唾癰祝病。（心嫉毒言，好輕人，有此二惡，物所畏之，故可使之唾祝。此為第六口苦人也。平按：靈樞祝作呪。）爪苦手毒，為事善傷者，可使按積抑痹。（爪手苦毒，近物易傷，此為第七苦手人也。）各得其能，方迺可行，其名迺章。不得其人，其功不成，其師無名。故曰得其人迺言，非其人勿傳，此之謂。（各用其能，以有所當，故曰得人；如不得人，道不可傳也。平按：靈樞章作彰，謂下有也字。）手毒者，可使試按龜，置龜於器之下而按其上，五十日而死矣；甘手者，復生如故。（毒手按器而龜死，甘手按之而龜可生，但可適能而用之，不可知其所以然也。此為第八甘手人也。平按：靈樞器下無之字，如故下有也字。）

黄帝内經太素卷第十九 設方

黄陂陳孝啟校字

黄帝内經太素卷第二十二 九鍼之二

通直郎守太子文學臣楊上善奉 敕撰注

黄陂蕭延平北承甫校正

刺法　九鍼所主

三刺　三變刺

五刺　五藏刺

五節刺　五邪刺

十二刺 亡

刺法 平按此篇自黄帝曰持鍼縱舍奈何以上袁刻及別鈔本均缺楊惺吾氏日本卷子鈔本自篇目刺法左一行上二字仍缺第三字至第七字有問岐伯曰余五字以下至注半反衝也上復缺計共缺六行每行十八字除去問岐伯曰余五字并問字上所空二格外下共缺一百零一字應空一百零一格自黄帝曰持鍼縱舍奈何至故拘攣見靈樞卷十第七十一邪客篇又見甲乙經卷五第七自黄帝問岐伯曰余聞鍼道於夫子至則經可通也見靈樞卷六第三十八逆順肥瘦篇又見甲乙經卷五第六自黄帝問曰逆順五體至末見靈樞卷二第五根結篇甲乙經同上

問岐伯曰余□□□半反衝也謂衝皮也黄帝曰持鍼縱舍奈何

岐伯對曰必先明知十二經之本末起處為本出處為末膚之寒熱皮膚熱即血氣通寒即脈氣壅也平按膚上靈樞甲乙有皮字脈之盛衰滑濇其脈渇而

盛者病日進虚而細者久而持陽氣盛而微熱謂之滑也多血少氣微寒謂之濇脈□□細微□□□□平按而持靈樞甲乙作以持大以濇者為痛痹多氣少血為大多血少氣為濇故為痛痹也

陰陽如一者瘤難治其本末陰陽之脈不可辨故如一也瘤懸疣□類也以不可辨故本末難療也平按瘤靈樞甲乙作病其上甲乙有察字上熱者病尚在其熱以衰者其病亦去矣頭及皮膚熱也其頭及皮膚熱衰病必去平按上熱靈樞作尚熱甲乙作上下熱以衰靈樞甲乙作已衰注去上袁刻脱必字因

持其尺察其肉之堅脆小大滑濇寒溫燥溼也持尺皮膚決死生也平按持上靈樞無因字因視目之五色以知五藏而決死生五藏之精華並歸於目心□□□□□□藏□□□□□□視其血脈察其五色以知其寒熱痛痹候色脈尺□□□□□□平按甲乙無其字注右方有候色脈尺四字左方缺應空四小格黄帝曰持鍼縱舍余未

得其意也□□□□□□鍼縱舍故重問也岐伯曰持鍼之道欲端以正安以靜持鍼當穴故端正以志不亂故安靜也先知虚實而行疾徐補寫所由也左

指執骨右手修之毋與肉果之□□堅固故曰執骨之□手循□不可傷肉果也果音顆平按靈樞甲乙左指作左手循之作循之果下無之字寫欲端以正補必閉膚□□直入直出故曰端正□□□□□□□□□平按端下甲乙無以字補袁刻誤作朗注直入上原缺二字上一字不可辨下一字右方有欠字平據經文擬作寫欲二字轉

鍼導氣邪得淫泆真氣得居□□□□□□□□淫泆洩出令真氣居而不散也平按邪得淫泆甲乙作邪氣不得淫泆黄帝曰扞皮開腠理奈何岐伯曰因其

分肉在別其膚膚皮也以手按得分肉之穴當穴皮上下鍼故曰在別其膚也平按在別靈樞甲乙作左別微內

而徐端之適神不散邪氣得去黄帝曰善寫法雖以□□□□□□審詳為先故曰微內而徐正之□□□□得□□□□酒調也平按注雖以下原缺六字上三字不可考下三字右方作必余余平擬作端正而必徐徐六字

黄帝問岐伯曰人有八虚各何以候岐伯答曰以候

五藏。八虛者兩肘兩腋兩髀兩膕此之虛故曰八虛以其虛故真邪一氣留過故爲機關之室真過則機動刺邪留則不得屈伸故此八虛候五
藏之氣也平按各何以候袁刻作各以何候曰上袁刻脫合字黃帝曰：候之奈何？岐伯曰：肺
心有邪，其氣留於兩肘。兩肘肺脈手太陰心脈手少陰脈所行故肺心有邪肘爲候也肝有
邪，其氣留於兩腋。兩脇腋下肝氣在中肝有邪腋爲候也脾有邪，其氣留於
兩髀。脾足太陰脈循股內前廉入腹故脾有邪髀爲候也腎有邪，其氣留於兩膕。腎脈足少陰出
膕內廉故腎有邪膕爲候也凡此八虛者，皆機關之室，真氣之所過，血
絡之所遊，邪氣惡血，固不得住留，住留則傷筋絡骨節，
機關不得屈伸，故病攣。此入大節相屬虛處乃是□□之動□機關又入□□□□□□□□□□機關之室
痾其俱反曲脊背傴也平按因不得住留靈樞作固不得住留故痾攣靈樞作故病攣也黃帝問岐伯曰：余聞
鍼道於夫子，衆多畢悉矣。夫子之應若失，而據未有
堅然者，夫子之問學熟乎？將審察於物而生乎？據依也堅定也
言夫子所說九鍼之應曲從物理而變似未有定爲也夫子所問所學從心生乎□□□□□□□□□心手也平按靈樞應上有道字而生乎作而心生得
之乎岐伯答曰：聖人之爲道者，上合於天，下合於地，中
合於人事，必有明法，以起度數，法式檢押，乃後可傳
焉。□□□合理乃後傳之三合而爲法度故可傳也故匠人不能釋尺寸而意短長，
廢繩墨而起水平也，工人不能置規而爲圓，去矩而
爲方。匠人□尺寸之度非以意而爲短長准□□□□不有私而□求□爲□巧也工□爲□□置□□□□欲爲□□無兼矩而□妙此爲大
工也聖人之爲教也法自然之至理以起法度□爲而□稱聖人也平按注匠人下原缺一字謹擬作准不有私上原缺四字謹依經文作繩墨之法四字
水字上原缺一字謹擬作水字下原缺一字爲下原缺二字置下原缺一字謹依經文作而字起作工以爲技巧也原工下原缺一字爲下原缺一字爲下原缺二字謹依經文作而作水平欲爲
貝無置規而爲能無兼矩上原缺一字而下原缺一字謹依經文作稱原缺一字謹依經文擬作欲作後亦無兼矩而爲妙法度下原缺一字上原缺一字謹擬作之稱上原缺一字謹擬作後方

知用此者，固自然之物，易用之教，逆順之常。靈樞非他亦自然之
靈樞因其自然故其教易用是故違之則爲逆順之得常也平按因自然之物靈樞注因應作因注違之袁刻作遵之黃帝曰：願
聞自然奈何？岐伯曰：臨深決水，不用功力，而水可竭
也；循掘決衝，而經可通。此言氣之滑濇，血之清濁，行
之逆順。夫自然者非爲自能與此所謂因氣之滑濇血之清濁行之逆順通之如臨深決水取自然之便而水可竭故曰自然也平按循
掘掘字原缺此言下原缺一字謹依靈樞甲乙作掘字靈樞甲乙亦作掘袁刻作掘恐誤注決衝下甲乙有者字袁刻脫顧堅窗四字此字原缺一字謹依靈樞甲乙作掘字此作袁刻作於恐誤注夫自然者有
字脫自黃帝曰：願聞人之白黑肥瘦少長，各有數乎？白黑色異也肥
瘦形異也少長強弱異也刺之淺深多爲分不同故曰有數也平按注多下恐脫少字岐伯曰：年質壯大，血
氣充盈，膚革堅固，因加以邪，刺此者深而留之，此爲肥人平
按盈甲乙作盛注此爲肥人靈樞甲乙作經文廣肩腋項，肉薄皮厚而黑色，脣臨臨
然，其血黑而濁，其氣濇，其爲人貪於取與，刺此者深
而留之，多益其數。此黑色人也平按皮厚靈樞甲乙作厚皮臨臨然下甲乙有者字濇下靈樞甲乙有以遲二字取
與甲乙作取予黃帝曰：刺瘦人奈何？岐伯曰：瘦人者，皮薄色
少，肉廉廉然，薄脣輕言，其血清氣滑，易脫於氣，易損
於血，刺此者淺而疾之。瘦人謂夭□□皮也平按注夭下原二字謹依經文擬作色薄二字袁刻夭作
作天人皮黃帝曰：刺常人奈何？岐伯曰：視其白黑，各爲調
之，其端正長厚者，其血氣和調，刺此者無失常數之
常謂平和不肥不瘦之人刺之依於深淺常數不深不淺之也平按長厚靈樞作敦厚甲乙作純厚常數之靈樞作常數也甲乙作其常數黃帝
曰：刺壯士真骨者奈何？岐伯曰：刺壯士真骨，堅肉緩
節監監然，此人重則氣濇血濁，刺此者深而留之，多

益其數。壯士骨□堅大者也　平按縱節靈樞甲乙作緩節監監甲乙作驗驗注一作監監注骨下原缺一字謹擬作節勁則氣滑血清。刺此淺而疾之。勁急也黃帝曰。刺嬰兒奈何。岐伯曰。嬰兒者。其肉脆血少氣弱。刺此者以豪鍼淺刺而疾發鍼。日再可也。刺嬰兒日再者不得過多也黃帝曰。臨深決水奈何。岐伯曰。血清氣滑。疾寫之。則氣竭焉。自有血清氣滑刺之如臨深決水不可行也若血濁氣濇而形壯氣盛可取自然之便刺而寫之如臨深決水　平按氣滑靈樞甲乙作氣濁黃帝曰。循掘決衝奈何。岐伯曰。血濁氣濇。疾寫之。則經可通也。循其血氣掘決其衝寫而通之使其平也黃帝問曰。逆順五體。言人骨節之小大。肉之堅脆。皮之薄厚。血之清濁。氣之滑濇。脈之長短。血之多少。經絡之數。余已知之矣。此皆布衣匹夫之士也。平按逆順五體甲乙作逆順九體經絡之數直接下文此皆布衣匹夫之士也無言人骨節之小大及余已知之矣數句夫王公大人。血食之君。身體柔脆。肌肉耎弱。血氣慓悍滑利。其刺之徐疾淺深多少。可得同乎。平按夫王公大人血食之君甲乙作血食者三字注云九墟作血食之君靈樞耎弱作軟弱岐伯答曰。夫膏粱菽藿之味。何可同也。氣滑則出疾。氣濇則鍼大而入深。深則欲留。淺則欲疾。以此觀之。刺布衣者深以留。刺大人者微以徐。此皆因氣慓悍滑利者也。脈氣五十動有代者順也不滿五十動一代者逆也言大人食以膏粱布衣□□□□□□□□故刺之深淺去留之異也　平按氣滑則出疾下靈樞有其氣濇則出遲氣悍則鍼小而入淺甲乙同惟氣濇上無其字注布衣二字下原缺八字袁刻補食以菽藿四字仍與缺處未盡合謹依經文擬作匹夫之士食以菽藿八字黃帝問曰。形氣之逆順奈何。岐伯答曰。形氣不足。病氣有餘。是邪勝也。急寫之。急寫邪氣補形氣也形氣有餘。病氣不足。急補之。急以正氣補之氣實則病除也形氣不足。病氣不足。此陰陽氣俱不足也。不可刺之。刺之則重不足。重不足則陰陽俱竭。血氣皆盡。五藏空虛。筋骨髓枯。老者絕滅。壯者不復矣。俱不足者不可行刺宜以湯藥調也形氣有餘。病氣有餘。此謂陰陽俱有餘也。急寫其邪。調其實虛。故曰。有餘者寫之。不足者補之。此之謂也。形氣爲陽病氣爲陰□俱有餘者可以寫邪氣以調形氣使和也　平按注陰下原缺一字右方剩氣字半形謹擬作氣袁刻脫故曰。刺不知逆順。真邪相薄。滿而補之。則陰陽四溢。腸胃充郭。肝肺內瞋。陰陽相錯。滿而補之陰陽之氣滿於□□故曰四溢腸胃氣聚所以脹而充郭肝肺俱滿故曰內瞋叱鄰反陰陽俱盛所以相錯也　平按甲乙四溢作血氣皆溢內瞋作內脹注滿於下原缺二字上一字不可考下一字下半剩又字謹擬作四支二字虛而寫之。則經脈空虛。血氣竭枯。腸胃攝辟。皮膚薄著。毛腠夭焦。予之死期。攝辟腸胃無氣也攝紙輒反　平按竭枯甲乙作枯竭攝靈樞作儡甲乙作懾焦靈樞作膲故曰。用鍼之要。在乎知調。調陰與陽。精氣乃光。合形與氣。使神內藏。光章盛兒神內藏者五神守藏也　平按知調下原缺一字靈樞作陰與陽調陰與陽七字甲乙重調字謹依甲乙擬作調乃光甲乙作乃充使神內藏使字原缺謹依靈樞甲乙補作使袁刻作五故曰。上工平氣。中工亂經。下工絕氣危生。故下工不可不慎也。平氣致氣和也下工守形不知□氣傷□□實故不可不慎也　平按甲乙無故下工三字注氣傷上原缺一字謹依經文擬作平傷下原缺二字謹擬作生損二字必審其五藏變化之病。五脈之應。經絡之實虛。皮之柔麤。而後取之。五脈五時之脈也柔麤謂調尺之皮膚柔弱麤強也　平按審下靈樞無其字甲乙審作察變化上有之字下無之病二字應上有相字皮下有膚字

九鍼所主

平按此篇自篇首至末見靈樞卷二第七官鍼篇又見甲乙經卷五第二惟編次前後異

九鍼之要，官鍼最妙。官者謂用鍼時□□於鍼也　平按九鍼之要靈樞甲乙作凡刺之要九鍼之宜，各有所為，長短大小，各有所施。不得其用，病不能移。病淺鍼深，內傷良肉，皮膚為癰；平按癰靈樞作癕甲乙作癰病深鍼淺，病氣不寫，反為大膿。病小鍼大，氣寫太疾，必後為害；病大鍼小，大氣不寫，亦復為敗。失鍼之宜，大者大寫，小者不移，已言其過，請言其所施。言九鍼之用所宜名異並言用法也平按大疾靈樞甲乙作大甚必後為害靈樞作疾必為害甲乙作病後必為害大氣不寫靈樞作大氣不泄亦復為敗甲乙作亦為後敗病在皮膚無常處者，取以鑱鍼於病所，膚白勿取。鑱鍼頭大末兌主寫陽氣故皮膚痛無常處陽氣盛也痛處膚當色赤故白處痛移不可取也病在分肉間者，取以員鍼於病所。員鍼之狀鋒如卵揩摩分間肉不傷肌以寫分氣也平按狀下袁刻脫鋒字卵下袁刻多一形字病在脈氣少，當補者，取以鍉鍼於井滎分輸。鍉鍼之狀鋒如黍粟之兌主當行補於井滎之輸以致於氣也　平按滎甲乙作營袁刻作榮病為大膿者，取以鈹鍼。鈹鍼之狀末如劍鋒以取大膿也平按大膿者甲乙作大膿血鈹靈樞甲乙作鈹病痺氣暴發者，取以員利鍼。員利鍼狀如氂氂毛也用取暴痺痺病氣痛而不去者，取以毫鍼。毫鍼之狀尖如蚊虻喙靜以徐往留之養神以取痛痺也　平按痺病靈樞作病痺病在中者，取以長鍼。長　狀鋒利身薄以取藏中遠痺也病為水腫不能過關節者，取以大鍼。大鍼之狀尖如筳筳如筳其鋒微圓以通關節也　平按靈樞過作通注狀下袁刻脫尖字病在五藏固居者，取以鋒鍼，寫於井滎分輸，取以四時。鋒鍼之狀刃三隅以發固居之疾寫於井滎分輸取以四時也　平按甲乙輸作俞

三刺

平按此篇自所謂三刺至不可以為工也見靈樞卷二第七官鍼篇又見甲乙經卷五第二自凡刺之屬三刺至穀氣至末見靈樞卷二第九終始篇又見甲乙經卷五第五

所謂三刺則穀氣出者，先淺刺絕皮，以出陽邪；三刺者陽邪刺陰邪刺穀氣刺也陽邪淺在皮故一刺淺之陽邪得出也　平按三刺下甲乙有之字再刺則陰邪出者，少益深，絕皮致肌肉，未入分間也。陰邪次深在於肌肉故再刺出之也　平按分下靈樞甲乙有肉字已入分肉之間，則穀氣出。穀氣者正氣也故後刺極深以致正氣也　平按甲乙已入上有後刺深之四字也故刺法曰：始刺淺之，以逐邪氣而來血氣；後刺深之，以致陰氣之邪；最後刺極深之，以下穀氣。此之謂也。逐邪氣者逐陽邪來血氣引正氣也下穀氣不下引之令下也　平按以逐邪氣甲乙作以逐陽邪之氣無而來血氣四字以致陰氣之邪甲乙作以致陰邪之氣故用鍼者，不知年之所加，氣之衰盛，虛實之所起，不可以為工也。人之大忌七歲已上次第加九至一百六名曰年加也不知年加氣之衰盛虛實為不知也

凡刺之屬，三刺至穀。三刺得於穀氣也　平按靈樞甲乙穀下有氣字邪僻妄合，陰陽二邪妄與正氣相合一也陰陽易居，藏府二氣相乘名曰易居二也　平按甲乙易居作移居逆順相反，營氣逆脈衛氣順脈以為相反三也沈浮異處，春脈或沈冬脈或浮故曰異處四也四時不得，謂四時脈不相順五也　平按甲乙不得作不相得積留淫泆，言血氣或有積留或有淫泆過度六也須鍼而去。以此六過微鍼以主去之故須也一刺則陽邪出，再刺則陰邪出，三刺則穀氣至，穀氣至而止。所謂穀氣至者，已補而實，已寫而虛，故以知穀氣至也。已補而實已寫而虛皆正氣至故病愈也　平按甲乙一刺再刺下均無則字穀氣至二字不重邪氣獨去者，陰與陽未能調，而病知愈也。行補寫已邪氣已去以陰陽未調病雖不愈後必愈矣故曰：補則實，寫則虛，痛雖不隨鍼減，病必衰去矣。引上經證也　平按痛甲乙作病靈樞鍼下無減字陰盛而陽虛，先補其陽，後寫其陰

而和之。陰虛而陽盛，先補其陰，後寫其陽而和之。重實寫之為易，重虛補之為難，故先補後寫也。三脈重足大指之間。三脈，足陽明、足厥陰、足太陰三脈也。足太陰脈起足大指端，循指內側白肉際，過覈骨後，上內踝，不言大指岐間，此言重在大指間者，從大指端循大指內側入大指間，以過覈骨而上也。足厥陰脈起大指藂毛上，入大指間，重在太陰之上，上循足跗；足陽明支別跗上入大指間，重在厥陰之上。平按：重，《靈樞》《甲乙》作動，《甲乙經》注云一作重，又注重字原鈔均作重，袁刻易作動。必審其實虛，虛而寫之，是謂重虛，重虛病益甚。必審大指間三脈虛實，以手按之，先補虛者，後寫實者。若不知三脈有實，寫其虛者，是謂重虛，重虛病益甚也。凡刺此者，以指按之，脈動而實且疾者疾寫之，虛而徐者則補之，反此者病益甚。其重也，陽明在上，厥陰在中，太陰在下。三脈有動而實者，有徐而虛者，皆審調補寫也。平按：而實且病者，《靈樞》《甲乙》病作疾，《甲乙》疾寫之作則寫之。其重也，《靈樞》《甲乙》重作動，《甲乙》注云一作重。太陰在下，《靈樞》《甲乙》作少陰在下。膺輸中膺，背輸中背。膺輸在胸中，背輸在背中也。平按：輸，《靈樞》《甲乙》作腧。肩髆虛者取之上。補肩髃、肩井等穴，曰取之上也。平按：髆，《靈樞》作膊，《甲乙》作髀。重舌刺舌柱以錐鍼。重舌，謂舌下重肉生也。舌柱，舌下柱，以錐鍼刺去血也。平按：錐，《靈樞》《甲乙》作鈹。手屈而不伸者，其病在筋；伸而不屈者，其病在骨。在骨守骨，在筋守筋。腎足少陰脈主骨，可守足少陰脈發會之穴以行補寫；肝足厥陰脈主筋，可守足厥陰脈發會之穴以行補寫也。補須一方實，深取之，希按其痏，以極出其邪氣。量此補下脫一寫字。方，處也。欲行寫者，須其寫處是實，然後得為寫也。深取之者，令其出氣多也。希，遲也。按其痏者，遲按鍼傷之處，使氣洩也。平按：希，《靈樞》《甲乙》作稀。痏，袁刻誤作病，注同。一方虛，淺刺之，以養其脈，疾按其痏，無使邪氣得入。行於補者，須補處是虛也。淺刺者，惡其洩氣，所以不深也。以養其脈者，留鍼養其所取之經也。按其痏者，按鍼傷之處，疾關其門，使邪氣不入，正氣不出也。邪氣來也堅而疾，穀氣來也徐而和。鍼下得氣堅疾者，邪氣也；徐和者，穀氣也。平按：堅，《靈樞》《甲乙》作緊。脈實者深刺之，以洩其氣；脈虛者淺刺之，使精氣無得出，以養其脈，獨出其邪氣。實者邪氣盛也，虛者正氣少也。刺諸痛者深刺之，諸痛者其脈皆實。脈之實滿為痛，故刺深也。平按：《靈樞》無深刺之諸痛者六字。從腰以上者，手太陰陽明皆主之；從腰以下者，足太陰陽明皆主之。腰以上為天，肺主天氣，故手太陰、手陽明主之也；腰以下為地，脾主地土，故足太陰、足陽明主之也。平按：《靈樞》從腰以上者上有故曰二字，《甲乙》兩主之上無皆字。病在上者下取之，病在下者高取之。手太陰下接手陽明，手陽明下接足陽明，足陽明下接足太陰，以其上下相接，故手太陰陽明之上有病，宜療足太陰陽明，故曰下取之；足太陰陽明之下有病，宜療手太陰陽明，故曰高取之也。平按：注故手太陰陽明下袁刻脫之上二字。病在頭者取之足，病在腰者取之膕。足之三陰三陽之脈從頭至足，故病在頭取之足也；足太陽脈循腰入膕，故病在腰以取膕也。病生於頭者頭重，生於手者臂重，生於足者足重。治病者先刺其病所從生者。頭手足有病之處，其候皆重，各審其病所由以行補寫也。春氣在豪毛，人之豪毛中虛，故春之陽氣在豪毛。平按：《靈樞》無豪字。夏氣在膚，膚，肉上也，陽氣在皮肉也。平按：膚上《靈樞》《甲乙》有皮字。秋氣在分肉，分肉，謂膕肉分間也。冬氣在筋骨。筋附骨上最深，故冬陽氣深在筋骨也。刺此病者，各以其時為齊。故刺肥人者，以秋冬之齊；刺瘦人者，以春夏之齊。秋冬之齊者，刺至筋骨，言其深也；春夏之齊，刺在於皮膚，言其淺也。平按：《甲乙》為齊下無故字。病痛者陰也，痛而以手按之不得者陰也，深刺之。人之病痛以手按之得與□□□□□病在深在□□□。平按：《甲乙》病痛者作刺之痛者。病在上者陽也，在下者陰也。癢者陽也，淺刺之。衛氣行皮膚之中，壅遏作癢，故淺刺之也。平按：《甲乙》癢者陽也淺刺之七字在病在上者上，注衛氣袁刻作衛氣。病先起於陰者，先治其陰而後治其陽；病先起於陽者，先治其陽而後治其陰。皆療其本也。平按：《靈樞》兩起字下無於字。刺熱厥者，留鍼反為寒；刺寒厥者，留鍼反為熱。

留久者則无熱動鍼留之爲寒无寒靜鍼留之爲熱也刺熱厥者二陰一陽刺寒厥者二陽一陰所謂二陰者二刺陰也一陽者一刺陽也皮爲陽分也肌肉爲陰分也刺熱厥者二度刺陰留補其陰也一度刺陽留寫其陽也刺寒反之　平按自刺熱厥者留鍼反爲寒至一刺者陽也甲乙鍼道終始篇無此二段久病者邪氣入深刺久病者深內而久留之間日而復刺之先調其左右去其血脈刺道畢矣病久益深物理之恒故非深取久留不可去之邪氣不能速出故須間日而取取之氣調左右血絡刺而去之可謂盡刺之理者也　平按刺久病者靈樞甲乙作刺此病者凡刺之法必察其形氣形肉未脫少氣而脈又躁躁厥者必爲繆刺之以下繆刺之法也形肉未脫察其形也少氣察其氣也脈躁察其脈也有此三種所由必須繆刺大絡左刺右右刺左也散氣可收聚氣可希希散也繆刺之益正氣散而收聚邪氣聚而可散也　平按希靈樞甲乙作布恐原鈔傳寫之誤深居靜處爲鍼調氣凡有六種深□□□□靜一也與神往來去妄心隨作動二也　平按與靈樞甲乙作占注隨作二字袁刻缺此本尚完閉戶塞牖魂魄不散去馳散守魂魄三也專意一神精氣不分去異思守精神四也　平按不分靈樞甲乙作之分無聞人聲以收其精去異聽守精氣五也必一其神令之在鍼淺而留之微而浮之以移其神氣至乃休休平和也平鍼下和氣六也　平按令之在鍼靈樞甲乙作令志在鍼微而浮之下原鈔缺半行細玩殘缺處中間筆畫甚重應是大字經文謹依靈樞甲乙補入以移其神氣至乃休八字男內女外堅巨勿出謹守勿內是謂得氣男者在家故爲內也女者出家故爲外也是男爲內氣女爲外氣鍼下得男內氣堅巨勿令出也得女外氣謹守勿令入內也　平按男內女外靈樞注云有作男外女內甲乙作男女內外巨靈樞甲乙作拒

三變刺平按此篇自篇首至末見靈樞卷二第六壽夭剛柔篇又見甲乙經卷十第一

黃帝問曰余聞刺有三變何謂三變伯高答曰有刺營者有刺衛者有刺寒痹之留經者黃帝問曰刺三變者奈何平按靈樞三下有變字伯高曰刺營者出血刺衛者出氣刺寒痹者內熱刺營見血出惡血也刺衛見氣出邪氣也刺痹見熱故曰三變寒溫之氣停留於經絡久留鍼使之內熱以去其痹也　平按注寒溫溫字恐係濕字傳寫之誤黃帝問曰營衛寒痹之爲病奈何伯高答曰營之生病也寒熱少氣血上下行衛之生病也氣痛時來時去怫愾賁響風寒客於腸胃之中寒痹之爲病也留而不去時痛而皮不行怫愾上扶物反下許氣反氣盛滿皃賁響腹脹皃也　平按氣痛時來時去靈樞作氣通時來時去甲乙作氣血時來去皮不行靈樞甲乙作皮不仁黃帝問曰刺寒痹內熱奈何伯高曰刺布衣者必火焠刺大人者藥熨之平按靈樞甲乙必火焠作以火焠之藥上有以字黃帝問曰藥熨之奈何伯高曰用醇酒二十升蜀椒四升乾薑一升桂一升平按醇酒二十升靈樞作二十斤蜀椒四升靈樞甲乙作一升乾薑一升靈樞作一斤桂一升靈樞作桂心一斤凡四種皆㕮咀漬酒中用綿絮一斤細白布四丈平按甲乙皆㕮咀作各細㕮咀漬酒中作著清酒中四丈下有二尺二字皆並內酒中置酒馬矢熅中蓋封塗勿使泄平按熅靈樞甲乙作熅蓋甲乙作善甲乙泄上有氣字五日五夜出布綿絮曝乾復漬以盡其汁平按甲乙絮上無綿字靈樞曝乾下有之乾二字每漬必晬其日乃出乾平按乃出乾靈樞乾下重一乾字甲乙作乃出布絮乾之並用滓與綿絮複布爲複巾長六七尺爲六七巾平按與綿絮複布爲複巾長六七尺爲六七巾甲乙作與絮布長六七尺爲六巾即用之生桑炭炙巾以熨寒痹所刺之處平按甲乙所刺作所乘令熱入于病所平按靈樞甲乙入下有至字寒復炙巾以熨之三十遍而止即汗出炙巾以拭身平按靈樞作汗出以巾拭身亦三十遍而止起步內中無見風每刺必熨如此法病已矣此所

謂內熱者也 酒椒薑桂四物性熱又洩氣故用之熨身皮膚適而可刺也此在冬日血氣不流之時熨之令通也吺弗禹反咀才與反吺咀謂調粗細分等也晬祖賴反一日周時也 平按如此法病已矣靈樞甲乙無法字矣甲乙作失

五刺 平按此篇自篇首至末見靈樞卷二第七官鍼篇又見甲乙經卷五第二

凡刺有五以應五藏一曰半刺半刺者淺內而疾發鍼毋令鍼傷多如拔髮爪以取皮氣此肺之應 凡刺不減一分今言半刺當是半分故以拔髮爪欲令淺刺多則恐傷氣也 平按毋令鍼傷多靈樞甲乙作無鍼傷肉髮爪靈樞作毛狀取上無以字甲乙爪作狀 二曰豹文刺豹文刺者刺左右前後鍼之中脈為故以取經絡之血者此心之應也 左右前後鍼痏狀若豹文故曰豹文刺也中經及絡以出血也 平按靈樞甲乙左右上無刺字 三曰關刺關刺者直刺左右盡筋上以取筋痺慎無出血此肝之應也或曰開刺一曰豈刺 刺關身之左右盡至筋上以去筋痺故曰關刺或曰開刺也 平按或曰開刺靈樞作淵刺甲乙同惟或曰二字在四曰合刺之下 四曰合刺合刺者左右雞足鍼于分肉之間以取肌痺此脾之應也 刺身左右分肉之間痏如雞足之跡以合分肉間之氣故曰合刺也 平按合刺靈樞甲乙作合谷刺 五曰輸刺輸刺者直入直出深內之至骨以取骨痺此腎之應也 依於輸穴深內至骨以去骨痺故曰輸刺也 平按輸刺甲乙作腧刺

五藏刺 平按此篇自篇首至末見靈樞卷五第二十五邪篇又見甲乙經卷九自第三至第八等篇

邪在肺則病皮膚寒熱上氣喘汗出欬動肩背 肺病有五 平按皮膚下靈樞有痛字甲乙有痛發二字 取之膺中外輸背三椎五椎之傍以手疾按之快然乃刺之取之缺盆中以起之 膺中內輸在膺前也膺中外輸肺輸也在背第三椎兩傍心輸在第五椎兩傍各相去三寸按之快然此為輸也肺之五病取於肺輸及肺缺盆中也 平按輸靈樞作腧甲乙作俞三椎五椎靈樞作三節五藏甲乙無五椎二字以起之靈樞甲乙作以越之

邪在肝則兩脇中痛寒中惡血在內行者善瘈節時腫 肝病有四也 平按則兩脇中痛甲乙作則病兩脇中痛行者善瘈節時腫靈樞作行善掣節時腳腫甲乙作胻節時腫善瘈 取之行間以引脇下 行間足厥陰脈滎肝脈也在大指間肝在脇下故引兩脇下痛與明堂少異也 補三里以溫胃中 三里足陽明胃脈人病寒中即胃中陽虛也故取三里補足陽明溫也 取血脈以散惡血 惡血在內上下行者取其病處脈血見者刺而散之也 取耳間青脈以去其痺 耳間青脈附足少陽脈瘈脈一名資脈在耳本如雞足青脈絡刺出血如豆可以去痺也 平按痺靈樞作掣甲乙作瘈注附袁刻作跗

邪在脾胃則肌肉痛陽氣有餘陰氣不足則熱中善飢陽氣不足陰氣有餘則寒中腸鳴腹痛陰陽俱有餘若俱不足則有寒有熱皆調於三里 陽氣即足陽明也陰氣即足太陰也此脾之七病皆取三里以行補寫故曰調之 平按則肌肉痛靈樞甲乙作病肌肉痛善飢袁刻誤作善肌皆調於三里甲乙作皆調其三里

邪在腎則骨痛陰痺陰痺者按如不得腹脹腰痛大便難肩背頸項痛時眩取之涌泉崑崙視有血者盡取之 涌泉足少陰脈井足心陷中屈足捲指宛中崑崙足太陽經在外踝後跟骨上陷中腎之痺病皆取此二穴刺去血也 平按則骨痛靈樞甲乙作則病骨痛按如不得甲乙作按之而不得頸項痛甲乙作頸項強痛

邪在心則病心痛喜悲時眩仆視有餘不足而調之其輸 心病三種皆調其手心主經脈之輸也 平按甲乙喜悲作善悲而調之其輸作而調其俞

五節刺 平按此篇自篇首至末見靈樞卷十一第七十五刺節真邪篇自黃帝曰刺節言振埃至血變而止見甲乙經卷九第三自黃帝曰刺節言發矇至必應其鍼見甲乙經卷十二第五自黃帝曰刺節言去爪至故命曰去爪見甲乙經卷九第十二自黃帝曰刺節言徹衣至疾於徹衣見甲乙經卷七第一自黃帝曰刺節言解惑至疾如解惑見甲乙經卷十第二

黃帝問於岐伯曰余聞刺有五節奈何岐伯對曰固

有五節一曰振埃二曰發矇三曰去爪四曰徹衣五
曰解惑 節約也謂刺道節約也此言其名也 平按固有五節固字袁刻作刺 黄帝曰子言五節
余未知其意岐伯曰振埃者刺外經去陽病也 以下言刺道五
節之意也外經者十二經脈入府藏者以為内經行於四支及皮膚者以為外經也 平按外經經字靈樞無 發矇者刺府輸
去府病也 六府三十六輸皆為府輸也 去爪者刺關節之支絡也 關四支也四關
諸節人餘大節也支絡孫絡也 平按關袁刻誤作開注人餘恐係人身之誤 徹衣者盡刺諸陽之奇輸
也 諸陽奇輸謂五十九刺故曰盡也 解惑者盡知調陰陽補寫有餘不足
相傾移也 寫陰補陽寫陽補陰使平故曰相傾移也 黄帝曰刺節言振埃夫子乃
言刺外經去陽病余不知其所謂也願卒聞之岐伯
曰振埃者陽氣大逆上滿於胸中煩瞋肩息大氣逆上
喘喝坐伏病惡埃煙䭇不得息 以下問答解釋五刺節義埃塵微也謂此三種陽疾惡於埃塵
煙氣其病令人氣滿閉塞得喘息言其埃也䭇音噎也 平按靈樞甲乙大逆下有上字煩瞋作憤瞋病惡埃煙甲乙作病咽噎不得息 請言
振埃而疾於振埃也 以下言其振埃也刺之去病疾於振埃故曰振埃也 平按而靈樞作尚 黄帝
曰善取之何如岐伯曰取之天容也 天容在耳下曲頰後足少陽脈氣所發也
黄帝曰其欬上氣窮詘胸痛者取之奈何岐伯曰取
之廉泉也 詘音屈窮詘氣不申也廉泉在頷下結喉上也廉斂鹽反 黄帝曰取之有數乎
岐伯曰取天容者無過一里取廉泉者血變而
止黄帝曰善 一里一寸也故明堂刺天容□一寸也 平按無過一里而止靈樞作無過一里甲乙作深無一里 黄帝
曰刺節言發矇余未得其意夫發矇者耳無所聞目
無所見夫子乃言刺府輸何使然願聞其故 矇莫東反謂目不明

也 平按輸甲乙作俞府輸下靈樞有去府病三字何下有輸字甲乙同 岐伯曰妙乎哉問也此刺
之約鍼之極也神明類也 刺節發矇謂□刺去矇者也神明謂是耳目去矇得明故曰神明類也
口說書卷猶不敢及也 發矇愈疾之速得於神言書所不及也 平按敢靈樞作能 請言
發矇尚疾於發矇也 岐伯望請自言發矇之速也 黄帝曰善願手受之
平按靈樞作願卒聞之 岐伯曰刺此者必於日中刺其聽宮中其
眸子聲聞於耳此其輸也 平按甲乙日中作白日中聽宮作耳聽注一作聽宮聲聞於耳耳作外
黄帝曰善何謂聲聞於耳岐伯曰邪刺以手堅按其
兩鼻竅而疾偃其聲必應於鍼也 平按甲乙邪刺作已刺而疾偃其聲作令疾偃其聲
必應於鍼作必應於中 黄帝曰善此所謂弗見為之而無目視見而
取之神明得者矣 日中正陽故開耳目取日中也手太陽脈支者至目兌眥卻入耳中手足少陽脈支者從耳後入耳
中出走耳前至目兌眥故此三脈皆會耳目聽宮俱連目中眸子眸子目中瞳子也刺聽宮輸時矇朧速愈故得聲聞於耳也鍼聽宮時按鼻仰臥者感氣合
出於耳目即耳通目明矣此之妙者得之於神明非由有目而見者也 黄帝曰刺節言去爪夫子
乃言刺關節之支絡願卒聞之岐伯曰腰脊者身之
大關節也股胻者人之所以趨翔也莖垂者身中之
機陰精之候津液之道也 爪謂人之爪甲肝之應也肝足厥陰脈循於陰器故陰器有病如爪之餘須去
之也或水字錯為爪字耳腰脊於手足關節為大故曰大關節也陰莖在腰故中身陰莖垂動有造化故曰機也精從莖中出故為陰精□□為津液道也
平按去爪甲乙作去衣股胻者靈樞作肢脛者莖垂者甲乙作莖睾者中身之機靈樞甲乙作身中之機注陰精下所缺二字據經文應作之候二字
故飲食不節喜怒不時 飲食不節言飲食過度言其喜怒不時反春夏也 津液内溢
乃下溜於皋 言飲食多水溢流入陰器囊中也皋音高 平按甲乙作津液内流而下溢於睾靈樞溜作留 水道不
通日大不休俛仰不便趨翔不能此病滎然有水不

上不下。氷道既閉日日長大也榮然水聚也不上者上氣不通不下者小便及氣下不洩也　平按日大不休甲乙作炅不休息注小便袁刻小誤作水鈚石所取形不可匿常不得蔽故命曰去爪。黃帝曰善。以下言去爪也蔽塞也言下鈚鍼使水形不得匿而不通不常閉塞　平按鈚靈樞作鈹甲乙常作宴故命曰作名曰黃帝曰刺節言徹衣夫子乃言盡刺諸陽之奇輸未有常處也願卒聞之。岐伯曰是陽氣有餘而陰氣不足。陰氣不足則內熱陽氣有餘則外熱與熱相薄熱於懷炭外重絲帛衣不可近身又不可近席。腠理閉塞不汗。舌焦脣槁腊嗌乾欲飲不讓美惡也。藏之陰氣在內府之陽氣在外陰氣在外陰氣不足陽乘之故內熱薄停也重絲帛衣複衣也腊肉乾也內熱甚渴故飲不擇美惡也腊性亦反　平按與熱相薄靈樞作內熱相薄甲乙作兩熱相薄外重絲帛靈樞作外畏綿帛甲乙無此句甲乙衣下有熱字又不可近席作身熱不可近席靈樞不汗作則汗不出甲乙作而不汗槁腊甲乙作稿臘注云黃帝古針經作槁腊嗌乾欲飲靈樞作乾嗌燥飲下甲乙無不讓美惡也五字黃帝曰善取之奈何。岐伯曰取之其府大杼三痏有刺中膂以去其熱。大杼內輸皆是足太陽脈氣所發寫陽氣之要穴也　平按其府靈樞甲乙作天府有刺靈樞作又刺補手足太陰以出其汗。熱去汗希疾於徹衣。黃帝曰善。手太陰主氣足太陰主穀氣此二陰氣不足爲陽所乘陰氣不洩以爲熱病故寫盛陽補此二陰陽去二陰得實陰氣得通流液故汗出熱去得愈疾於徹衣故曰徹衣也　平按以出其汗靈樞甲乙作以去其汗希靈樞作稀甲乙作晞黃帝曰刺節言解惑夫子乃言盡知調陰陽補寫有餘不足相傾移也惑何以解之。岐伯曰大風在身。血脈偏虛虛者不足實者有餘。大風謂是痱風等病也輕重不得傾側宛伏。手足及身不能傾側也宛謂宛轉也不知東西又不知南北。心無知也　平按甲乙作不知東西南北乍上乍下乍反覆顛倒無常甚於迷惑。志昏性失也　平按乍反覆靈樞作乍反乍覆甲乙無乍字黃帝曰善取之奈何。岐伯曰寫其有餘補其不足陰陽平復用鍼若此疾如解惑。盡知陰陽虛實行於補寫使和也黃帝曰善請藏之靈蘭之室不敢妄出也。靈蘭之室黃帝藏書之府今之蘭臺故□者也

五邪刺平按此篇自篇首至末見靈樞卷十一第七十五刺節真邪篇又自黃帝曰余聞刺有五邪至真氣存見甲乙經卷五第二自請言解論至此所謂引而下之者也見甲乙經卷七第三自大熱偏身至所謂推而散之者也見甲乙經卷七第二自黃帝曰有一脈生數十病者至末見甲乙經卷十第一下篇惟自當是之時善行水者以下至末袁刻及別鈔本均缺平從日本仁和寺宮御所藏殘卷十三紙中檢出補入經文楊注缺而復完洵堪寶貴也

黃帝曰余聞刺有五邪何謂五邪。岐伯曰疾有時癰者有容大者有狹小者有熱者有寒者是謂五邪。黃帝曰刺五邪奈何。岐伯曰凡刺五邪之方不過五章。癉熱消滅腫聚散亡寒痹益溫小者益陽大者必去。請道其方。五法須別爲章也癉熱病也音丹　平按時癰靈樞甲乙作持癰有容大者有狹小者甲乙無容狹二字凡刺癰邪無迎隴。隴大盛也癰之大盛將有膿不可迎而寫之也　平按無迎隴上甲乙有用鈹鍼三字易俗移性不得膿詭道更行去其鄉不安其處所乃散亡。易其常行法度之俗移其先有寒溫之性更量膿之所在上下正傍以得爲限故曰去其鄉不安於處一病乃散亡也　平按詭靈樞作脆甲乙作越行字靈樞甲乙不重處所處字袁刻脫注處一恐是一處傳寫之誤諸陰陽過癰所者取之其輸寫之。諸陰陽之脈過癰所者可取癰之所由之輸寫之也　平按過甲乙作遇靈樞癰下無所字凡刺大邪日以小洩奪有餘乃益虛慓其道鍼干其邪肌肉親。大邪者實邪也行寫爲易故小洩之益虛取和也於鍼之道戰慄謹肅以鍼干邪使邪氣得去肌肉相附也親附也　平按大邪下甲乙有用鋒鍼三字靈樞慓其道作剽其通甲

乙慄作摽靈樞甲乙無干字袁刻干作于注同視之無有反其真視邪氣無有反其真氣乃止也　平按反其真甲乙作乃自真道四字刺諸陽分肉間刺大邪所在也凡刺小邪曰以大補其不足乃無害小邪虛邪也行補爲難也故曰大補使其實也　平按小邪下甲乙有用員鍼三字補下有益字視其所在迎之界遠近盡至不得外界畔際也視虛實畔界量真氣遠近須引至虛中令實不得外而不至也　平按注須下原不缺袁刻誤空四格侵而行之乃自費侵過也補須實知即止補過即損正氣費損也　平按費甲乙作貴注云一作費刺分肉之間也刺小邪所在也凡刺熱邪越而滄出遊不歸乃無病爲開道乎刺熱之道寫越走氣□覺滄然熱氣不歸病則愈也　平按熱邪下甲乙有用鑱鍼三字滄靈樞作蒼開道作開通注走氣袁刻缺走字覺上原缺一字謹擬作便辟門户使邪得出疾乃已辟開也　平按辟甲乙作闢凡刺寒邪日以温徐往疾去致其神門户已閉氣不分虛實得調真氣存刺寒之道日日使温徐往而入得温氣已去疾而出鍼以致神氣爲意也　平按寒邪下甲乙有用豪鍼三字疾去靈樞作徐來黄帝曰官鍼奈何岐伯曰刺癰者用鈹鍼刺大者用鋒鍼刺小者用員利鍼刺熱者用鑱鍼刺寒者用豪鍼刺五邪者九鍼之中用此五鍼是所宜也　平按甲乙無此一段請言解論與天地相應四時相副人參天地故可爲解人法天地故可爲解人應天地之數故請言之下有漸洳上生葦蒲此所以知形氣之多少也洳汝據反漸洳潤溼之氣也見葦蒲之茂悴知漸洳之多少觀人形之強弱識血氣之盛衰陰陽者寒暑也熱則滋而在上根荄少汁人氣在外皮膚緩腠理開血氣洩汗大洩肉淖澤春夏陽而暑也草木陽氣滋其枝葉根莖少汁也荄莖也有本荄爲葉者非也人亦如之氣溢於外皮膚開湊大汗洩出血氣內竭　平按靈樞甲乙滋下有兩字荄甲乙作莖注云靈樞作荄寒則地凍水冰人氣在中皮膚緻腠理閉汗不出血

氣強肉堅濇秋冬陰而寒也陽氣下降寒氣在地地凍水冰人氣亦然暖氣入藏陰氣在於皮膚故腠理閉塞血□□□肉堅濇也　平按以下從殘篇中檢出補入當是之時善行水者不能往冰善穿地者不能鑿凍善用鍼者亦不能取四厥而脈浂結堅摶不往來者亦未可即柔水之性流故謂之往言水可往而冰不可流人之在冬□□冷脈□肉□故不行鍼也□之鑿者發寒之□□□而鍼傷肌破肉更增他病可不哀歟四厥四支□冬也　平按穿地甲乙作窮地四厥作四逆而脈浂結靈樞甲乙作血脈凝結甲乙未可作不可故行水者必待天温冰釋凍解而水可行地可穿也人脈猶是也治厥者必先熨調和其經常與腋肘與腳項與脊以調之火氣通血脈乃行然後視其病脈淖澤者刺而平之若行水穿地者必待春夏也冬月用鍼者須薑椒桂酒之巾熨令經脈淖澤調適然後可行鍼凡兩掌兩腋兩肘兩腳膕膝項之與脊□之□□經脈所行要處□熨通脈道也　平按甲乙凍解上有窮地者必待五字而字下無水可行三字穿作窮熨下有火以二字常靈樞甲乙作掌據本注亦宜作掌恐傳鈔之誤以調之甲乙作以調其氣火氣通靈樞作火氣已通甲乙作大道已通堅緊者破而散之氣下乃止此所以解結者也病之堅緊因適破散□□□□因□□經　平按散之甲乙作決之用鍼之類在於調氣氣之不調則病故療病者在於調氣也氣積於胃以通營衛各行其道胃受水穀以生於氣故水穀之氣積於此也衛氣起胃之□□營氣起於胃之內口營行於脈中衛行脈外今用鍼調於胃氣通於營衛使各行其道也宗氣留於海其下者注於氣街穀入於胃其氣清者上注於肺濁者下流於胃胃之氣上出於口以爲噫氣肺之宗氣留積氣海乃胷間動氣也動氣下者注於氣街生肺脈者也　平按甲乙留於海作留積在海其上者走於息道肺之清氣積於海者走於息道以爲呼吸也　平按甲乙作上行者注於息道故厥在於足宗氣不下脈中之血浂而止弗之火調弗能取之厥謂逆冷胷之動氣不循脈行下至於足故曰浂而止也冬日不用火調不可取也　平按浂而止靈樞甲乙作凝而留止甲乙弗能取之作鍼弗能取用鍼者必先察其經絡之

實虛切如循之按而彈之視其變動者乃後取而下之

用鍼之法必先察經絡虛實實則切循其脈虛則按其所鍼之處以手彈之視其變動然後取而下之也　平按切如循之靈樞甲乙作切而循之變動靈樞甲乙作應動取下靈樞有之字

六經調者謂之不病雖病謂之自已也

三陽三陰六經相得不可有病雖客邪爲病必當自已也

一經上實下虛而不通者此必有横絡盛加於大經令之不通視而寫之此所謂解結者也

一經十二經中隨是何經也大經隨身上下故爲從也絡脈傍引故爲横也正經上實下虛者必是横絡受邪盛加大經以爲病者必視寫之故爲解結也　平按甲乙寫之下有通而決之四字

上寒下熱先刺其項太陽久留之已則熨項與肩胛令熱下合乃止所謂推而上之者也

上寒腰以上寒下熱腰以下熱項太陽之太陽脈也久留鍼者推别熱而使之上也熱既聚於肩項須令和之故熨使下也推熱令上故曰推而上之也　平按已則熨靈樞作已刺則熨甲乙作已刺則火熨下合合字甲乙注云一本作冷

上熱下寒視其虛脈而陷下於經絡者取之氣下乃止此所謂引而下之者也

腰以上熱腰以下冷視腰以下有虛脈陷於餘經及絡者久留鍼使氣下乃止故曰引而下之者也　平按陷下靈樞作陷之

大熱徧身狂而妄見妄聞妄言視足陽明及大絡取之

足陽明主氣其氣强盛狂妄見聞及妄言多因此脈故取陽明正經及絡以去之也　平按狂而妄見妄聞妄言甲乙作故狂言而妄見妄聞

虛者補之血實者寫之因令偃卧居其頭前以兩手四指俠按頸動脈久持之卷而切推下至缺盆中復上如前熱去乃止所謂推而散之者也

□足陽明上實下虛爲狂等病□補下虛經也上之血絡盛而實者可刺去血以寫之因令偃卧以手按人迎之脈□下至缺盆中復上來去使熱氣洩盡乃可休止故曰推而散之也有本爲腹上如前恐錯也　平按血實者靈樞作血而實者甲乙作血如實者因令偃卧靈樞作因其偃卧俠按頸動脈靈樞俠作挾甲乙作按其頸動脈復上靈樞甲乙作復止

黄帝曰有一脈生數十病者或痛或癰或寒熱或癢或痺或不仁變化無窮其故何也岐伯曰此皆邪氣之所生也

上經十二經脈生病各異此言一脈生數十種病變化無窮者十二經生病非無有□至於變化亦不可窮故欲取者甚須審察不可輕然以定是非也　平按靈樞或寒熱作或寒或熱或癢痺作或痒或痹

黄帝内經太素卷第二十二 九鍼之二　黄陂陳孝啟校字

黄帝內經太素卷第二十三 九鍼之三

通直郎守太子文學臣楊上善奉　敕撰注

黄陂蕭延平北承甫校正

量繆刺

量氣刺

量順刺

疽癰逆順刺

量絡刺

雜刺

量繆刺

平按此篇自篇首至末見素問卷十八第六十三繆刺論篇又見甲乙經卷五第三

黄帝問岐伯曰余聞繆刺未得意也何謂繆刺岐伯曰夫邪之客於形也必先舍於皮毛留而不去入舍於孫脈留而不去入舍於絡脈留而不去入舍於經脈內連五藏散於腸胃陰陽更盛五藏乃傷此邪之從皮毛而入極於五藏之次也 此陰陽二邪俱盛從於皮毛至於五藏故以五藏爲次也　平按甲乙無留而不去入舍於孫脈九字陰陽更盛素問甲乙作陰陽俱感 如此則治其經焉今邪客於皮毛入舍於孫絡留而不去閉塞不通不得入於經流溢於大絡而生奇病焉 平按素問新校正云全元起本云大絡十五絡也 夫邪客大絡者左注右右注左上下與經相干布於四末其氣無常處不入於經輸命曰繆刺 如此至經可療經之脈輸若邪客皮毛孫絡溢於大絡而生奇病左右相注與經相干乃至於布四末其氣居無常處而不入經可以繆刺之　平按輸素問甲乙作俞命曰甲乙作名曰注生奇病生字袁刻作主

黄帝曰願聞繆刺以左取右以右取左爲之奈何其與巨刺何以別之 此問繆刺巨刺之異　平按甲乙無願聞繆刺爲之奈何二句素問無爲之二字 岐伯曰邪客於經也左盛則右病右盛則左病 先言巨刺也邪氣中乎經也左箱邪氣有盛則刺右之盛經以刺左右大經故曰巨刺巨大也 病亦有易移者左病未已而右脈先病如此者必巨刺之必中其經非絡脈也 左箱病已右箱次病名後病今左箱病之未已即右箱病起故曰先病名曰易移如此之類可巨刺之　平按病亦有易移者素問作亦有移易者注云甲乙作病易且移今本甲乙作亦有易且移者左病未已素問甲乙作左痛未已必中其中經素問甲乙作必中其經 故絡病者其痛與經脈繆處故名曰繆刺矣 痛病在於左右大絡異於經絡故名繆繆異也　平按甲乙注云巨刺者刺其經繆刺者刺其絡

黄帝曰願聞繆刺奈何取之如何 以上請廣言繆刺也　平按注以上恐係以下傳鈔之訛 岐伯曰邪客於足少陰之絡令人卒心痛暴脹胸脇支滿 足少陰直脈從腎上入肺中支者從肝出絡心注胸中故卒心痛也從腎而上故暴脹也注於胸中胸脇支滿也以足少陰大鍾之絡傍經而上故少陰脈行處絡爲病也　平按甲乙支作反 毋積者刺然骨之前出其血如食頃而已左取右右取左病新發者五日已 聚陽病也積陰病也其所發之病未積之時刺然骨前出血也然骨在足內踝下大骨刺此大骨之前絡脈也　平按出其血素問甲乙無其字素問左取右上有不已二字五日上有取字病新發袁刻作新病發

邪客於手少陽之絡令人喉痺舌卷口乾煩心臂內廉痛手不及頭刺小指次指爪甲上內去端如韭葉各一痏壯者立已老者有頃已左取右右取左此新病數日者也 手少陽外關之絡從外關上繞臂內廉上注胸合心主之脈胸中之氣上薰故喉痺舌卷口乾煩心臂內廉痛手不上頭也老者氣血衰故有頃已也　平按手少陽甲乙作手少陰注云一作陽煩心素問甲乙作心煩小指素問甲

乙作手中指素問王注云謂關衝穴少陽之井也新校正云關衝穴出手小指次指之端今言中指者誤也注外關袁刻誤作外開甲乙經外關手少陽絡在腕後二寸陷者中別走心者

邪客於足厥陰之絡，令人卒疝暴痛，刺足大指爪甲上與肉交者各一痏，男子立已，女子有頃乃已。左取右，右取左。足厥陰胻溝之絡，其別者循脛上睾結於莖，故病卒疝暴痛也。疝痛者陰之病也，女子陰氣不勝於陽，故有頃已也。平按：注胻溝查足厥陰無胻溝，甲乙經云蠡溝足厥陰之絡，在足內踝上五寸，別走少陽，胻溝恐係蠡溝傳鈔之訛。又注循脛上鼻，素問王注作循脛上睾，恐係睾字傳鈔之誤。又注故病袁刻誤作故痛。

邪客於足太陽之絡，令人頭項肩痛，刺足小指爪甲上與肉交者各一痏，立已。不已，刺外踝下三痏，左取右，右取左。足太陽支正之絡，別者上走肘絡肩髃，故頭項痛也。足小指甲上與肉交處，此絡所出處也；外踝下亦此絡行處也。平按：右取左下素問甲乙有如食頃已四字。

邪客於手陽明之絡，令人氣滿胸中，喘息而支胠，胸中熱，刺手大指次指爪甲上去端如韭葉各一痏，左取右，右取左，如食頃已。手陽明偏歷之絡，其支者上臂垂肩髃，上曲頰，不言至於胸胠；而言胸胠痛者，手陽明之正，膺乳別上入柱骨下，走大腸屬於肺，故胸滿喘息支胠胸熱也。以此推之，正別脈者，皆為絡。平按：注柱骨甲乙作巨骨，在肩端上行兩叉骨間陷者中，手陽明蹻脈之會。

邪客於臂掌之間，不可得屈，刺其踝後，先以指按之痛，乃刺之，以月死生為痏數，月生一日一痏，二日二痏，十六日十四痏。腕前為掌，腕後為臂，手外踝後是手陽明脈所行之處，有脈見者是手陽明絡，臂掌不得屈者取此絡也。平按：二日二痏下素問甲乙有十五日十五痏六字。

邪客於陽蹻，令人目痛從內眥始，刺外踝之下半寸所各二痏，左刺右，右刺左，如行十里頃而已。陽蹻從足上行至目內眥，故目痛，刺足外踝之下中脈所生絡也。平按：注中脈當係申脈傳寫之訛，素問王注謂申脈穴陽蹻之所生也，甲乙經申脈陽蹻所生，在足外踝下陷者中，別本亦作申。

人有所墮墜，惡血在內，腹中滿脹，不得前後，先飲利藥。此上傷厥陰之脈，下傷少陰之絡，刺足內踝之下、然骨之前血脈出血，刺足跗上動脈，不已，刺三毛上各一痏，見血立已，左刺右，右刺左。人有墮傷，惡血在腹中，不得大小便者，可飲破血之湯，利而出之；若不愈者，可刺足內踝之下大骨之前足少陰之絡，又取三毛厥陰之絡。平按：惡血在內素問作惡血留內，甲乙作惡血留於內。血脈出血，素問新校正疑血脈字是絡字之誤。刺足跗上，甲乙無足字。左刺右右刺左，甲乙刺作取。

善悲善驚不樂，刺如右方。厥陰之脈入眼，故傷厥陰，虛而善悲及不樂也；志主驚懼，故傷少陰之脈，令人驚喜，俱用前方刺三處也。平按：善悲善驚素問作善悲驚，甲乙作善驚善悲。

邪客於手陽明之絡，令人耳聾，時不聞，刺手大指次指爪甲上去端如韭葉各一痏，立聞；不已，刺中指爪甲上與肉交者，立聞。其不時聞者，不可刺也。手陽明偏歷之絡，別者入耳會於宗脈，故邪客令人耳聾也。不時聞者，病成不可療。平按：時不聞素問甲乙聞下有音字。刺中指爪甲上，素問王注疑是小指爪甲上，新校正以王氏之說非是，詳素問注中。

耳中生風者，亦刺之如此數，左刺右，右刺左。人覺耳中有風出者，是邪客手陽明絡，故用方同之。平按：生風袁刻誤作出風。左刺右右刺左，甲乙刺作取。

痹往來行無常處者，在分肉間，痛而刺之，以月死生為數。有痹往來，手陽明絡分肉間為痛痹也。從月一日至十五日為月生也，從十六日至三十日為月死也。平按：痹上素問甲乙有凡字。往來行，甲乙作行往來。

用鍼者隨氣盛衰以為痏數，鍼過其月數則脫氣，不及月數則氣不寫，左刺右，右刺左，病已止；不已，復刺如法。用鍼之數，隨氣盛衰，盛則益數，衰則減數，輒過其數，必即脫氣；不增其數，邪氣不寫，增減病仍不愈，刺如前法也。平按：月數素問甲乙作日數。病已止不已，甲乙作病如故三字。

月生一日一痏，二日二痏，十五日十五痏，十六日十四痏。月生氣血漸增，故其痏從增至十五日也；十六日後月減，人氣漸衰，故從十四痏減至月盡，名曰月死也。平按：素問二痏下有漸多之三字，十四痏下有漸少之三字。

邪客於足陽明之絡，令

人鼽衄下齒寒刺中指爪甲上與肉交者各一痏左刺右右刺左足陽明豐隆之絡別者上絡頭合諸經之氣下絡喉嗌故從鼽入於下齒所以邪客令人鼽衄下齒冷也手陽明經入下齒中足陽明經入上齒中不入下齒今言齒寒者足陽明絡入下齒也又尋絡之生病處不是大絡行處者乃是大絡支分小絡發病者也　平按素問絡作經下齒作上齒中指作中指次指王注謂中指當是大指傳寫之誤甲乙經注云素問注云刺大指次指新校正云按甲乙經云刺足中指爪甲上無次指二字蓋以大指次指爲中指義與王注同平按繆刺乃刺絡所生病故上文經云絡病者其痛與經脈繆處故名曰繆刺王氏以足陽明之絡作經故下齒亦作上齒復以中指爲大指次指之誤謂宜刺厲兑穴是直以絡病爲經病矣不若楊注爲允邪客於足少陽之絡令人脇痛欬汗出刺足小指次指爪甲上與肉交者各一痏不得息立已汗出立止欬者溫衣飲食一日已左刺右右刺左病立已不已復刺之如法又足少陽光明之絡去足踝五寸別走厥陰下絡足跗不至於脇足少陽正別者入季脇之閒循胸裏屬膽散之上肝貫心上挾咽故脇痛也貫心上肺故欬也貫心故汗出也與肉交處刺絡邪客處不得息者亦肺病也肺以惡寒故刺出血已須溫衣煖飲食也　平按脇痛下素問甲乙有不得息三字甲乙無次指二字邪客於足少陰之絡令人咽痛不可內食無故善怒氣上走賁上刺足下中央之脈各三痏凡六刺立已左刺右右刺左足少陰大鍾之絡別者傍經上走心包故咽痛不能內食也少經正經直者上貫肝膈絡既傍經而上故善怒氣走賁上也賁膈也足下中央有湧泉穴少陰脈也　平按素問咽作嗌賁素問王注謂氣奔新校正引難經謂胃爲賁門楊玄操云賁鬲也與此注同素問王注非是注足下袁刻誤作足上邪客於足大陰之絡令人腰痛引少腹控胗足太陰公孫之絡別者入絡腸胃足太陰別上至髀合於陽明與別俱行上絡於咽貫舌中故舌中央脈者即足太陰別脈者也此絡既言至髀上行則貫腰入少腹過胗所以腰痛引少腹控胗者也　平按素問此節上有嗌中腫至左刺右右刺左二十九字本書在後邪客於手足少陰太陰之上王氏以爲錯簡而還於此節之上不可以仰息刺其腰尻之解兩胂之上以月死生爲痏數發鍼立已左刺右右刺左尻解之兩胂上此絡之腰刺也胂以真反　平按仰息袁刻誤作作息以月上素問甲乙有是腰俞三字新校正云全元起本舊無此三字邪客於足大陽之絡令人拘攣背急引脇而痛內引心而痛足太陽飛陽之絡去踝七寸別走少陽不至腰膕足太陽正別入膕中其一道下尻五寸別入於肛屬於膀胱散之腎從膂當心入散直者從膂上於項復屬太陽故邪客拘攣背急引脇引心痛　平按內引心而痛素問無此五字新校正云全元起本及甲乙經均有此五字據此則本書與全本同刺之從項始數脊椎俠背疾按之應手而痛刺之傍三痏立已脊有二十一椎以兩手俠脊當椎按之痛處即是足太陽絡其輸兩傍各刺三痏也　平按應手而痛刺之素問而痛作如痛甲乙刺之作刺入邪客於足少陽之絡令人留於樞中痛髀不舉刺樞中以豪鍼寒則久留鍼以月死生爲痏數立已又足少陽光明之絡去踝五寸別走少陰不至樞中足少陽正別繞髀入毛際合厥陰別者入季肋間故髀樞中久痛及髀不舉也留停久也豪鍼如毫毛也如蟲蝱喙也靜以徐往微養之久留以取痛痺也　平按不舉素問作不可舉甲乙作不得氣爲痏數素問無痏字治諸經刺之所過者不痛則繆刺之刺十二經所過之處不痛者病在於絡故繆刺也　平按甲乙諸經上無治字不痛素問甲乙作不病耳聾刺手陽明不已刺其通脈出耳前者巨刺手陽明並商陽等穴不已巨刺手太陽出走耳聽會之穴也　平按甲乙通脈作過脈齒齲刺手陽明不已刺其脈入齒中者立已刺手陽明輸三間等穴不已刺手陽明兑端穴　平按刺手陽明下甲乙有立已二字素問齒中下無者字注兑端穴查甲乙經手陽明無兑端穴惟手三里穴在曲池下二寸按之肉起兑肉之端兑端恐即手三里穴邪客於五藏之間其病也脈引而痛時來時止視其病脈繆刺之於手足爪甲上視其脈出其血間日一刺一刺不已五刺已五藏之脈引而有痛視其左右病脈所在可繆刺之手足爪甲上十二經脈井之絡脈故取之也亦是取經井以療絡病也　平按病脈脈字素問無繆傳刺上齒足陽明絡左病右痛右病左痛可刺上齒足陽明絡　平按素問刺作引齒脣寒痛視其手背脈血者去之足陽明中指爪甲上一痏手大指次指爪甲上

各一痏立已。左取右。右取左。手陽明脈入下齒中還出俠口交人中足陽明脈入上齒中還出俠口環脣下交承漿故取手陽明血絡以去齒脣痛也足中指爪甲上足陽明絡故亦取之手大指次指爪甲上亦是手陽明絡故亦取之皆視其病左右繆刺之　平按齒脣寒痛甲乙無痛字注云太素多一痏字足陽明上甲乙有刺字嗌中腫不能内唾時不能出唾者。繆刺然骨之前。出血立已。左刺右。右刺左。足少陰經出然骨而上胻中循喉嚨俠舌本故嗌中腫刺然骨前絡脈也　平按素問此節在邪客於足太陰之絡之上唾者下無繆字甲乙左刺右右刺左刺作取邪客於手足少陰太陰足陽明絡。此五絡皆會於耳中。上絡左角。手少陰足少陰手太陰足太陰足陽明此五經脈手少陰通裏入心中繫舌本孫絡至耳中足少陰經至舌本皮部絡入耳也手太陰正別從喉嚨亦孫絡入耳中足太陰經連舌本下散舌下亦皮部絡入耳中足陽明經上耳前過客主人前亦皮部絡入耳中此之五絡入於耳中相會通已上絡於左角左角陽也五絡俱竭。令人身脈皆動而形無知也其狀若尸厥。此之五絡為身綱紀故此脈絕諸脈亂動形不知人與尸厥死之相似非尸厥也　平按其狀若尸厥素問甲乙作其狀若尸或曰尸厥刺足大指内側甲下去端如韭葉。此刺足太陰隱白穴也　平按甲下素問甲乙作爪甲上後刺足心。刺足少陰湧泉穴也後刺足中指甲上各一痏。刺足陽明厲兌穴也　平按中指下素問甲乙有爪字後刺手大指之内去端如韭葉。刺手太陰少商穴也　平按之内素問作内側後刺少陰兌骨之端各一痏立已。刺手少陰神門穴也此前五刺皆中其經穴以調絡病　平按此節上素問有後刺手心主丑字王注謂中衝穴新校正謂甲乙不刺手心主此五絡亦不及手心主王氏相隨注之非是不已以竹筒吹其兩耳鬄其左角之髮方寸燔治飲以美酒一杯不能飲者灌之立止。鬄耿歷反除也耳中五絡會處也左角五絡絡處也　平按甲乙耳下有中字鬄作剔素問竹筒作竹管方寸作方一寸凡刺之數必先視其經脈切而順之。審其虛實而調之。不調者經刺之。不調者偏有虛實也偏有虛實者可從經穴調其氣也　平按切而順之順素問作從甲乙作循有痛而經不病者繆刺之。循經候之不見有病

仍有痛者此病有異處故左痛刺右等名曰繆刺因視皮部有血絡者盡取之此繆刺之數也。繆刺之處皮部絡邪血皆刺去之名曰繆刺之法數法也　平按因甲乙作目素問因視下有其字甲乙同

量氣刺

平按此篇自篇首至末見靈樞卷十第六十七行鍼篇自或神動而氣先鍼行至末又見甲乙經卷一第十六

黃帝問於岐伯曰。余聞九鍼於夫子而行之百姓百姓之血氣各不同形。或神動而氣先鍼行。或氣與鍼相逢。或鍼已出氣獨行。或數刺乃知。或發鍼而氣逆。或數刺病益劇。凡此六者各不同形。願聞其方。岐伯曰。重陽之人。其神易動。其氣易往也。夫為鍼之法以調氣為本故此六者問氣之行也　平按甲乙無黃帝問至各不同形二十八字病亦劇作病益甚重陽之人作重陽之盛人黃帝曰。何謂重陽之人。岐伯曰。重陽之人。熇熇蒿蒿。言語善疾。舉足善高。重陽之人謂陽有餘也熇相傳許嬌反熇熇蒿蒿言其人蹻悅也　平按熇熇甲乙作矯矯蒿蒿靈樞作高高注悅衷刻作恍心肺之藏氣有餘。陽氣滑盛而揚。故神動而氣先行。五藏陰陽者心肺為陽肝脾腎為陰故心肺有餘為重陽也重陽之人其神纔動其氣即行以陽氣多也故見持鍼欲刺神動其氣即行不待鍼入其人與之刺微為易也黃帝曰。重陽之人而神不先行者何也。自有重陽要待鍼入其氣方行故須問之　平按甲乙無此一節岐伯曰。此人頗有陰者。黃帝曰。何以知其頗有陰也。岐伯曰。多陽者多喜。多陰者多怒。數怒者易解。故曰頗有陰。其陰陽之合難。故其神不能先行也。欲知重陽仍有陰者候之可知但人多陽者其心多喜多陰者多怒仍有數怒易解即是重陽有陰人也重陽有陰人其氣不得先鍼行　平按合上靈樞甲乙有離字黃帝曰。其氣與鍼相逢奈何。岐伯曰。陰陽和調而血氣淖澤滑利。鍼入而氣出疾而相逢也。陰陽和平之人以其氣和故鍼入即氣應

相逢者也 黃帝曰鍼以出而氣獨行者何氣使然岐伯曰其陰氣多而陽氣少陰氣沉而陽氣浮沉者藏故鍼以出氣乃隨其後故獨行也 多陰少陽之人陰氣深而內藏故出鍼後氣獨行也　平按靈樞鍼以出作已出而陽氣浮沉者藏作陽氣浮者內藏甲乙同 黃帝曰數刺乃知者何氣使然岐伯曰此人多陰而少陽其氣沉而氣注難故數刺乃知也 知者病愈也其人陰多陽少其氣難宣故數刺方愈也　平按氣注難靈樞甲乙作氣往難據上文經云其氣易往恐係往字傳寫之誤 黃帝曰鍼入而逆者何氣使然岐伯曰其氣逆與其數刺病益甚者非陰陽之氣浮沉之勢也此皆粗之所敗工之所失其形氣無過焉 刺之令人氣逆又刺之病甚者皆是醫士不知氣之浮沉非是陰陽形氣之過也

量順刺 平按此篇自篇首至末見靈樞卷八第五十五逆順篇自刺法曰無刺熇熇之熱至不治已病見甲乙經卷五第一自伯高曰兵法無迎逢逢之氣至與脈相逆者又見日本醫心方卷一

黃帝問伯高曰余聞氣有逆順脈有盛衰刺有大約可得聞乎 設此三問為調氣之要也 伯高對曰氣之逆順者所以應天下陰陽四時五行也 一知逆順謂知四時五行逆順之氣依而刺也　平按靈樞天下作天地 脈之盛衰者所以候血氣之虛實有餘不足 二知候脈謂候寸口人迎血氣虛實也 刺之大約者必明知病之可刺與其未可刺與其已不可刺也 三知刺法謂知此病可刺此未可刺此不可刺也約法也 黃帝曰候之奈何伯高曰兵法無迎逢逢之氣 逢蒲東反兵氣盛也　平按醫心方兵法下有曰字 無擊堂堂之陳刺法曰無刺熇熇之熱 熇呼篤反熱熾盛也堂堂兵盛皃兵之氣色盛者未可即擊待其衰然後擊之刺法亦爾邪氣盛者消息按摩折其大氣然後刺之故曰無刺熇熇熱也 無刺漉漉之汗 漉漉者血氣泄甚大虛故不可刺之也 無刺渾渾之脈 渾渾濁亂也凡候脈濁亂者莫知所病故不可刺也 無刺病與脈相逆者 形病脈不病脈病形不病名曰相反逆反也 黃帝曰候其可刺奈何伯高曰上工刺其未生者也 內外二邪雖有未起病形刺之以為上工也 其次刺其未盛者也 已成微病未為盛者刺之以為上工者也　平按未盛甲乙作未成 其次刺其已衰者 病雖已衰未即能愈刺之以為中工者也 下工刺其方襲也與其形之盛者也與其病之與脈相逆者也 方正方襲重也正病重疊病形復盛病脈相反刺之以為下工者也 故曰方其盛也勿敢毀傷刺其已衰事必大昌 言工有損益也 故曰上工治不病不治已病此之謂也 不病未病之病也已病已成病也　平按治不病靈樞甲乙作未病甲乙無此之謂也四字

疽癰逆順刺 平按此篇自篇首至末見靈樞卷九第六十玉版篇自黃帝曰病生之時至末又見甲乙經卷十一第九

黃帝曰余以少鍼為細物也夫子乃上合之於天下合之於地中合之於人余以為過鍼之意矣願聞其說 九鍼微細之道以合三才之大余恐太過也物道也　平按少鍼靈樞作小鍼乃下有言字 岐伯曰何物大於鍼者乎夫大於鍼者唯五兵者焉五兵者死備也非生之備也且夫人者天地之鎮塞也其可不參乎夫治人者亦唯鍼焉夫鍼與五兵其孰小乎 夫人之為天地鎮塞貴莫大焉兵有五者一弓二殳三矛四戈五戟死之之具也九鍼雖小生人之器也聖人用之理於百姓孰為小道故大之無外小之無內細入無間令人久壽者其唯九鍼乎　平按非生之備也靈樞作非生之具天地之鎮塞也靈樞無塞字注五兵周禮夏官司兵掌五兵鄭司農云五兵者戈殳戟酋矛夷矛又步卒之五兵無夷矛而有弓矢與此略異 黃帝曰病生之時有喜怒不測飲食不節陰氣不足陽氣有餘營氣不行乃發為癰疽 癰生所由凡有四種測度

也喜怒無度爭氣聚生癰一也飲食不依節度縱情不擇寒温爲癰二也藏陰氣虛府陽氣實陽氣實盛生癰三也邪客於血聚而不行生癰四也癰疽一也癰之久者敗骨名曰疽也　平按：靈樞甲乙病生之時作生病之時。陰陽氣不通，兩熱相薄，乃化爲膿，鍼小能取之乎。以下言生膿所由也邪客於皮膚之中寒温二氣不和內外兩熱相擊腐肉故生於膿恐小鍼不能取之　平按：不通上靈樞無氣字甲乙兩熱作而熱岐伯曰：聖人不能使化者，爲邪之不可留也。故兩軍相當，旗幟相望，白刃陳於中野者，此非一日之謀也。能使其人令行禁止，卒無白刃之難者，非一日之務也，須臾之方得也。平按：靈樞邪之作之邪須臾之方得也作須臾之得也自聖人不能使化者至須臾之方得也甲乙無此一段夫至使身被癰疽之病，膿血之聚者，不亦離道遠乎。夫癰疽之生也，膿血之成也，不從天下，不從地出，積微之所生也。故聖人之治，自於未有形也，愚者遭其已成也。幟昌志反幡也聖人不能使身化爲病者以聖人理之未亂其邪不可留於身也故譬白刃陳於中野謀之在久士卒無難習之日遠癰疽不生調中多日故以遭癰疽之病去和性之道遠矣夫積石成山積水成川積罪成禍積氣成癰非從天下地出皆由不去脆微故得斯患也聖人不爾於國理之未亂於身約之於未病不同愚人渴而掘井鬬方鑄兵也　平按：甲乙無不從天下不從地出八字積微作積聚故聖人之治自於未有形也靈樞作故聖人自治於未有形也甲乙作自治於未形注白刃衺刻刃字作仞聖人不爾爾誤作亦鬬方鑄兵方作而黃帝曰：其以有形不予遭，膿以成不予見，爲之奈何。遭逢也予百姓帝以百姓如予者也言不逢者癰之有形百姓不能逢知也癰之有膿百姓亦不見爲之奈何也　平按：其以有形不予遭膿以成不予見靈樞作其已形不予遭膿已成不予見甲乙作其已有形膿已成岐伯曰：膿以成，十死一生。癰生於節背及腹內膿成不可療故十死一生　平按：以靈樞甲乙作已故聖人不使以成，而明爲良方。故聖人明爲良方癰微之時療之弗使成也　平按：不使以成靈樞作弗使已成著之竹帛，使能者踵之，傳之後世，無有終時者，爲其不遭子也。著之竹帛爲於百姓不能逢知癰疽者　平按：踵之靈樞作踵而子作予自上文故聖人不使至遭子也甲乙無黃帝曰：其以有膿血而後遭子，可造以小鍼治乎。癰之生於背及節與腹內已有膿血後百姓逢知小鍼可得療否也　平按：其以有膿血靈樞以作已甲乙作已成二字而後遭子靈樞作而後遭乎甲乙無此四字可造靈樞作不導之三字甲乙無造字岐伯曰：以小治小者其功小，以大治大者多害，故其以成膿者，其唯砭石排鋒之所取也。以小鍼療癰之小難差故曰其功小也以大鍼療膿成大傷以處多故得出膿害傷也是以膿成唯須砭鈹也　平按：以大治大多害甲乙作以大治大者其功大以小治大者多害大以成成膿者靈樞甲乙作已成膿血者砭石靈樞甲乙作砭石鈹靈樞甲乙作鈹注難差衺刻作難愈黃帝曰：多害者其不可全乎。多害者砭鈹之傷卽至死也岐伯曰：其在逆順焉。逆者多傷至死順者出膿得生也黃帝曰：願聞逆順。岐伯曰：以爲傷者，白眼青黑眼小，是一逆也；內藥而歐，是二逆也；腹痛渴甚，是三逆也；肩項中不便，是四逆也；音嘶色脫，是五逆也。除此者爲順矣。先有五傷後行鈹者爲逆也先無五傷膿成行鈹爲順也嘶先妻反聲破也　平按：白眼甲乙作白睛歐靈樞甲乙作嘔除此下有五字

量絡刺

平按：此篇自篇首至末見靈樞卷六第三十九血絡論篇又見甲乙經卷一第十四

黃帝曰：願聞奇邪而不在經者。岐伯曰：血絡是也。邪在血絡奇絡之中故曰奇邪也　平按：經者下甲乙有何也二字黃帝曰：刺血絡而仆者，何也？血出而射者，何也？血出黑而濁者，何也？血清半爲汁者，何也？發鍼而腫者，何也？血出多若少而面色蒼蒼然者，何也？發鍼面色不變而煩悶者，何也？多出血而不動搖者，何也？願聞其故。刺絡有此八種之異請解所以也　平按：靈樞血出黑作血少黑血清半爲汁者靈樞甲乙作血出清而半爲汁者血出多若少靈樞甲乙作若多若少煩悶靈樞作煩悗多出血甲乙作出血多岐伯曰：脈氣盛而血虛

者，刺之則脱氣，脱氣則仆。脈中氣多血少，血持於氣，刺之氣血俱出，其血先虛而復脱氣，氣血俱奪，故仆也。平按：盛，靈樞、甲乙作甚。血氣俱盛而陰氣多者，其血滑，刺之則射，陽氣多者，其血滑，刺之血射，此爲陰氣多者，陰多爲濇，故陰字錯也。平按：射下靈樞、甲乙無之字。陽氣蓄積久留而不寫者，其血黑以濁，故不能射。熱氣久留癰蒸，故血黑而濁。平按：蓄積，靈樞作畜積，甲乙作積蓄。新飲而液滲於絡，而未合和血也，故血出而汁别焉。其不新飲者，身中有水，久則爲腫。新水未變爲血，所以别行，舊水留而不爲，以爲水腫。平按：未合和血，甲乙作未和合於血。陰氣積於陽，則其氣因於絡，故刺之血未出而氣先行，故腫。陰氣久積陽絡之中，刺之陰血濇而未行，陽氣先行，故腫。陰陽之氣新相得而未和合，因而寫，則陰陽俱脱，表裏相離，故脱色面莙然。得，遇也。陰陽成和，則表裏相持，未合刺之，故俱脱離，所以脱色，面色青。平按：寫下靈樞、甲乙有之字，甲乙寫作瀉，蒼然，靈樞作蒼蒼然。注成，袁刻作咸，亦通。刺之血多色不變而煩悶者，刺絡中虛，經虛經之屬於陰者陰脱，故煩悶。刺絡血者，邪盡血變，血多其色不變，其心悶者，以其刺屬藏虛經陰氣有脱，致使心悶也。平按：血多，靈樞作血出多，甲乙無血多色三字，中虛經，靈樞、甲乙作而虛經。陰陽相得而合爲痹者，此爲內溢於經，外注於絡，如是者，陰陽俱有餘，雖多出血，弗能虛也。陰陽相共受邪爲痹，是爲陰陽俱盛，故出血不虛也。平按：外注於絡，甲乙外上有而字。黃帝曰：相之奈何？岐伯曰：血脈盛者，堅橫以赤，上下無處，小者如鍼，大者如箸，即而寫之萬全。相，候也。陰陽俱盛，其候如何？陰陽內經盛溢，必注於絡，故候堅橫盛絡寫之萬全者也。平按：靈樞、甲乙無處作無常處，如箸作如筯，即而寫之，甲乙作刺而寫之。地無失數，失數而反，各如其度。數，理也。若失理而反取者，各如前之度。平按：地，靈樞、甲乙作故，反，甲乙作返。黃帝曰：鍼入如肉著者，何也？岐伯曰：熱氣因於鍼則鍼熱，熱則肉著鍼，故堅焉。膚肌氣熱，故令鍼熱，則肉著，轉之爲難，可動鍼久留，熱去鍼寒，自然相離也。平按：鍼入如肉著者，靈樞作鍼入而肉著者，甲乙作鍼入肉著，注肉著，袁刻誤作內著。

雜刺　平按：此篇自篇首至人迎候陽見靈樞卷四第十九四時氣篇，自刺家不診至末見素問卷十四第五十五長刺節論篇，又自篇首至必深以留之見甲乙經卷五第一，自風水膚脹至盡取之見甲乙經卷八第四，自飧泄至熱行乃止見甲乙經卷十一第四，自溫瘧至五十九刺見甲乙經卷七第五，自轉筋於陽至皆卒鍼見甲乙經卷十第四，自徒水至百三十五日見甲乙經卷八第四，自著皮至取其里骨見甲乙經卷十第一，自爲骭脹中至虛補之見甲乙經卷九第七，自癘風者至無食他食見甲乙經卷十一第九，自腹中常鳴至三里見甲乙經卷九第七，自少腹控睾至以調之見甲乙經卷九第八，自善歐至以去其邪見甲乙經卷九第五，自飲食不下至則散而去之見甲乙經卷九第七，自少腹病腫至取三里見甲乙經卷九第九，自治癰腫者至爲故止見甲乙經卷十一第九，自病在少腹至炅病已也亦見甲乙經卷九第九，自病在筋至骨熱病已見甲乙經卷十第一，自病在諸陽脈至病已止見甲乙經卷十一第二，自病風至百日而已見甲乙經卷七第一中篇，自病大風至末見甲乙經卷十第二。

黃帝問於岐伯曰：夫四時之氣，各不同形，百病之起，皆有所生，灸刺之道，何者可寶？一則四時不同，二則生病有異，灸刺總而要之，何者爲貴。平按：靈樞寶作定，下同，注云一本作寶。岐伯對曰：四時之氣，各有所在，灸刺之道，得氣穴爲寶。灸刺所貴，以得於四時之氣也。平按：甲乙氣穴上無得字。故春取經血脈分肉之間，甚者深刺之，間者淺取之。春時人氣在脈，謂在經絡之脈分肉之間，故春取經血脈分肉之間也。平按：甲乙故春取經血脈分肉之間作故春刺絡脈諸滎大經分肉之間，深刺作深取。夏取盛經孫絡，取分間絕皮膚。夏時人氣經滿氣溢，孫絡受血，皮膚充實，故夏取盛經孫絡，又取分腠以絕皮膚也。平按：甲乙絡上無孫字，夏作長夏，分間，袁刻作分肉。秋取經輸，邪氣在府，取之合。秋時天氣始收，腠理閉塞，皮膚引急，故秋取藏相之輸以寫陰邪，取附經之合以寫陽邪也。平按：輸，靈樞作腧，甲乙作俞，靈樞無氣字。冬取井滎，必深以留之。冬時蓋藏，血氣在中，內著骨髓，通於五藏，故取井已下陰氣逆，取滎以實陽氣也。平按：甲乙冬取井滎作冬取井諸俞之分，必深作欲深。風水膚脹，爲五十九痏，腹皮之血者，盡取之。以下雜刺有此風水刺一也風水及膚脹刺水穴爲五十九痏又盡刺去腹皮絡血也　平按靈樞風水上有温瘧汗不出爲五十九痏十字本書在後水作瘀五十九痏作五十七痏甲乙注云靈樞作五十七刺腹皮靈樞甲乙作取皮膚三字

飡泄補三陰之上補陰之陵泉皆久留之熱行乃止。飡泄刺二也飡泄病虚冷皆補足三陰上取關元等下取陰陵泉也　平按甲乙三陰之作三陰交靈樞甲乙陵泉上無之字

温瘧汗不出爲五十九刺。此温瘧刺三也温瘧寒熱病也故刺熱輸五十九痏也

轉筋於陽理其陽卒鍼之轉筋於陰理其陰皆卒鍼。轉筋刺四也六陽轉筋即以燔鍼刺其陽筋六陰轉筋還以燔鍼刺其陰筋也　平按兩理字靈樞作佁靈樞甲乙陽下無卒鍼之三字皆卒鍼作皆卒刺之

徒水先取環谷下三寸以鉟鍼之已刺而鍼之筩而內之入而復之以盡其水必堅束之緩則煩悗束急則安靜閒日一刺之水盡乃止飲閉藥方刺之時徒飲之方飲無食方食無飲無食他食百三十五日。悗紆元反此水刺法五也環谷當是齊中也齊下三寸關元之穴也鉟關元内筩引水水去人虚當堅束身令實復飲補藥飲之與食相去而進間日刺之不可頓去水盡乃止禁如藥法一百三十五日乃得愈徒空也空飲無食也　平按以鉟鍼之靈樞作以鈹鍼鍼之甲乙作鉟鍼刺之已刺而鍼之筩而內之靈樞作已刺而筩之而內之甲乙作而藏之引而內之入而復之甲乙作入而復出水靈樞甲乙均作瘀必堅束之靈樞無束之二字緩則煩悗靈樞緩上有來字悗作悗甲乙作悶束急靈樞作來急飲閉藥甲乙作飲則閉藥

著痺不去久寒不已卒取其里骨。此著皮刺六也卒鍼燔鍼準上經卒當爲焠刺痺法也里骨謂與著痺同里之骨名曰里骨以其痺深故取此骨也　平按里骨靈樞作三里骨卒取其里骨甲乙作爲肝痺三字注云一作骭痺

爲骭脹中不便取三里盛寫之虚補之。骭脹刺七也骭腳脛也脛寒爲脹取三里補寫爲要也　平按爲骭靈樞作爲幹甲乙無此二字脹靈樞作腸甲乙作腸盛虚下甲乙均有則字

癘風者索刺其腫上以刺以兌鍼兌其處按出其惡氣腫盡乃止常食方食無食他食。此癘風刺八也索蘇作反散也刺癘風腫上也已復兑頭之鍼以兑其處去鍼以手按之出其惡氣食如禁法也　平按索靈樞作素以刺靈樞甲乙作已刺以兑鍼兑其處靈樞作以鋭鍼鍼其處甲乙作以吮其處惡氣甲乙作惡血

腹中常鳴氣上衝胸喘不能久立邪在大腸刺貴之原巨虚上廉三里。大腸氣上衝刺九也大腸手陽明脈絡肺下膈屬大腸故邪氣在大腸循手陽明脈上衝胸不能久立也貴膈也膈之原出鳩尾也巨虚上廉與大腸合以足陽明上連手陽明故取巨虚上廉並取三里也　平按常鳴甲乙作雷鳴上衝作常衝貴靈樞甲乙作肓

少腹控睾引腰脊上衝心邪在小腸者連睾系屬於脊貫肝肺絡心系氣盛則厥逆上衝腸胃動肝散於肓結於齊故取之肓原以散之。小腸上衝刺十也睾音高小腸傳脊左環葉積其注於迴腸者外傳於齊上小腸之脈絡心循咽下膈抵胃屬小腸故得連睾系屬於脊貫肝肺絡心系也是以邪氣客小腸氣盛則厥逆上衝腸胃動於肝氣散於肓結於齊也取肓原肓原脖胦也齊上一寸五分也　平按睾靈樞甲乙作睪甲乙小腸者上有小腸也三字動肝靈樞作熏肝甲乙作燻肝肺散於肓甲乙肓作胸齊靈樞甲乙均作臍

刺太陰以予之。小腸脈貫肺故取手太陰五輸療前病之穴

取厥陰以下。小腸脈貫肝故取肝脈足厥陰療前病五輸之穴也　平按靈樞甲乙作以下之

取巨虚下廉以去之。巨虚下廉與小腸合故取之

按其所過之經以調之。調所過之經補寫之

善歐歐有苦長太息心中澹澹恐人將捕之邪在膽逆在胃膽液泄則口苦胃氣逆則歐苦故曰歐膽者取三里以下胃氣逆刺少陽血絡以閉膽部調其虚實以去其邪。口苦刺十一也長太息者太息長也膽熱之病恐懼故如人將捕之也邪在膽者熱邪在於膽中溢於苦汁胃氣因逆遂歐膽口苦名曰膽癉故取三里以下胃之逆氣取膽脈少陽調其虚實以去熱邪也　平按歐靈樞甲乙作嘔澹澹靈樞作憺憺甲乙作澹澹歐苦甲乙作嘔苦汁胃氣甲乙作胃逆以閉膽部靈樞作以閉膽逆卻調其虚實甲乙作以閉膽逆

飲食不下鬲塞不通邪在胃管在上管則刺抑而下在下管則散而去之。飲食不下刺十二也邪在胃管則令膈中氣塞不通飲食不下之候邪在上管刺胃之上口之穴抑而下之邪在下管刺胃之下口之穴散而去之也　平按鬲靈樞作膈管靈樞甲乙均作脘而下均作而下之

少腹病腫不得小便邪在三焦約取之足太

陽大絡視其絡脈與厥陰小絡結而血者。腫上及胃管取三里。腹脹不通刺十三也邪在三焦約而不通故少腹腫不得大小便可刺足太陽大絡及足厥陰孫絡結聚之血可刺去之又刺腫上及取胃管並刺三里也　平按少腹病腫靈樞作小腹痛腫甲乙作少腹腫痛絡脈上甲乙有結字　覩其色。察其目。知其散復者。視其目色以而知病之存亡。取病存亡刺十四也散則病亡復則病存也　平按以而知病之存亡靈樞無而字恐衍　壹其形。聽其動靜者。持氣口人迎。專務不散則一其形也移神在脈則聽動靜也氣口則手太陰寸口脈人迎則足陽明人迎脈也　平按壹靈樞作一　視其脈堅且盛且滑者。病日進。脈濡者。病持下。諸經實者。病三日已。氣口候陰。人迎候陽。氣口藏脈故候陰也人迎府脈故候陽也　平按靈樞視上有以字濡作軟持下作將下　刺家不診。聽病者言。在頭疾頭痛。爲藏鍼之。刺至骨。病已。無傷骨肉及皮。皮者道也。陽刺入一傍四。不診刺十五也所刺之家病人自知病之所在不復須診更不爲診即爲鍼之故曰藏鍼藏鍼之法刺至骨部不得傷於骨肉皮部皮者乃是取其刺骨肉之道不得傷餘處也刺頭病者頭爲陽也甚寒入腦以爲頭疾痛病故陽刺之法正內一傍內四療氣博大者也本作陰刺者字誤耳　平按疾頭痛素問作頭疾痛爲藏鍼之素問新校正云全元起本無藏字素問病已下有上字陽刺作陰刺新校正云甲乙經陽刺者正內一傍內四陰刺者左右卒刺之此陰刺疑是陽刺與此正同四下素問有處字注更不爲診表刻脫爲字　治寒熱深專者。刺大藏。迫藏刺背。背輸也。寒熱刺十六也大藏肺藏也肺藏之形大如四藏故曰大藏刺肺寒熱之法近藏刺之刺於背輸迫近也　平按素問背下重一背字　刺之迫藏。藏會。腹中寒熱氣去而止。與刺之腰。發藏而洩出血。刺背輸迫藏刺之使藏氣會通腹中寒熱氣盡乃止並刺腰中淺發其藏氣出其血也　平按素問熱下無氣字腰作要發藏而洩出血作發鍼而淺出血注藏氣會通表刻脫氣字　治癰腫者。刺癰上。視癰小大深淺。刺大者多血。深之必端內。藏爲故止。癰腫刺十七也刺癰之法當癰上刺之大者深之小者淺之便端內藏以出血爲故藏賊郎反　平按癰腫癰上素問癰均作腐新校正云全元起本及甲乙經腐作癰素問深之上有小者二字必端內藏爲故止作必端內鍼爲故正新校正云甲乙經云刺大者多而深之必端內鍼爲故正　病在小腸者有積。刺腹齊以下至少腹而止。刺俠脊。兩傍四椎閒。刺兩髂髀季脇肋閒。道腸中熱下氣已。腸積刺十八也髂客罵反腰骨兩箱也小腸傅脊下連寒係外傅於齊故小腸有積刺於齊腹下至少腹並脊椎閒及季肋閒也　平按病在小腸者素問作病在少腹刺腹齊以下作刺皮髓以下髂髀作髂髎道腸中熱下氣已作導腹中氣熱下已新校正云皮髓應作皮骺骺骨端也謂齊下橫骨之端全元起本作皮髓元起注齊傍埵起也亦未爲得　病在小腹痛。不得大小便。病名曰疝。得之寒。刺少腹兩股閒。刺腰髁骨閒。刺而多之。盡炅病已也。髁口化反痛疝刺十九也得寒者得之於寒多刺此五處得熱便愈也炅音桂也　平按素問痛上重一腹字得之寒刺少腹兩股閒甲乙作得寒則少腹脹兩股閒冷髁作髁　病在筋。筋攣諸節。痛不可以行。名曰筋痹。刺筋上爲故。刺分閒。不可中骨也。病起筋炅。病已止。筋痹刺二十也筋絡諸節故筋攣諸節皆痛不可中其骨部以病起筋所以筋熱已止也　平按攣諸節痛素問甲乙作筋攣節痛分閒作分肉閒炅甲乙作熱　病在肌膚。肌膚盡痛。痛痹傷於寒溼。刺大分小分。多發鍼而深之。熱以爲故。肌膚痹刺二十一也寒溼之氣客於肌中名曰肌痹可刺肉之大分小分之閒也　平按肌膚下素問甲乙復有肌膚二字痛痹二字素問甲乙作名曰肌痹四字熱以作以熱　無傷筋骨。傷筋骨。癰發若變。諸分盡熱。病已止。刺肌肉分者不得傷骨筋之部傷骨筋之部發爲癰也刺肌痹者若得諸分肉閒盡熱即病已也　平按癰發甲乙作寒發　病在骨。骨重不可舉。骨髓痠痛。寒氣至。名曰骨骨痹。深者刺無傷脈肉爲故。至其大分小分。骨熱病已。骨痹刺二十二也邪客在骨骨重痠痛名曰骨痹刺之無傷脈肉之部至得刺其骨部大小分閒也　平按痹上重骨字素問甲乙不重當係衍文至其大分小分素問作其道大分小分甲乙作其道大小分病已下素問甲乙有止字　病在諸陽脈。且寒且熱。諸分且寒且熱。名曰狂。刺之虛脈。視分。分盡熱。病已而止。狂病刺二十三也陽并陽明太陽等故曰諸陽

脉身及四支諸分且有寒熱名之爲狂刺法補其虚陰令分分皆熱得平病也　平按分字素問甲乙不重

病初發盛一發不治。日一發不治。四五發。名曰癲病。刺諸其分諸脉。其尤寒者。以鍼調之。病已止。癲病刺二十四也一發不療者謂得癲病一盛發已有經數時不發不療之者後更發時有一日一發不療之者後更發時一日之中四五度發之名曰癲病刺法待其發已刺諸分諸脉以鍼補甚寒者病已有本爲月一發也　平按素問甲乙盛作歲日一發作月一發四五發上有月字刺諸其分諸脉其尤寒者以鍼調之病已止素問作刺諸分諸脉其無寒者以鍼調之病已止甲乙作刺諸分其脉尤寒者以鍼補之

病風且寒且熱。炅汗出。一日數過。先刺諸分理絡脉。汗出且寒且熱。三日一刺。百日而已。寒熱刺二十五也風成爲寒熱一日數度寒熱並汗刺諸分腠絡脉復且寒且熱三日一刺分劑也　平按炅下表刻脱汗出二字炅上素問甲乙有熱字

病大風。骨節重。鬚眉墮落。名曰大風。刺肌肉爲故。汗出百日。刺骨髓。汗出百日。凡二百日。鬚眉生而止。大風刺二十六也刺肌肉之部及骨髓部各經百日二百日已以鬚眉生爲限也　平按鬚眉墮落素問作鬚眉墮甲乙作鬚眉墜止下素問甲乙有鍼字

黄帝内經太素卷第二十三　九鍼之三　黄陂蕭延平校字

黄帝內經太素卷第二十四 補寫

通直郎守太子文學臣楊上善奉　敕撰注

黄陂蕭延平北承甫校正

天忌

本神論

真邪補寫

虛實補寫

虛實所生

天忌 平按此篇自篇首至末見素問卷八第二十六八正神明論篇新校正云八正神明論又與太素知官能篇大意同文勢小異檢本書十九卷知官能篇與本篇天忌及下篇本神論文意多同亦可互證又自是故天寒無刺五句見甲乙經卷五第一

黄帝問於岐伯曰用鍼之服必有法則焉今何法何則岐伯曰法天則地合以天光 服事也光謂三光 黄帝曰願卒聞之岐伯曰凡刺之法必候日月星辰四時八正之氣氣定乃刺之 定者候得天地正氣日定定乃刺之 是故天溫日明則人血淖液而衛氣浮故血易寫氣易行天寒日陰則人血涘泣而衛氣沉也 淖大卓反濡甚也謂血濡甚通液也衛氣行於脈外故隨寒溫而邪浮沉滑澀泣音澀　平按涘泣素問作凝泣氣易行袁刻誤作氣日行注脈外袁刻誤作脈中 月始生則血氣始精衛氣始行 血氣者經脈及絡中血氣者也衛氣者謂是脈外循經行氣也精者謂月初血氣隨月新生故曰精也但衛氣常行而言始行者亦隨月生稱曰始行也 月郭滿則血氣盛肌肉堅 脈中血氣及肉皆隨月堅盛也 月郭空則肌肉減經絡虛衛氣去形獨居是故所以因天時而調血氣者也 經脈之內陰氣隨月皆虛經絡之外衛之陽氣亦隨月虛故稱為去非無衛氣也形獨居者血氣與衛雖去形骸恒在故曰獨居故謂血氣在於時也 是故天寒無刺天溫無疑 天溫血氣淖澤故可刺之不須疑也　平按甲乙天寒作大寒天溫作大溫無疑作無凝 月生無寫月滿無補 月正血氣始精微弱刺之虛虛故不可寫月滿人氣皆盛刺之實實故不可補也 月郭空無療是謂得時而調之 無療者治之亂經故無療也是謂得時法也　平按無療素問甲乙均作無治 因天之序盛虛之時移光定位正立而待之 正立待之伺其氣也 故曰月生而寫是謂藏虛 月生藏之血氣精微故刺之重虛也　平按藏虛新校正云全元起本藏作減當作減 月滿而補血氣揚溢經有留止命曰重實 揚溢盛也月滿刺之經溢流血故曰重實也　平按經有留止素問作絡有留血 月郭空而治是謂亂經陰陽相錯真邪不別沉以留止外虛內亂淫邪乃起 月郭空者天光盡也肌肉並經絡及衛氣陰陽皆虛真邪氣交錯相似不能別無刺之則邪氣沉留絡脈外虛經脈內亂於是淫邪得起也　平按注無刺之無字恐衍 黄帝曰星辰八正何候岐伯曰星辰者所以制日月之行也 日月之行度有以二十八宿為制度也 八正者所以候八風之虛邪以時至者也四時者所以分春秋冬夏之氣所在以時調之也 以八方正位候八種虛邪之風也四時者分陰陽之氣為四時以調血氣也 八正之虛邪而避之勿犯也以身之虛而逢天之虛兩虛相感其氣至骨入則傷五藏工候救之弗能傷也故曰天忌不可不知也 形及血氣年加皆虛故曰身虛身虛與虛邪相感為病入深故至於骨傷五藏也法天候之以禁故曰天忌也　平按注身虛身虛與虛邪相感袁刻作身之虛虛與虛邪相感 黄帝曰善

本神論 平按此篇自篇首至末見素問卷八第二十六八正神明論篇與上篇相接自寫必用方以氣方盛至末又見甲乙經卷五第四

黄帝曰其法星辰者余以聞之願聞法往古者也 帝問

師古攝生之道岐伯曰法往古者先知鍼經也往古伏羲氏始畫八卦造書契即可制鍼經攝生救病之道驗於來今者先知日之寒溫月之盛虛也以候氣之浮沈而調之於身觀其立有驗也制鍼經之旨獲驗於來今者由先知寒溫盛虛以候脈氣浮沈次用鍼調之以取其驗也觀於冥冥者言形氣營衛之不形於外形之肥瘦血氣盛衰營衛之行不見於外故曰冥冥也　平按營素問作榮而工獨知之以與日之寒溫月之盛虛四時氣之浮沈參伍相合而調之工常先見之然而不形於外故曰觀於冥冥焉以下解觀也工人以神得彼形氣營衛之妙不可知事參伍相合調之符合外不知故曰觀冥冥　平按以與日之寒溫素問無與字通於無窮者可以傳於後世無窮者謂血氣之妙也有通之者可傳於萬代不通之者以殺生人故不能傳之是故工之所以異也然不形見於外故俱不能見之良工觀於冥冥所知衆妙俱不可知之　平按不形袁刻作形不視之無形嘗之無味故曰冥冥若神髣髴冥冥之道非直目之不可得見亦非舌所得之味若能以神髣髴是可得也此道猶是黃帝之玄珠罔象通之於髣髴虛邪者八正之虛邪氣也正邪者身形飢若用力汗出腠理開逢虛風其中入微故莫知其情莫見其形胃中無穀曰飢飢及汗出虛因腠理開虛風得入虛風入時難知故曰冥冥也　平按素問身形下無飢字其中入微作其中人也微上工救其萌牙必先知三部九候之氣盡調不敗救之萌牙未病之病病之微也先知三部九候調之即療其微故不敗也　平按必先知素問知作見不敗救之素問作不敗而救之故曰下工救其已成者言不知三部九候之氣以相失有因而疾敗之疾者言其遠也　平按素問故曰下有上工二字下工下有救其已成救其已敗八字之氣以相失作之相失三字有因而疾敗之作因病而敗之也知其所在者知診三部九候之病脈處而治之故曰守

其門戶焉莫知其情而見其邪形也但察三部九候得其病脈見其邪形即便療之以守其門戶更不須問其情也黃帝問於岐伯曰余聞補寫未得其意岐伯曰寫必用方方者以氣方盛也以月方滿也以日方溫也以身方定也以息方吸也而內鍼方正也氣正盛時月正滿時日正溫時身正安時息正吸時此之五正是內鍼時也乃復候其方吸而轉鍼之此之一正是乃轉鍼時也乃復候其方呼也而徐引鍼故曰寫必用方其氣乃行焉此之一正是出鍼時也寫用七法即邪氣行出也　平按其方呼也而徐引鍼袁刻呼誤作吸引誤作出補者必用其員者行也行者移也刺必中其營復以吸也員之與方行鍼齊實也行補之法刺中營氣留鍼補也因吸出鍼移氣使氣實也　平按補者必用其員者行也素問作補必用員員者行也甲乙作補者行也營素問甲乙作榮吸下均有排鍼二字故員與方也排鍼也員之與方行鍼之法皆推排鍼爲補寫之　平按排鍼素問作非鍼王注云所言方員者非謂鍼形正謂行移之義檢本書知官能篇經云寫必用員補必用方與此不同楊注云員謂之規法天而動寫氣者也方謂之矩法地而靜補氣者也寫必用方補必用員彼出素問此是九卷方員之法神明之中調氣變不同故爾據此則方員之義一言其法一言其用不必執也養神者必知形之肥瘦營衛血氣之盛衰血氣者人之神不可不謹養也養神之道一者須知形之肥瘦二者須知營衛二氣所行得失三者須知經絡血有盛衰知此三者調之神自養矣　平按營素問甲乙作榮黃帝曰妙哉論也妙者言得其神之精祕者也辭合人形於陰陽四時虛實之應冥冥之期其非夫子孰能通之言微妙之辭以人形合於陰陽一也合於四時二也合於虛實三也合於冥冥四也非夫子窮微極妙之通孰能爲此論也　平按素問合上無辭字然夫子數言形與神何謂形何謂神願卒聞之知形爲麤知神爲細麤細莫辨故須問之岐伯曰請言形形乎形目冥冥形乎形者言唯知病之形與形不見其妙故曰冥冥也　平按冥冥甲乙作瞑瞑問其所痛索之於經惡然在前言粗無知問病

所以診索經脈何能知其病之在前　平按素問問其所痛作問其所病甲乙作捫其所痛惡然素問甲乙作慧然據本注何能知其病之在前應作惡平聲

按之不得，復不知其情，故曰形。按人迎寸口不知病情故但知形　黃帝曰：何謂神？岐伯曰：請言神。神乎神，不耳聞，目明心開爲志先。能知心神之妙故曰神乎神也神知則既非耳目所得唯是心眼開於志意之先耳　平按素問甲乙不耳聞作耳不聞爲志先作而志先　慧然獨悟，口弗能言。神得內明言名之所不能及也　平按甲乙悟作覺　俱見獨見。衆庶俱見而工獨見　平按俱見素問甲乙作俱視　適若昏，昭然獨明，若風吹雲，故曰神。適將若在昏中昭然獨明又解起惑除若風吹雲如斯得者因謂之神也　平按甲乙適作象　三部九候爲之原，九鍼之論不必存。三部九候爲神得之原九鍼之論粗而易行故不必存

真邪補寫平按此篇自篇首至末見素問卷八第二十七離合真邪論篇又見甲乙經卷十第二上篇

黃帝問於岐伯曰：余聞九鍼九篇，夫子乃因而九之，九九八十一篇，余盡以通其意矣。八十一篇者此經之類所知之書篇數也　經言氣之盛衰，左右傾移，以上調下，以左調右，有餘不足，補寫於榮輸，余皆以知之矣。以前所知書中義也　平按素問無皆以二字　此皆營衛之氣傾移虛實之所生也，非邪氣之從外入於經也。余願聞邪氣之在經也，其病人何如？取之奈何？言前八十一篇所說之義與余請異者經所說唯道十二經脈營衛二氣自相傾移虛實所生不言外邪入經爲病故今請之　平按營衛之氣傾移素問作營衛之傾移甲乙無此一段邪氣之在經也甲乙無氣字　岐伯對曰：夫聖人之起度數也，必應天地。起於人身法度以應天地也　平按甲乙無此一段　故天有宿度，地有經水，人有經脈。天地和溫，則經水安靜；天寒地凍，則經水溪泣；天暑地熱，則經水沸；卒風暴起，則經水波涌而隴起。言天地陰陽氣之度數也　平按素問甲乙溪泣作凝泣沸下有溢字波涌甲乙作波擧　夫邪之入於脈也，寒則血溪泣，暑則氣血淖澤。言人之身應寒暑度數　平按溪泣素問甲乙作凝泣氣血淖澤素問甲乙無血字　虛邪因而入客也，亦如經水之得風也。因暑之時腠理開發邪得入也邪入脈變如風動水也　經之動脈，其至也亦時隴起。十二經之動脈至於動處動也邪氣至時亦皆有波隴波隴者邪氣動正氣　其行於脈中循循然，輑。牛忿反輑車前橫木循車行也邪循脈行曰輑有本作輎非也　平按甲乙無其行二字素問甲乙無輑字王注云循循一爲輴輴　其至寸口也，時大時小，大則邪至，小則平。邪氣循營氣至於寸口故太陰脈大無邪則太陰脈平和故曰小也　平按寸口下素問甲乙有中手二字　其行無常處，在陰與陽，不可爲度。尺脈爲陰寸口爲陽今邪入變亂而難知故不可爲度也　循而察之，三部九候，卒然逢之，蚤遏其路，吸則內鍼，無令氣忤。審察循三部九候於九候之中卒然逢之知病處所即於可刺之穴以指按之令得遏因病人吸氣內鍼無令邪氣能逆忤之也　平按循素問作從　靜以久留，無令邪布，吸則轉鍼，以得氣爲故，候呼引鍼，呼盡乃去，大氣皆出，故命曰寫。靜留鍼於穴中持之勿令邪氣散布餘處因病人吸氣轉鍼待邪氣至數皆盡已徐引出鍼邪之大氣皆盡因名爲寫也　黃帝曰：不足者補之奈何？岐伯曰：必先捫而循之，先上下捫摸知病之所在一　切而散之，以指揣切令邪不聚二　推而按之，推而令動以手堅按三　彈而怒之，以指彈之使其瞋起四也　搔而下之，以手搔摩令其瞋氣得下一曰搖徒勞反彈已搖令下之五也　平按素問甲乙搔作抓　通而取之，切按搔而氣得通已然後取之六也　平按取甲乙作散　外引其門，以閉其神。疾出鍼已引皮閉門使神氣不出神氣正氣七也鍼之先後有此七法　呼盡內鍼，一呼一內故曰呼盡內鍼至分寸處也　靜以久留，以氣至爲故，如待所貴，不知日莫。伺氣如待情之所貴之者以得爲期　平按莫素問甲乙作暮　其氣以至，適人自護。其正氣已至適人自當愛護勿令佚也　平按適人素問作適而甲乙作適以　候吸引鍼，氣不得出，

各在其處。推闔其門。令神氣存。故命曰補。候病人吸氣疾引其鍼即不得使正氣洩令各在其所虛之處速閉其門因名曰補寫必吸入呼出欲寫其邪氣也補必呼入吸出欲閉其正氣不令出也　平按神氣甲乙作真氣注云素問作神氣故命上素問甲乙有大氣留止四字黃帝問於岐伯曰。候氣奈何。岐伯曰。夫邪氣去絡。入於經也。合於血脈中。其寒溫未和。如涌波之起也。時來時去。故不常在。故曰方其來也。必按而止之。止而取之。無逢其衝而冩之。外邪入身先至皮毛絡中留而不洩出絡入經其入經也與經中血氣共合邪之寒溫未與正氣相得遂波涌而起去來不常居也故候逢之按使止而不動然後以鍼刺之不得刺其盛衝寫法比之不擊逢逢之陳　平按素問甲乙夫邪氣去絡無氣字合於血脈中作舍於血脈之中寒溫未和作寒溫未相得甲乙無逢其衝作無迎其衝真氣者經氣。經氣大虛。故曰其來不可逢。此之謂也。經氣者謂十二經脈正氣者也正氣大虛與邪俱至宜按取邪氣刺之不可逢而刺也　平按其來甲乙作其氣注云素問作其來故曰候邪不審。大氣已過。冩之則真氣脫。脫則不復。邪氣復至。而病益蓄。故曰其往不可追。此之謂也。候邪大氣不審按之不著刺之則脫真氣邪氣更至病亦蓄聚故曰邪氣往而不可追也　平按邪氣復至甲乙復作益不可挂以髮者。待邪之至時而發鍼冩矣。若先若後者。血氣已盡。其病不下。故曰知其可取如發機。不知其可取如扣錐。故曰知機之道。不可挂以髮。不知機者。叩之不發。此之謂也。以毛髮挂機發速而往言氣至智者發鍼亦爾不失時也　平按血氣已盡素問甲乙同新校正云全元起本作血氣已虛盡當作虛不下素問作不可下又素問甲乙不知其可取作不知其取注發鍼袁刻誤作髮鍼黃帝問曰。補冩奈何。岐伯曰。此攻邪也。疾出以去盛血。而復其真氣。虛亦是邪故補亦稱攻也冩熱之法不可久留疾出其鍼去其盛血復其真氣也　平按攻邪袁刻誤作政邪此邪新客。未有定處。推之則前。引之則止。溫血也。刺出其血。其痛立已。黃帝曰。善。定處積爲疾也溫熱也邪之新入未有定處有熱血刺去痛愈　平按素問新邪下有溶溶二字則止下有逆而刺之四字其痛作其病自上文黃帝問曰補冩奈何至黃帝曰善甲乙無此二段黃帝問於岐伯曰。真邪以合。波隴不起。候之奈何。前言真邪未合有波隴起未知真邪已起其氣何如也　平按注已起據經文已應作不岐伯曰。審捫循三部九候之盛虛而調之。察其左右上下相失及相減者。審其病藏以期之。察其左右謂察三部九候左右兩箱頭及手足上下其脈有相失及相減以之審於五藏之病與之死生之期也　平按甲乙無察其左右至以期之十九字不知三部者。陰陽不別。天地不分。不知天爲陽也地爲陰也人爲陰陽也故曰不別氣也不分者不分形也天以候天。地以候地。人以候人。調之中府。以定三部。足厥陰天足少陰地足太陰人以候肝腎脾胃三種地也手太陰天手陽明地手少陰人以候肺胸心三種人也兩額動脈之天兩頰動脈之地耳前動脈之人以候頭角口齒耳目三種天也中府五藏也欲調五藏之氣取定天地人三部九候也故曰。刺不知三部九候病脈之處。雖有大過且至。工不能得禁也。誅罰無罪。命曰大惑。病脈之處即是九候經絡邪之居脈以不知病脈則雖有死過之粗至工之醫永不能禁也誅罰生人不知無過稱曰大惑不知三部九候大惑罪有六種也　平按不能得禁素問無得字甲乙無能字無罪素問甲乙作無過反亂大經。真不可復。亂經損真罪之一也用實爲虛。以邪爲真。妄解虛實罪之二也　平按甲乙真作正注云素問作真用鍼無義。反爲氣賊。奪人正氣。義理也用鍼不知正理反爲氣賊傷人正氣罪之三也以順爲逆。營衛散亂。鍼道爲順錯行爲逆妄刺營衛故令其亂罪之四也　平按素問順作從真氣已失。邪獨內著。亡正得邪罪之五也絕人長命。予人夭殃。故不知三部九候。不能長久。鍼殺生人罪之六絕人長命又有三不知三部九候所以絕人長命一也因不知合之四時五行。不知以身命合四時五行絕人長命二也　平按甲乙因作固注云素問作因因加相勝。釋邪攻正。故絕人長命矣。愚醫不知年加之禁反妄攻正氣故絕人長命三也長命者盡壽也邪新客來也未有定處推之則前引之則止逢而寫之其病立已。言知三部九候取之必效　平按素問甲乙邪下有之字

虛實補寫平按此篇自篇首至末見素問卷十七第六十二調經論篇又見甲乙經卷六第三

黃帝問於岐伯曰。余聞刺法言有餘寫之。不足補之。何謂有餘。何謂不足。為刺之道唯有補法余已略聞然未悉之故曰何謂也岐伯對曰。有餘有五。不足又有五。帝欲何問乎。舉五數也黃帝曰。願盡聞之。問五數也岐伯對曰。神有餘有不足。氣有餘有不足。血有餘有不足。形有餘有不足。志有餘有不足。列五數也凡此十者。其氣不等也。神氣血形志各有補寫故有十數名曰不等又此十種補寫極理以論隨氣漫衍變化無窮故曰不等　平按甲乙神有餘作神有有餘下氣血形志同黃帝問曰。人有精氣津液四支九竅五藏十六部三百六十五節。乃生百病。百病之生。皆有虛實。今夫子乃言有餘有五。不足亦有五。何以生之乎。九竅五藏以為十四四支合手足故有十六部如此人身之數皆有虛實有餘不足者是亦眾多未知生病其數何如也　平按百病之生袁刻脫百字岐伯對曰。皆生於五藏。五藏為身之內主用攝身病無理不盡故曰皆生五藏者也　平按自上節人有精氣自皆生於五藏甲乙無夫心藏神。心藏神者心藏於脈以舍神今藏神者言所舍也肺藏氣。肺藏氣者肺藏於氣以舍魄今藏氣者言其舍也肝藏血。血藏於肝以舍魂今藏血者亦言其舍　平按魂下袁刻多魄字脾藏肉。脾藏肉者脾主於肉故曰藏肉非正藏肉脾於營以為正也脾藏營營以舍意及智二神以脾營血穀氣最大故二神舍也　平按注智袁刻作志腎藏志。而此成形。腎藏志者腎藏於精精以舍志今藏志者言所舍也腎有二枚在左為腎在右為命門腎以藏志命門藏精故曰腎藏精者也八十一難精亦名神故有七神又此五藏心藏脈者脈通經絡血氣者也脾藏營者通營之血氣者也肝藏血者言其血有發眼之明也五神藏於五藏而共成身形也　平按甲乙無而此成形四字志意通內連骨髓。而成身形五藏。意是脾神通於營氣志是腎神通於三焦原氣別使皆以內連骨髓成身形及五藏故意志者所以御精神收魂魄者也　平按甲乙通下有達字而成身形五藏作而成形三字五藏之道。皆出於經隧。以行血氣。五藏之道皆出於十二經絡之隧以行營衛血氣也　平按隧甲乙作渠下同血氣不和。百病乃化變而生。於血氣。故守經隧焉。營衛不和百病還生血氣之中故守經隧以調血氣者也　平按素問甲乙化變作變化而生下無於血氣三字。黃帝曰。神有餘不足何如。岐伯對曰。神有餘則笑不休。神不足則憂。神有餘不足憂笑者神病候也　平按憂素問作悲王注云一為憂誤也甲乙注云素問作悲王冰曰作憂者誤新校正云按甲乙及太素并全元起注本并作憂皇甫士安云心虛則悲悲則憂楊上善云脾之憂在心變動也肺之憂在肺之志是則肺主秋憂為正也心主於憂變而生憂也血氣未并。五藏安定。神不定。則邪客於形。洫泝起於豪毛。未入於經絡也。故命曰神之微。以下言神病微也夫神者身之主也故神順理而動則其神必安神安則百體和適和則腠理周密周密則風寒暑溼無如之何故終天年而無不道者也若志神任情則哀樂妄作作則喜怒動形動則腠理開發腠理開則邪氣競入競入為災遂成百病夭喪天年也既不能善攝而病生者可除於晚微故邪之初客外則始在皮毛未入經絡內則血氣未得相并五藏安定洫泝之於豪毛名曰神之微病也洫謂毛孔也水逆流曰泝謂邪氣也邪氣入於腠理時如水逆流於洫也　平按素問甲乙無神不定則四字洫泝素問作洒淅甲乙作悽厥詳見素問新校正又注百體袁刻脫百字下競入競字亦脫曰泝曰字誤作四黃帝問曰。補寫奈何。岐伯對曰。神有餘。則寫其小絡之血出血。勿之深斥。毋中其大經。神氣乃平。斥齒亦反推也勿深推也神之有餘氣淺故刺小絡出血也斥者深則觸其大經者也神不足。視其虛絡。切而致之。刺而利之。毋出其血。毋洩其氣。以通其經。神氣乃平。神之不足則虛故刺而不洩也　平按素問切作按甲乙利作和黃帝問曰。刺微奈何。岐伯對曰。按摩勿釋。著鍼勿斥。微即未病之病也夫和氣之要莫先按摩之以手按摩之邪氣得洩神氣得通微邪得洩何得須以鍼斥之移氣足。神氣乃得復。黃帝曰。善。按摩使神氣至踵則邪氣復遁去之也　平按移氣足素問作移氣於不足甲

乙作移氣於足新校正云甲乙太素作移氣於足無不字楊注云按摩使氣至於踵據此則本書移氣下脫一於字想係傳寫脫漏黄帝曰。氣有餘不足。奈何。岐伯對曰。氣有餘則喘咳上氣。不足則息利少氣。息利少氣以肺氣不足則出入易故呼吸氣少而利也血氣未并。五藏安定。以下言其氣微也皮膚微病。命曰白氣微泄。肺藏外主皮膚内主於氣今外言其皮膚病其内言於氣之微病五色氣中肺為白氣泄者肺氣泄也黄帝曰。補寫奈何。岐伯對曰。氣有餘則寫其經隧。經隧者手太陰之别從手太陰走手陽明乃是手太陰向手陽明之道故曰經隧隧道也欲通藏府陰陽故補寫之皆取其正經别走之絡也　平按經隧甲乙作經渠素問新校正引此處楊注無故曰經隧隧道也七字欲通作欲道故補寫之皆取其正經作故補寫皆從正經毋傷其經。寫其陰經别走之絡不得傷正經也　平按新校正引此注絡作路毋出其血。毋泄其氣。寫太陰别走經隧者不得出血出氣也所謂寫陰實者也不足者。則補其經隧。毋出其氣。刺太陰經之别走之絡以補太陰不令氣泄於外所謂補陰虚也補寫陽經亦如陰經法也黄帝曰。刺微奈何。岐伯對曰。按摩勿釋。出鍼視之。曰我將深之。適人必革。精自伏。釋停發也革改也夫人聞樂至身心欣悦聞痛及體情必改異欣悦則百體俱縱改革精志必拒拒則邪精消伏也　平按我將甲乙作故將適人作適入精下素問甲乙有氣字注異字原鈌袁刻作人恐誤新校正引此注作異據此補入又注邪精消伏新校正引作邪氣消伏邪氣散亂。毋所伏息。邪氣伏已邪精散於腠理無由更聚也　平按散亂甲乙作亂散伏息素問甲乙作休息氣泄腠理。真氣乃相得。黄帝曰善。邪氣散泄故真氣無亂所以相得也黄帝曰。血有餘不足。奈何。岐伯對曰。血有餘則怒。不足則悲。肝血有餘於肝所以瞋怒肝血不足於目所以多悲也　平按悲素問作恐新校正云全元起本恐作悲甲乙及太素并同血氣未并。五藏安定。孫絡外溢。則經有留血。言血微邪也　平按素問外溢作水溢甲乙經經有作絡有黄帝曰。補寫奈何。岐伯對曰。血有餘則寫其盛經。出其血。不足。則補其虚經。寫其盛經出血所以不怒正補其虚令不泄血所以

不悲有本視其虚經也　平按補其虚經素問作視其虚經甲乙作視其虚內鍼其脉中。久留血至。脉大疾出其鍼。毋令血泄。內鍼足厥陰脉中血至鍼下聚而脉大疾出其鍼無令血泄所以稱疾也　平按久留血至素問作久留而視新校正云甲乙經云久留之血至大素同本書及今本甲乙無之字黄帝曰。刺留血奈何。岐伯對曰。視其血絡。刺出其血。無令惡血得入於經。以成其病。黄帝曰善。刺去血脉彖無令惡血入經中故無血邪微病也　平按甲乙刺留下無血字其病素問作其疾黄帝曰。形有餘不足。奈何。岐伯對曰。形有餘則腹脹溲不利。不足則四支不用。形者非唯身之外狀名形舉體皆名四支不隨也有本經溲者經即婦人月經也　平按溲上素問甲乙有經字新校正云楊注經作經婦人月經也又按本注四支不隨上恐有脫誤因原鈔如此故仍之血氣未并。五藏安定。肌肉濡動。命曰微風。濡動者以體虚受風腠理內動命曰微風也　平按濡動素問甲乙作蠕動甲乙注云一作溢新校正云全元起本及甲乙蠕作溢太素作濡黄帝曰。補寫奈何。岐伯對曰。形有餘則寫其陽經。不足則補其陽絡。陽經絡足陽明經及絡也或為陽營非也黄帝曰。刺微奈何。岐伯對曰。取分肉間。無中其經。毋傷其絡。可中分肉之間衛氣不可傷足陽明經絡之脉也　平按經上素問甲乙有其字衛氣得復。邪氣乃索。黄帝曰善。分肉之間衛氣行處邪氣已散衛氣復得也索散也黄帝曰。志有餘不足。奈何。岐伯對曰。志有餘則腹脹飧泄。志腎神氣也有餘即少腹脹滿飲食不消為食泄也　平按飧素問甲乙作飧注飧袁刻誤作食不足則厥。足逆冷也血氣未并。五藏安定。骨節有動。骨節動者腎志病微也　平按甲乙動作傷黄帝曰。補寫奈何。岐伯對曰。志有餘則寫然筋血者。出其血。不足則補其復留。然筋足少陰營在足內踝之下名曰然谷足少陰經無然筋當是然谷下筋也復留足少陰經在足內踝上三寸此二皆是志之脉穴故寫然筋之血補復留之氣　平按素問無出其血三字新校正云按甲乙經及太素云寫然筋血者出其血楊注云然筋當是然谷下筋再詳諸處引然谷者多云

然骨之前血者疑少骨之二字前字誤作筋字復留素問甲乙作復留黄帝曰：刺未并奈何？岐伯對曰：即取之，毋中其經，以邪乃能立虛。黄帝曰：善。未并者志微病，以病是微，未中於經，但刺經氣所發之穴，邪氣立虛者也。平按：以邪素問作邪所，甲乙作以去其邪。

虛實所生平按：此篇自篇首至末見素問卷十七第六十二調經論篇，與上篇相接，又見甲乙經卷六第三，亦接上篇。

黄帝曰：余以聞虛實之形，不知其何以生。形，狀也。虛實之狀已聞於上，虛實所生猶未知之，故復請也。平按：素問以聞作已聞，甲乙無余以聞三字。岐伯對曰：氣血以并，陰陽相傾，氣亂於衛，血留於經，十二經氣亂，衛氣也；十二經血留於營經也，或曰血流也。平按：素問甲乙血留作血逆。血氣離居，一實一虛。血氣相并，離於本居處，故各有虛實也。夫血氣者，異名同類，相得成和，今既相并，一實一虛，虛實所生，是所由者也。血并於陰，血并足太陰脈及足少陰脈也。氣并於陽，乃為驚狂。氣并足陽明脈及足太陽脈也，血氣皆盛，故發驚狂也。血并於陽，氣并於陰，乃為炅中。血并足陽明，氣并足太陰，為熱中病也。炅，熱也。血并於上，氣并於下，心煩悗喜怒。血盛上衝心，故心煩悶而喜怒。悗，則悶同也。平按：悗素問作悗，甲乙作悶；喜素問甲乙作善。血并於下，氣并於上，氣亂心善忘。氣盛亂心，故善忘也。平按：氣亂心善忘，甲乙作亂而喜忘，注云素問作善忘，今本素問仍作亂而喜忘。黄帝曰：血并於陰，氣并於陽，於是血氣離居，何者為實？何者為虛？血氣離居相并，未知二經虛實何定也。平按：於是素問甲乙作如是。岐伯對曰：血氣者，喜溫而惡寒，寒則泣不能流，溫則消而去之，是故氣之所并為血虛，血之所并為氣虛也。血之與氣皆惡於寒，故脈有寒則泣而不流者，溫則消釋而去，是以氣寒則血來并之，以為血虛則氣為實也；若血寒則氣來并之，以為氣虛則血為實也。平按：是故，故字袁刻作知。黄帝曰：人之所有者，血與氣耳。今夫子乃言血并為虛，氣并為虛，是毋實乎？人之所生，唯血與氣，今夫子但言血氣有虛，不言其實，是為人之血氣不足，請申其意也。岐伯對曰：有者為實，毋者為虛，故氣并則毋血，血并則毋氣，今血與氣相失，故為虛焉。血并則血有氣毋，氣并則氣有血毋，是以言虛不無其實，論實不廢其虛，故在身未曾無血氣也。所言虛者，血氣相并相失為虛，相得為實耳。絡之與孫脈俱輸於經，大絡孫絡俱輸血氣入於大經，則大經血氣俱實者也。平按：輸甲乙作注，注云一作輸。血與氣并，則為實焉。血與氣并走於上，則為大厥，厥則暴死，復反則生，不反則死。大經血氣皆實，走腦以上，以下無氣，故手足逆冷，卒暴死也。手足還暖復生，不還則死也。平按：復反上素問甲乙皆有氣字。黄帝曰：實者何道從來？虛者何道從去？虛實之要，願聞其故。血氣何道來入此經為實，何道而去此經為虛也。岐伯對曰：夫陰與陽皆有輸會，陽注於陰，陰滿之外，藏府陰陽之脈皆有別走輸會相通，如足陽明從豐隆之穴別走足太陰，太陰從公孫之穴別走足陽明，故曰外也。陰陽匀平，以充其形，甲子一日一迎，為旬旬迎也，陰陽之脈五十迎，無多少者，名曰旬平。旬平和氣以充其身形也。平按：旬平素問作匀平，甲乙作糾平。九候如一，命曰平人。九候之動，不先後，又不相反，故曰若一，和氣若一，故人得和平。平按：注九候袁刻作九脈。夫邪之至生也，平按：素問無至字，甲乙作所。或生於陰，或生於陽。其生於陽者，得之風雨寒暑；其生於陰者，得之飲食起居，陰陽喜怒。陰，五藏也；陽，六府也。風雨寒暑外邪，從外先至六府，故曰生於陽也。飲食起居、男女喜怒內邪生於五藏，故曰生於陰也。黄帝曰：風雨寒暑之傷人奈何？平按：素問甲乙無寒暑二字。岐伯對曰：風雨之傷人也，先客於皮膚，傳入於孫脈，孫脈滿則傳入於絡脈，絡脈滿乃輸於大經脈，血氣與邪并客於分腠之間，其脈堅大，故曰實。此先言風雨二邪也。人因飢虛汗出，腠理開發，風雨之氣因客腠理，次入孫絡，次入大絡，次入大經。客腠理時，所客之脈堅而且大，故得稱實也。平按：乃輸素問作則輸，甲乙作乃注。實者外堅充滿，不可按，按之則痛。所客之處外堅，按之則痛，以其氣實故也。平按：不可按素問作不可按之黃帝曰：寒溼之氣傷人奈何？平按：素問、甲乙無氣字。岐伯對曰：寒溼之中人也，皮膚收，肌肉堅，營血泣，衛氣去，故曰虛也。次論寒溼之氣也。雨氣上侵，溼氣下入，有斯異也。暑不言暑耳。寒溼中人致虛有四：皮膚收者，言皮膚急而聚也；肌肉堅者，肌肉堅而不迎也；營血泣者，邪氣至於脈中，故營血泣也；衛氣去者，邪氣至於脈外，衛氣不行，故曰去也。衛去之處，即爲虛也。平按：皮膚收素問作皮膚不收，新校正云全元起云不收不仁也，甲乙及太素作皮膚收，無不字。堅下素問、甲乙有緊字。注故曰去也，袁刻去誤作怨。虛者，懾辟氣不足。血泣。懾，紙輙反。分肉間無衛氣，謂氣不足也。平素懾素問作聶，新校正云甲乙作攝，太素作懾。素問無血泣二字，甲乙作血濇。按之則氣足以溫之，故快然而不痛。黃帝曰：善。分肉之間既無衛氣，故寒，按之益損所以氣足，又溫，故快然也。黃帝曰：陰之生實奈何？岐伯對曰：喜怒不節則陰氣上逆，上逆則下虛，下虛則陽氣走之，故曰實。人有喜怒不能自節，故怒則陰氣上，陰氣上則上逆，或歐血，或不能食，陰氣既上，則是下虛，下虛則陽氣乘之，故名爲陰實也。平按：素問新校正云經文喜怒不節則陰氣上逆，疑剩喜字，玩下文喜則氣下自知。黃帝曰：陰之生虛奈何？岐伯對曰：喜則氣下，天寒則氣聚，溫則氣散，怒則氣上，喜則氣下，此物理之常也。喜則氣和志達，營衛之行通利，故緩而下也。悲則氣消，消則脈虛，因寒飲食，寒氣熏藏，則血泣氣去，故曰虛。夫人悲者則心系急，肺布葉舉，兩焦不通，營衛不行，熱氣在中，故正氣消散，經絡空虛也。又因寒飲寒食，寒氣熏藏，藏之血泣，其氣移去，故爲虛也。平按：脈虛素問、甲乙作脈空虛，熏藏素問作熏滿，甲乙作動藏。注兩焦兩字袁刻誤作雨。黃帝曰：經言陽虛則外寒，陰虛則內熱，經言八十一篇經也。府脈虛者陰氣乘之，故外寒也；藏脈虛陽氣乘之，故內熱也。陽盛則外熱，陰盛則內寒。余以聞之矣，不知其所由然。六府主外爲陽，故陽盛外熱也；五藏主內爲陰，故陰盛爲寒。余已前聞，然未知所由然也。岐伯對曰：陽受氣於上焦，以溫皮膚分肉之間，今寒氣在外，則上焦不通，不通則寒獨留於外，故寒慄。陽，衛氣也。衛出上焦，盡行陽二十五周，以溫皮膚分肉之間，今陽虛陰乘，留於外，故外寒也。平按：注盡行二十五周，考前經衛五十周云衛氣之行一日一夜五十周於身，晝日行於陽二十五周，據此則盡字疑是晝字傳寫之誤。

黃帝曰：陰虛生內熱奈何？岐伯對曰：有所勞倦，形氣衰少，穀氣不盛，上焦不行，下脘不通，胃熱熏中，故內熱。內熱之病所由有五：一則有所勞倦致虛，二則形體及氣不足，三則胃中無食，四則上焦衛氣不行，五則腸胃不得相通。脘，古緩反，胃府也，下脘，胃下口也。由此五種，衛熱熏中，故內熱也。平按：下脘甲乙作下焦，胃熱熏中素問作胃氣熱，熱氣熏胸中，甲乙作胃氣熱熏胸中。注由此袁刻作有此。黃帝曰：陽盛而外熱奈何？岐伯對曰：上焦不通利，皮膚緻密，腠理閉塞不通，衛氣不得洩越，故外熱。外熱之所由有三：上焦出氣之處不通利，一也；皮膚緻而腠閉，二也；衛氣不得洩於腠理，三也。有此所由，故外熱也。平按：閉塞下素問有玄府二字，新校正云甲乙、太素無玄府二字。黃帝曰：陰盛而生內寒奈何？岐伯對曰：厥氣上逆，寒氣積留於胸中而不寫，不寫則溫氣去，寒獨留，則血涘泣，血涘泣則脈不通，其脈盛大以濇，故中寒。寒中有四：一則寒厥積胸，二則溫去寒留，三則血凝脈壅，四則脈大汙濇，有此所由，故寒中也。平按：積下素問、甲乙無留字，涘泣素問、甲乙作凝泣，脈不通甲乙作腠理不通。黃帝曰：陰之與陽血氣以并，病形以成，刺之奈何？問療已成之病。平按：陰之與陽素問作陰與陽并。岐伯對曰：刺此者，取之經隧，取血於營，取氣於衛，用形哉，因四時多少高下。刺已成病法有三別：一則刺於大經別走之道，隧，道也，別走之道，通陰陽道也；二則刺於脈中營血；三則刺於脈外衛氣。用鍼之狀，須因四時之氣，觀病輕重，發鍼多少，又須量病高下所在取之。今中不同刺，微之易也。平按：經隧甲乙作經渠。黃帝曰：血氣以并，病形以成，陰陽相傾，補寫奈何？岐伯對曰：寫實者，氣盛乃內鍼，夫寫者，以其邪氣實盛，故須寫也，仍以搯之，今下然後刺之，不盛何寫？故譬無擊逢逢之陳者也。平按：以并以成甲乙以作已。鍼與氣俱內，以開其門，如利其戶，鍼與氣俱出，精氣不傷，邪氣乃下，外門不閉以出其病。搖大其道。如利其路。是謂大瀉。必切而出。大氣乃屈。人之吸氣身上有孔閉處皆入聚於腎肝呼氣之時有孔開處氣皆從心肺而出比囊之呼吸也鍼開孔時病人吸氣故鍼與氣俱入內也鍼得入已搖大其穴因呼出鍼故鍼與邪氣俱出勿傷正氣也　平按以出其病素問甲乙病作疾　黃帝曰。補虛奈何。岐伯對曰。持鍼勿置。以定其意。持鍼勿置於肉中先須安神定意然後下鍼若醫者志意散亂鍼下氣之虛實有無皆不得知故須定意也　平按注安神定意袁刻意作志　候呼內鍼。人之呼氣身上有孔其氣皆出故所鍼孔氣出之時內鍼欲令有氣從鍼而入不使氣洩所以候呼內鍼者也　氣出鍼入。鍼空四塞。精無從去。呼氣出時鍼入穴者欲使鍼空四塞不洩正氣也　平按注入穴袁刻穴作空　方實而疾出鍼。氣入鍼出。方正也候氣正實疾出鍼　熱不得環。夫虛者多寒得熱爲補環轉也疾出鍼使鍼下熱氣不得轉也　平按素問甲乙環作還　閉塞其門。邪氣布散。精氣乃得存。動無後時。出鍼已去縱邪不出盡自然布散消亡精氣獨在無病動於後時也　平按動無後時素問作動氣候時　近氣不入。遠氣乃來。是謂追之。行補之時非其補處近氣不失遠氣亦來至此集也已虛之氣引令實故曰追也　黃帝曰。夫子言。虛實有十。生於五藏。五藏五脈耳。夫十二經脈皆生百病。今夫子獨言五藏。夫十二經脈者。皆絡三百六十五節。節有病。必被經脈。經脈之病。皆有虛實。何以合之。節即氣穴也但十二經脈被三百六十五穴則三百六十五穴所生之病甚多非唯五藏五脈獨生十種虛實者　平按皆生百病素問作皆生其病新校正云甲乙云皆生百病太素同　岐伯對曰。五藏者。故得六府與爲表裏。經絡支節。各生虛實。內有五藏外有六府府藏經絡表裏諸支節是生虛實其亦甚多不相違也　視其病所居。隨而調之。病在血。調之脈。病在氣。調之衛。病在肉。調之分肉。病在筋。調之筋。燔鍼劫刺其下及與急者。視三百六十五節所生病處量其虛實隨而調之調者調於五藏所主脈衛分肉筋骨也　平按素問其病上無視字病在血調之脈作病在脈調之血新校正云全元起及甲乙作病在血調之脈檢今本甲乙仍作病在脈調之血又素問甲乙病在氣上有病在血調之絡六字調之筋下有病在骨調之骨六字　病在骨。卒鍼藥熨。卒窮也痛痺在骨窮鍼深之至骨出鍼以藥熨之以骨病痛深故也　熨法上經已說也●　平按卒素問甲乙作焠　病不知其所痛。兩蹻爲上。諸骨病不定知於病之所在者可取足少陰兩陰蹻兩陰蹻是足少陰別足少陰脈主骨者也上者勝也　平按素問甲乙無其字注諸骨諸字袁刻作痛　身形有痛者。九候莫病。則繆刺之。審三部九候竟無病狀然身形有痛者此絡左右有病可繆刺也　平按素問甲乙無者字　病在於左而右脈病者。則巨刺之。病在左經是右經病也故刺右經爲巨刺也　平按病在於左素問作痛在於左　必謹察其九候。鍼道備矣。爲刺之道以察九候爲先者鍼道畢矣

黃帝內經太素卷第二十四 補寫　　黃陂蕭貞昌校字

黃帝內經太素卷第二十五 傷寒

通直郎守太子文學臣楊上善奉　敕撰注

黃陂蕭延平北承甫校正

熱病決

平按：此篇自篇首至末見素問卷九第三十一熱論篇，又見甲乙經卷七第一。

黃帝問於岐伯曰：今夫熱病者，皆傷寒之類也。夫傷寒者，人於冬時溫室溫衣，熱飲熱食，腠理開發，快意受寒，腠理因閉，寒居其□□□寒極為熱，三陰三陽之脈、五藏六府受熱為病，名曰熱病。斯之熱病，本因受寒傷多，亦為寒氣所傷，得此熱病，以本為名，故稱此熱病傷寒類也。故曰冬傷於寒，春為溫病也。其病夏至前發者名為病溫，夏至後發者名為病暑也。平按：注腠理開發，袁刻脫開字。或愈或死，皆以病六七日間，陰陽二經同感，三日而遍藏府，營衛不通，復得三日，故極後三日，所以六七日間死也。平按：素問皆以上有其死二字，下無病字。其愈皆以十日以上，何也？不知其解，願聞其故。其不至藏府兩感於寒者，至第七日即太陽病衰，至九日三陽病衰，至十日太陰病衰，至十二日三陰三陽等病皆衰，故曰其愈皆十日以上，其理未通，故請聞之也。岐伯曰：巨陽者，諸陽之屬也。巨，大也。一陽為紀，少陽也；二陽為衛，陽明也；三陽為父，太陽也。故足太陽者，三陽屬之，故曰諸陽之屬也。平按：甲乙巨作太，下同。其脈連於風府，故為諸陽主氣。人之傷於寒也，則為病熱，熱雖甚不死；其兩感於寒而病者，必不免於死。足太陽脈直者，從顛入絡腦，還出別下項。其風府在項入髮際一寸，則太陽之氣連風府也。諸陽者，督脈、陽維脈也。督脈，陽脈之海；陽維，維諸陽脈，總會風府，屬於太陽。故足太陽脈為諸陽主氣。所以人之此脈傷於寒者，極為熱病者也。先發於陽，後發於陰，雖熱甚不死；陰陽兩氣時感者，不免死也。黃帝曰：願聞其狀。岐伯曰：傷寒一日，巨陽受之，故頭項腰脊皆痛。寒之傷多，極為熱者，初病發日，必是太陽受熱之為病，故曰一日太陽受之。所以一日陽明少陽不受熱者，以其太陽主熱，又傷寒熱加，故太陽先病也。頭項腰脊並是足太陽脈所行之處，故皆痛也。平按：素問作頭項痛，腰脊強。新校正云：甲乙及太素作頭項腰脊皆痛。今本甲乙作頭項腰脊背強。注云素問無背字。注腰脊，袁刻脫脊字。二日陽明受之，陽明主肉，其脈俠鼻絡於目，故身熱而鼻乾，不得臥。陽明二陽，故次受病。脾之太陰主肌，胃之陽明主肉。其脈從鼻絡目，內背下行入腹至足。手陽明下屬大腸，上俠鼻孔，故病身熱鼻乾，不得臥也。平按：素問、甲乙身熱下有目疼二字。注至足，足字或疑衍，袁刻脫。按胃為足陽明，從頭至腹走足，此足字當屬上句，與至字連讀，恐非衍文。三日少陽受之，少陽主骨，其脈循脇絡於耳，故胸脇痛耳聾。肝足厥陰主筋，三焦手少陽與膀胱合，膀胱腎府，表裏皆主骨。足少陽起目兌眥，入絡耳中，下循胸脇，下至於足；手少陽偏屬三焦，從耳後入耳中，故病耳聾、胸脇痛也。平按：主骨，素問作主膽。新校正云：全元起本膽作骨。元起注云：少陽者，肝之表，肝候筋，筋會於骨，是少陽之氣所榮，故言骨。甲乙及太素并作骨。三經皆受病，而未入通於府也，故可汗而已。三經，三陽經也。熱在三陽經中，未滿三日，未至於府，當以鍼藥發汗而已。三經之病三日外至府，可以湯藥洩而去。平按：素問三陽下有經絡二字，而未入通於府作而未入於藏。新校正云：全元起本藏作府。元起注云：傷寒之病，始入於皮膚之腠理，漸勝於諸陽，而未入府，故須汗發其寒熱而散之。太素亦作府。甲乙亦作府，注云素問作藏。四日太陰受之，太陰脈布胃中，絡於嗌，故腹滿而嗌乾。一陰為獨決，厥陰也；二陰為雌，少陰也；三陰為母，太陰也。太陰為大，故先受熱。太陰脈從足入腹，屬脾絡胃，鬲俠咽，連舌本；手太陰起於中焦，下絡大腸，故腹滿嗌乾也。五日少陰受之，少陰脈貫腎絡肺，繫舌本，故口熱舌乾而渴。足少陰直者，從腎上貫肝膈，入肺中，循喉嚨，俠舌本，故口熱舌乾而渴也。平按：素問、甲乙口熱作口燥。六日厥陰受病，厥陰脈循陰器而絡於肝故煩滿而囊縮 足厥陰脈環陰器抵於少腹俠胃屬肝絡膽故煩滿囊縮也 平按受病素問甲乙作受之 三陰三陽五藏六府皆病營衛不行府藏不通則死矣 平按素問甲乙皆病作皆受病府藏作五藏 其不兩感於寒者七日巨陽病衰頭痛少愈八日陽明病衰身熱少愈九日少陽病衰耳聾微聞 如此兩感三陰三陽藏府皆病營衛閉塞故至後三日則死不兩病者至第七日太陽病衰至第九日少陽病衰也 十日太陰病衰腹如故則思食飲欲食 太陰脾主穀氣故病愈腹減思飲食也　平按素問甲乙腹下有減字食飲作飲食無欲食二字 十一日少陰病衰渴止不滿舌乾已而欬 足少陰脈入肺俠舌本故病愈渴止舌乾已也欬者肺氣通也　平按甲乙無不滿二字已而欬作乃已二字素問欬作嚏 十二日厥陰病愈囊從少腹微下 厥陰之脈病愈大氣已去故囊漸下也　平按素問甲乙愈作衰從作縱 大氣皆去病日已矣 至十二日大熱之氣皆去故所苦日瘳矣 黃帝曰治之奈何岐伯曰治之各通其藏脈病日衰已 量其熱病在何藏之脈知其所在即於脈以行補瀉之法病衰矣 其未滿三日者可汗而已其滿三日者可瀉而已 未滿三日熱在三陽之脈皮肉之間故可汗而已也三日以外熱入藏府之中可服湯藥洩而去也 黃帝曰熱病已愈時有所遺者何也岐伯曰諸遺者熱甚而强食之故有所遺若此者皆病已衰而熱有所藏因其穀氣相薄而熱相合故有所遺 强多也遺餘也大氣雖去猶有殘熱在藏府之內外因多食以穀氣熱與故熱相薄重發熱病名曰餘熱病也　平按素問甲乙而熱相合而作兩 黃帝曰善治遺奈何岐伯曰視其虛實調其逆順可使必已 逆者難已順者易已陰虛補之陽實寫之必使其愈以爲工也　平按順素問作從 黃帝曰病熱當何禁岐伯曰病熱少愈食肉則復多食則遺此其禁也 肉熱過穀故少食則復穀熱少肉故多食爲遺也 黃帝曰其兩感於寒者其脈應與其病形如何 足太陽足少陰表裏共傷於寒故曰兩感冬日兩感於寒必爲病者脈之應手及病成形其事何如也　平按兩感上素問有病字 岐伯曰兩傷於寒者病一日則巨陽與少陰俱病則頭痛口乾煩滿 冬感寒時陰陽共感至其發時還同時發也故至春發一日則太陽少陰俱病也足太陽上頭故頭痛也手少陰上俠咽足少陰俠舌本手太陽絡心循咽故令口乾手少陰起於心中足少陰絡心手太陽絡心故令煩滿　平按新校正云傷寒論作煩滿而渴四字 病二日則陽明與太陰俱病則腸滿身熱不食譫言 譫諸閻反多言也手陽明屬大腸足陽明屬胃足太陰屬脾絡胃手太陰絡大腸循胃故令腸滿身熱不食多言也　平按素問甲乙作不欲食譫言素問王注謂妄謬而不次新校正云楊上善云多言也與此正合 病三日則少陽與厥陰俱病則耳聾囊縮厥水漿不入則不知人 手足少陽皆入耳中故令耳聾足厥陰環陰器足少陽繞毛際手少陽歷三焦故令囊縮厥也手少陽布膻中足少陽下胸中足厥陰循喉嚨後手厥陰起胸中屬心包故令漿水不下不知人也　平按素問甲乙厥上有而字 六日而死 三陰三陽俱病氣分更經三日皆極故六日死也 黃帝曰五藏已傷六府不通營衛不行如是之後三日乃死何也 氣分極者藏傷府塞營衛停壅後三日死其故何也 岐伯曰陽明者十二經之長也其氣血盛故不知人三日其氣乃盡故死 胃脈足陽明主穀血氣強盛十二經脈之主餘經雖極此氣未窮雖不知人其氣未盡故更得三日方死也　平按甲乙素問經下有脈字

熱病說 平按此篇自篇首至傷肺則死見素問卷九第三十三評熱病論篇自篇首至飲之湯見甲乙卷七第一中篇唯編次前後小異自黃帝問曰勞風爲病至傷肺則死見甲乙卷十一第七自偏枯身偏不用至末見靈樞卷五第二十三熱病篇自偏枯身偏不用至俘而取之見甲乙卷十第二下篇自熱病熱三日而氣口靜至末見甲乙卷七第一中篇

黃帝問於岐伯曰有病溫者汗出輒復熱而脈躁疾不爲汗衰狂言不能食病名爲何岐伯曰病名陰陽交交者死 汗者陰液也熱者陽盛氣也陽盛則無汗汗出則熱衰今出而熱不衰者是陽邪盛而復陰起兩者相交故名陰陽交也

黃帝曰願聞其說請說陰陽交爭死之所由岐伯曰人所以汗出者皆生於穀穀生於精今邪氣交爭於骨肉而得汗者是邪卻而精勝也精勝則當食而不復熱熱者邪氣也汗者精氣也今汗出而輒復熱者是邪勝也精者穀之精液謂之汗也傷寒邪氣謂之熱也今邪氣與精氣交爭於骨肉之間精勝則邪卻邪勝則精消今雖汗出而復熱者是邪戰勝精故致死也 平按熱者邪氣也素問甲乙作復熱者邪氣也不能食者精毋精毋痹也而留者其盡可立而傷也熱邪既勝則精液無精液無者唯有熱也痹熱也其熱留而不去者五藏六府盡可傷之能食也 平按精毋精毋痹也素問甲乙作精無俾也而留者素問作病而留者甲乙作熱而留者新校正云甲乙作而熱留者其盡可立而傷素問甲乙作其壽可立而傾注盡可傷之能食也句費解疑能食也上脫故不二字是夫熱論曰汗出而脈尚躁盛者死今脈不與汗相應此不勝其病也其死明矣夫汗出則可脈靜今汗出脈猶躁盛是為邪勝明矣知定死也 平按是夫素問作且夫甲乙無熱論曰三字脈下無尚字注知定死也袁刻脫此四字狂言者是失志失志者死志者記也腎之神也腎間動氣人之生命動氣衰矣則神志去之故死也今見三死不見一生雖愈必死汗出而熱不衰死有三候一不能食二猶脈躁三者失志汗出而熱有此三死之候未見一生之狀雖差必死又有三分之死未見一分之生也 平按甲乙作此有三死黃帝問於岐伯曰有病身熱汗出煩滿煩滿不為汗解此為何病身熱煩滿當為汗解今不解故問 平按甲乙作病身熱汗出而煩滿不解者何也岐伯曰汗出而身熱者風也汗出而煩滿不解者厥也病名曰風厥風熱開於腠理為汗非精氣為汗故身熱不解名為風也煩心滿悶不解名厥病也有風有厥名曰風厥也問曰願聞之答曰巨陽主氣故先受邪少陰與其為表裏也得熱則上從之從之則厥腎間動氣足太陽所主足太陽與足少陰表裏故太陽先受邪氣循脈而上於頭得熱則足太陽上者從之受熱即為上熱下寒以為厥逆汗出不解煩滿之病也問曰治之奈何答曰表裏刺之飲之湯可刺陰陽表裏之脈以攻其外飲之湯液以療其內此為療風厥之法也 平按素問甲乙湯上有服字黃帝曰勞風為病何如岐伯曰勞風法在肺下其為病也使人強上冥視唾出若涕惡風而振寒此為勞中之病也勞中得風為病名曰勞中亦曰勞風肺下病居處也強上好仰也冥視晚晚遲也謂合眼遲視不見也唾若涕者唾如膿也不用見風見風即便振寒此為勞中之病狀也 平按素問甲乙視下無晚字即振寒作而振寒勞中作勞風新校正云楊上善云冥視謂合眼視不明也與此小異千金冥視作目眩問曰治之奈何答曰以救俛仰此病多為俛仰故救之巨陽引精者三日中者五日不精者七日微出青黃涕其狀如稠膿大如彈丸從口中若鼻孔中出不出則傷肺傷肺則死以針引巨陽精者三日俛仰即愈引陽明精者五日少陽不精引之七日方有青黃濃涕從口鼻中出其病得愈若不出者上傷於肺不免死也 平按素問甲乙中者作中年者新校正云甲乙作中若五日今本甲乙仍作中年者五日千金作候之三日及五日中不精明者是其症也與此不同又微出素問甲乙作欬出如下無稠字素問鼻下無孔字甲乙孔作空偏枯身偏不用而痛言不變知不亂病在分腠之間巨鍼取之益其不足損其有餘乃可復也偏枯病有五別有偏一箱不收一也有偏不痛此不用並痛二也其言不異於常三也神智不亂四也病在分肉間五也具此五者名曰偏枯病也 平按靈樞知不亂作志不亂甲乙作智不亂痱為病也身無痛者四支不收知亂不甚其言微知可治甚則不能言不可治也痱扶非反風病也痱風之狀凡有四別身無痛處一也四支不收二也神智錯亂三也不能言四也具此四者病甚不可療也身雖無痛四支不收然神不亂又少能言此可療也俗稱此病種種名字皆是近代醫人相承立名非古典也 平按注此病袁刻病誤作痛病先起於陽後入於陰者先取其陽後取其陰浮而取之療法先取其本後取其標不可深取也 平按病下袁刻脫先字浮而取之甲乙作必審其氣之浮沉而取之熱病三日而氣口靜人迎躁者取之諸陽五十九刺

以寫其熱而出其汗。實其陰以補其不足者。三陽受病未入於陰至三日也未入於陰故氣口靜也三陽已病故人迎躁也人迎謂是足陽明脈結喉左右人迎脈者也以諸陽受病故取諸陽五十九刺寫其熱氣以陽并陰虛故補陰也　平按實其陰實字原鈔缺下半袁刻作寫恐誤靈樞甲乙作實本注云故補陰也亦宜作實 身熱甚陰陽皆靜者。勿刺也。其可刺者急取之。不汗則洩。所謂勿刺者有死徵也。陰陽之脈皆靜謂為陰陽交爭是其死徵故不可刺也非陰陽爭宜急取之若不洩汗即洩利也　平按汗下靈樞有出字 熱病七八日。脈口動喘而眩者急刺之。汗且自出淺刺手指間。七日太陽病衰八日陽明病衰二陽病衰氣口之脈則可漸和而脈喘動頭眩者熱猶未去汗若出急刺手小指外側前谷之穴淺而取之汗不出可深刺之　平按靈樞甲乙作手大指間與楊注異 熱病七八日脈微小。病者溲血。口中乾。一日半而死。熱病至七八日二陽病衰其脈則可漸和而微小者即熱甚所以溲血口乾一日半死脈小者內熱消癉之候也　平按注而微小者袁刻而作脈 脈代者。一日死。熱病七八日脈代者內氣絕候故一日死 熱病已得汗而脈尚躁喘。且復熱。勿膚刺。喘甚者死。熱病已得汗其脈當調猶尚躁喘且復身熱此陰陽交不可刺也刺之者危喘甚熱盛者死不須刺也　平按靈樞汗下有出字勿膚刺作勿刺膚 熱病七八日。脈不躁。躁不數。數後三日中有汗。三日不汗。四日死。未曾刺者。勿膚刺之。熱病七八日二陽病衰故脈不躁雖躁不數者至後三日合十二日三陰三陽熱衰故汗出愈也若從九日至十二日汗不出者十三日死計後三日者三日後也又曰十二日厥陰衰日即便汗出如其不出至十三日為後三日從九日後以為四日也雖未刺之不須刺也膚有本為膚　平按甲乙躁字不重靈樞甲乙上數字作散未曾刺者靈樞刺作汗甲乙作未汗二字膚靈樞作腠 熱病。先身濇倚煩悗。乾脣嗌。取之以第一鍼。五十九刺。膚脹口乾寒汗。身熱甚皮膚濇也傾倚不安煩悶脣咽乾內熱肺熱病狀也第一鑱鍼也應肺鍼頭大末兌令無得深入以寫陽氣故用之五十九刺以寫諸陽之氣及皮膚脹口乾令汗出也　平按倚煩悗乾脣嗌靈樞作欲而熱煩悗乾脣口嗌甲乙作煩而熱煩悶脣嗌乾靈樞甲乙取之下有皮字九下無刺字膚脹上甲乙有熱病二字汗下靈樞甲乙有出索脈於心不得索之水水者腎也十四字注兌字袁刻作細

熱病。嗌乾多飲。善驚。臥不能定。取之膚肉。以第六鍼。五十九。索肉於脾。不得索之木。木者肝也。熱病嗌乾多飲喜驚臥不得安肉病者可以第六員利鍼員利鍼應脾故用取之膚肉五十有九於脾輸穴以求其肉不得求於肝輸穴也以肝為木剋土故名也　平按靈樞作臥不能起甲乙作臥不能安九下靈樞有目眥青三字甲乙有刺目眥赤四字 熱病而胸脅痛。手足躁。取之筋間。以第四鍼於四逆。筋辟目浸。索筋於肝。不得索之金。金者肺也。熱病胸脅痛手足動筋之病可以第四鍼應肝故於筋間鍼於四逆筋辟目浸求肝輸穴不得於肺輸穴以求筋也以其肺金剋木肝也索求也辟筋攣也目浸目眥淚出也　平按而胸脅痛靈樞作面青胸痛四鍼下甲乙重鍼字筋辟作筋躄 熱病先膚痛。窒鼻充面。取之皮。以第一鍼。五十九。窒鼻鼻塞也充面面皮起也膚痛鼻塞面皮起皆是肺合皮毛熱病者也第一鑱鍼大有頭兌其末令無得深入但去皮中之病故五十九取之皮也　平按先膚痛先字袁刻誤作充 苛軫鼻。索皮於肺。不得索之火。火者心也。苛賀多反鼻病有本作苛熱病殃苛軫在於鼻鼻主於肺故此皮毛病求於肺輸不得求之心輸以其心火剋肺金也　平按軫鼻甲乙作鼻乾自上文熱病先膚痛至此段心也靈樞甲乙在熱病先身濇之上 熱病數驚。瘛瘲而狂。取之脈。以第四鍼。急寫有餘者。癲疾毛髮去。驚瘛瘲狂此為血病故取之脈第四鍼者鋒鍼也及參隅應心可以寫熱出血痼癲疾及毛髮落皆得愈也　平按瘛甲乙作瘈髮靈樞甲乙作髮 索血於心。不得索之水。水者腎也。血脈索於心輸不得索之腎輸者水剋火也 熱病。身重骨痛。耳聾而好瞑。取之骨。以第四鍼。五十九。骨病食齧齒耳青。索骨於腎。不得索之土。土者脾也。一云脊強。身重骨痛耳聾好瞑皆腎之合骨熱病故取骨第四鍼鋒鍼也長一寸六分鋒其末主寫熱出血故用五十九刺並療食齧齒耳青等骨痛求之腎輸穴不得求脾之輸穴以土剋水也　平按靈樞甲乙九下有刺字食上有不字青下甲乙有赤字一云脊強四字靈樞甲乙無 熱病不知所痛。不能自收。口乾。陽熱甚。陰頗有寒者。熱在髓。死不治。陽熱病者其陽脈熱甚陰脈頗寒也此人熱在髓中必死不療　平按所痛甲乙作所病下有

耳聾二字靈樞同熱病頭痛顳顬目瘛脈善衄厥熱也取以第三鍼視有餘不足寒熱痔熱病頭痛顳顬及目邊脈瘛善衄此爲厥熱者也第三鍼鍉鍼也狀如黍粟之兊長二寸半主按脈取氣令邪氣獨出故並用療厥熱寒熱痔病　平按目瘛脈靈樞作目瘳脈痛甲乙作目脈緊厥熱下靈樞甲乙有病字熱病體重腸中熱取之以第四鍼於其輸及下諸指間索氣於胃絡得氣體重腸中熱胃熱病也第四鍼鋒鍼也此胃熱病以鋒鍼取胃輸及手足指間入處胃絡以得氣爲限也　平按輸靈樞作腧甲乙作俞熱病俠臍痛急脅胸滿取之涌泉與陰陵泉以第四鍼鍼嗌俠臍痛脾經熱病也胸脅滿腎經熱病也可以鋒鍼取此二穴也　平按靈樞甲乙痛急脅胸滿作急痛胸脅滿嗌下有裏字熱病汗且出及脈順可汗者取之魚際太泉大都大白寫之則熱去補之則汗出汗出太甚取踝上橫脈以止之熱病汗出及脈順不逆可令汗者取魚際在手大指本節後內側太泉在掌後陷者中大都在足大指本節後陷中大白在足內側覈骨下陷中此之四穴並是手足太陰療熱之穴故皆寫去其熱還於此穴補取其汗出太甚取踝上橫脈量是足太陰於踝上見者可取之以止其汗也　平按靈樞甲乙太泉作太淵本書係避唐諱作泉踝上作內踝上往及脈順及字袁刻誤作反熱病已得汗而脈常躁盛此陰脈之極也死其得汗而脈靜者生熱病得汗熱去即須脈靜而躁盛者是陰極無陰故死得汗脈靜者熱去故脈靜而生也　平按靈樞甲乙常躁盛作尚躁盛熱病者脈常盛躁而不得汗者此陽脈之極也死脈盛躁得汗靜者生熱病不得汗脈常盛躁者是陽極盛脈故死得汗脈靜者生也　平按靈樞常作尚熱病不可刺者有九一曰汗不出大顴發赤噦者死顴鼻左右高處也　平按甲乙不可刺者有九作死候有九赤下無噦字注云太素云汗不出大顴發赤者必不反而死與本書稍異二曰泄而腹滿甚者死三曰目不明熱不已者死目是五藏之精五藏之氣和則目精必明也四曰老人嬰兒熱而腹滿者死五曰汗不出歐下血者死平按歐下血甲乙作嘔血六曰舌本爛熱不已者死七曰欬而衄汗不出出不至足者死平按汗不出甲乙作汗出八曰髓熱者死九曰熱而痓者死熱而痓者腰折瘛瘲齒噤齘也折腰強反折也齘故介反開口難齒相切也　平按靈樞痓作痙甲乙腰下有反字瘛作瘈齘作齗外臺祕要亦作齗凡此九者不可刺也此九死徵故不可刺也所謂五十九刺者兩手外內側各三凡十二痏五指間各一凡八痏足亦如是頭入髮一寸傍三分各三凡六痏更入髮三寸邊五凡十痏耳前後口下者各一項中一凡六痏顛上一痏于軌反傷也素問熱輸五十九穴其經皆指稱其穴此九卷五十九刺但言手足內外之側及手足十指之間入頭髮際一寸左右合有十六處更入三寸左右合有十處耳前後口下項中有一顛上有一合有七處更不細指處所量謂刺之以去其熱不定皆依穴也又數刺處乃有六十三處五十九者以舉大數爲言耳　平按顛上一下靈樞有顖會一髮際一廉泉一風池二天柱二十五字甲乙同注云甲乙經原缺此穴今按靈樞經文補之據此則甲乙原文與本書正同

五藏熱病平按此篇自篇首至末見素問卷九第三十二刺熱篇又見甲乙經卷七第一

肝熱病者小便先黃腹痛多臥身熱熱爭則狂言及驚脅痛手足躁不安臥肝脈足厥陰環陰器故熱小便黃也上行俠胃故身熱多臥臥不安也肝動語言也故熱爭狂言及驚也其脈屬肝絡膽故脅痛也肝脈出足上連手厥陰今熱故手足躁也　平按脅痛素問作脅滿痛甲乙作胸中脅滿痛安上均有得字庚辛甚甲乙大汗氣逆則庚辛死金以剋木故庚辛甚也甲乙木王故大汗也餘四倣此加氣逆者則庚辛死也　平按注王袁刻作旺加作如刺足厥陰少陽其頭痛員員脈引衝頭足厥陰足少陽表裏行藏府之氣故刺之也厥陰上額與督脈會於顛故頭痛員員脈引衝頭員都耕反頭切痛也　平按素問甲乙頭上有逆則二字心熱病者先不樂數日乃熱熱爭則卒心痛煩悗喜歐頭痛面赤無汗心主喜樂熱病將發故不樂數日乃熱手少陰脈起心中俠咽係目系手太陽至目內外眥故

熱甚心痛煩悗喜歐頭痛面赤無汗也　平按甲乙無卒痛二字悗喜素問甲乙作悶善注內外背表刻脫外字按手太陽脈支者上頰至目兌背別者抵鼻至目內背故云內外背也至壬癸甚丙丁大汗氣逆則壬癸死刺手少陰太陽手少陰太陽此心藏府表裏脈也脾熱病者先頭重頰痛心煩欲歐身熱熱爭則腰痛不用腹滿泄兩頷痛脾府之陽明脈循髮際至額顱故頭重頰痛一曰頰足陽明亦循頰也及兩頷痛足太陰脈注心中故心煩也足陽明下循喉嚨下膈屬胃絡脾主肌故欲歐身熱腹滿泄也足陽明之正入腹裏屬胃故腰痛不用也　平按頰痛心煩素問作頰痛煩心顏青新校正云甲乙太素云脾熱病者先頭重頰痛無顏青二字與此同不用素問甲乙作不可用悗仰五字甲乙甚戊己大汗氣逆則甲乙死刺足太陰陽明平按太陰表刻誤作太陽肺熱病者先淅然起毛惡風舌上黃身熱熱爭則喘欬痹走胸膺背不得太息頭痛不甚汗出而寒肺主毛腠內熱淅然起毛惡風也肺熱上薰故舌上黃也肺主行氣於身故身熱也肺以主欬在於胸中故熱爭喘欬痹走胸膺此為熱痹痛行胸中不得太息也肺熱衝頭以肺脈不至故頭痛不甚也有本為堪言氣衝甚故頭痛甚也冷汗雖出無發熱也　平按淅然起毛素問作淅然厥起毫毛甲乙作悽悽然厥起皮毛惡風素問甲乙作惡風寒痹均作痛不甚素問作不堪丙丁甚庚辛大汗氣逆則丙丁死刺手太陰陽明其血如大豆立已肺熱之病取肺大腸表裏輸穴出血如豆言其少也恐泄氣虛故不多也腎熱病者先腰痛䯒痠苦渴數飲食身熱熱爭則項痛而強䯒寒且痠足下熱不欲言其項痛員員澹澹腎足少陰脈上腨內出膕內廉貫脊屬腎絡膀胱上貫肝膈入肺中循喉嚨俠舌本故熱病先腰痛䯒痠苦渴數飲也足太陽脈別項本支行背合有四道以下合膕貫腨至足小指外側故身熱項強痛而足䯒寒且痠也足少陰起於足心故足下熱也從肺出絡心故熱不欲言也澹徒濫反動也謂不安動也　平按其項痛素問甲乙作其逆則項痛素問澹下有然字甲乙無澹澹二字戊己甚壬癸大汗氣逆則戊己死刺足少陰太陽平按素問太陽下有諸汗者至其所勝日汗出也十一字與下重複新校正云宜刪去肝熱病者左頰先赤心熱病者顏先赤平按甲乙顏下有頷字脾熱病者鼻先赤肺熱病者右頰先赤腎熱病者頤先赤病雖未發見其赤色者刺之名曰治未病次言熱病色候也五藏部中赤色見者即五藏熱病之徵熱病已有未成未發斯乃名為未病之病宜急取之　平按注熱病之徵表刻徵作徵熱病從部所起者至其期而已部所者色部所也假令赤色從肝部起刺之順者相傳還至肝部本位病已也　平按素問甲乙期上無其字表刻部下有中字注從肝部起脫部字其刺之反者三周而已重逆則死刺之不順其氣傳之三周而已若刺之更反死矣諸當汗出者至病所勝日汗大出病之勝者第七日是病所勝也又如肝病至甲乙日是病之勝日也　平按病素問作其諸治熱病已飲之寒水乃刺之必寒衣之居寒多身寒而止諸病熱病以寒療之凡有四別一飲寒水使其內寒二刺於穴令其脈寒三以寒衣使其外寒四以寒居令其體寒以四寒之令身內外皆寒故熱病止也　平按已素問作以甲乙作先居寒多素問甲乙作居止寒處熱病先胸脇痛手足躁刺足少陽手太陰病甚為五十九刺足少陽脈下頸合缺盆下胸中貫膈絡肝屬膽循脇裏過季脇下外輔骨之前下抵絕骨循足跗下至指間手太陰上屬肺從肺出腋下故胸脇痛手足躁刺此二脈也　平按痛下甲乙有滿字手太陰素問甲乙作補足太陰王注云補足太陰之脈當於井滎取之新校正云足太陰全元起本及太素作手太陰楊上善云手太陰上屬肺從肺出腋下故胸脇痛又引靈樞熱病之文以為此決知作手太陰者為是熱病先手臂痛刺手陽明太陰而汗出手陽明行於手表太陰行在手裏故手臂痛刺此陰陽表裏二脈取汗也　平按先素問甲乙作始素問汗出下有止字熱病始於頭首者刺項太陽而汗出項太陽者足太陽從巔入腦還出俠項以下俠脊故熱病始頭首刺此太陽輸穴出汗也　平按刺甲乙作先取二字汗出下素問有止字詳自上節熱病先手臂痛至本節而汗出甲乙編次在後此節下素問有熱病始於足脛者刺足陽明而汗出止十五字新校正云此條素問本無太素亦無今按甲乙添入與本書合熱病者先身重骨痛耳聾好瞑刺足少陽病甚為五十九刺足少陽脈起目兌眥絡身骨節入耳中故熱病先身重耳聾好瞑所以取此脈之輸穴者也有本為足少陰也　平按素問甲乙足少陽作足少陰熱病先眩冒熱胸脇

滿。刺足少陰少陽太陽之脉。足太陽起目内眥上額交顛入腦足少陽起目兑眥下胸循脇裏足少陰從腎上貫肝膈入肺中故眩冒熱胸脇滿刺此三脉者也　平按冒熱冒素問甲乙作胃色榮顴骨熱病也。赤色榮顴此之三脉皆生於骨故此三脉爲病有赤色榮顴者骨熱病也　平按素問王注謂太陽合火故見色赤新校正云楊上善云赤色榮顴者骨熱病也與王注不同榮未夭曰令且得汗待時自已。赤色未夭之日且得汗者至勝時病自得已也　平按夭素問作交日作曰王注云曰者引古經法之端由也令素問甲乙作令新校正云甲乙太素作榮未夭下同與厥陰脉争見者死期不過三日。其熱病氣内連腎。足太陽水也足厥陰木也水以生木木盛水衰故太陽水色見時有木争見者水死以其熱病内連於腎腎爲熱傷其數至三日故死也　平按素問甲乙病下無氣字腎下有少陽之脉色也六字素問王注云病或爲氣恐字誤也若赤色氣内連鼻兩傍者是少陽之脉色非厥陰色何者腎部近於鼻也新校正云詳或者欲改腎作鼻按甲乙太素并作腎楊上善云太陽水也厥陰木也水以生木木盛水衰故太陽水色見時有木争見者水死以其熱病内連於腎腎爲熱傷故死本舊無少陽之脉色也六字乃王氏所添王注非當從上善之義據此則本書足證素問王注之失少陽之脉。色榮頰筋熱病也。榮未夭曰令且得汗待時自已。與少陰脉争見者死。足少陽膽脉也足少陽部在頰赤色榮之即知筋熱病也當榮時且得汗者至其木時病自已也少陽爲木少陰爲水少陽脉見之時少陰争見者是母勝子故肝木死也　平按筋素問作前王注云頰前即顴骨下近鼻兩傍也新校正云太素甲乙前字作筋楊上善云足少陽部在頰赤色榮之即知筋熱病也死字下素問有期不過三日五字王注云少陰脉來見亦土敗而木賊之新校正云詳或者欲改少陰作厥陰按甲乙太素作少陰楊上善云少陽爲木少陰爲水少陽色見之時少陰争見者是母勝子故木死王作此注亦非舊本甲乙太素并無期不過三日五字此是王氏成足此文據此則本書之存足糾正素問王注不少也三椎下閒主胸中熱。明堂及九卷背五藏輸並以第三椎爲肺輸第五椎爲心輸第七椎爲膈輸第九椎爲肝輸第十一椎爲脾輸第十四椎爲腎輸皆兩箱取之當中第三椎以上無療藏熱故五藏輸及候五藏熱並第三椎以下數之第三椎以上與頰車相當候色第三椎下閒肺輸中間可以寫熱也　平按素問甲乙三椎上有熱病氣穴四字四椎下閒主鬲熱。五椎下閒主肝熱。六椎下閒主脾熱。七椎下閒主腎熱。四椎下閒計次當心心不受邪故乘言膈也次第椎之下間各主一藏之熱不同明堂通取五藏之輸者也　平按鬲素問作鬲中甲乙作胃中腎熱下素問甲乙并有榮在骶也四字榮在項上三椎陷者中。頰下逆椎爲大瘕。從肺輸以上三椎在項故曰項上三椎即大椎上陷者中也當頰下迎椎故曰逆椎逆迎也是爲頰下當椎前有色見者腹有大瘕病者也　平按素問甲乙無榮在二字甲乙陷上有骨字素問甲乙逆椎作逆顴大瘕作大瘕下牙車爲腹滿。下牙車色見者腹滿病也椎後爲脇痛。大椎左右箱爲椎後有色見者脇痛也　平按椎後素問甲乙作顴後頰上者鬲上者也。頰以上無椎可准故頰以上有色者主鬲上也

五藏痿　平按此篇自篇首至末見素問卷十二第四十四痿論篇又見甲乙經卷十第四又自陽明者五藏六府之海至足痿不用見本書卷十第二帶脉篇

問曰。五藏使人痿何也。痿者屈弱也以五藏熱遂使皮膚脉筋肉骨緩痿屈弱不用故名爲痿然五藏之熱使人有痿何如也曰。肺主身之皮毛。心主身之血脉。肝主身之筋膜。脾主身之脂肉。腎主身之骨髓。欲明五藏之痿先言五藏所主也膜者人之皮下肉上膜肉之筋也　平按素問甲乙脂肉作肌肉注欲明袁刻作欲知故肺氣熱。葉焦則皮毛膚弱急薄著。則生痿辟。肺熱即令肺葉焦乾外令皮毛及膚弱急相著生於手足痿辟不用也　平按素問肺下無氣字膚素問甲乙作虚甲乙焦下復有焦字著下復有著字辟作躄下同心氣熱。則下脉厥而上。上則下脉虚。虚則生脉痿。樞折挈。脛瘲而不任地。心主血脉心藏氣熱令下血脉厥逆而上下脉血氣上行則下脉虚故生脉痿樞折脚脛瘲緩不能履地　平按素問瘲作縱甲乙挈作瘈瘲作腫肝氣熱。則膽泄口苦。筋膜乾。膜乾則急而攣。發爲筋痿。攣者筋寒急有熱膜筋乾爲攣如筋得火卷縮爲攣伸爲瘲故爲筋痿也　平按甲乙膽下有熱字素問甲乙筋膜乾三字重急上有筋字脾氣熱。則胃乾而渴。肌肉不仁。發爲肉痿。脾胃相依故脾熱則胃乾燥故肉不仁發爲肉痿也腎氣熱。則腰脊不舉。骨枯而髓減。發爲骨痿。腎在腰中所以腰氣熱腰脊不舉骨乾熱煎髓減故發爲骨痿也問曰。何以得之。曰。肺者藏之長也。爲

心之蓋。有所失亡。所求不得。發則肺喝。喝則肺熱葉焦。故五藏因肺熱葉焦。發爲痿辟。此之謂也。肺在五藏之上。是心之蓋。主氣。故爲藏之長也。是以心有亡失。求之不得。即傷於肺。肺傷則出氣有聲。動肺葉焦。五藏因肺葉焦熱。遂發爲痿辟也。　平按甲乙失亡作亡失。袁刻亡誤作巳。喝素問甲乙作鳴。故下素問有曰字。甲乙無故五藏因肺熱葉焦此之謂也十二字。又注肺在。袁刻誤作肺上。悲哀太甚。則胞絡絶。胞絡絶則陽氣内動。發則心下崩。數溲血。故本病曰。大經空虚。發爲脉痹。傳爲脉痿。胞絡者。心上胞絡之脉。心悲哀太甚。則令心上胞絡脉絶。手少陽氣内動有傷。心下崩損血。循手少陽脉下尿血。致令脉虚爲脉痹。傳爲脉痿。　平按素問甲乙胞絡絶三字重。脉痹均作肌痹。新校正云。楊上善云。胞絡者。心上胞絡之脉。詳經注中胞字俱當作包。全本胞在肌。思想無窮。所願不得。意淫於外。入房太甚。宗筋施縱。發爲筋痿。及爲白淫。故下經曰。筋痿者。生於使内。思想所愛之色。不知窮已。無涯之心。不遂所願。淫外心深。入房太甚。遂令陰器施縱也。陰爲諸筋之宗。故宗筋傷則爲筋痿。婦人發爲白淫。經曰者。已説之經。引之爲證也。使内者。亦入房。　平按素問甲乙施作弛。生於使内作生於肝使内也。有漸於溼。以水爲事。若有所留。居處相溼。肌肉濡漬。痹而不仁。發爲肉痿。故下經曰。肉痿者。得之溼地。漸漬也。溼處停居。相漬致肌肉痹而不仁。遂使肉皆痿痹也。名曰肉痿也。　平按甲乙相溼作傷溼。有所遠行勞倦。逢大熱而渴。渴則陽明氣内代。則熱合於腎。腎者。水藏也。今水者不勝火。則骨枯而髓虚。故足不任身。發爲骨痿。故下經曰。骨痿生於大熱也。勞倦逢於大熱。渴則陽明内代者。陽明主穀。其氣熱盛。復有外熱來加。陽明之脉内即代絶。内外熱盛。下合水腎。水不勝火。故骨枯髓竭。骨枯髓竭。故足不任身。發爲骨痿。　平按素問甲乙内代作内伐。素問合於腎作舍於腎。甲乙髓虚作髓空。發爲骨痿作熱發爲骨痿。問曰。何以別之。五藏痿有外内。何候知其別異也。曰。肺熱者。色白而毛敗。白是肺色。毛肺之所主也。心熱者。色赤而絡脉溢。赤是心色。絡脉心之所主也。絡脉脹見爲溢也。　平按甲乙赤作青。肝熱者。色蒼而爪枯。蒼。青也。青爲肝色。爪肝所主也。脾熱者。色黄而肉濡動。黄爲脾色。肉脾所主也。　平按素問甲乙濡作蠕。腎熱者。色黑而齒熇。熇當爲槁。色黑齒枯槁也。黑爲腎色。齒腎所主也。故毛敗脉溢爪枯肉濡動齒槁者。即知五藏熱痿也。　平按熇素問甲乙作槁。問曰。如夫子言可矣。論言治痿者獨取陽明。何也。曰。陽明者。五藏六府之海也。主潤宗筋。宗筋者。束骨肉而利機關。衝脉者。經之海也。主滲灌谿谷。與陽明合於筋陰。總宗筋之會。會於氣街。而陽明爲之長。皆屬於帶脉。而絡於督脉。故陽明虚則宗筋縱。帶脉不引。故足痿不用。陽明胃脉。胃主水穀。流出血氣。以資五藏六府。如海之資。故陽明稱海。從於藏府流出。行二十八脉。皆歸衝脉。故稱衝脉爲經脉之海。是爲衝脉以陽明水穀之氣。與帶脉督脉相會。潤於宗筋。所以宗筋能管束肉骨而利機關。宗筋者。足太陰少陰厥陰三陰筋及足陽明筋。皆聚陰器。故曰宗筋。故陽明爲長。若陽明水穀氣虚者。則帶脉不能控引於足。故足痿不用也。　平按素問甲乙束骨肉無肉字。經之海作經脉之海。本書帶脉篇同。筋陰作宗筋陰陽四字。氣街甲乙作氣衝。黄帝曰。治之奈何。答曰。各補其滎而通其輸。調其虚實。和其逆順。則宗筋脉骨肉各以其時受日。則病已矣。黄帝曰。善。五藏熱痿。皆是陰虚。故補五藏陰經之滎。陰滎水也。陰輸是木。少陽也。故熱痿通其輸也。各以其時者。各以其時受病之日。調之皆愈也。　平按輸素問甲乙作俞。筋脉上無則宗二字。受日作受月。王冰注云。時受月。謂受氣時月。如肝王甲乙。心王丙丁之類。皆王氣法。不若此注之明顯。

瘧解

平按此篇自篇首至末見素問卷十第三十五瘧論篇。又見甲乙經卷七第五。又見靈樞卷十二第七十九歲露論。又見巢氏病源卷十一瘧病諸候。惟編次稍異。

黄帝問於岐伯曰。夫痎瘧者。皆生於風。其蓄作有時。何也。痎者有云二日一發名痎瘧。此經但夏傷於暑至秋爲病。或云痎瘧。或但云瘧。不必日發間日以定痎也。俱應四時。其形有異。以爲痎耳。因膝理開發，風入不浅，藏蓄合於四時，而發日之辰又異其故，何也 平按瘖素問巢氏作痎，新校正云：按甲乙經云：夫瘧疾皆生於風，其以日作，以時發，何也？與此文異，太素同今文。并自瘖者有云至以爲瘖耳，全引楊注，惟注中俱應四時作但應四時，又注瘖者下袁刻脱有云二字。巢氏作痎瘧者，夏傷於暑也，其病秋則寒甚，冬則寒輕，春則惡風，夏則多汗者，然其蓄作有時。岐伯曰：瘧之始發，先起於豪毛，伸欠乃作，寒慄寒慄鼓頷，腰脊痛，寒去則外内皆熱，頭如破，渴欲飲。寒瘧發狀，凡有七别：一起豪毛，謂毛立；二爲伸欠；三爲寒慄；四腰脊痛；五内外熱；六頭痛甚；七渴飲水。寒瘧之狀，有斯七别也。平按豪毛素問甲乙作毫毛，巢氏作毫末。寒慄二字俱不重。素問甲乙脊下有俱字。渴欲飲素問作渴欲冷飲，甲乙作渴欲飲水，巢氏作頭痛而渴欲飲。黄帝曰：何氣使然？願聞其道。請問寒瘧發之所以也。岐伯曰：陰陽上下交爭，虚實更作，陰陽相移也。陽并於陰，則陰實而陽明虚，陽明虚則寒慄鼓頷，巨陽虚則腰脊頭項痛，三陽俱虚，陰氣勝，陰氣勝則骨寒而痛，寒生於内，故中外皆寒。寒氣藏於腸胃之外，皮膚之内，舍於營氣，至於春時，陰陽交爭，更勝更衰，故虚實相移也。三陽俱并於陰，則三陽皆虚，虚爲陰乘，故外寒；陰氣强盛，故内寒。内外俱寒，陽火不能温也。平按腰脊素問巢氏作腰背。陽盛則外熱，陰虚則内熱，外内皆熱，則喘而渴欲飲。陰極則陽盛，陽盛則外熱；陰極則陰虚，陰虚則陽乘，故内熱。外内俱熱，甚於炥炭，氷水不能涼，故渴而欲飲也。平按欲飲素問甲乙作故欲冷飲。此得之夏傷於暑，熱氣盛，藏於皮膚之内，腸胃之外，此營氣之所舍也。此言其日作所由也。皮膚之内，腸胃之外，脉中營氣，是邪之舍也。平按此得之素問甲乙作此皆得之。此令人汗出空疏，平按汗出空疏素問無出字，新校正云：全元起本作汗出空疏，甲乙太素并同。腠理開，因得秋氣，汗出遇風，乃得之以浴，平按乃得之以浴素問乃作及，甲乙作得浴二字。水氣舍於皮膚之内，與衛氣并居。衛氣者，晝日行陽，此氣得陽而出，得陰而内薄，是以日作。邪舍營氣之中，令人汗出，開其腠理，因得秋氣，復藏皮膚之内，與衛氣居。衛晝行於陽，夜行於陰，邪氣與衛俱行，以日日而作也。平按晝日行陽素問作晝日行於陽，夜行於陰，甲乙同，惟晝下無日字。而出素問甲乙作而外出。是以上素問甲乙有内外相薄四字。

黄帝曰：其間日而作，何也？岐伯曰：其氣之舍深，内薄於陰，陽氣獨發，陰邪内著，陰與陽爭不得出，是以間日而作。其邪氣因衛入内，内薄於陰，共陽交爭，不得日日與衛外出之陽，故間日而作也。平按薄素問甲乙作深，注入内下原重内字，袁刻脱；交爭下袁刻有不得出三字。黄帝曰：善。其作日晏與其日蚤，何氣使然？岐伯曰：邪氣客於風府，循膂而下，衛氣一日一夜大會於風府，其明日日下一節，故其作也晏。此先客於脊背也，每至於風府則腠理開，開則邪入，邪入則病作，此以日作稍益晏者也。其出於風府，日下一椎，二十一日下至骶骨，因衛氣從風府日下，故作也晏晩也。骶，丁禮反，尾窮骨也。平按素問甲乙脂作膂，一椎均作一節，二十一日素問作二十五日。二十二日入於脊内，注脂之脉，其氣上行，九日出於缺盆之中，其氣日高，故日益早。邪與衛氣下二十一椎，日日作晩，至二十二日，邪與衛氣注於脊脉，上行氣上高行，故其作也早。平按二十二日素問作二十六日，注脂之脉作注於伏膂之脉，甲乙巢氏伏膂作伏衝。新校正云：全元起本二十五日作二十一日，二十六日作二十二日，甲乙太素並同。其内薄於五藏，横連膜原也，其道遠，其氣深，其行遲，不能與衛氣俱行，偕出，故間日乃作。偕，俱也。膜原，五藏皆有膜原。其邪氣内著五藏之中，横連五藏膜原之輸，不能與衛氣日夜俱行陰陽，隔日一至，故間日作也。平按膜原素問甲乙作募原，新校正云：全元起本募作膜，太素巢元方并同，舉痛篇亦作膜原。又甲乙衛氣作營氣，素問偕出作皆出。黄帝曰：夫子言衛氣每至於風府，腠理乃發，發則邪入，邪入則病作。今衛氣日下一節，其氣之發也，不當風府，其日作奈何？項髮際上風府之空，衛氣之行，日日而至，若下二十一節，覆上方會風府，日作則不

相當通之奈何也　平按注若下二十一節袁刻作若其下一節岐伯曰風無常府衛氣之所發也必開其腠理氣之所舍即其府高已黃帝曰善哉無常府者言衛氣發於腠理邪氣舍之即高同風府不必常以項髮際上以爲府也故衛氣發腠理邪舍之處其病日作也　平按素問岐伯曰下有此邪氣客於頭項循膂而下者也故虛實不同邪中異所則不得當其風府也故邪中於頭項者氣至頭項而病中於背者氣至背而病中於腰脊者氣至腰脊而病中於手足者氣至手足而病衛氣之所在與邪氣相合則病作故入十八字新校正云全元起本及甲乙太素自此邪客於頭項至下則病作故入十八字並無氣之所舍即其府高已素問作邪氣之所合則其府也新校正云甲乙巢元方則其府也作其病作黃帝曰夫風之與瘧也相似同類而風獨常在而瘧得有休者何也因腠理開風入藏内至時而發名之爲瘧然則風之與瘧異名同類其瘧日有休時風府常在未愈其意何也　平按有休者素問甲乙作有時而休者岐伯曰經留其處衛氣相順經絡沈以内薄故衛留乃作經絡停留之處衛氣過之經脈與衛氣相順故經脈内薄停處衛氣亦留衛氣與風留處發動爲瘧所以其風常在瘧有休作也平按經留其處素問作風氣留其處甲乙作風氣常留其處衛氣相順素問甲乙作故常在瘧氣隨六字沈以内薄甲乙作次而内傳故衛留乃作素問甲乙作故衛氣應乃作袁刻留作氣

三瘧

三瘧平按此篇自篇首至末見素問卷十第三十五瘧論篇與上篇相接又見甲乙經卷七第五又見巢氏病源卷十一瘧病諸候惟編次先後略異

黃帝曰瘧先寒後熱何也岐伯曰夏傷於大暑汗大出腠理開發因遇夏淒滄之小寒寒迫之平按小寒寒迫之素問作水寒二字新校正云甲乙太素水寒作小寒迫之據此則本書下寒字疑衍藏於腠理皮膚之中秋傷於風病盛矣夫寒者陰氣也風者陽氣也先傷於寒而後傷於風故先寒而後熱夏遇小寒藏於腠理皮膚之中至秋復傷於風先遇於寒故先寒也後傷於風故後熱此爲寒瘧也　平按病盛矣素問甲乙作則病成矣後熱下素問甲乙有病以時作名曰寒瘧八字黃帝曰先熱而後寒何也岐伯曰此先傷於風而後傷於寒故先熱而後寒亦以時作名曰溫瘧其但熱而不寒陰氣絕陽氣獨發則少氣煩悗手足熱而欲歐名曰癉瘧此二種瘧略示所由廣解在下　平按素問甲乙絕上有先字歐作嘔素問煩悗作煩冤黃帝曰夫經言有餘者寫之不足者補之今熱爲有餘寒爲不足夫瘧之寒也湯火不能溫也及其熱也氷水不能寒也此皆有餘不足之類也當是時良工不能止也必須其時自衰平按素問作必須其自衰甲乙作必待其自衰乃刺之其故何也願聞其說岐伯曰經言無刺熇熇之氣無刺渾渾之脈無刺漉漉之汗故其爲病逆不可治此言病發盛時不可取也　平按熇熇之氣氣字素問甲乙作熱新校正云全元起本及太素熱作氣夫瘧之始發也陽氣并於陰當是之時陽虛而陰盛外無氣故先寒慄陰氣逆極則復出之陽陽與陰復并於外則陰虛而陽實故熱而渴夫瘧氣者并於陽而陽勝并於陰則陰勝陰勝則寒陽勝則熱瘧風寒氣也不常病極則復至平按瘧風寒氣也不常病極則復至素問作瘧者風寒之氣不常也病極則復王注云復謂復舊也言其氣發至極還復如舊至字連下文病之發也作句新校正云甲乙作瘧者寒風之暴氣不常病極則復至全元起本及太素作瘧風寒氣也不常病極則復至至字連上句與王氏之意異病之發也如火熱風雨不可當也故經言曰方其盛時勿敢必毀因其衰也事必大昌此之謂也此言取其衰時有益者也　平按素問甲乙熱字上有之字下有如字盛時下無勿敢二字新校正云太素作勿敢必毀與此同夫瘧之未發也陰未并陽陽未并陰因

而調之真氣得安邪氣乃巳故工不能治其已發爲其氣逆也此言取其未病之病未盛之時也 平按素問甲乙邪氣乃巳作邪氣乃亡別本亦作亡黃帝曰善工之奈何早晏何如晏晚也療瘧之要取之早晚何如也 平按素問工作攻岐伯曰瘧之且發也陰陽之且移也必從四末始陽以傷陰從之故先其時堅束其處令邪氣不得入陰氣不得出後見之在孫絡盛堅而血者皆取之此直往而取未得并者也此言療之在早不在於晚也夫瘧之作也必內陰外陽相入相并相移乃作四支爲陽藏府爲陰瘧之將作陽從四支而入陰從藏府而出二氣交爭陰勝爲寒陽勝爲熱療之二氣未并之前以繩堅束四支病所來處使二氣不得相通必邪見孫絡皆刺去血此爲要道也陽以傷者陽虛也陰從之者陰并也 平按素問甲乙陽以傷以作巳後見之作審候見之直往素問作真往新校正云真往甲乙作其往太素作直往黃帝曰瘧不發其應何如瘧病有休有作其應何氣也 平按素問甲乙病作瘧岐伯曰瘧氣者必更盛更虛隨氣所在病在陽則熱脈躁在陰則寒脈靜極則陰陽俱衰衛氣相離則病得休衛氣集則復病瘧氣不與衛氣聚故得休止若瘧氣居衛與衛氣聚者則其病復作故病不發者不與陰陽相并故也 平按隨氣所在素問作當氣之所在也黃帝曰時有間二日或至數日發或渴或不渴其故何也夫瘧之作遲數不同或不間日謂一日一發也或有間日隔日而發也或間二日三日一發也或至數日一發四日以去有一發也諸間二日以去温瘧人多不識不以爲瘧宜審察之以行補寫也岐伯曰其間日者邪氣與衛氣客於六府而時相失不能相得故休數日乃作瘧氣衛氣俱行行至六府穀氣有時盛衰致令二氣相失數日乃得一集集時即發故至數日乃作也 平按而時相失素問作而有時相失甲乙作而相失瘧者陰陽更勝或甚或不甚或渴或不渴陰勝寒甚不渴陽勝熱甚故渴也 平按或渴上素問甲乙有故字黃帝曰論言夏傷於暑秋必痎瘧今瘧不必應何也夏傷於暑秋必痎瘧今瘧之發不必要在秋時四時皆發其故何也 平按甲乙無論言二字痎瘧素問作病瘧新校正云按生氣通天論并陰陽應象大論俱作痎瘧住不必要在秋時要字袁刻作應亦通岐伯曰此應四時者也其病異形者反四時也或夏傷於暑或冬傷於寒以爲瘧者至其發時皆應四時但病形異也其俱以秋病者寒甚以冬病者寒不甚以春病者惡風以夏病者多汗惡於路反畏惡也言同傷寒暑俱以四時爲瘧也秋三月時陰氣得勝故熱少寒甚也冬三月時陽生陰衰故熱多寒少也春三月時風甚故惡風也夏三月時温熱甚故多汗也 平按素問甲乙無俱字惡均作惡黃帝曰夫温瘧與寒瘧各安舍舍何藏問寒温二瘧所居之藏也 平按素問夫下有病字各安舍舍何藏作而皆安舍舍於何藏甲乙作其在何藏岐伯曰温瘧者得之冬中風寒氣藏於骨髓之中平按寒下甲乙巢氏重寒字至春則陽氣大發邪氣不得出因遇大暑腦髓爍脈肉銷澤平按邪氣不得出甲乙作不能出素問作不能自出脈肉銷澤素問甲乙作肌肉消巢氏作脈肉消釋腠理發泄因有所用力邪氣與汗偕出平按因素問甲乙作或偕作皆此病藏於腎其氣先從內出之於外如是則陰虛而陽盛則病矣衰則氣復反入入則陽虛陽虛則寒矣故先熱而後寒名曰温瘧此言温瘧所舍之藏謂冬三月時因腠理開得大寒氣深入至於骨髓藏於腎中至春陽氣雖發亦不能出在內銷於腦髓銷澤脈肉發泄腠理有因用力汗出其寒氣從內與汗俱出是則陰虛陰虛陽乘內盛爲熱故先熱也熱極復衰反入於內外陽復虛陽虛陰乘爲寒所以後寒故曰温瘧也 平按則病矣素問作陽盛則熱矣甲乙作陽盛則熱衰矣又注陽虛陰乘別本無陽虛二字黃帝曰癉瘧者何如岐伯曰癉瘧者肺之素有熱氣盛於身厥逆上中氣實而不外泄因有所用力腠理開風寒舍於皮膚之內分肉之間而發發則陽氣盛氣盛而不衰則病矣癉熱也素先也人之肺中先有熱氣發於內熱內熱盛而不衰以成癉瘧之病也

平按肺之素有熱素問甲乙無之字巢氏素作系厥逆上素問作厥逆上衝巢氏作上下　其氣不反之陰故但熱不寒寒氣內藏於心而外舍分肉之間令人銷鑠脫肉故命曰癉瘧黃帝曰善哉　爲寒氣所發熱氣不反之陰故但熱不寒神引寒氣藏心而舍分肉之間故能銷鑠脫肉令人瘦脊然則無寒獨熱故曰癉瘧也　平按不反之陰素問作不及於陰新校正云全元起本及太素作不反之陰巢元方作不及之陰寒氣寒字素問甲乙不重銷鑠素問作消爍甲乙作消鑠巢氏同

十二瘧　平按此篇自足太陽瘧至末見素問卷十第三十六刺瘧篇篇首瘧而不渴至爲五十九刺素問刺瘧篇編次在後又自篇首至末見甲乙經卷七第五又見巢氏病源卷十一瘧病諸候惟編次小異

黃帝曰瘧而不渴閒日而作奈何岐伯曰瘧而不渴閒日而作刺足太陽渴而閒日作刺足少陽溫瘧者汗不出爲五十九刺　足太陽在陰主水故不渴閒日發也足少陽在陽故渴而閒日作也此二皆寒瘧也溫瘧傷寒所爲故汗不出以五十九刺也　平按自黃帝曰瘧而不渴至岐伯曰素問甲乙無此十六字刺足太陽甲乙經云九卷曰取足陽明素問刺太陰今本素問作刺足太陽新校正云九卷云刺足陽明太素同刺足少陽甲乙經云九卷曰取手少陽素問刺足少陽今本素問作刺足少陽新校正云九卷云刺手少陽太素同據新校正所引則太素與九卷同與素問異今本書云刺足太陽刺足少陽與九卷異與素問同又檢今本靈樞雜病篇云瘧不渴閒日而作取足陽明渴而日作取手陽明再檢本書卷三十刺瘧節度篇與靈樞同與甲乙素問新校正所引亦不盡同與本篇所云刺太陽刺足少陽亦異細玩楊注本篇云此二皆寒瘧刺瘧節度篇云取所主輸故不盡同也　足太陽瘧令人腰痛頭重寒從背起先寒後熱渴渴止汗出難已日刺郄中出血　足太陽脈從頭下背下腰邪客之故寒從背起明堂足太陽合委中療經瘧狀與此同也　平按渴渴止汗出素問作熇熇暍暍然熱止汗出新校正云全元起本甲乙經太素巢元方并作先寒後熱渴渴止汗出與本書合日刺郄中素問巢氏無日字甲乙作閒日作刺膕中　足少陽瘧令人身體解㑊寒不甚熱不甚惡見人見人心惕惕然熱多汗汗出甚刺足少陽　足少陽脈羈終身之支節故此脈病身體解㑊足少陽與厥陰合故寒熱俱不甚惡見人也若熱多即汗出甚也可取足少陽風池丘虛等穴也　平按解㑊巢氏作解倦甲乙無熱不甚三字汗字素問甲乙巢氏均不重疑衍　足陽明瘧令人先寒洒淅洒淅寒甚久乃熱熱去汗出喜見日月光火氣乃快然刺陽明跗上　足陽明兩陽合明故汗出喜見日月光明見之快心也足跗上足陽明脈行也　平按洒巢氏作灑日下無月字素問刺下有足字甲乙跗上下有及調衝陽四字巢氏作刺足陽明腳趺上　足太陰瘧令人不樂好太息不嗜食多寒熱汗出病至則喜歐歐已乃衰即取之　足太陰脈從胃別上膈注心中故瘧令人不樂好太息也脾胃主食故脾脈病不嗜食其脈入腹屬脾絡胃上膈俠咽故病將極喜歐歐已乃衰時即宜取之也　平按甲乙多寒熱作多寒少熱歐素問甲乙巢氏并作嘔取之下甲乙有足太陰三字　足少陰瘧令人吐歐甚多寒熱熱多寒少欲閉戶而處其病難已　足少陰脈貫肝膈入肺中從肺出絡心注胸中故足少陰瘧令人吐歐甚則寒熱俱多於餘經瘧其足少陰爲陽乘之故熱多寒少以其腎陰脈傷故欲閉戶而處病難已也　平按甲乙作嘔吐甚多寒少熱巢氏作以寒熱難已下甲乙有取太谿三字　足厥陰瘧令人腰痛少腹滿小便不利如癃狀非癃已數小便意恐懼氣不足腸中邑邑刺足厥陰　足厥陰脈環陰器抵少腹故腰痛少腹滿小便不利如癃癃淋也小便不利如淋也其脈屬肝絡膽膽爲足厥陰府故膽傷恐懼氣不足腸中邑邑也可刺足厥陰五輸中封等穴也　平按非癃已素問甲乙作非癃也巢氏作非癃狀也數小便意素問作數便意新校正云甲乙數便意三字作數噫二字邑邑素問甲乙巢氏并作悒悒　肺瘧者令人心寒寒甚熱閒喜驚如有見者刺手太陰陽明　以上言經病爲瘧以下言藏病瘧肺以逼心故肺病心寒喜驚妄有所見宜取肺之藏府表裏之脈也　平按喜驚如有見者素問甲乙作善驚如有所見者巢氏作如是有見者　心瘧者令人煩心甚欲得清水及寒多寒不甚熱甚刺手少陰　心中煩熱故欲得冷水及欲得寒以其是陽得寒發熱故使得寒多也其寒不甚其熱甚也心經手少陰受病遂令心煩非心受病人心有神不可多受邪氣非脈不受邪也故令煩心療在手少陰少海之穴也　平按及寒多寒不甚熱甚素問作反寒多不甚熱六字新校正云太素云欲得清水及寒多寒不甚熱甚與此同甲乙作寒多不甚熱巢氏作乃寒多寒不甚熱　肝瘧令人色

僉僉然太息。其狀若死者。刺足厥陰見血。肝瘧病甚則正色見故僉僉然也僉青也病甚氣奔故太息出之可取肝之經絡見血得愈也　平按僉僉素問甲乙巢氏均作蒼蒼甲乙無太息二字脾瘧令人疾寒。腹中痛。熱則腸中鳴已汗出。刺足太陰。脾脈足太陰脈屬脾絡胃連腸以穀氣盛故寒疾腹痛腸鳴可取脾之經脈大都公孫商丘等穴也　平按素問無疾字甲乙作病字腎瘧令人洒洒腰脊痛宛轉。大便難。目詢詢然。手足寒。刺足太陽少陰。詢請也謂有詢請舉目求之詢詢舉目視專也洒音洗謂惡寒也腎脈貫脊屬腎絡膀胱故腰脊痛宛轉大便難也其脈從腎上貫肝膈肝脈入目故詢詢然又或為眩腎府膀胱足太陽脈起目内眥故令目眩也足少陰大陽上連手之少陰太陽故手足寒也取此腎之藏府二脈也　平按洒洒下素問有然字甲乙作悽悽然目詢詢然素問甲乙作目眴眴然巢氏作目眩眴眴然胃瘧令人疸病也。喜飢而不能食。食而支滿腹大。刺足陽明太陰橫脈出血。疸音旦內熱病也胃受飲食飲食非理致有寒熱故胃有癰也胃脈足陽明屬胃絡脾故胃中熱喜飢不能食嗔增滿也足陽明大絡即大橫脈也　平按疸病素問甲乙巢氏均作且病新校正云太素且病作疸病素問喜作善甲乙作寒善瘧以發。身方熱。刺跗上動脈。開其空立寒。以前諸瘧中溫瘧將欲熱時可刺足跗上動脈動脈即衝脈為五藏六府之海故刺之以療十二瘧也開空者揺大其穴熱去立寒也或寒衰方熱也　平按空下素問有出其血三字甲乙有出血二字瘧方欲寒。刺手陽明太陰足陽明太陰。以前諸瘧之中寒瘧可刺手足陽明太陰手陽明脈商陽三間合谷陽谿偏歷溫溜五里等足陽明神庭開明天樞解谿衝陽陷谷厲兑等手太陰列缺太泉少商足太陰大都公孫商丘等穴或熱衰方寒也　平按諸瘧上素問有瘧脈滿大至則失時也八十九字本書在第三十卷刺瘧節度篇新校正云詳自瘧脈滿大至則失時也全元起本在第四卷中王氏移續於此本書無此八十九字則素問為王氏所移益信諸瘧而脈不見者。刺十指間見血。血去必已。先視身之熱赤如小豆者盡取之。十二種瘧各有絡脈見者依刺去之若絡不見足陰陽脈刺足十指間手陰陽脈不見刺手十指間皆出血必已又諸瘧將衰身上有如赤小豆結起者皆刺去之也　平按甲乙而脈不見而作如赤上素問甲乙無熱字十二瘧者。其發各不同時。察其病形。以知其何脈之病也。

先其病發時。如食頃而刺之。此言通療十二種瘧並於瘧未發先一食之頃刺之必已一刺則衰。二刺則知。三刺則已。一刺病衰病人未覺有愈二刺知愈其病未盡三刺病氣都盡也不已。刺舌下兩脈出血。不已。刺郄中盛經出血。有刺項以下俠脊者。必已。舌下兩脈者。廉泉也。如前刺之不已可變法刺凡有三刺一刺舌下足少陰脈任脈廉泉之穴二刺膕內委中檢無郄中或可刺於膕內郄穴委中之中足太陽盛經出血三刺項下俠脊足太陽大杼譩譆等穴　平按素問甲乙有刺項以下作又刺項已下注膕內郄穴內字袁刻作中刺瘧者。必先問其病之所先發者。先刺之。先問者問其瘧發之先欲療其始問而知之也　平按必先問先字袁刻脱頭先痛及重。先刺頭上。先取督脈神庭上星顖會百會等穴及兩頷兩眉間出血。兩頷眉間取絡出血　平按兩頷素問甲乙均作兩額先項背痛者。先刺之。先起項及背者先刺項及背療瘧之處也先腰脊痛者。刺郄中出血。刺委中之郄也先手臂痛者。先刺陰陽十指間。手表裏陰陽之脈十指之間也　平按素問甲乙陰陽十指間作手少陰陽明十指間新校正云別本作手陰陽全本亦作手陰陽先足胻痠痛者。先刺足陽明十指間出血。足陽明為三陽之長故刺足十指間出血皆稱足陽明也　平按素問甲乙胻作脛風瘧之發。則汗出惡風。刺三陽經背輸之血。此風瘧狀也風瘧候手足三陽經之背輸有瘧於穴處取之　平按之發素問作瘧發甲乙三陽上有足字胻痠痛甚。按之不可。名曰胕髓。以鑱鍼絕骨出其血。立已。身體小痛。刺之諸陰之井。毋出血。間日一刺。人足胻痠痛按之不可名曰胕髓之病可以鑱鍼出血也五藏諸陰之井起於木宜取勿出血也有本髓為體　平按胕髓下素問有病字甲乙作胕髓病以鑱鍼絕骨素問甲乙作以鑱鍼鍼絕骨素問刺之之字作至陰二字

黄帝内經太素卷第二十五傷寒　　黄陂蕭貞昌校字

黃帝内經太素卷第二十六 寒熱

通直郎守太子文學臣楊上善奉　敕撰注

黄陂蕭延平北承甫校正

寒熱厥

經脉厥

寒熱相移

厥頭痛

厥心痛

寒熱雜説

癰疽

蟲癰

寒熱瘰癧

灸寒熱法

寒熱厥

（平按此篇自篇首至末見素問卷十二第四十五厥論篇又見甲乙經卷七第三又見巢氏病源卷十二冷熱病諸候寒熱厥候篇惟編次前後畧異）

黃帝問於岐伯曰。厥之寒熱者。何也。（夫厥者氣動逆也氣之失逆有寒有熱故曰厥寒熱也九月反逆氣　平按注氣之失逆袁刻之作動）岐伯曰。陽氣衰於下。則爲寒厥。陰氣衰於下。則爲熱厥。（下謂足也足之陽氣虛也陰氣乘之足冷名曰寒厥足之陰氣虛也陽氣乘之足熱名曰熱厥也）黃帝曰。熱厥之爲熱也。必起足下。何也。（寒熱逆之氣生於足下令足下熱不生足上何也）岐伯曰。陽起於五指之表。集於足下。而熱於足心。故陽勝則足下熱。（五指表者陽也足心者陰也陽生於表以溫足下令足下陰虛陽勝故足下熱名曰熱厥也　平按陽起於五指之表素問作陽氣起於足五指之表新校正云甲乙陽氣起於足作走於足起當作走今本甲乙仍作起按足之三陽從頭走足自以走字爲允又素問甲乙表下有陰脉者三字而熱熱字作聚巢氏亦作聚注表者者字袁刻脫令足下令字袁刻作令）黃帝曰。寒厥之爲寒也。必從五指始。上於膝下。何也。岐伯曰。陰氣起於五指之裏。集於膝下。而聚於膝上。故陰氣勝。則從五指至膝上寒。其寒也。不從外。皆從內寒。黃帝曰。善。（五指裏陰也膝下至於膝上陽也今陽虛陰勝之故膝上下冷不從外來皆從五指之裏寒氣上乘冷也　平按必從必字袁刻脫始上於膝下素問甲乙作而上於膝者又素問皆從內寒寒作也甲乙無寒字巢氏作皆從內寒與本書同）黃帝曰。寒厥何失而然。（厥失也寒失之氣何所失逆致令手足冷也）岐伯曰。前陰者。宗筋之所聚也。太陰陽明之所合也。春夏則陽氣多而陰氣衰。秋冬則陰氣盛而陽氣衰。（大便處爲後陰陰器爲前陰也宗總也人身大筋總聚以爲前陰也手太陰脉絡大腸循胃口足太陰脉絡胃手陽明脉屬大腸足陽明脉屬胃手足陰陽之脉皆主水穀共以水穀之氣資於諸筋故令足太陰足少陰足厥陰足陽明等諸脉聚於陰器以爲宗筋故宗筋太陰陽明之所合也春夏爲陽故人足陽明春夏氣盛秋冬爲陰故人足太陰秋冬氣盛也　平按前陰者宗筋之所聚甲乙作厥陰者衆筋之所聚素問新校正云甲乙作厥陰者衆筋之所聚全元起云前陰者厥陰也與王注異亦自一說巢氏陰上無前字陽氣多多字原鈔不全素問甲乙巢氏均作多袁刻作盛陰氣衰衰字素問甲乙均作少）此人者質壯。以秋冬奪於所用。下氣上爭。未能復。精氣溢下。邪氣且從之而上。氣居於中。陽氣衰。不能滲營其經絡。故陽氣日損。陰氣獨在。故手足爲之寒。（此人謂是寒厥手足冷人也其人形體壯盛從其所欲於秋冬陽氣衰時入房太甚有傷故曰奪於所用因奪所用則陽氣上虛陰氣上爭未能和復精氣溢泄益虛寒邪之氣因虛上乘以居其中以寒居中陽氣衰虛夫陽氣者衛氣也衛氣行於脉外滲灌經絡以營於身以寒邪居上衛氣日損陰氣獨用故手足冷名曰寒厥也　平按未能復素問作不能復且從之而上素問巢氏且作因甲乙作從而上之氣居於中甲乙作所中二字黄帝曰。熱厥何如。岐伯曰。酒入於胃。則絡脉滿而經脉虚。脾。主爲胃行其津液者也。陰氣虚則陽氣入。陽氣入則胃不和。胃不和則精氣竭。精氣竭則不營其四支。酒爲熱液故人之醉酒先入并絡脉之中故經脉虚也脾本爲胃行於津液以灌四藏今酒及食先滿絡中則脾藏陰虚脾藏陰虚則脾經虚脾經既虚則陽氣乘之陽氣聚脾中則穀精氣竭穀精氣竭則不營四支陽邪獨用故手足熱也此人必數醉。若飽已入房。氣聚於脾中。未得散。酒氣與穀氣相搏。熱於中。故熱遍於身。故內熱溺赤。夫酒氣盛而慓悍。腎氣有衰。陽氣獨勝。故手足爲之熱。此具言得病所由此人謂手足熱厥之人數經醉酒及飽食酒穀未消入房氣聚於脾藏二氣相搏內熱於中外遍於身內外皆熱腎陰內衰陽氣外勝手足皆熱名曰熱厥也　平按此人必數醉袤刻脱必字素問甲乙飽已作飽以未得散作不得散相搏作相薄巢氏作相并熱於中素問作熱盛於中甲乙無此三字巢氏作熱起於內故內熱溺赤素問甲乙作內熱而溺赤巢氏溺作尿有衰甲乙作日衰素問巢氏并作有衰袤刻作日

黄帝問曰。厥或令人腹滿。或令人暴不知人。或至半日。遠至一日。乃知人者。何也。令人腹滿及不知人以爲失逆稱爲厥者請聞所以岐伯曰。陰氣盛於上。則下虚。下虚則腹脹滿。上謂心腹也下謂足下也上陽非無有陰下陰非無有陽氣之常也今陰氣并盛於上下虚故腹滿也　平按甲乙無脹字巢氏陰氣上有此由二字無則下虚至下節陽氣盛於上十四字陽氣盛於上。則下氣重上而邪氣逆。逆則陽氣亂。亂則不知人。黄帝曰。善。心腹爲陽下之陽氣重上心腹是爲邪氣逆亂故不知人也　平按陽氣盛於上甲乙作腹滿二字注云素問作陽氣盛於上新校正云當從甲乙之説何以言之别按甲乙云陽脉下墜陰脉上争發尸厥焉有陰氣盛於上而又言陽氣盛於上又按張仲景云少陰脉不至腎氣微少精血奔氣促迫上入胸膈宗氣反聚血結心下陽氣退下熱歸陰股與陰相動令身不仁此爲尸厥仲景言陽氣退下則是陽氣不得盛於上故知當從甲乙也本書與素問同與甲乙巢氏異姑存以俟考

經脉厥

平按此篇自篇首至嗌腫痓治主病者見素問卷十二第四十五厥論篇自巨陽之厥至以經取之又見甲乙經卷七第三自足太陰脉厥逆至嗌腫痓治主病者又見甲乙經卷四第一中篇自臂肝并沉至末見素問卷十三第四十八大奇論篇又見甲乙經卷四第一下篇又見本書卷十五五藏脉診篇又自巨陽之厥至腫脛內熱見巢氏病源卷十二冷熱病諸候寒熱厥候篇

黄帝曰。願聞六經脉之使厥狀病能。請聞手足三陰三陽氣動失逆爲厥之狀能者厥能爲病　平按素問厥上無使字注之狀之字袤刻作人岐伯曰。巨陽之厥。踵首頭重。足不能行。發爲眴仆。巨陽太陽也踵足也首頭也足太陽脉從頭至足故太陽氣之失逆頭足皆重以其重故不能行也手足太陽皆入於目故目爲眴仆眴胡遍反目摇也　平按巢氏巨作太素問甲乙踵作腫甲乙眴作眩陽明之厥。則癲疾欲走呼。腹滿不能卧。面赤而熱。妄見妄言。足陽明脉從面下入腹至足故陽明氣之失逆癲疾走呼腹滿不得卧面赤而熱妄見妄言皆是陽明穀氣盛熱邪氣所乘故也　平按不能卧素問甲乙作不得卧巢氏作不卧面赤上有卧則二字少陽之厥。則暴聾頰腫而熱。脇痛。骭不可以運。手足少陽之脉皆入耳中足少陽脉循頰下脇循骭至足故暴聾頰腫脇痛骭不可運動也　平按骭素問甲乙巢氏均作胻太陰之厥。腹滿䐜脹。後不利。不欲食。食則歐。不得卧。足太陰脾脉主於腹之腸胃故太陰脉氣失逆腹滿不利不食歐不得卧　平按注腸胃袤刻作腹胃少陰之厥。則舌乾溺赤。腹滿心痛。手少陰脉絡小腸足少陰脉從足上陰股內廉貫脊屬腎絡膀胱絡心上俠舌本少陰氣逆舌乾溺赤腹滿心痛也　平按素問舌作口巢氏溺作尿厥陰之厥。則少腹腫痛。䐜溲不利。好卧屈膝。陰縮腫。脛內熱。足厥陰脉從足上踝入寸趣出太陰後上循股陰入毛環陰器抵少腹俠胃故少陰脉氣失逆少腹痛䐜溲不利好卧屈膝陰縮腫胻內熱有本脛外熱足厥陰脉不行脉外外爲誤耳　平按䐜溲不利素問作腹脹涇溲不利甲乙作䐜脹涇溲不利巢氏作涇溲不利脛素問甲乙作胻巢氏內熱作外熱注故少陰脉氣失逆少陰據經文宜作厥陰恐原鈔傳寫之誤盛則寫之。虚則補之。不盛不虚。則以經取之。凡六經厥皆量盛虚以行補寫也足太陰脉厥逆。胻急攣。心痛引腹。治主病者。足太陰脉從足上行循胻後屬脾絡胃注心中故足太陰氣動失逆胻急攣心痛引腹也有胻急攣等病者可療足太陰脉所發之穴主療此病者也餘倣此問曰前章已言六經之厥今復言之有何别異

也答曰二章說之先後經脈厥而主病左右不同故也　平按素問甲乙太陰上無足字下無脈字足少陰脈厥逆虛滿歐變下泄青。治主病者。足少陰脈貫脊屬腎絡膀胱貫肝入肺注胸中故足少陰脈氣失逆心腹虛滿歐吐下利出青色者少腹閉冷也　平按素問甲乙歐作嘔青作倩足厥陰脈厥逆。攣腰虛滿。前閉譫言。治主病者。足厥陰環陰器抵少腹循喉嚨入頏顙故足厥陰脈失逆腰攣而虛滿小便閉譫諸闇反多言也相傳乃衛反獨語也　平按素問甲乙腰下有痛字譫言甲乙作譫語新校正云全元起云譫言者氣虛獨言也三陰俱逆。不得前後。使人手足寒。三日死。逆卽氣之失逆名曰厥逆足三陰之脈同時失逆必大小便不通手足冷期至三日死也　平按注必大小便必字袁刻脫足太陽脈厥逆。僵仆歐血善衄。治主病者。足太陽脈起於鼻旁目內眥俠脊抵腰中絡腎屬膀胱故足太陽脈氣之失逆僵仆歐血善衄後倒曰僵前倒曰仆僵仆有傷故歐血也太陽厥逆連鼻故善衄也　平按素問甲乙太陽上無足字下無脈字歐作嘔足少陽脈厥逆。機關不利者。腰不可以行。項不可以顧。發腹癰不可治。驚者死。足少陽脈循頸下腋循胸過季脇合髀厭中下膝外廉下外輔骨之前抵絕骨上外踝之前上跗入小指次指間支者貫爪甲遍絡身之骨節機關故少陽氣之失逆機關不利腰是機關故不可行也少陽循頸故項不可顧也脈行腸裏出於氣街發腸癰病猶可療之腸癰氣逆傷膽死也　平按素問甲乙少陽上無足字下無脈字機關不利四字重腹癰腹字均作腸據本注亦宜作腸當是傳鈔之誤不可治不字素問甲乙同據本注應作猶足陽明脈厥逆。喘欬身熱。善驚衄歐血不可治。驚者死。足陽明逆氣乘肺故喘欬也足陽明主身熱逆氣逆身喜驚足陽明起鼻下行屬胃氣逆衄血歐血而不療加有驚者神亂故死也　平按素問甲乙陽明上無足字下無脈字歐作嘔素問無不可治驚者死六字手太陰脈厥逆。虛滿而欬。善歐唾沫。治主病者。手太陰脈下絡大腸還循胃口上膈屬肺故氣逆而成病　平按善歐唾沫素問作善嘔沫甲乙作善嘔吐沫手心主少陰脈厥逆。心痛引喉。身熱死。不熱可治。手心主手厥陰心包絡脈起於胸中出屬心包下膈歷絡三焦手少陰脈起心中俠咽上行故二脈失逆心痛引喉也心包之脈歷絡三焦故心受邪而痛遍行三焦致令身熱名真心痛死不可療若身不熱是則逆氣不周三焦故可療之也　平按不熱可治素問作不可治甲乙作不熱者可治手太陽脈厥逆。聾。泣出。項不可以顧。腰不可以俛仰。治主病者。手太陽脈起於小指之端上行至肩上入缺盆循頸至目兑眥卻入耳中故手太陽氣逆耳聾目泣出項不可顧不得俛仰也　平按素問甲乙聾上有耳字手陽明少陽脈厥逆。發喉痺。嗌腫。痓。治主病者。手陽明脈上肩出髃前廉上出柱骨之會上下入缺盆支者從缺盆上貫頰手少陽支者從膻中出缺盆上項係耳後故二脈氣逆喉嚨痺咽嗌腫頸項痓痓身項強直也　平按素問新校正云全元起本痓作痙

腎肝并沈為石水。腎肝雖為下部腎脈沈肝脈浮而强今肝脈與腎脈并沈是陰氣盛腎以主水故為石水石水謂盛冬凝水堅鞕如石名曰石水言此水病之甚也鞕五猛反强也　平按注堅鞕堅字袁刻誤作腎又按素問新校正云詳腎肝并沈至下并小弦欲驚全元起本在厥論中王氏移於大奇論據此則本書與全本相同王氏之移經益信并浮為風水。浮為陽也風為陽也肝脈浮弦今腎脈與肝脈并浮然腎肝俱陰居於下部故為風水也并虛為死。腎肝並虛是為陰陽俱虛為水必死并小弦亦驚。脈小者血氣少也腎肝二脈血氣俱少仍弦者是為腎肝皆虛又為脾氣來乘故有驚恐也　平按亦驚素問作欲驚甲乙作欲為驚

寒熱相移。平按此篇自篇首至故得之厥氣見素問卷十第三十七氣厥論篇又見甲乙經卷六第十自三陽急為瘕至末見素問卷十三第四十八大奇論篇又見甲乙經卷四第一下篇

腎移寒於脾。癰腫少氣。五藏病傳凡有五邪謂虛實賊微正等邪從後來名虛邪從前來名實邪從所不勝來名微邪從勝處來名賊邪邪從自起名曰正邪腎移寒於脾此從不勝來也謂腎藏得寒傳與脾藏致令脾氣不行於身故發為癰腫寒傷穀故為少氣也　平按脾素問作肝新校正云按全元起本作腎移寒於脾元起注云腎傷於寒而傳於脾脾主肉寒生於肉則結為堅堅化為膿故為癰也血傷少氣故曰少氣甲乙經亦作移寒於脾王因誤本遂解為肝亦智者之一失也癰素問甲乙作癰下同注病傳袁刻作內傳從勝處來袁刻作從所勝來脾移寒於肝。癰腫筋攣。脾得寒氣傳與肝藏名曰微邪以脾將寒氣與肝肝氣壅遏不通故為癰腫肝以主筋故肝病筋攣者也肝移寒於心。狂鬲中。肝得寒氣傳於心藏名曰虛邪肝將寒氣與心心得寒氣熱盛神亂故狂鬲也心氣不通也　平按素問鬲作隔心寒移於肺。肺消者飲一溲二。死不治。心得寒氣傳與肺者名曰賊邪心將寒氣與肺肺得寒發熱肺焦為渴名曰肺消飲一升溲一升可療飲一升溲二升肺已傷甚故死也　平按素問肺消二字重甲乙作為肺消肺消者肺移寒於腎為涌水。涌水者。按腹下堅水氣

客大腸疾行則鳴濯濯如囊裹壺治主肺者。肺得寒氣傳與腎藏名曰虛邪肺將寒氣與腎腎得涌水大腸盛水裹如腹中如帛囊漿壺以肺寒飲爲病故瘕於肺也　平按腹下堅素問下作不甲乙作按其腹不堅則鳴作腸鳴如裹壺甲乙作如囊裹漿素問作如囊裹漿水之病也無治主肺者四字

脾移熱於肝則爲驚衄。脾受熱氣傳之與肝名曰微邪脾將熱氣與肝肝血怒盛傷爲驚怖衄血也

肝移熱於心則死。肝受熱氣傳之與心名曰虛邪肝將熱氣與心心中有神不受外邪故令受邪即死也

心移熱於肺傳爲鬲消。心受熱氣傳之與肺名曰賊邪心將熱氣與肺肺得熱氣膈熱消飲多渴故曰膈消也　平按鬲甲乙作膈

胞移熱於膀胱則癃溺血。胞女子胞也女子胞中有熱傳與膀胱尿胞尿脬得熱故爲淋病尿血也

膀胱移熱於小腸鬲腸不便。上爲口糜。鬲塞也膀胱水也小腸火也是賊邪來乘故小腸中塞不得大便熱上衝口中爛名曰口靡靡爛也止之反　平按素問隔作鬲靡作糜甲乙亦作糜

肺移熱於腎傳爲素痓。肺受熱氣傳之與腎名曰虛邪肺將熱氣與腎腎得熱氣名曰素痓之病素痓強直不能迴轉　平按素痓素問甲乙作柔痓

腎移熱於脾傳爲虛腸辟死不可治。腎受熱氣傳之與脾名曰微邪腎將熱氣與脾脾主水穀故脾得熱氣令腸中水穀消竭所以腸虛辟疊不通而死　平按辟素問甲乙作澼又肺移熱於腎兩節素問甲乙在胞移熱於膀胱上

小腸移熱於大腸爲密疝爲沈。小腸得熱傳與大腸名曰賊邪小腸將熱氣與大腸爲病名曰密疝大腸得熱密澀沈而不通故得密沈之名也　平按密疝素問甲乙作虙瘕王注謂虙與伏同血澀不利則月事沈滯而不行故云爲虙瘕爲沈也與楊注異

大腸移熱於胃善食而瘦入胃之食亦。大腸得熱傳與胃者名曰虛邪大腸將熱與胃胃得熱氣實盛消食故喜飢多食以其熱盛食入於胃不作肌肉故瘦亦義當易也言胃中熱故入胃之食變易消無不爲肌肉故瘦　平按而瘦入胃之食亦素問胃作謂甲乙作而洩名曰食㑊

胃移熱於膽名曰食亦。胃得熱氣傳之與膽從不勝來名曰微邪胃將熱氣與膽膽得於胃穀之熱氣令膽氣消易仍名食易　平按名曰素問作亦曰甲乙作亦名

膽移熱於腦則辛煩鼻洟鼻洟者濁涕下不止傳爲衄衊瞑目故得之厥氣。洟他典切垢濁也衊巳結反目眵也腦髓屬腎膽得熱氣傳之與腦從前而來名曰實邪膽將熱氣與腦腦得膽之熱氣鼻煩辛酸流於濁涕下不止傳爲衄衊眵瞑也瞑開目難也此膽傳之病並因逆熱氣之所致也　平按素問甲乙煩作頞洟作淵厥氣素問作氣厥甲乙無氣字注煩袁刻作頻並因袁刻誤作並目

三陽急爲瘕。瘕謂女子宮中病男子亦有瘕而爲病凡脈急者多寒三陽謂太陽候得太陽脈急爲是陰勝多寒男子爲瘕女子爲石瘕之病　平按素問爲瘕下有三陰急爲疝五字注瘕謂字袁刻脫

二陰急爲癇厥。二陰少陰也候得少陰脈急是爲陽與陰爭陽勝發爲小兒癇病手足逆冷也

二陽急爲驚。二陽陽明也陽與陰爭少陰勝發大小人驚也　平按素問新校正云三陽急爲瘕至二陽急爲驚全元起本在厥論王氏移在大奇論據此則全本與本書合

厥頭痛

平按此篇自篇首至後取足少陽陽明見靈樞卷五第二十四厥病篇又見甲乙經卷九第一自厥俠脊而痛至末見靈樞卷五第二十六雜病篇又自厥俠脊而痛至膕中血絡見甲乙經卷七第一中篇又自厥胸滿面腫至末見甲乙經卷七第三

厥頭痛面若腫起而煩心取足陽明太陽。應有問答傳之日久脫畧故也手足陽明及手足太陽皆在頭在面手太陽絡心屬小腸此等四脈失逆頭痛面胕起若腫及心煩故各取此四脈輸穴療主病者　平按靈樞太陽作太陰又按足陽明太陽據本注應作手足陽明太陽

厥頭痛頭脈痛心悲善泣視頭動脈反盛者刺盡去血後調足厥陰。足厥陰脈屬肝絡膽上連目系上出額與督脈會於顛故氣失逆頭痛頭脈痛心悲善泣視頭動厥陰主悲泣視頭動者視之時頭戰動也脈反盛者絡脈盛可先刺去取血後取厥陰輸穴療主病者也　平按甲乙頭脈痛無頭字善泣作喜泣注賢脈恐係督脈之誤

厥頭痛貞貞頭重而痛寫頭上五行行五先取手少陰後取足少陰。貞竹耕反貞貞頭痛甚皃手少陰心脈起心中從心係目系足少陰腎脈貫脊屬腎上貫肝入肺從肺出絡心故心氣失逆上衝於頭痛貞貞頭是心神所居故先取心脈輸穴後取腎脈輸穴療主病者　平按貞貞甲乙作員員下無頭重二字注靈樞作貞貞又注貫肝入肺袁刻肺誤作脈

厥頭痛意善忘按之不得取頭面左右動脈後取足太陰。足太陰脈與足陽明合也足陽明循頭面左右動在客主人及大迎皆脾氣所至脾神是意其脈足太陰所以太陰氣之失逆意多善忘所痛在神按之難得可取頭面左右足陽明動脈後取足太陰輸穴療主病者　平按甲乙此段在厥頭痛貞貞之上太陰作太陽注云亦作陰

厥頭痛頭痛甚耳前後脈涌有熱寫出其血後取足少陽。足少陽膽脈起目兌眥上抵角下耳後其支從耳後入耳中出走耳前故足少陽氣之失

逆頭痛甚耳前後脈涌動者有熱也可刺去熱血後取足少陽療主病者　平按甲乙頭痛甚作痛甚脈涌有熱作脈骨熱瀉出作先寫足少陽作足太陽少陰

厥頭痛項腰脊為應。取天柱後。取足太陽。足太陽脈起目內眥上額交顛入絡腦還出下項俠脊抵腰中入循膂絡腎屬膀胱故足太陽氣之失逆頭痛項先痛腰脊相應先取足太陽上天柱之穴後取足太陽下輸穴療主病者　平按靈樞甲乙此段在厥頭痛頭痛甚之上項作先項痛三字應下有先字

真頭痛。頭痛甚。腦盡痛。手足寒至節。死不治。頭痛腦痛既甚氣逆故手足冷至節極則死也

頭痛不可取於輸者。有所擊墮。血在於內。若內傷痛未已。可即刺。不可遠取也。取輸難愈故曰不可又有擊墮留血可以近療可即刺之不可取其遠輸者也　平按輸靈樞作腧甲乙作俞血上靈樞甲乙有惡字內傷靈樞作內傷可即刺靈樞即作則甲乙刺下有之字

頭痛不可刺者。大痺為惡。日作者可令少愈。不可除也。頭痛有不可刺者此為大痺在頭惡其日作作發也刺之可令少愈不可除也謂寒溼之氣入腦以為大痺故也　平按甲乙惡下有風字除靈樞甲乙作已

頭半寒痛。先取手少陽陽明。後取足少陽陽明。手足少陽陽明在頭面左右箱故手脈行近頭足脈行遠頭所以頭之左箱半痛者可刺左箱手之少陽陽明然後刺右箱足之少陽陽明右亦如之也　平按甲乙無半字

厥俠脊而痛至項。頭沈沈然。目䀮䀮然。腰脊強。取足太陽膕中血絡。頭目項及腰脊膕足太陽脈所行故生病膕中也　平按靈樞項作頂䀮䀮作睆睆甲乙至項頭作主頭項沈沈作几几䀮䀮作睆睆

厥胸滿面腫。脣思思然。暴言難。甚則不能言。取足陽明。此皆足陽明脈所行故取足陽明輸療主病者　平按脣思思然靈樞作脣漯漯甲乙作肩中熱

厥氣走喉而不能言。手足清。大便不利。取足少陰。手足清者手少陰與足少陰通故手足冷取足少陰輸療主病者也　平按甲乙不能言作不言清上有微字清據注訓冷應作凊為允本書下篇作凊

厥而腹嚮嚮然。多寒氣。腹中榮榮。便溲難。取足太陰。腹脹多寒便溲不利皆是足太陰脈所為故取之也　平按嚮嚮然甲乙作膨膨二字榮榮靈樞作穀穀甲乙作榖榖注云音最九墟作榮榮注太陰脈脈字袁刻脫

厥心痛　平按此篇自篇首至形中上者見靈樞卷五第二十四厥病篇自心痛引腰脊至得之立已見靈樞卷五第二十六雜病篇自心疝暴痛至末見靈樞卷五第二十三熱病篇又自篇首至末見甲乙經卷九第二

厥心痛。與背相控。如從後觸其心。傴僂者。腎心痛也。先取京骨崑崙。發鍼不已。取然谷。腎脈足少陰貫脊屬腎絡心故腎氣失逆令心痛控背腎在於後故腎病痛心如物從後觸心而痛脊背傴僂也京骨在足外側大骨下赤白肉際腎府足太陽脈所過崑崙在足外踝跟骨上足太陽脈所行然骨在足內踝前起大骨下足少陰脈所流故腎心痛皆取之也　平按控下靈樞甲乙有善瘛二字傴上甲乙有身字發鍼下有立已二字注腎在於後袁刻腎作背

厥心痛。腹脹胸滿。心尤痛甚。胃心痛也。取之大都大白。胃脈足陽明屬胃絡脾脾脈足太陰流於大都在足大指本節後陷中注於大白在足內側覈骨下陷中支者別胃上膈注心中脾胃主水穀水穀有餘則腹脹胸滿尤大也此府病取於藏輸也　平按甲乙腹脹胸滿作暴泄腹脹滿

厥心痛。痛如錐鍼刺其心。心痛甚者。脾心痛也。取之然谷大谿。然谷足少陰脈所流在足內踝前起大骨下陷中太谿足少陰脈所注在足外踝骨上動脈陷中並是足少陰流注脾氣乘心心痛可療脾之輸穴今療腎足少陰流注之穴者以脾是土腎為水土當剋水水反乘脾脾乃與心為病故遣療病輸也　平按靈樞錐上有以字甲乙錐下無鍼字注足外踝骨上檢甲乙經太谿在足內踝後跟骨上動脈陷中且陰脈行內外踝應是內踝之誤踝下脫後跟二字

厥心痛。色倉倉如死狀。終日不得太息。肝心痛也。取之行間大衝。倉倉青色也肝病也不得太息肝主吸氣今吸氣已痛不得出氣太息也大衝右足大指本節後二寸陷者足厥陰脈所注　平按靈樞甲乙倉倉作蒼蒼注右足右字當係在字傳鈔之訛檢甲乙經太衝穴在足大指本節後二寸或曰一寸五分陷者中素問刺腰痛論注云在足大指本節後內間二寸陷者中弁無左右足之分故知右為在之誤也

厥心痛。臥若徙居。心痛間。動作痛益甚。色不變。肺心痛也。取之魚際大泉。肺主於氣氣以流動流動之氣乘心故心痛臥若移居至於他處也以氣流動故心痛間也動作益氣所病故益甚也肺氣是心微邪不能令色變魚際在大指本節後內側散脈中手太陰脈之所留大泉在手掌後陷者中手太陰脈之所注也　平按徙居靈樞作徙居大泉作太淵說見前

真心痛。手足清至節。心痛甚。旦發夕死。夕發

旦死心不受邪受邪甚者痛聚於心氣亦聚心故手足冷所以死速也　平按清令本靈樞作清道藏本靈樞作清甲乙作青心痛不可刺者中有盛聚不可取於輸腸中有蟲瘕及蛟蛕皆不可取小鍼心痛甚取輸無益者乃是腸中有蟲瘕蛟蛕腸中長蟲也音发可以手按用大鍼刺之不可用小鍼　平按輸靈樞作腧甲乙作俞蛟靈樞甲乙作蛟心腹痛憹作痛腫聚往來上下行痛有休止腹熱善渴涎出者是蛟蛕也以手聚按而堅持之姑令得移以大鍼刺之久持之蟲不動乃出鍼也恚腹憹痛形中上者憹聚結也奴通反謂心腹之內蟲聚而痛憹憹然也蟲食而聚猶若腫聚也食已而散故休止也又聚㨨於胃故熱渴涎出也若蛟相发所以蛕稱蛟也恚亦恲音耕反滿也謂蟲聚心腹滿如腫聚高起故曰形中上者也　平按靈樞心腹作心腸腹熱善渴涎出者靈樞善作喜甲乙作腹中熱渴漾者註漾音涎姑令靈樞甲乙作無令及出鍼及靈樞甲乙作乃甲乙無恚腹憹痛形中上者八字恚靈樞音烹注猶若腫聚腫表刻作種心痛引腰脊欲歐取足少陰足少陰脈行腰脊上至心故心痛引腰脊欲歐取少陰脈輸穴也心痛腹脹嗇嗇然大便不利取足太陰足太陰脈主腹故取足太陰輸穴嗇嗇惡寒之皃也　平按嗇嗇甲乙作濇濇心痛引背不得息刺足少陰不已取手少陽足少陰膸貫脊絡心手少陽脈主三焦氣故心痛引背不得息取此二經輸穴療主病者也　平按手少陽甲乙作手少陰心痛少腹滿上下無常處便溲難刺足厥陰足厥陰脈環陰器抵少腹故少腹滿便溲難取此脈輸穴所主病者　平按靈樞甲乙少腹上有引字心痛但短氣不足以息刺手太陰手太陰主於氣息故氣短息不足取此脈療主輸穴心痛當九節刺之不已刺按之立已不已上下求之得之立已明堂第九節下兩傍是肝輸中央是筋縮皆不言療心痛此經言療取之刺此節不已於上下背輸尋之有療心痛取之　平按刺之不已靈樞作刺之按已心疝暴痛取足太陰厥陰盡刺去其血絡足太陰注心中足厥陰從肝注肺故心暴疝取此二脈去其血絡也　平按甲乙作盡刺之血絡

寒熱雜說平按此篇自篇首至末見靈樞卷五第二十一寒熱病篇又自篇首至骨厥亦然見甲乙經卷八第一上篇又自骨痹至補之見甲乙經卷十第一下篇又自身有所傷至關元也見甲乙經卷十第二下篇又自厥痺者至陰經見甲乙經卷十第一下篇又暴瘖一節見甲乙經卷十二第二暴聾一節見甲乙經卷七第一中篇暴癉一節見甲乙經卷十二第七又自臂陽明至盛寫虛補見甲乙經卷十二第六又自足陽明有俠鼻至則瞑目見甲乙經卷十二第四又自寒厥至足太陰少陽見甲乙經卷七第三又舌縱一節見甲乙經卷十二第六又振寒洒洒一節見甲乙經卷七第一中篇又自春取絡脈至治骨髓五藏見甲乙經卷五第一上篇又自身有五部至有癰疽者死見甲乙經卷十一第九下篇又自熱病始手臂者至止之於陰見甲乙經卷七第一中篇又自病始手臂者至項太陽而汗出見素問刺熱篇亦見本書五藏熱病篇又自凡刺之害至末見甲乙經卷五第四

皮寒熱皮不可附席毛髮焦鼻槁腊不得汗取三陽之絡補手太陰肺主皮毛風盛爲寒熱寒熱之氣在皮毛故皮毛熱不可近席以熱甚故皮毛焦鼻是肺官氣連於鼻故槁腊不得汗也腊肉乾也三陽絡在手上大支脉三陽有餘可寫之太陰氣之不足補之也　平按皮不可附席皮字靈樞作者甲乙太陰作太陽恐誤注寒熱之氣寒字表刻脫肺官官字原不全因下注唇口爲脾官當是官字表刻作官肌寒熱肌痛毛髮焦而唇槁腊不得汗取三陽於下以去其血者補太陰以出其汗寒熱之氣在於肌中故肌痛毛髮焦也唇口爲脾官氣連肌肉故肌肉熱唇口槁腊不得汗也是爲足三陽盛故去其血也足太陰虛故補之出汗　平按寒熱下靈樞有者字甲乙有病字太陰上靈樞有足字以出其汗甲乙出作去骨寒熱病無所安汗注不休齒未槁取其少陰於陰股之絡齒已槁死不治骨厥亦然寒熱之氣在骨骨熱故無所安汗注不休也齒槁骨死之候齒不槁者可取足少陰陰股間絡以足少陰內主於骨故也　平按甲乙寒下有骨字病作痛未槁作本槁痛已槁作色槁注內主於骨表刻主誤作寒骨痹舉節不用而痛汗注煩心取三陰之經補之寒溼之氣在於骨節支節不用而痛汗注煩心名爲骨痺是爲手足三陰皆虛受諸寒溼故留鍼補之令溼痺去之矣身有所傷血出多及中風寒若有所墮墜四支解㑊不收名曰體解取其少腹齊下三

結交。三結交者，陽明太陰也，齊下三寸關元也。因傷出血多一也，中風寒二也，有墮墜三也。體者四支也，三者俱能令人四支解墮不能收者，名曰體解之病，可取之足陽明足太陰於齊下小腸募關元穴也。三結者，足之三陰太陰之氣在齊下與陽明交結者也。平按：甲乙血出多作出血多，墮墜作墜墮；靈樞解㑊作解惰，體解作體惰；齊靈樞甲乙作臍。

厥痺者，厥氣上及腹，取陰陽之絡，視主病者，寫陽補陰經。失逆之氣從足上行及於少腹，取足之陰陽之絡所主之病，寫去其血，補足三陰經也。

頸側之動脈人迎。人迎，足陽明也，在嬰筋之前。嬰筋之後，手陽明也，名曰扶突。次脈手少陽脈也，名曰天牖。次脈足太陽也，名曰天柱。腋下動脈，臂太陰也，名曰天府。膺前當中任脈，謂之天突。任脈之側動脈，足陽明在嬰筋之前人迎也。名足陽明等者，十二經脈，足太陰屬脾絡胃，上膈俠陽明連舌本；足少陰從腎上貫膈入肺，循喉嚨俠舌本；足厥陰屬肝絡膽，循喉嚨後，上入頏顙，連目系，上額與督脈會巔，支者從目系下頰裏。此足三陰至頸項之中，所行處深，故不得其名。足厥陰雖至於頰，不當頸項衝處，故其穴不得脈名。手少陰心脈雖循胸係目系，以心不受邪，其氣不盛；手心主脈從心包循胸出脇腋，不至頸項，又是心包，其氣更不盛，故此二脈之穴不得脈名。手太陰肺脈，以肺居藏上，主氣，其氣强盛，雖不至頸項，發於氣穴，得於脈名。手足三陽，手太陽脈雖循頸上頰至目兌眥，以是心府，其氣不盛，故穴不得脈名。足少陽膽府脈起目兌眥，下行至胸，以膽穀氣不盛，故其穴不得脈名。唯手足陽明穀氣强盛，手少陽三焦之氣有本，爲足少陽檢例誤耳。足太陽諸陽之長，所以此之四脈並手太陰入於五部大輸之數也。與彼本輸之中脈次多少不同，彼中十二經脈之中，唯無足之三陰、手之少陰，手足諸陽皆悉□□，奇經八脈之中有任有督以爲脈次；此中唯取五大要輸以爲差別。平按：注所行處深，袁刻作行處深深；又注皆悉下所缺二字，細玩餘文，似具于二字。

陽逆頭痛，胸滿不得息，取人迎。足陽明從大迎循髮際至額顱，故陽明氣逆頭痛也。支者下人迎，循喉嚨，屬胃絡脾，故氣逆胸滿不得息，可取人迎。人迎胃脈，主水穀，總五藏之氣，寸口爲陰，此脈爲陽，以候五藏之氣，禁不可灸也。

暴瘖氣鯁，取扶突與舌本出血。手陽明別走大絡，乘肩髃，上曲頰，循齒入耳中，會宗脈。五絡皆入耳中，故耳中脈名宗脈也。所以人暴瘖氣鯁，取此手足之陽明扶突之穴出血，得已。氣在咽中，如魚鯁之狀，故曰氣鯁。舌本一名風府，在項入髮際一寸督脈上。今手陽明正經不至風府，當是耳中宗脈絡此舌本，以血有餘，故寫出也。平按：氣鯁靈樞鯁作鞕，甲乙作硬，取作刺。

暴聾氣蒙，耳目不明，取天牖。手少陽從膻中上係耳後，支者從耳後入耳中，走出耳前，至目兌眥，故手少陽病耳暴聾不得明了者，可取天牖。在頸筋缺盆上，天容後，天柱前，完骨下，髮際上也。平按：甲乙蒙下有瞀字，不明作不開，下有頭頷痛淚出鼻衄不得息不知香臭風眩喉痺十八字，取天牖作天牖主之。

暴攣癎眩，足不任身，取天柱。足太陽脈起目內眥，上額交巔，入絡腦，下俠脊抵腰，循膂過髀樞，合膕貫腨，出外踝後，至小指外側，故此脈病暴腳攣，小兒癎，頭眩，足瘻，可取天柱。天柱俠項後髮際大筋外廉陷者中也。平按：甲乙攣上有拘字。

暴癉內逆，肝肺相薄，血溢鼻口，取天府。此爲大輸五部。熱盛爲癉。手太陰脈起於中焦，下絡大腸，還循胃口，上膈屬肺，故此脈病腹暴癉，脾胃氣逆，肝肺之氣相薄，致使內逆，血溢鼻口，故取天府。天府在腋下三寸，臂臑內廉動脈。此爲頸項之間藏府五部大輸。平按：癉甲乙作癉；大輸靈樞作天牖，甲乙作此爲胃之大腧五部也。注云五部，按靈樞云：陽逆頭痛，胸滿不得息，取人迎；暴瘖氣鞕，刺扶突與舌本出血；暴聾氣蒙，耳目不明，取天牖；暴拘攣癎痓，足不任身者，取天柱；暴癉內逆，肝肺相薄，血溢鼻口，取天府。此爲胃之五大俞五部也。今士安散作五穴於篇中，此特五部之一耳。據此則大輸五部，靈樞太素經文本相連屬，士安撰甲乙，散見於各篇中。又此注所引刺扶突，今本靈樞作取扶突；暴拘攣，今本靈樞作暴攣；癎痓，今本靈樞作癎眩；此爲胃之五大俞五部也，今本靈樞作此爲天牖五部，與所引畧有不同，想有別本也。

臂陽明有入鼽徧齒者，名曰人迎。下齒齲，取之臂。惡寒補之，不惡寒寫之。臂陽明，手陽明也。手陽明脈從手上行，循臂入缺盆，下絡肺；支者從缺盆行嬰筋後，上頸入至下齒中，還出俠鼻，起足陽明，交頞中，下入上齒中，遂出循頸至大迎；支者從大迎下行嬰筋之前，至人迎。至嬰筋時，二經皮部之絡相至，二經故臂陽明之氣亦發人迎，故稱有入。所以下齒齲，取於手之商陽穴也。惡寒，陽虛，故補之；不惡寒者，陽實，故寫之也。平按：靈樞入鼽作入頄，甲乙齒上無徧字；人迎靈樞甲乙作大迎，甲乙注云：靈樞名曰禾窌，或曰大迎。詳大迎乃是陽明脈所發，則當云禾窌是也。然而下齒齲又當取足陽明禾窌、大迎，當試可知耳。據此則靈樞甲乙所稱未能確定，玩楊注自明。又注俠鼻俠字袁刻誤作候。

足之大陽，有入頄徧齒者，名曰角孫。上齒齲，取之在鼻與鼽前。方病之時，其脈盛，盛則寫之，虛則補之。一曰取之出眉外。方病之時，盛寫虛補。徧音遍。足太陽經起目內眥，上額，其太陽皮部之絡有下入於頰，後徧上齒，又入於耳，氣發角孫之穴，故曰有入。所以上齒齲者，取之鼻及鼽骨之前，有絡見者刺去其血。虛則補絡，補絡可飲補藥。眉外，謂足陽明上關穴也。上關在耳前上廉起骨，開口有空，亦量虛實以行補寫也。平按：足之太陽甲乙作手太陽，入頰靈樞甲乙作入頄靈樞䫉前作頄前眉外作鼻外下無方病之時盛寫虛補八字足陽明有俠鼻入於面者。名曰懸顱。屬口對入繫目本。視有過者取之。損有餘益不足。反者益甚。足陽明大經起鼻交頞下鼻外入上齒中還出俠口交承漿循頤出大迎上耳前循髮際氣發懸顱之穴有皮部之絡與口相當入繫目系對當也視此足陽明有餘不足可損益之取之失者反益甚也　平按甲乙有俠作又俠靈樞俠作挾甲乙目本下有頭痛引頷取之六字益不足作補不足足太陽有通項入於腦者。正屬目本。名曰眼系。頭目固痛。取之在項中兩筋間。入腦乃別。足太陽經起目內眥上額交巔上其直者從巔入絡腦還出別下項有絡屬於目本名曰目系太陽爲目上綱故亦是太陽與目爲系今別來屬於頭其氣是通故頭與目有固痛者取於項中足太陽筋兩間別下項者氣之所發大椎穴者大椎在第一椎上陷者三陽督脈之會也　平按固痛靈樞甲乙作苦痛注筋兩據經文應作兩筋陰喬陽喬。陰陽相交。陽入陰。陰出陽。交於兌眥。陽氣盛則瞋目。陰氣盛則瞑目。二喬皆起於足行至於目是爲二喬同向上行何以稱陽入陰出也人之呼氣出爲陽也吸氣入爲陰也故呼氣之時在口爲出於頭足亦出吸氣之時在口稱入於頭足亦入今於目眥言陰陽出入以相交會目得明也所以陽盛目張不能合陰盛則目瞑不得開宜取此二喬也平按喬靈樞甲乙作蹻陽入陰陰出靈樞作陽入陰陰出陽兌作銳甲乙作陽氣絕乃瞑陰氣絕則眠寒厥。取陽明少陰於足。留之。失逆寒氣從足而上令足逆冷可取足少陰脈太谿太谿在足內踝後骨上動脈陷中取足陽明脈解谿解谿在足衝陽後一寸半　平按靈樞甲乙寒厥一節在熱厥後熱厥。取足太陰少陽。失逆熱氣從足起者可取足少陽絡光明在外踝上五寸別走厥陰者及足太陰脈療主病者也舌縱涎下煩悗。取足少陰。足少陰脈從足心上行屬腎絡膀胱貫肝膈入肺循喉嚨俠舌本支者從肺絡心注胸中故其脈厥熱涎下心中煩悗取足少陰然谷穴然谷在足內踝前起大骨下陷者中也　平按甲乙涎作漾悗作悶取足少陰作陰交主之振寒洒洒鼓頷。不得汗出。腹脹煩悗。取手太陰。洒音洗手太陰脈起於中焦下絡大腸還循胃口上膈屬肺別者上出缺盆循喉嚨合手陽明從缺盆上頸貫頰入下齒中肺以惡寒故虛病振寒鼓頷也循胃屬肺故腹脹煩悗悗音悶可取手太陰少商穴少商在手太指端內側去爪甲角如韭葉　平按甲乙洒洒作悽悽悗作悶注循胃口循衰刺作從刺虛者。刺其去也。謂營衛氣

已過之處爲去故去者虛也補之令實刺實者。刺其來也。謂營衛氣所至之處爲來故來者爲實寫之使虛也春取絡脈。春時肝氣始生風疾氣急經氣尚深故取絡脈分肉之間療人皮膚之中病也夏取分腠。夏時心氣始長脈瘦氣弱陽氣流於經隧溝洫熏熱分腠內至於經故取分腠以去肌肉之病也秋取氣口。秋時肺氣將歛陽氣在合陰氣初勝溼氣及體陰氣未盛故取氣口以療筋脈之病氣口即合也冬取經輸。冬時腎氣方閉陽氣衰少陰氣緊太陽沉故取經井之輸以下陰氣取滎輸實於陽氣療於骨髓五藏之病也　平按輸甲乙作俞下同凡此四時。各以爲齊。絡脈治皮膚。分腠治肌肉。氣口治筋脈。經輸治骨髓五藏。齊音劑也身有五部。伏兔一。伏兔在膝上六寸起肉足陽明氣發禁不可灸又不言得鍼此要禁爲第一部故生癰疽者死也腓二。腓者腨也。腓音肥承筋一名腨腸一名直腸脈在腨中央陷中足陽明太陽氣所發禁不可刺故腨爲要害之處生癰疽者死也　平按甲乙腓作腨無腓者腨也四字靈樞腨也作腨也背三。自要輸已上二十一椎兩箱稱背去藏府甚近皮肉至薄若生癰疽陷而必死也五藏之輸四。五藏手足二十五輸當於輸穴生癰疽者死也項五。項之前曰頸後曰項三陽督脈在項故項生癰疽致死也五部有癰疽者死。癰疽害甚故生人之要處致死病始手臂者先取手陽明太陰而汗出。以下言療熱病取脈先後熱病等所起起於四支及頭故病起兩手者可取手陽明井商陽在手大指次指內側去爪甲角如韭葉以手陽明穀氣盛也及手太陰郄孔最在腕上七寸也病始頭首者。先取項太陽而汗出。有熱等病起於頭者可取於項足太陽脈天柱之穴天柱在俠項後髮際大筋外陷也病始足胻者。先取足陽明而汗出。病起足者可取陽明合三里穴三里在膝下三寸胻外廉　平按靈樞甲乙胻作脛臂太陰可出汗。手太陰脈主氣故出汗取之也　平按出汗靈樞作汗出下同足陽明可出汗。足陽明主水穀多氣血故出汗取之取陰而汗出甚者。止之於陽。取陽而汗出甚者。止之於陰。取陰脈出汗不止可取陽脈所主之穴止若取陽脈出汗不止可取陰脈所主之穴止之也　平按甲乙無兩於字凡刺之害。中而不去則精泄。不中而去則致氣。精泄則病甚恇懼。致氣則生爲癰瘍。凡行鍼要害無過二種一種者刺中於病補寫不以

時去鍼則洩人精氣刺之不中於病即便去鍼以傷良肉故致氣聚精洩益虛故病甚虛恇恇怯也氣聚不散爲癰爲瘍也 平按恇懼靈樞甲乙作而恇

癰疽 平按此篇自篇首至此其候也黃帝曰善見靈樞卷十二第八十一癰疽篇又自篇首至藏傷故死矣見甲乙經卷十一第九上篇又自黃帝曰願盡聞癰疽之形至此其候也黃帝曰善見甲乙經卷十一第九下篇又自黃帝問於岐伯曰有病癰腫致痛至可使全黃帝曰善見素問卷十三第四十腹中論篇又自黃帝問曰諸癰腫筋攣至末見素問卷五第十七脈要精微論篇甲乙同上

黃帝問於岐伯曰余聞腸胃受穀上焦出氣以溫分肉而養骨節通腠理 上焦出衛氣衛氣爲陽故在分肉能溫之也氣潤骨節骨節腦髓皆悉滋長故爲養也令腠理無癰故爲通 中焦出氣如露上注谿谷而滲孫脈孫絡津液和調變化而赤爲血血和則孫脈先滿滿乃注於絡脈皆盈乃注於經脈 出氣謂營氣也經絡及孫絡有內有外內在藏府外在筋骨肉間穀入於胃精液滲諸孫絡入於大絡大絡入經流注於外外之孫絡以受於寒溫四時之氣入絡行經以注於內令明水穀津液入於孫絡乃至於經也內外經絡行於藏府藏府氣和乃得生也 平按露甲乙作霧孫絡二字靈樞甲乙不重而赤甲乙作赤而先滿滿乃注於絡脈靈樞作先滿溢乃注於絡脈甲乙滿字不重絡脈下重絡脈二字注滲諸孫絡諸袁刻作於 陰陽已張因息乃行行有經紀周有道理與天合同不得休止 張□張也陰營氣也陽衛氣也神之動也故出入息動息之動也營衛氣行營衛氣行必有經紀營衛周行道理人與天道同運天運非常之道故不休也 平按甲乙已張作乃張乃行作而行 切而調之從虛去實寫則不足疾則氣減留則先後從實去虛補則有餘血氣已調形神乃持余已知血氣之平與不平未知癰疽之所從生成敗之時死生之期期有遠近何以度之可得聞乎 切專志也用心專至調虛實也寫者□順於虛專去虛實寫之甚者則不足也氣至因而疾寫則便氣盛氣至留而不寫則鍼與氣先後不相得也若順實唯去於虛補之甚者則有餘也是以切而調之者得之於心不可過虛實也故善調者補寫血氣使形與神相保守也持者保守也如此調養血氣平與不平言已知之然猶未通癰疽三種之論故請所聞 平按形神靈樞作形氣甲乙作神氣平與不平甲乙作至與不至

岐伯曰經脈留行不止與天同度與地合紀 此言天有度數地有經紀 故天宿失度日月薄蝕地經失紀水道流溢草蓂不成五穀不殖徑路不通民不往來巷聚邑居別離異處 蓂釆古切草名也亦節枯也此言天度地紀有失致損也 平按蓂靈樞作萓注云魚幾切詳玉篇萓本作宜鹿蔥也廣韻蓂古采切草死也與楊注節枯之意同較萓義爲長 血氣猶然請言其故夫血脈營衛同流不休上應星宿下應經數 此言人之血氣合於天地 平按甲乙星宿作天宿 寒氣客於經絡之中則血泣血泣則不通不通則衛氣歸之不得復反故癰腫寒氣化爲熱熱勝則腐肉肉腐則爲膿膿不寫則爛筋筋爛則傷骨骨傷則髓消不當骨空不得洩寫煎枯空虛則筋骨肌肉不相營經脈敗漏薰於五藏藏傷故死矣 此言血氣行失有損有病也 平按煎枯空虛靈樞作血枯空虛甲乙作則筋骨枯空靈樞營作榮甲乙作親經脈作經絡故死作則死 黃帝曰願盡聞癰疽之形與忌日名 凡有三問一問癰疽形狀二問癰疽死生忌日三問癰疽名字也 岐伯曰癰發於嗌中名曰猛疽猛疽不治化爲膿膿不寫塞咽半日死其化爲膿者寫已則含豕膏毋冷食三日而已 下答癰疽形狀及名并所發處合二十一種一十八種有名有狀有所發處三種但有所發之處無名與狀二十一種中七種無死生忌日餘十四種皆有忌日凡癰疽所生皆以寒氣客於經絡之中令血凝泣不通衛氣歸之寒極化爲熱氣□成癰疽腐肉爲癰爛筋壞骨爲疽輕者療之可生重者傷藏致死名猛疽等癰疽之名聖人見其所由立之名狀如左隨變爲形亦應不可勝數也近代醫人元不識本名之旨隨意立稱不可爲信嗌咽也寒氣客脈之處即發熱以爲癰疽無常處也 平按寫已已靈樞無兩已字甲乙作膿寫已靈樞甲乙含作合膏下無毋字注熱氣下原鈌一字袁刻作鬱積二字不合謹空一格 發於頸名曰夭疽其癰大以赤黑不急治則熱氣下入

泉腋前傷任脈內薰肝肺薰肝肺十餘日而死矣 項前曰頸 平按泉靈樞甲乙作淵說見前 陽氣大發消腦留項名曰腦鑠其色不樂項痛而刺以鍼煩心者死不治 腦後曰項 平按陽氣靈樞作陽留甲乙留項作溜項鑠靈樞甲乙作爍項痛而刺以鍼靈樞刺上有如字甲乙作腦項痛如刺以鍼靈樞治上有可字 發於肩及臑名曰疵癰其狀赤黑急治之此令人汗出至足不害五藏癰發四五日逆焫之 肩前臂上膕肉名臑 發於掖下赤堅名曰米疽治之砭石欲細而長數砭之塗以豕膏六日已勿裹之 砭甫廉反伍同以石刺病也欲細而長者傷形深也 平按靈樞甲乙堅下有者字治之下有以字數砭作疏砭注伍同二字衣刻脫 其癰堅而不潰者為馬刀俠嬰急治之 馬刀亦謂癰不膿潰者是也頸前曰嬰也 發於胸名曰井疽其狀如大豆三四日起不早治下入腹不治七日死 井疽起三四日不療下入腹寒熱不去十日死也 平按發於脇上靈樞甲乙有發於膺名曰甘疽色青其狀如穀實瓜蔞常苦寒熱急治之去其寒熱十歲死死後出膿一條 發於脇名曰敗疵敗疵者女子之病也灸之其病大癰膿治之其中乃有生肉大如赤小豆剉陵翹草根各一升水一斗六升煑之竭為三升即強飲厚衣坐釜上令汗出至足已 敗亦曰敗量謂此病生於女子故釜上蒸之出汗即已有本翹松各一升 平按甲乙其中上無治之二字蔆上無剉字有治之以三字各一升上有及赤松子根五字竭上有令字為三升作得三升靈樞作為取三升 發於股胻名曰脫疽其狀不甚變而癰膿搏骨不急治三十日死 髀內曰股股外曰髀膝上股下骨稱曰股胻也 平按靈樞甲乙胻作脛脫疽作股脛疽甲乙變下有色字搏骨作內薄於骨急治之 發於尻名曰兌疽其狀赤堅大急治之不治三十日死矣 尻脽也脽音誰 平按兌靈樞甲乙作銳三十日日本醫心方作四十日 發於股陰名

曰赤施不急治六日死在兩股之內不治六十日而死 陰下之股 平按甲乙施作弛靈樞六日作六十日六十日作十日甲乙同 發於膝名曰疵疽其狀大癰色不變寒熱而堅勿石石之死須其柔乃石之者生 勿石之者準例皆砭之此唯言石之或以冷石熨之所以堅而不石以其寒聚結聽柔乃石之 平按靈樞疵疽作疵癰而堅作如堅石甲乙須其柔作須其色異柔 諸癰疽之發於節而相應者不可治也 當節生癰膿入節間傷液故不可療也 平按甲乙無疽字 發於陽者百日死發於陰者四十日死也 丈夫陰器曰陽婦人陰器曰陰 平按四十日靈樞作三十日 發於脛名曰兔齧其狀赤至骨急治之不治害人也 脛謂膝下脛骨也 平按甲乙齧作嚙赤作如赤豆三字害人作殺人 發於踝名曰走緩其狀色不變數石其輸而止其寒熱不死 色不變者肉色不變也石其輸者以冷石熨其所由之輸也 平按靈樞甲乙踝上有內字靈樞狀下有癰也二字輸甲乙作俞 發於足上下名曰四淫其狀大癰不色變不治百日死 足上下者足趺上下也 平按靈樞甲乙無不色變三字 發於足傍名曰厲疽其狀不大初如小指發急治之去其黑者不消輒益不治百日死 傍謂足內外之側也 平按初如甲乙作初從之去作去之黑上有狀字不消作不可消 發於足指名曰脫疽其狀赤黑死不治不赤黑不死治之不衰急斬去之活不然則死矣 不則死者不斬去死也 平按靈樞不衰上無治之二字斬下無去字靈樞甲乙無活字不然甲乙作不去靈樞無然字 黃帝曰夫子言癰疽何以別之岐伯曰營衛稽留於經脈之中則血泣而不行不行則衛氣從之從之而不通壅遏而不得行故曰大熱不止熱勝則肉腐肉腐則為膿然不能陷於骨髓骨髓不為焦枯五藏不為

傷故命曰癰。營衛稽留經脉泣不行者寒氣客之血泣不行衛氣歸在泣血之中也　平按甲乙稽留作積留經脉作經絡靈樞從之二字不重甲乙作歸之故曰靈樞作故熱甲乙作故曰熱靈樞骨髓二字不重陷於骨髓甲乙作陷肌膚於骨髓命曰作名曰黃帝曰。何謂疽。岐伯曰。熱氣淳盛。下陷肌膚。筋髓骨枯。內連五藏。血氣竭。當其癰下。筋骨良肉皆無餘。故命曰疽。癰下者即前之癰甚肌膚肉筋骨髓斯之六種皆悉破壞命之曰疽也　平按淳甲乙作純骨枯作骨肉靈樞無骨字竭下甲乙有絶字疽者上之皮夭以堅。上如牛領之皮。癰者其皮上薄以澤。此其候也。黃帝曰。善。此言其癰疽之候異　平按甲乙上之作其上天下有疢字上如作狀如黃帝問於岐伯曰。有病癰腫頸痛胸滿腹脹。此為何病。何以得之。因於癰腫有此三病未知所由故請之也　平按靈樞癰作膺甲乙頸作脛岐伯曰。名厥逆。因癰腫熱聚氣失逆上上盛故頸痛下虛故胸滿腹脹也　平按甲乙作病名曰厥逆注失字袁刻脫曰。治之奈何。曰。灸之則瘖。石之則狂。須其氣并。乃可治也。曰。何以然。曰。陽氣重上。有餘於上。灸之則陽氣入陰。入則瘖。石之則陽氣虛。虛則狂。須其氣并而治之。可使全。黃帝曰。善。灸之瘖者陽氣上實陰氣下虛灸之火壯陽盛溢入陰故瘖以冷石熨之則陰氣獨盛陽氣獨虛以陽氣獨虛發於狂可任自和然後療之使之全也　平按則瘖素問作入則瘖甲乙同使全甲乙作使愈黃帝問曰。諸癰腫筋攣骨痛。此皆安生。因於癰腫有此二病故請所生　平按生甲乙作在袁刻作主岐伯曰。此寒氣之腫也。八風之變也。曰。治之奈何。曰。此四時之病也。以其勝治其輸。筋骨是陰加以寒氣故為寒腫也此乃四時八正虛風變所為也引其所勝剋之則愈也　平按治其輸素問作治之愈也甲乙輸作俞

蟲癰平按此篇自篇首至末見靈樞卷十第六十八上膈篇又見甲乙經卷十一第八

黃帝問於岐伯曰。氣為上鬲。上鬲者。食飲入而還出。余已知之矣。蟲為下鬲。下鬲者。食晬時乃出。余未得其意。願卒聞之。晬子內反鬲癰也氣之在於上管癰而不通食入還即吐出蟲之在於下管食晬時而出蟲去下虛聚為癰故須問也　平按靈樞鬲作膈上鬲二字不重甲乙入上無飲字岐伯曰。喜怒不適。食飲不節。寒溫不時。則寒汁流於腸中。流於腸中則蟲寒。蟲寒則積聚。守於下管。守於下管則下管充郭。衛氣不營。邪氣居之。人食則蟲上。癰蟲上食則下管虛。虛則邪氣勝之。積聚以留。留則食成癰。癰成則下管約。其癰在管內者。則沈而痛深。其癰在外者。則癰外而痛浮。癰上皮熱。蟲癰之病所由有三一因喜怒傷神不得和適二因縱慾飲食不節三因隨情寒溫不以時受此三因中隨有一種乖和則寒邪汁下流於腸中令腸內蟲寒聚滿下管致使衛氣不得有營邪氣居之又因於食蟲亦上食下管遂虛邪氣積以成癰其癰若在管內其痛則深若管外其痛則浮當癰皮熱以為候也　平按甲乙則寒汁流於腸中流作留流於腸中即蟲寒作留則蟲寒管作脘則下管充郭衛氣不營作守下脘則胃腸充郭胃氣不營靈樞則下管充郭作則腸胃充郭虛則邪氣勝之作下管虛則邪氣勝之甲乙勝下無之字有勝則二字靈樞則沈二字作即黃帝曰。刺之奈何。岐伯曰。微按其癰。視氣所行。以手輕按癰上以候其氣取知癰氣所行有三一欲知其癰氣之盛衰二欲知其癰之淺深三欲知其刺處之要故按以視也　平按甲乙無微字先淺刺其傍。稍內益深。遂而刺之。毋過三行。候其癰傍氣之來處先漸淺刺後以益深者欲道氣令行也還復也如此更復刺不得過於三行也　平按遂靈樞甲乙作還據本注亦應作還當係傳寫之誤察其沈浮。以為深淺。沈浮淺深也察癰之淺深以行鍼也　平按甲乙作淺深已刺必熨。令熱入中。日使熱內。邪氣益衰。大癰乃潰。寒汁邪氣聚以為癰故癰塞也令刺已熨之令熱入中者以寒溫使其日有內熱寒去癰潰也以參伍禁。以除其內。亦可含於豕膏無令食三日其病已矣參伍揣量也　平按甲乙作互以參禁靈樞作伍以參禁恬惔無為。乃能行氣。夫情所有住則氣有所并氣有所并則不能營衛故忘情恬惔無為則氣將自營也　平按靈

樞甲乙惔作澹袁刻作淡後以酸苦化穀乃下。酸為少陽苦為太陽此二味為溫故食之化穀也　平按靈樞酸作鹹甲乙作後服酸苦化穀乃下焉矣

寒熱瘰癧

平按此篇自篇首至末見靈樞卷十第七十寒熱篇又見甲乙經卷八第一上篇

黄帝問於岐伯曰。寒熱瘰癧在於頸掖者。皆何氣使生。岐伯曰。此皆鼠瘻寒熱之毒氣也。堤留於脈而不去也。風成為寒熱寒熱之變亦不勝數乃至甚者為癰病也今行脈中壅遏遂為瘰癧鼠瘻也堤壅障　平按掖靈樞甲乙作腋堤留於脈甲乙作稽於脈注云靈樞稽作隄今本靈樞仍作留無隄字黄帝曰。去之奈何。岐伯曰。鼠瘻之本。皆在於藏。其末上於頸掖之間。其浮於脈中而未内著於肌肉。而外為膿血者。易去也。寒熱之氣在肺等藏中循脈而上發於頸掖不生於項在脈中未在肌肉言其淺也為膿血者外洩氣多故易去也　平按甲乙上於作上出脈中作胸中而未内著作未著二字靈樞上於作上出於三字注易去袁刻誤作是去黄帝曰。去之奈何。岐伯曰。請從其本引其末。可使衰去而絶其寒熱。審按其道以予之。徐來徐往以去之。本謂藏也末謂瘻處也道謂藏府脈行所發穴路也徐往來者動鍼法也　平按奈何下袁刻脱岐伯曰三字其小如麥者。一刺知。三刺而已。療之得愈分劑也黄帝曰。決其死生奈何。岐伯答曰。反其目視之。其中有赤脈。從上下貫瞳子。見一脈。一歲死。見一脈半。一歲半死。見二脈。二歲死。見二脈半。二歲半死。見三脈。三歲而死。見赤脈而不下貫瞳子。可治。以下言死生候也寒熱已成成在太陽太陽為目上綱其脈下見令太陽經溢入絡中甚者并入絡中下貫瞳子瞳子是骨之精為寒熱傷甚故一脈獨貫一歲死也若為二三氣散不獨故二三歲死也雖有赤脈不貫瞳子可得療者以未傷骨精故也

炙寒熱法

平按此篇自篇首至末見素問卷十六第六十骨空論篇又見甲乙卷八第一上篇

炙寒熱之法。先取項大椎。以年為壯數。大椎穴三陽督脈之會故炙寒熱氣取明堂大椎有療傷寒病不療寒熱　平按先取素問作先炙次炙橛骨。以年為壯數。視背輸陷者炙之。此脈中血寒而少故取背輸陷也橛骨脊骶骨也有本橛與骨通為一字巨月反　平按橛骨素問甲乙作撅骨注此脈袁刻誤作此血與臂肩上陷者炙之。臂肩亦取脈陷療寒熱之輸肩貞等穴也　平按素問甲乙與作舉兩季脅之間炙之。季脅本俠脊京門穴也外踝之上。絶骨之端炙之。陽輔等穴足小指次指間炙之。臨泣等穴也　平按小指袁刻作少指腨下陷脈炙之。承山等穴　平按腨下甲乙作腨上外踝之後炙之。崑崙等穴也缺盆骨上切之堅痛如筋者炙之。平按甲乙堅痛作堅動膺中陷骨間炙之。髃骭骨下炙之。平按髃骭骨素問甲乙作掌束骨齊下關元三寸炙之。毛際動脈炙之。膝下三寸分間炙之。平按膝下甲乙作臏下三寸作二寸足陽明炙之。跗上動脈炙之。平按足陽明下素問無炙之二字新校正云按甲乙經全元起本足陽明下有炙之二字并跗上動脈是二穴據此則全本與本書相同但今本甲乙仍無炙之二字巔上動脈炙之。平按素問甲乙動脈作一字犬所齧之處炙之三壯。即以犬傷痛壯數炙也。凡當炙二十七處。骭音干髃骭穴也衝陽等穴也題云炙寒熱法此總數之二十七處中有依其輸穴亦取氣指而炙之不可為定可量取也　平按齧素問作嚙甲乙同無三壯二字痛壯數炙也素問作病法炙之甲乙作病法三炷炙之二十七處素問甲乙均作二十九處傷食炙之。不已者。必視其經之過於陽者。數刺之輸。血藥之也。傷食為病炙之不得愈者可刺之刺法可刺大經所過之絡出血及飲藥調之陽絡脈也　平按素問炙下有之字之輸作其俞血藥作而藥。

黄帝内經太素卷第二十六 寒熱

黄陂蕭貞昌校字

黄帝内經太素卷第二十七 邪論

通直郎守太子文學臣楊上善奉　敕撰注

黄陂蕭延平北承甫校正

七邪

十二邪

邪客

邪中

邪傳

七邪

平按此篇自篇首至末見靈樞卷十二第八十大惑篇又自篇首至甚者爲惑見甲乙經卷十二第四又自人之喜忘者至故不嗜食也見甲乙卷十二第一自病而不得卧出者至末見甲乙卷十二第三惟編次小異

黄帝問於岐伯曰余嘗登於清泠之臺中階而顧匍匐而前則惑余私異之竊内怪之狂瞑獨視安心定氣久而不解獨轉獨眩被髮長跪俛而視之後久之不已卒然自止何氣使然小怪曰異大異曰怪之瞑目合也俛而視之下直視也何氣使然問其生惑所由也轉有爲傳眩有爲胘量誤也泠有本爲零也　平按靈樞嘗登作嘗上狂瞑作獨瞑獨轉作獨傳自止作自上甲乙清泠之臺作青霄之臺中階作中陛而顧作而惑無匍匐至怪之十四字獨瞑獨視作獨冥視之被髮上無獨轉獨眩四字後久之不已作久不已三字岐伯曰五藏六府之精氣皆上注於目而爲之精五藏六府精液及藏府之氣清者上昇注目以爲目之精也　平按甲乙無皆字精之果者爲眼精之果別稱爲眼果音顆　平按靈樞果作窠無者字甲乙果作裹骨之精爲瞳子腎精主骨骨之精氣爲目之瞳子筋之精爲黑眼肝精主筋筋氣以爲精之黑眼也血之精爲絡心精主血血氣以爲眼精赤絡其果氣之精爲白眼肺精主氣氣之精爲白眼　平按靈樞果作窠甲乙其果作其絡白眼作白睛肌肉之精則爲約束裹擷脾精主肉肉氣之精以爲眼之東約裹擷擷胡結反　平按甲乙擷作契筋骨血氣之精而與脈并爲系四氣之精并脈合爲目系其系上屬於腦後出項中上屬於腦後出於項中故邪中於項因逢其身虚其入深則隨眼系以入於腦則腦轉腦轉則引目系目系急則目眩以轉矣後曰項前曰頸以目系入腦故邪循目系腦轉目眩也　平按甲乙項作頭因作目靈樞入於腦下重入於腦三字甲乙重入字目系目系急急靈樞甲乙作目系急目系急邪中其精所中不相比也則精散精散則視歧故見兩物五精合而爲眼邪中其精則五精不得比和別有所見故視歧見於兩物如第二問等也　平按邪中其精靈樞作邪其精其精五字甲乙作邪中之精則其精衰刻精誤作經注亦誤目者五藏六府之精也營衛魂魄之所常營也神氣之所生也故神勞則魂魄散志意亂目之有也凡因三物一爲五藏六府精之所成二爲營衛魂魄血氣所營三爲神明氣之所生是則以神爲本故神勞者魂魄意志五神俱亂也是故瞳子黑眼法於陰白眼赤脈法於陽故陰陽合傳而精明也是以骨精瞳子筋精黑眼此二是肝腎之精故法於陰也果氣白眼及血之赤脈此二是心肺兩精故法於陽也肺雖少陰猶在陽中故爲陽也此之陰陽四精和合通傳於氣故曰精明也　平按甲乙白眼作白睛合傳作合揣注云靈樞作傳目者心之使也心者神之舍也故神分精亂而不傳卒然見非常之處精神魂魄散不相得故曰惑心藏者心内形也心者神之用神者心之主也故神勞分散則五精亂不相傳卒見非常兩物者也以其精神亂爲惑也　平按傳靈樞作轉甲乙作揣注云一作轉黄帝曰余疑其然余每之東苑未嘗不惑去之則復余惟獨爲東苑勞神乎何其異也清泠之臺在東苑故每往登臺則惑去臺則復於常豈不爲彼東苑勞神遂至有惑是所可怪也岐伯曰不然也心有所喜神有所惡卒然相感則精氣

亂視誤故惑。神移乃復。夫心者神用謂之情也情之所喜謂之欲也故情之起欲是神之所惡神之所好心之所惡是以養神須去情欲欲去神安長生久視任心所作則情欲百端情欲既甚則傷神害命斯二不可並行並行相感則情亂致惑若得神移反本則惑解神復　平按卒然相感靈樞甲乙感作惑注并行相感袁刻感誤作惑是故閒者爲迷。甚者爲惑。

黄帝曰善。閒輕也甚重也此爲第一惑邪黄帝曰。人之喜忘者。何氣使然。岐伯曰。上氣不足。下氣有餘。腸胃實而心肺虛。虛則營衛留於下。久不以時上。故喜忘矣。心肺虛上氣不足也腸胃實下氣有餘也營衛行留於腸胃不上心肺虛故喜忘復有上時又得不忘也此爲第二喜忘邪也　平按喜忘靈樞甲乙作善忘靈樞久下有之字黄帝曰。人之喜飢而不嗜食者。何氣使然。岐伯曰。精氣并於脾。熱氣留於胃。胃熱則消穀。穀消故喜飢。胃氣逆上。故胃管寒。胃管寒故不嗜食也。精氣陰氣也胃之陰氣並在脾內則胃中獨熱故消食喜飢胃氣獨熱逆上爲難所以胃咽中冷故不能食也此爲第三不嗜食邪　平按靈樞甲乙喜飢作善飢胃管作胃脘黄帝曰。病而不得卧出者。何氣使然。岐伯曰。衛氣不得入於陰。常留於陽。留於陽則陽氣滿。陽氣滿則陽蹻盛。不得入於陰。陰氣虛。故目不得瞑矣。衛氣晝行陽脈二十五周夜行五藏二十五周晝夜周身五十周若衛行陽脈不入藏陰則陽脈盛則陽蹻盛而不和陰蹻虛也二蹻並至於目故陽盛目不得瞑所以不卧此爲第四不得卧邪瞑音眠　平按靈樞卧下無出字疑衍甲乙瞑作眠黄帝曰。病而目不得視者。何氣使然。岐伯曰。衛氣留於陰。不得行於陽。留於陰則陰氣盛。盛則陰蹻滿。不得入於陽。陽氣虛。故目閉焉。衛氣留於五藏則陰蹻盛不和惟陰無陽所以目閉不得視也以陽主開陰主閉也此爲第五不得視邪也　平按病而目靈樞作病目而甲乙作目閉二字留作行行作入注云九卷行作留入作行黄帝曰。人之多卧者。何氣使然。岐伯曰。此人腸胃大而皮膚濇。而分肉不解焉。腸胃大則衛氣留久。皮膚濇則分肉不解。其行遲。夫衛氣者。晝日常行於陽。夜行於陰。故陽氣盡則卧。陰氣盡則寤。故腸胃大則衛氣行留久。皮膚濇。分肉不解。則行遲。留於陰也久。其氣不精。則欲瞑。故多卧。腸胃小。皮膚滑以緩。分肉解利。衛氣之留於陽也久。故少卧焉。其人腸胃能大皮膚能濇大則衛氣停留濇則衛氣行遲留而行濇其氣不精故多卧少寤反之少卧此爲第六多卧邪也　平按濇靈樞作澀甲乙作澁不精靈樞作不清注多卧邪袁刻邪作者黄帝曰。其非常經也。卒然多卧者。何氣使然。岐伯曰。邪氣留於上焦。上焦閉而不通。已食若飲湯。衛反留於陰而不行。故卒然多卧。邪氣留於上焦上焦之氣不行或因飲食衛氣留於心肺故悶而多卧此爲第七邪也　平按衛反留靈樞作衛氣留久甲乙作衛氣久留黄帝曰善。治此諸邪。奈何。岐伯曰。先其府藏。誅其小過。後調其氣。盛者寫之。虛者補之。必先明知其形氣之苦樂。定乃取之。療此七邪之法先取五藏六府諸募等藏府之上諸穴除其微過然後調其藏府五輸六輸而補寫之補寫之前必須明知形氣虛實苦樂之志然後取之　平按先其府藏靈樞作先其藏府甲乙作先視其府藏形氣靈樞作形志

十二邪　平按此篇自篇首至末見靈樞卷五第二十八口問篇又自黄帝曰人之欠者何氣使然至末見甲乙經卷十二第一惟編次小異

黄帝閒居。避左右而問岐伯曰。余以聞九鍼之經論。陰陽逆順六經已畢。願得口問。岐伯避席再拜對曰。善乎哉問也。此先師之所口傳也。閒居晏也避去也六經陰陽各有三陰三陽之脈也口傳者文傳得麤口傳得妙謂口決其理也　平按靈樞避左右作辟左右以聞作已聞再拜下無對字黄帝曰。願聞口傳。

岐伯曰夫百病之始生也皆生於風雨寒暑陰陽喜
怒食飲居處大驚卒恐風雨寒暑居處外邪也陰陽喜怒飲食驚恐内邪也　平按顧閭袁刻作顧問食飲
靈樞作飲食血氣分離此内外邪生病所由凡有五別一令血之與氣不相合也陰陽破散二令藏府陰陽分散
也經絡決絶脈道不通三令經脈及諸絡脈不相通也　平按靈樞決作厥陰陽相逆
衛氣稽留四令陰陽之氣乖和衛氣不行經脈空虛血氣不次乃失其常
五令諸經諸絡虛竭營血衛氣行無次第　平按靈樞空虛作虛空論不在經者請道其方如上所説論在
經者余已知之有所生病不在經者請言其法也黄帝曰人之欠者何氣使然岐伯
曰衛氣晝日行於陽夜則行於陰陰者主夜夜者主
卧陽者主上陰者主下故陰氣積於下陽氣未盡陽
引而上陰引而下陰陽相引故數欠陽氣盡而陰氣
盛則目瞑陰氣盡而陽氣盛則寤矣陽氣主晝在上陰氣主夜在下陰氣盡陽氣盛
則寤陽氣盡陰氣盛則瞑今陽氣未盡故引陰而上陰氣已起則引陽而下陰陽相引上下故數欠也　平按甲乙晝下無日字夜則行於陰無則字靈樞夜
下有半字又甲乙陽引作陽氣陰引作陰行則寤下有腎主欠三字寫足少陰補足太陽寫於腎脈足少陰實補於
膀胱脈足太陽虛令陰陽氣和故欠愈也有本作足太陰黄帝曰人之噦者何氣使然岐
伯曰穀入於胃胃氣上注於肺今有故寒氣與新穀
氣俱還入於胃新故相亂真邪相攻并相逆復於胃
故爲噦穀入胃已清氣上注於肺濁氣下留於胃有故寒氣與新穀氣俱入於胃新故真邪在於胃中相攻相逆復從胃出故爲之噦　平
按並相逆靈樞並上有氣字甲乙無並字復於胃靈樞甲乙復下有出字補手太陰寫足少陰宜補肺脈手太陰寫
腎脈足少陰以足少陰主寒故須寫之手太陰主氣故先補之　平按甲乙補上有肺主噦三字足少陰作足太陰下有亦可以草刺其鼻嚏而已無息而疾
引之立已大驚之亦可已二十四字黄帝曰人之唏者何氣使然岐伯曰此

陰氣盛而陽氣虛陰氣疾而陽氣徐陰氣盛陽氣絶
故爲唏唏火几反笑也陰氣盛而行疾陽氣虛而行徐是以陽氣絶爲唏也補足太陽寫足少陰
以府膀胱太陽氣絶故須補之腎藏少陰氣盛故須寫之黄帝曰人之振寒者何氣使然岐
伯曰寒氣客於皮膚陰氣盛陽氣虛故振寒寒慄補
諸陽以陽虛陰盛陽虛故皮膚虛陰盛故寒客皮膚故振寒寒慄宜補三陽之脈黄帝曰人之噫者何
氣使然岐伯曰寒氣客於胃厥逆從下上散復出於
胃故爲噫寒氣先客於胃厥而逆上消散復從胃中出故爲噫補足太陰陽明一曰補
眉本脾胃府藏皆虛故補斯二脈眉本是眉端攢竹穴足太陽脈氣所發也黄帝曰人之嚏者何
氣使然岐伯曰陽氣和利滿於心出於鼻故爲嚏陽之
和氣利滿於心中上衝出於鼻故爲嚏也補足太陽滎眉本一曰眉上陽虛而利故補陽脈太陽
起鼻上兩箱發於攢竹太陽滎在通谷足指外側本節前陷中黄帝曰人之嚲者何氣使然岐
伯曰胃不實則諸脈虛諸脈虛則筋肉懈惰筋肉懈
惰行陰用力氣不能復故爲嚲胃氣不實穀氣少也穀氣既少脈及筋肉並虛懈惰因此行陰
行陰入房也此又入房用力氣不得復四支緩縱故名爲嚲嚲丁可反牽引也謂身體懈惰牽引不收也　平按嚲靈樞作嚲音妥下垂也甲乙作嚲乃嚲字
之訛袁刻諸脈虛下脱諸脈虛三字注穀氣少誤作穀少氣補分肉間筋脈皆虛故取病所在分肉間補之黄帝曰
人之哀而涕泣出者何氣使然涕泣多目無所見何氣使然也岐伯曰心
者五藏六府之主也涕泣出之所以有三心者神用藏府之主一也目者宗脈之所
聚上液之道也手足六陽及手少陰足厥陰等諸脈湊目故曰宗脈所聚大小便爲下液之道涕泣以爲上液之道二也　平
按注以爲上液之道袁刻脱以字口鼻者氣之門户也目者惟是液之道也口鼻二竅氣液之道三也故
悲哀愁憂則心動心動則五藏六府皆摇摇則宗脈

盛。宗脈盛則液道開。液道開故涕泣出焉。有物相盛遂即心動以其心動即心藏及餘四藏並六府亦皆摇動藏府既動藏府之脈皆動藏府宗脈摇動則目鼻液道並開以液道開故涕泣出也　平按宗脈盛靈樞甲乙盛作感又注有物相盛盛疑係感字傳寫之誤液者。所以灌精而濡空竅者也。故上液之道開泣出不止。則液竭。液竭則精不灌。精不灌則目無所見矣。故命曰奪精。五穀液以灌目五穀之精潤於七竅今但從目鼻而出不止則竭也諸精不得其液則目眼無精故目無所見以奪精也　平按泣出不止靈樞甲乙作則泣泣不止補天柱經俠項。天柱經足太陽也天柱俠項後髮際大筋外廉陷中足太陽脈氣所發故補之　平按項靈樞甲乙作頸甲乙頸下有俠頸者頭中分也七字本書在後黃帝曰。人之太息者。何氣使然。岐伯曰。憂思則心系急。心系急則氣道約。氣道約則不利。故太息以申出。憂思勞神故心系急心系連肺其脈上迫肺系肺系爲喉通氣之道既其被迫故氣道約不得通也故太息取氣以申出之　平按申靈樞甲乙作伸補手少陰心主足少陽留之。手少陰手心主二經皆是心經足少陽膽經以心系急引於肝膽故二陰一陽並須留鍼以緩黃帝曰。人之涎下者。何氣使然。岐伯曰。飲食者皆入於胃。胃中有熱。熱則蟲動。蟲動則胃緩。胃緩則廉泉開。故涎下。蟲者穀蟲在於胃中也廉泉舌下孔通涎道也人神守則其道不開若爲好味所感神者失守則其孔開涎出也亦因胃熱蟲動故廉泉開涎因出也　平按涎甲乙作漾補足少陰。腎足少陰脈上俠舌本主於津涎今虛故涎下是也黃帝曰。人之耳中鳴者。何氣使然。岐伯曰。耳者宗脈之所聚也。故胃中空則宗脈虛。虛則下。溜脈有所竭者。故耳鳴。人耳有手足少陽太陽及手陽明等五絡脈皆入耳中故曰宗脈所聚也溜脈入耳之脈溜行之者也有竭不通虛故耳鳴也補客主人。手大指爪甲上與肉交者。手陽明入耳過客主人也手大指爪甲上手太陰脈是手陽明之裏此陰陽皆虛所以耳鳴故並補之　平按甲乙無爪字黃帝曰。人之自齧舌者。何氣使然。岐伯曰。此厥逆走上。脈氣輩至也。輩類也厥逆之氣上走於頭故上頭類脈所至之處即自齧舌也　平按甲乙齧作嚙輩作皆少陰氣至則齧舌。少陽氣至則齧頰。陽明氣至則齧脣矣。視主病者。則補之。腎足少陰脈厥逆至於舌下則便齧舌手足少陽脈厥逆行至於頰即便齧頰手足陽明厥逆行至於脣即便齧脣此輩諸脈以虛厥逆故視其所病之脈補也凡此十二邪者。皆奇邪之走空竅者也。故邪之所在。皆爲之不足。此十二邪皆令人虛故曰奇邪空竅謂是輸竅者也此之邪氣所至之處損於正氣故令人不足爲病也　平按甲乙十二作十四故上氣不足。腦爲之不滿。耳爲之善鳴。頭爲之傾。目爲之瞑。頭爲上也邪氣至頭耳鳴頭不能正目暗者也　平按靈樞善鳴作苦鳴傾上有苦字瞑作眩中氣不足。溲便爲之變。腸爲之喜鳴。腸及膀胱爲中也邪至於中則大小便色皆變於常及腸鳴也　平按喜靈樞作苦甲乙作善袁刻亦作善下氣不足。則爲痿厥足悗。補足外踝下留之。邪氣至足則足痿厥揮緩其足又悗可補之外踝之下一本刺足大指間上二寸留之　平按靈樞爲上有乃字足悗作心悗甲乙作心悶急下有刺足大指上二寸留之本書在後黃帝曰。治之奈何。岐伯曰。腎主爲欠。取足少陰。肺主爲噦。取手太陰足少陰。唏者陰與陽絶。故補足太陽。寫足少陰。振寒補諸陽。噫補足太陰陽明。嚏補足太陽眉本。揮因其所在補分肉間。泣出補天柱經俠項。俠項者。頭中分也。平按靈樞項作頸太息補手少陰心主足少陽留之。涎下補足少陰。耳鳴補客主人手大指爪甲上與肉交者。自齧頰。平按靈樞頰作舌視主病者則補之。目瞑項強。足外踝下留之。痿厥足悗。刺足大指間上二寸留之。一曰足外踝下留之。以下委言療方與陽者陰盛不絶不可寫不得言與可爲盛也頭中

分者取宗脈所行頭中之分挕瘻厥同爲一病名字有異此文信之也　平按目瞑項强靈樞作目眩頭傾足上有補字足悶作心悗

邪客　平按此篇自篇首至末見素問卷十一第三十九舉痛論篇又自五藏六府固盡有部至青黑爲痛見甲乙經卷一第十五

黄帝問岐伯曰。余聞善言天者必有驗於人。人之善言天者是人必法天以言人故有驗於人也善言古者必有合於今。以今尋古爲今法故必合於今善言人者。必厭於己。善言知人必先足於己乃得知人不足於己而欲知人未之有也　平按素問厭上有有字如此則道不惑而要數極所謂明矣。如此人有三善之行於道不惑所以然者得其要理之極明達故也數理也今余問於夫子。令可驗於己。令之可言而知也。視而可見捫而可得。令驗於己如發蒙解惑可得聞乎。先自行之即可驗於己也然後問其病之所由故爲言而知之也察色而知故爲視而知之也診脈而知故爲捫而可得斯爲知者先驗於身故能爲人發蒙於耳目解惑於心府於此之道可以聞不　平按素問令可驗於己令之可言而知也十二字作令言而可知五字如發蒙作而發蒙岐伯再拜曰。帝何道之問。黄帝曰。願聞人之五藏卒痛。何氣使然。岐伯曰。經脈流行不止。環周不休。寒氣平按氣有本作風入焉。經血稽遲泣而不行。客於脈外則血少。客於脈中則氣不通。故卒痛矣。平按素問入焉經血稽留作入經而稽留故卒痛矣作故卒然而痛黄帝曰。其痛也或卒然而止者。或常痛甚不休者。或痛甚不可按者。或按之而痛止者。或按之而無益者。或喘動應手者。或心與背相應而痛者。平按素問相應作相引或心脇肋與少腹相引而痛者。平按素問脇上無心字或腹痛引陰股者。或痛宿昔成積者。或卒然痛死不知人。有間復生者。平按素問有間作有少間或腹痛而悗悗歐者。或腹痛而復洩者。或痛而閉不通者。股外爲髀髀内爲股陰下之股爲陰股也悗音悶也　平按素問或腹痛而悗悗歐者作或痛而嘔者注陰股袁刻誤作陰病凡此諸痛。各不同形。別之奈何。凡此十四別病十二寒客内爲病一種熱氣客内爲閉皆爲痛病不知所由故須問之　平按諸痛袁刻作諸病岐伯對曰。寒氣客於腸外則腸寒。寒則縮卷。卷則腸絀急。絀急則外引小絡。故卒然痛。得炅則痛立已矣。因重中於寒。則痛久矣。絀褚律反縫也謂腸寒卷縮如縫連也腸絀屬腸經之小絡散絡於腸故腸寒絀急引絡而痛得熱則立已炅熱也　平按素問腸均作脈卷作蜷立已作立止寒氣客經絡之中。與炅氣相薄則脈滿。滿則痛而不可按也。寒氣稽留。炅氣從上。則脈充大而血氣亂。故痛不可按也。痛不可按之兩義解之一寒熱薄於脈中滿痛不可得按二寒下留熱氣上行令脈血氣相亂故不可按也　平按素問故痛作故痛甚寒氣客於腸胃之間。募原之下。而不得散。小絡急引故痛。按之則氣散。故痛止矣。腸胃皆有募有原募原之下皆有孫絡寒客腸胃募原之下孫絡引急而痛故按之散而痛止　平按素問而不得散作血不得散故痛止作故按之痛止寒氣客於俠脊之脈。則深按之不能及。故按之无益。俠脊脈督脈俠脊故曰俠脊脈也督脈俠於脊裏而上行深故按之不及所以按之無益者也寒氣客於衝脈。衝脈起於關元。隨腹直上。則脈不通。不通則氣因之。故喘動應手矣。關元在齊下小腹下當於胞故前言衝脈起於胞中直上邪氣客之故喘動應手有本无起於關元下十字也　平按素問直上下有寒氣客三字寒氣客於背輸之脈則脈泣。泣則血虛。虛則痛。其輸注於心。故相引而痛。按之則熱氣至。熱氣至則痛止矣。背輸之脈足太陽脈也太陽心輸之絡注於心中故寒客太陽引心而痛按之不移其手則手熱故痛止　平按素問則脈泣作則血脈澀注於心袁刻誤作主於心注寒客太陽袁刻誤作寒客大腸寒氣客於厥陰。厥陰之脈者。絡陰器繫於肝。寒氣客於脈中，則血泣脈急，引脇與少腹矣。厥陰肝脈屬肝，絡膽，布脇肋，故寒客血泣脈急，引脇與少腹痛也。平按：素問客於厥陰下有之脈二字，引脇與少腹作故脅肋與少腹相引痛。厥氣客於陰股，寒氣上及少腹，血泣在下，相引，故痛。厥氣客在陰股，陰股之血凝泣，故其氣上引少腹而痛也。平按：素問故痛作故腹痛引陰股。寒氣客於五藏，厥逆上泄，陰氣竭，陽氣未入，故卒然痛死不知人，氣復反則生矣。寒氣入五藏中，厥逆上吐，遂令陰氣竭絕，陽氣未入之間，卒痛不知人，陽氣入藏，還生也。寒氣客於腸募關元之間，絡血之中，血泣不得注於大經，血氣稽留不得行，故卒然成積矣。腸謂大腸小腸也。大腸募在天樞，齊左右各二寸，原在手大指之間；小腸募在齊下三寸關元，原在手外側腕骨之前完骨。寒氣客此募原之下血絡之中，凝泣不行，久留以成積也。平按：素問腸募關元作小腸膜原，卒然作宿昔，此節在寒氣客於五藏上。寒氣客於腸胃，厥逆上出，故痛而歐矣。寒客腸胃，其氣逆上，故痛歐吐也。寒氣客於小腸，小腸不得成聚，故後泄腹痛矣。寒客小腸，腸不得成於積聚，故後利腹痛也。熱氣留於小腸，小腸中癉熱焦竭，則故堅乾不得出矣。熱氣留止小腸之中，則小腸中熱，糟粕焦竭乾堅，故大便閉不通矣。平按：素問小腸中癉熱作腸中痛癉熱，堅上無故字，不得出下有故痛而閉不通六字，注留止袁刻作留於。黃帝曰：所謂言而可知者也，視而可見，奈何？岐伯曰：五藏六府固盡有部，視其五色，黃赤為熱，白為寒，青黑為痛，此所謂視可見者也。五藏六府各有色部，其部之中色見，視之即知藏府之病，此則視而可見者也。平按：甲乙青黑為痛在黃赤為熱上。黃帝曰：聞而可得奈何？岐伯曰：視其主病之脈，堅而血，皮及陷下者，可聞而得也。視脈及皮之狀，問其所由，故為聞而得也。平按：素問聞作捫，據上文捫而可得，應作捫。血下無皮字。黃帝曰：善。

邪中 平按：此篇自篇首至末，見靈樞卷一第四邪氣藏府病形篇，又見甲乙經卷四第二上篇。

黃帝問岐伯曰：邪氣之中人也奈何？岐伯曰：邪氣之中人也高。黃帝曰：高下有度乎？岐伯曰：身半已上者，邪中之也；身半以下者，溼中之也。高者，上也。身半以上，風雨之邪所中，故曰中於高也。風為百病之長，故偏得邪名也。身半以下，清溼之邪，溼最沈重，故襲下。偏言也。平按：靈樞也高作高也，甲乙以下作已下。故曰：邪之中人也，無有恒常，中於陰則留於府，中於陽則留於經。邪中於臂胻之陰，獨傷陰經，流入中藏，藏實不受邪，客故轉至留於六府者也；中於頭面之陽，循三陽經下，留陽經，故曰无常也。平按：靈樞無恒字，留作溜，甲乙經經作藏。黃帝曰：陰之與陽也，異名同類，上下相會，陰陽異名同為氣類，三陽為表居上，三陰為裏在下，表裏氣通，故曰相會。經絡之相貫，如環无端。三陰之經絡脈別走入於三陽，三陽之經絡脈別走入於三陰，陰陽之氣旋迴周而復始，故曰无端。邪之中人也，或中於陰，或中於陽，上下左右，无有恒常，其故何也？經絡相貫周環，自是常理，邪之中人循行，亦可與經絡同行，然中於陰陽上下左右生病異者，其故何也。岐伯答曰：諸陽之會，皆在於面。人之方乘虛時，及新用力，若熱飲食汗出，腠理開而中於邪。手足三陽之會皆在於面，人之受邪所由有三：一為乘年虛時，二為新用力有勞，三為熱飲熱食汗出腠理開，有此三虛，故邪中人。平按：靈樞人之二字作中人也三字，若下無熱字。中面則下陽明，中項則下太陽，中於頰則下少陽，其中於膺背兩脇，亦中其經。邪之總中於面，則著手足陽明之經，循之而下；若中頭後項者，則著手足太陽之經，循之而下；若別中於兩頰，則著手足少陽之經，循之而下；若中胸背及兩脇三處，亦著三陽之經，循經而下也。黃帝曰：其中於陰奈何？岐伯答曰：中於陰者，常從臂胻始。夫臂與胻，其陰皮薄，其肉淖澤，故俱受於風，獨傷其陰。以下言邪中於陰經也。四支手臂及腳胻，當陰經上皮薄，其肉淖澤，故四處俱受風邪，所以獨傷陰

經下經言風雨傷上清溼傷下者舉多爲言其實腑腑亦受風邪也　平按注濁澤依經文應作淖澤　黄帝曰。此故傷
其藏乎。岐伯曰。身之中於風也。不必動藏。故邪入於
陰經。其藏氣實。邪氣入而不能客。故還之於府。是故
陽中則溜於經。陰中則溜於府。邪之傷於陰經傳之至藏以藏氣不客外邪故還流於六府之
中也故陽之邪中於面流於三陽之經陰之邪中臂胻溜於六府也　平按甲乙客作容溜作留府作腑　黄帝曰。邪之中
藏者奈何。前言外邪不中五藏次言邪從內起中於五藏故問起也　岐伯曰。愁憂恐懼則
傷心。愁憂恐懼內起傷神故心藏傷也　形寒飲寒則傷肺。以其兩寒相感
中外皆傷。故氣逆而上行。形寒飲寒內外二寒傷肺以肺惡寒也　平按飲寒靈樞作寒飲甲乙作飲冷
有所墜墮。惡血留內。若有所大怒。氣上而不下。積於
脇下。則傷肝。因墜惡血留者外傷也大怒內傷也內外二傷積於脇下傷肝也　平按靈樞甲乙無若字　有所
擊仆。若醉入房。汗出當風。則傷脾。擊仆當風外損也醉以入房汗出內損也內外
二損故傷脾也　平按甲乙醉上有以字　有所用力舉重。若入房過度。汗出浴
水。則傷腎。用力舉重汗出以浴水外損也入房過度內損也由此二損故傷腎也　平按浴水水字袁刻誤作也　黄帝曰
五藏之中風奈何。岐伯曰。陰陽俱感。邪乃得往。黄帝
曰善。前言五藏有傷次言五藏中風陰陽血氣皆虛故俱感於風故邪因往入也　平按甲乙俱感作俱相感　黄帝問岐
伯曰。首面與身形。屬骨連筋。同血合於氣耳。天寒則地
裂凌冰。其卒寒。或手足懈惰。然其面不衣。何也。
首面及與身形兩者皆屬於骨俱連於筋同受於血並合於氣何因遇寒手足冷而懈惰首面元衣不寒其故何也　平按袁刻氣下脫耳字　岐伯
曰。十二經脈。三百六十五絡。其血氣皆上於面而走
空竅。六陽之經並上於面六陰之經有足厥陰經上面餘二至於舌下不上於面而言皆上面者舉多爲言耳其經絡血氣貫通故皆上走七竅以

爲用也　平按注六陽之經袁刻之作六　其精陽氣上於目而爲精。其經絡精陽之氣上走於目成於眼
精也　平按甲乙氣上有之字靈樞上於目作上走於目爲精作爲睛甲乙同　其別氣走於耳而爲聽。別精
陽氣入耳以爲能聽　其宗氣上出於鼻而爲臭。五藏聚氣以爲宗氣宗氣入鼻能知臭也　其濁
氣出於胃。走唇舌而爲味。耳目視聽故爲清氣所生唇舌識味故爲濁氣所成味者知味也　平按甲乙
出上有下字　其氣之津液。皆上熏於面。面皮又厚。其肉堅。故
熱甚寒不能勝也。以其十二經脈三百六十五絡血氣皆上熏面以其陽多其皮堅厚故熱而能寒也　平按面皮靈
樞甲乙作而皮熱上靈樞有天字甲乙有大字勝下均有之字

邪傳　平按此篇自篇首至是謂至治見靈樞卷十第六十六百病始生篇又見甲乙經卷八第二自五邪入至末見素問卷七第二十三宣明五氣篇

黄帝問岐伯曰。夫百病之始生也。皆生於風雨寒暑
清溼喜怒。溼從地起雨從上下其性雖同生病有異寒生於外清發於內性是一物起有內外所病亦有不同喜者陽也怒者陰也此病之起
也　喜怒不節則傷藏。心主於喜肝主於怒二者之過分即傷神傷神即內傷五藏即中內之部也　風
雨則傷上。清溼則傷下。三部之氣所傷異類。願聞其
會。風雨從頭背而下故爲上部之氣清溼從尻脚而上故爲下部之氣所傷之類不同望請會通之也　岐伯對曰。三部
之氣各不同。或起於陰。或起於陽。請言其方。或起於陰謂臂胻及
尻或起於陽謂面與項膺背及脇請具申之也　喜怒不節則傷於藏。藏傷則病起於
陰。陰謂內也　清溼襲虛。則病起於下。風雨襲虛。則病起於
上。足陽並於陰陰虛即清溼襲之故曰病起於下也人之面項陰並於陽氣虛即風雨襲之故曰病在於上也　是謂三部。
至其淫泆。不可勝數。是謂三部之氣生病不同更隨所因變而生病漫衍過多不可量度也　平按泆靈樞甲乙作
泆下同　黄帝問曰。余固不能數。故問於天師。願卒聞其道。

諸邪相傳變化爲病，余知不可數量。天師所知，固應窮其至數，余請卒聞其道。天師，尊之號也。　平按：靈樞天師作先師。岐伯對曰：風雨寒熱，不得虛邪，不能獨傷人。卒然逢疾風暴雨而不病者，亦无虛邪，不能獨傷人。必因虛邪之風，與其身形，兩虛相得，乃客其形。虛邪即風從虛鄉來，故曰虛邪。風雨寒熱，四時正氣也。四時正氣不得虛邪之氣，亦不能傷人。卒風暴雨雖非正氣，不得虛邪之氣，亦不能傷人。必因虛邪之風及身形虛相感，故得邪客於形。　平按：亦无虛邪，甲乙亦作蓋，靈樞同，惟邪上有故字。相得，甲乙作相摶。兩實相逢，衆人肉堅。其中於虛邪也，因於天時，與其躬身，參以虛實，大病乃成。風雨寒暑四時正氣，爲實風也；衆人肉堅，爲實形也。兩實相逢，无邪客病也。故虛邪中人，必因天時虛風，並身形虛，合以虛實也。參，合也。虛者，形虛也；實者，邪氣盛實也。兩者相合，故大病成也。　平按：甲乙衆人肉堅作中人肉堅，因於天時作因其天時。躬身，靈樞作身形。氣有定舍，因處爲名。邪氣舍定之處，即因處以施病名。如邪舍形頭，即爲頭眩等頭病也；若舍於腹，即爲腹痛泄利等病也；若舍於足，則爲足悗不仁之病也。上下中外，分爲三貞。上謂頭面也，下謂尻足也，中謂腹。三部各有其外也。貞，正也。三部各有分別，故名三貞也。　平按：貞，靈樞作員，甲乙作真。是故虛邪之中人也，始於皮膚，皮膚緩則腠理開，從毛髮入，入則柢深，深則毛髮立淅然，皮膚痛。皮膚緩者，皮膚爲邪所中，無力不能收，故緩也。人毛髮中虛，故邪從虛中入也。柢，久也。邪氣逆入，久深腠理之時振寒也。　平按：從毛髮入，靈樞作開則邪從毛髮入。柢，靈樞作抵，甲乙作消。留而不去，則傳舍於絡脈，在絡脈之時，痛於肌肉，其痛之時，大經乃代。去，散邪也。孫絡、大絡皆稱絡脈也。十二經脈行皆代息，以大經在肌肉中，令肌肉痛，故大經代息也。　平按：甲乙則傳舍於絡脈作則舍於絡，痛於肌肉作通於肌肉，其痛之時作其病時痛時息。靈樞時下有息字。留而不去，傳舍於經，在經之時，洫泝善驚。經脈連於五藏，五藏爲邪氣所動，故其善驚。驚即洫泝振寒也。泝音訴。　平按：洫泝，靈樞作洒淅，甲乙同。善，靈樞作喜。留而不去，傳舍於輸，在輸之時，六經不通，四支節痛，腰脊乃強。輸謂五藏二十五輸、六府三十六輸。大經謂三陰三陽也。輸在四支，故四支痛也。足太陽及督脈在腰脊，邪氣循之，故急強也。　平按：輸，素問、甲乙作俞。四支節痛，靈樞作四肢則肢節痛，甲乙作四節即痛。留而不去，傳舍於伏衝，在伏衝之時，體重身痛。衝脈爲經絡之海，故邪居體重。　平按：傳舍，甲乙作伏舍。伏衝下，靈樞、甲乙有之脈二字。體重身痛，甲乙作身體重痛。留而不去，傳舍於腸胃，舍於腸胃之時，賁嚮腹脹，多寒則腸鳴飧泄，食不化，多熱則溏出糜。賁嚮，虛起皃。多寒則邪爲飧泄，多熱則邪爲溏糜。糜，黃如糜也。　平按：嚮，靈樞作響，甲乙作嚮，袁刻作響。甲乙不化上無食字。注皃，袁刻誤作也。留而不去，傳舍於腸胃之外，募原之間。腸胃之府外有募原，邪傳腸胃之外，溢至募原之間也。留著於脈，稽而不去，息而成積。脈謂經絡及絡脈也。謂邪著於經絡之脈，傳入腸胃之間，長息成於積病。此句是總也。　平按：靈樞、甲乙稽下有留字。或著孫絡，或著絡脈，或著經脈，或著輸脈，或著於伏衝之脈，或著於膂筋，或著於腸胃之募原，上連於緩筋，邪氣淫泆，不可勝論。以下言邪著成積，略言七處，變化滋章，不可復論也。輸脈者，足太陽脈，以管五藏六府之輸，故曰輸脈。膂筋，謂腸後脊膂之筋也。緩筋，謂足陽明筋，以陽明之氣主緩。　平按：孫絡，靈樞作孫脈。注滋章，袁刻作滋蔓。黃帝曰：願盡聞其所由然。願盡聞者，願盡聞於成積所由。岐伯曰：其著孫絡之脈而成積者，其積往來上下，臂手孫絡之居也，浮而緩，不能勾積而止之，故往來移行腸間之水，湊滲注灌，濯濯有音。居，著也。邪氣著於臂手孫絡，隨絡往來上下，其孫絡浮緩，不能勾止積氣，臂手之絡行在腸間，故邪隨絡脈往來，令腸間之水湊滲有聲也。濯濯，水聲也。　平按：甲乙臂手作擘乎，注擘音拍，破盡也。勾作拘。腸間之水作腸胃之外，靈樞作腸胃之開水。有寒，則脈䐜滿雷引，故時切痛。邪循於絡，在腸間時，有寒則孫絡䐜滿，引腸而作雷聲，時有切痛。　平按：靈樞無脈字，甲乙脈作腹。其著於陽明之經，則俠齊而居，飽食則益大，飢則益小。胃脈足陽明之經，直者下乳內廉，下俠齊入氣街中，故邪氣著之，飽食則其脈麤大，飢少穀氣則脈細小，今人稱此病兩紘也。

平按靈樞伏作挾 其著於緩筋也，似陽明之積，飽食則痛，飢則安。緩筋足陽明之筋也。邪客緩筋，是足陽明筋從上下腹俠齊而布，似足陽明經脈之積，飽則大而痛，飢小而安，亦邪俠經之大小也。平按：似袁刻作以，注同。靈樞亦作似。其著於腸胃之募原也，痛而外連於緩筋，飽食則安，飢則痛。募謂腸胃府之募也，原謂腸胃府之原也。募原之氣外來連足陽明筋，故邪使飽安飢痛也。平按：注足陽明筋，袁刻筋誤作經。其著於伏衝之脈者，揣揣應手而動，發手則熱氣下於兩股，如湯沃之狀。衝脈下者，注少陰之大絡，出於氣衝，循陰股內廉，入膕中，伏行骭骨內，下至內踝之屬而別，前者伏行出跗屬，下循跗入大指間，以其伏行，故曰伏衝。揣，動也。以手按之，應手而動，發手則熱氣下於兩股，如湯沃，邪之盛也。平按：揣揣靈樞甲乙作揣之。其著於膂筋，在腸後者，飢則積見，飽則積不見，按之弗得。膂筋足少陰筋，循脊內俠膂，在小腸後附脊，因飢則見，按之可得，飽則不見，按之難得也。平按：甲乙弗得作伏得。其著於輸之脈者，閉塞不通，津液不下，空竅乾壅。輸脈足太陽脈也，以管諸輸，絡腎屬膀胱，故邪著之，津液不通，大便乾壅，不得下於大小便之竅也。平按：空竅靈樞作孔，甲乙作而空竅乾。此邪氣之從外入內，從上下者。結邪行處也。黃帝曰：積之始生至其已成奈何？岐伯曰：積之始生，得寒乃生，厥上乃成積也。夫聚者陽邪，積者陰邪也。此此言病成，若言從生，陰陽生也。故積之始生，邪得寒氣入舍於足，以為積始也，故曰得寒乃生也。寒厥邪氣上行，入於腸胃，以成於積也。平按：靈樞厥下無上字，甲乙上作止。黃帝曰：成積奈何？岐伯曰：厥氣生足悗，足悗生脛寒，脛寒則血脈涘泣，寒氣上入腸胃，入於腸胃則䐜脹，䐜脹則腸外之汁沫迫聚不散，日以成積。以上言成積所由三別。外邪厥逆之氣客之，則陽脈虛，故脛寒。脛脈皮薄，故血寒而涘泣，涘，凝也。寒血循於絡脈上行，入於腸胃，寒血入於腸胃，則腸胃之內䐜脹，腸胃之外冷汁沫聚不得消散，故漸成積也。此為生積所由一也。平按：足悗甲乙作足溢，注云靈樞作足悗。涘泣靈樞作凝濇，甲乙作凝泣。寒氣上甲乙作寒熱上下。卒然盛食多飲，則脈滿，起居不節，用力過度，則絡脈傷，陽絡傷則血外溢，外溢則衄血，陰絡傷則血內溢，內溢則便血，腸外之絡傷則血溢於腸外，腸外有寒，汁沫與血相薄，則并合涘聚不得散，積成矣。盛飲多食無節，遂令脈滿，起居用力過度，內絡脈傷，若傷腸內陽絡則衄血，若傷腸內陰絡遂則便血，若傷腸外之絡則血與寒汁凝聚為積，此則生積所由二也。平按：靈樞盛食多飲作多食飲，脈滿作腸滿，涘聚靈樞甲乙作凝聚，散下有而字。卒然外中於寒，若內傷於憂怒，則氣上逆，氣上逆則六輸不通，溫氣不行，涘血蘊裹而不散，津液泣澀，著而不去，而積皆成矣。人之卒然外中於寒，以入於內，內傷憂怒，以應於外，內外相搏，厥氣逆上，陰氣既盛，遂令六府陽經六輸皆不得通，衛氣不行，寒血凝泣，蘊裹不散，著而成積，所由三也。平按：憂怒甲乙作憂恐，六輸作穴俞，涘血蘊裹作凝血縕裹，泣澀作凝濇，靈樞作濇滲。黃帝曰：其生於陰者奈何？岐伯曰：憂思傷心，前言積成於陽，以下言積成於陰。憂思勞神，故傷心也。重寒傷肺，飲食外寒，形冷內寒，故曰重寒。肺以惡寒，故重寒傷肺。忿怒傷肝，肝主於怒，故多怒傷肝也。醉以入房，汗出當風則傷脾，因醉入房，汗出當風，則脾汗得風，故傷脾也。平按：醉以甲乙作醉飽。用力過度，若入房汗出浴水，則傷腎。腎與命門主於入房，故用力及入房汗出浴水，故傷於腎也。平按：靈樞無水字。此外內三部之所生病者也。黃帝曰：善。憂思為內，重寒為外，入房當風，以為內外，故合前三部所生病。平按：靈樞甲乙外內作內外。治之奈何？岐伯曰：察其所痛，以知其應，有餘不足，當補則補，當寫則寫，毋逆天時，是謂至治。凡積之病，皆有痛也，故察其痛以候其積，既得其病，順於四時，以行補寫，可得其妙也。

五

邪入於陽則為狂，邪入於陰則為血痹，邪入於陽，摶則為癲疾，邪入於陰，摶則為瘖，陽入之於陰，病靜，陰出之於陽，病善怒。熱氣入於陽脈，重陽，故為狂病。寒邪入於陰脈，重陰，故為血痹。陽邪入於陽脈，聚為癲疾陽邪入於陰脉聚爲瘖不能言陽邪入陰者則爲病好靜陰邪出之於陽陽動故多生怒也　平按素問五邪入作五邪所亂則爲血痺作則痺邪入於陽搏作搏陽二字邪入於陰搏作搏陰二字怒上無善字新校正云難經云重陽者狂重陰者癲巢元方云邪入於陰則爲癲脉經云陰附陽則狂陽附陰則癲孫思邈云邪入於陽則爲狂邪入於陰則爲血痺邪入於陽傳則爲癲痓邪入於陰傳則爲痛瘖全元起云邪已入陰復傳於陽邪氣盛府藏受邪使其氣不朝榮氣不復周身邪與正氣相擊發動爲癲疾邪已入陽陽今復傳於陰藏府受邪故不能言是勝正也諸家之說不同故俱載又引全元起云陽入陰則爲靜出則爲恐千金方云陽入於陰病靜陰出於陽病怒

五發。陰病發於骨。陽病發於血。以味病發於氣。陽病發於冬。陰病發於夏。陰之爲病發骨疼等陽之爲病發於血痺等五味爲病發於氣不調等冬陽在內故病發冬夏陽在外故病發夏也　平按素問五發作五病所發以味病發於氣作陰病發於肉

黄帝内經太素卷第二十七 邪論　　黄陂蕭貞昌校字

黄帝内經太素卷第二十八 風

通直郎守太子文學臣楊上善奉　敕撰注
黄陂蕭延平北承甫校正

諸風數類

平按此篇自篇首至末見素問卷十二第四十二風論篇又見甲乙經卷十第二上篇

黄帝問於岐伯曰風之傷人或爲寒熱或爲熱中或爲寒中或爲癘或爲偏枯或爲賊風也其病各異其名不同 風氣一也徐緩爲氣急疾爲風人之生也感風氣以生其爲病也因風氣爲病是以風爲百病之長故傷人也有成未成傷人成病凡有五別一曰寒熱二曰熱中三曰寒中四曰癘病五曰偏枯此之五者以爲風傷變成餘病形病各各不同或爲賊風者但風之爲病所因不同故病名病形亦各異也　平按素問甲乙無於岐伯三字傷人下均有也字癘均作厲下均有風字或爲賊風也甲乙作其爲風也素問作或爲風也注急疾袤刻作疾急

或内至五藏六府不知其解願聞其説岐伯曰風氣藏於皮膚之閒内不得通外不得洩風者喜行而數變 言風入於藏府之内爲病遂名藏府之風風氣藏於皮膚之閒内不得通生大小便道外不得腠理中洩風性好動故喜行數變以爲病也　平按素問甲乙曰上有對字閒上有之字喜作善下同風者甲乙作風氣者注生大小便生字恐衍

腠理開則洒然寒閉則熱而悗 風氣之邪得之因者或因飢虚或因復用力腠理開發風入毛腠洒然而寒腠理閉塞内壅熱悶洒音洗如洗而寒也　平按洒甲乙作悽閉字素問甲乙不重閉則熱而悗素問悗作悶甲乙作不熱而悶

其寒也則衰食飲其熱也銷肌肉故使人怢慄而不能食名曰寒熱 其寒不洩在内故不能食其熱不洩在外故銷肌肉也是以使人惡風而不能食稱曰寒熱之病怢慄振寒皃也　平按銷肌肉素問甲乙作則消肌肉怢慄甲乙作解㑊新校正云全元起本作失味

風氣與陽入胃循脈而上至目眥其人肥則風氣不得外洩則爲熱中而目黄也 以下言熱中病也風氣從皮膚循足陽明之經入於胃中足陽明經從目内眥入屬於胃故循其脈至目内眥以其人肥腠理密實不開風氣壅而不得外洩故内爲熱中病目黄也　平按與陽入胃素問甲乙作與陽明入胃目眥作目内眥

人變瘦則外洩而寒則爲寒中而泣出 以下言寒中之病也人瘦則腠理疏虚外洩温氣故風氣内以爲寒中足陽明脈虚冷故目泣出也　平按素問甲乙瘦上無變字

風氣與巨陽俱入行諸脈輸散於分理閒衝氣淫邪與衛氣相干其道不利故使肌肉賁䐜而有傷衛氣有所涘而不行故其肉有不仁 以下言癘病也巨陽足太陽也風氣之邪與足太陽二氣俱入十二經脈輸穴之中又散於分肉腠理之閒其與太陽俱入於輸衝上來者淫邪之氣與衛氣相干致令衛氣澀而不行故肌肉賁起腹脹有所傷也以衛氣凝聚不行故肉不仁也涘義當凝也　平按素問甲乙巨陽作太陽輸作俞分理作分肉衝氣淫邪素問無此四字甲乙作衛氣悍邪時五字賁䐜甲乙作膹脹素問作憤䐜傷素問甲乙均作瘍涘素問甲乙作凝

癘者營氣熱胕其氣不精故使其鼻柱壞而色敗也皮膚傷潰風寒客於脈不去名曰癘風 胕腐也太陽與衛氣在營血之中故濁而熱於胸腹上衝於鼻故鼻鼽骨壞其氣散於皮膚故皮膚潰爛以其邪風寒氣客脈留而不去爲病稱曰癘風癘力誓反　平按營氣素問甲乙作有榮氣胕甲乙作浮不精素問甲乙作不清傷潰素問甲乙作瘍潰

或名曰寒熱 言前癘風或名寒熱之病也

以春甲乙傷於風者爲肝風以夏丙丁傷於風者爲心風以季夏戊己傷於邪者爲脾風以秋庚辛中於邪

者為肺風，以冬壬癸中於邪者為腎風。春甲乙者木王時也，木王盛時衝上風來，名曰邪風。木盛近衰，故衝上邪風來傷於肝，故曰肝風。餘皆倣此。平按：戊己傷於邪，甲乙邪作風；庚辛中於邪及壬癸中於邪，甲乙均作傷於風。風氣中五藏六府之輸，亦為藏府之風。藏府輸者，當是背輸，近傷藏府之輸，故曰藏府之風也。平按：素問風下無氣字；輸，素問、甲乙作俞。各入其門戶之中，則為偏風。門戶空穴也。邪氣所中之處，即偏為病，故名偏風也。平按：之中，素問作所中，甲乙作風之所中。風氣循風府而上，則為腦風。風府在項入髮際一寸，督脈、陽維之會，近太陽入腦出處，風邪循脈入腦，故名腦病也。風入系頭，則為目風。邪氣入於目系在頭，故為目風也。平按：甲乙入上無風字，系素問作係。眼寒。飲酒中風，則為漏風。因飲酒寒，眼腠開中，漏汗，故為漏風，有本目風眼寒也。平按：眼寒，素問、甲乙作眼寒，屬上節。入房汗出中風，則為內風。入房用力汗出中風，內傷，故曰內風也。新沐中風，則為首風。新沐髮已，頭上垢落，腠開得風，故曰首風也。久風入中，則為腸風飧泄。皮膚受風日久，傳入腸胃之中，飧泄痢，故曰腸風。外在腠理，則為泄風。風在腠理之中，泄汗不止，故曰泄風也。故風者，百病之長也。至其變化，為他病也，無常方，然故有風氣也。百病因風而生，故為長也。以因於風變為萬病，非唯一途，故風氣以為病長也。平按：素問甲乙化下有乃字；故，素問作致，新校正云全元起本及甲乙經致字作故，攻今本甲乙仍作故，下無攻字。

諸風狀論

平按：此篇自篇首至末，見素問、甲乙，卷第同前。

黃帝問於岐伯曰：願聞其診及其病能。診者，既見其狀，因知所由，故曰診也。晝閒暮甚等，即為狀也；欬短氣等，即為病能也。平按：素問無黃問於岐伯五字，曰下有五藏風之形狀不同者何十字，注既見既字袁刻脫。岐伯曰：肺風之狀，多汗惡風，色皏然白，時欬短氣，晝日則差，暮則甚，診在眉上，其色白。皏，普幸反，白色薄也。肺風病能，凡有七別：一曰多汗，二曰惡風，三曰色白，謂面色白薄也，四曰嗽欬，五曰短氣，六曰晝閒暮甚，以肺主太陰，故暮甚也，七曰診五色，各見其部，薄澤者，五藏風之候也，白，肺色也。心風之狀，多汗惡風，焦絶，喜怒赫，赤色，痛甚則不可快，診在口，其色赤。心風狀能有七：一曰多汗，二曰惡風，三曰焦絶，焦，熱也，絶，不通也，言熱不通也，四曰喜怒，五曰面赤色，六曰痛甚不安，七曰所部色見口，為心部也。平按：喜，素問、甲乙作善，下同；素問赫作嚇，下無者字；痛，素問、甲乙作病，則不可快，甲乙作則言不快，素問作則言不可快。肝風之狀，多汗惡風，喜悲，色微蒼，嗌乾，喜怒，時憎女子，診在目下，其色青。肝風狀能有八：一曰多汗，二曰惡風，三曰喜悲，四曰面色微青，五曰咽乾，六曰喜怒，七曰時憎女子，八曰所部色見也。脾風之狀，多汗惡風，身體怠墮，四支不欲動，色薄微黃，不嗜食，診在鼻上，其色黃。脾風狀能有七：一曰多汗，二曰惡風，三曰身體怠墮，謂除頭四支為身體也，四曰四支不用，五曰面色微黃，六曰不味於食，七曰所部色見也。腎風之狀，多汗惡風，面龐然胕腫，腰脊痛，不能正立，其色炲，隱曲不利，診在頤上，其色黑。腎風狀能有七：一曰多汗，二曰惡風，三曰面腫，四曰腰脊痛，五曰面色黑如炲，炲，大才反，六曰隱曲不利，謂大小便不得通利，七曰所部色見頤上，腎部也。有本為肌上，誤也。平按：龐，素問作痝，胕，素問、甲乙作浮；素問脊上無腰字；甲乙色炲上有其字；頤，素問、甲乙作肌。胃風之狀，頸多汗，惡風，飲食不下，鬲塞不通，腹喜滿，失衣則䐜脹，食寒則泄，診形瘦而腹大。胃風狀能有八：一曰頸多汗，二曰惡風，三曰不下飲食，四曰膈不通，膈中饐也，五曰腹喜滿，六曰失覆腹脹，七曰食冷則痢，八曰胃風形診，謂瘦而腹大，胃風候也。平按：診瘦而䐜腹大，素問、甲乙作診形瘦而腹大。新校正云：按孫思邈云新食竟取風為胃風。首風之狀，頭面多汗，惡風，先當風一日則病甚，頭痛不可出內，至其風日則病少愈。首風狀能有三：一曰頭面多汗，二曰惡風，三曰診候不出者，不得遊於庭也；不內者，不得在室也。平按：甲乙頭面多汗作頭痛面多汗；素問先當風作當先風，素問、甲乙不可下有以字，風日日字袁刻脫。新校正云：孫思邈云新沐浴竟取風為首風。漏風之狀，或多汗，常不可單衣，食則汗出，甚則身汗，息惡風，衣裳濡，口乾喜渴，不能勞事。漏風狀能有七：一曰多汗，謂重衣則汗，衣單則寒，二曰因食汗甚，病甚無汗，三曰惡風，四曰衣裳恆溼，五曰口乾六曰喜渴七曰不能勞事也　平按素問甲乙身汗息作身汗喘息寒作常新校正云孫思邈云因醉取風爲漏風其狀惡風多汗少氣口乾善渴近衣則身熱如火臨食則汗流如雨骨節懈惰不欲自勞

泄風之狀多汗，汗出泄衣上，口乾上來，其風不能勞事，身體盡痛則寒。泄風狀能有四一曰多汗污衣二曰口乾三曰□□皮上冷也四曰勞則體痛寒也　平按泄素問甲乙作泄口乾上素問作口中乾上濆甲乙作咽乾上濆注污衣袁刻作洩衣三曰下原缺二字袁刻作液涸新校正云孫思邈云新房事取風爲内風其狀惡風汗流沾衣裳疑此泄風乃内風也

諸風雜論

平按此篇自篇首至末見靈樞卷九第五十八賊風篇又見甲乙經卷六第五

黄帝曰：夫子言賊風邪氣之傷人也，令人病焉。今有其不離屏蔽，不出室内之中，卒然病者，非必離賊風邪氣，其故何也？賊風者風從衝上所勝處來賊邪風也離歷也賊邪之風夜來人皆臥雖是晝日不離屏蔽室内不歷賊風邪氣仍有病者其故何也　平按室内靈樞甲乙作室穴非必靈樞作非不袁刻脱必字

岐伯曰：此皆嘗有所傷於溼氣，藏於血脈之中，分肉之間，久留而不去；若有所墮墜，惡血在内而不去；卒然喜怒不節，飲食不適，寒温不時，腠理閉而不通，其開而遇風寒，時血氣凝結，與故邪相襲，則爲寒痺；其有熱則汗出，汗出則受風，雖不遇賊風邪氣，必有因加而發焉。人雖不離屏室之中傷於寒溼又因墜有惡血寒溼惡血等邪藏於血脈中又因喜怒飲食寒温失理遂令腠理閉塞壅而不通若當腠開遇於風寒則血凝結與先寒溼故邪相因遂爲寒痺雖在屏蔽之中因熱汗出腠開受風斯乃屏内之中加此諸病不因賊風者　平按其開而遇風寒甲乙無其開二字遇上有適字時血氣凝結素問甲乙作則血氣凝結

黄帝曰：今夫子之所言者，皆病人之所自知也。其無所遇邪氣，又無怵惕之志，卒然而病者，其故何也？唯有鬼神之事乎？因内邪得病病人並能自知仍有自知不遇寒溼之邪又無喜怒怵惕之志有卒然爲病當是鬼神爲之乎　平按其無所遇邪氣甲乙無所字之志靈樞作之所志鬼神上靈樞甲乙有因字注仍有袁刻作因有有

岐伯曰：此亦有故邪留而未發也，因而志有所惡，及有所慕，血氣内亂，兩氣相薄，其所從來者微，視之不見，聽而不聞，故似鬼神。以下答意非無故邪在内亦非無怵惕之志故有所惡即爲怒也夢有所樂即爲喜也因此兩者相薄故血氣亂而生病所來微細視聽難知衆人謂如鬼神非鬼神也　平按靈樞甲乙無夢字薄靈樞作搏

黄帝曰：其祝而已者，其故何也？岐伯曰：先巫者，固知百病之勝，先知其病之所從生者，可祝而已。黄帝曰：善。先巫知者巫先於人因於鬼神前知事也知於百病從勝剋生有從内外邪生生病者用鍼藥療之非鬼神能生病也鬼神但可先知而已由祝去其巫知之病非祝巫之鬼也　平按祝下甲乙有由字固知靈樞甲乙作因知其病之所從生者甲乙作百病之所從者

九宮八風

平按此篇自九宮八風圖至篇末見靈樞卷十一第七十七九宮八風篇又自風從其衝後來見甲乙經卷六第一

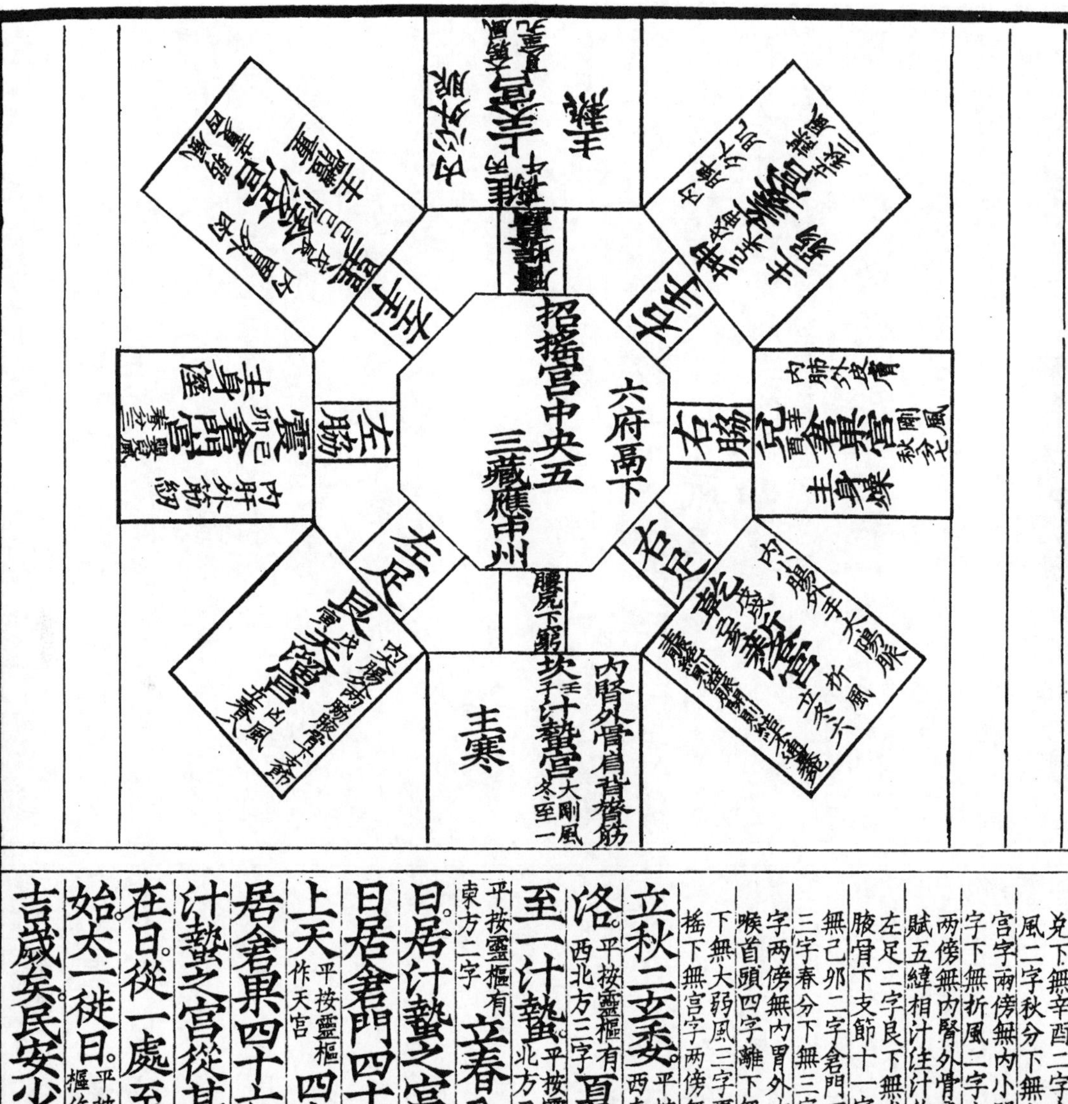

平按此圖靈樞坤上無右手二字坤下無戊申己未四字玄委下無宮字兩傍無內脾外肌主弱六字下無謀風二字立秋下無二字兌上無右脇二字兌下無辛酉二字倉果下無宮字兩傍無內肺外皮膚主身燥八字下無剛風二字秋分下無七字乾上無右足二字乾下無戊戌己亥四字新洛下無宮字兩傍無內小腸外手太陽脈主脈絕則溢脈閉則結不通暴死二十一字下無折風二字立冬下無六字坎上無腰尻下竅四字坎下無壬子二字兩傍無內腎外骨肩背膂筋主寒十字汁蟄下無宮字汁作叶下同按西京賦五緯相汁注汁作叶和也亦通下無大剛風三字冬至下無一字艮上無左足二字艮下無戊寅二字天溜下無宮字溜作留右傍無內大腸外兩脇腋骨下支節十一字下無凶風二字立春下無八字震上無左脇二字震下無己卯二字倉門下無宮字兩傍無內肝外筋紉主身溼八字下無嬰兒風三字春分下無三字巽上無左手二字巽下無戊辰己巳四字陰洛下無宮字兩傍無內胃外肉主體重七字下無弱風二字立夏下無四字離上無膺喉首頭四字離下無丙午二字上天下無宮字兩傍無內心外脈主熱六字下無大弱風三字夏至下無九字中央下無五字招搖下無宮字兩傍無六府鬲下三藏應中州九字

立秋二玄委。平按靈樞有西南方三字秋分七倉果。平按靈樞有西方二字立冬六新洛。平按靈樞有西北方三字夏至九上天。平按靈樞有南方二字招搖五。平按靈樞無五字有中央二字冬至一汁蟄。平按靈樞有北方二字立夏四陰洛。平按靈樞有東南方三字春分三倉門。平按靈樞有東方二字立春八天溜。平按靈樞溜作留下同有東北方三字太一常以冬至之日居汁蟄之宮四十六日，明日居天溜四十六日，明日居倉門四十六日，明日居陰洛四十五日，明日居上天平按靈樞作天宮四十六日，明日居玄委四十六日，明日居倉果四十六日，明日居新洛四十五日，明日復居汁蟄之宮，從其宮平按從其宮三字靈樞作日冬至矣太一日遊以冬至之日居叶蟄之宮十八字數所在日，從一處至九日，復反於一，常如是無已，終而復始。太一徙日，平按徙靈樞作移天必應之以風雨，以其日風雨則吉，歲美民安少病矣，先之則多雨，後之則多旱。太一在冬至之日有變占在君太一在春分之日有變占在相太一在中宮之日有變占在吏太一在秋分之日有變占在將太一在夏至之日有變占在百姓所謂有變者太一居五宮之日疾風折樹木揚沙石各以其所生占貴賤日視風所從來而占之 平按靈樞所生作所主日視作因視 從其所居之鄉來為實風主生長養萬物風從其衝後來為虛風傷人者也 平按甲乙傷上有賊字 主殺主害者也謹候虛風而避之故聖人避邪弗能害此之謂也 平按靈樞故聖人避邪弗能害作故聖人日避虛邪之道如避矢石然邪不能害 是故太一入從立於中宮乃朝八風以占吉凶也 以下言太一從於中宮以朝八風以占吉凶也 平按靈樞從作徙 風從南方來名曰大弱風其傷人也內舍於心外在於脈其氣主為熱 平按靈樞作氣主熱三字 風從西南方來名曰謀風其傷人也內舍於脾外在於肌其氣主為弱 平按甲乙肌下有肉字 風從西方來名曰剛風其傷人也內舍於肺外在於皮膚其氣主為身燥 平按靈樞甲乙燥上無身字 風從西北方來名曰折風其傷人也內舍於小腸外在手太陽脈脈絕則溢脈閉則結不通喜暴死 平按甲乙溢作泄喜靈樞甲乙作善 風從北方來名曰大剛之風其傷人也內舍於腎外在於骨與肩背之膂筋其氣主為寒風從東北方來名曰凶風其傷人也內舍於大腸外在於兩脇腋骨下及支節風從東方來名曰嬰兒之風其傷人也內舍於肝外在於筋紉其氣主為身溼 紉女巾反謂筋傳之也 平按紉靈樞甲乙作紐溼上甲乙無身字 風從東南方來名曰弱風其傷人也內舍於胃外在於肉其氣主體重 平按於肉靈樞作肌肉甲乙作於肌 凡此八風皆從其虛之鄉來乃能病人三虛相薄則為暴病卒死兩實一虛病則為淋洛寒熱犯其雨溼之地則為痿故聖人避邪風如避矢石焉其有三虛而偏中於邪風則為擊仆偏枯矣 風從衝後來故稱虛鄉來也三虛謂年虛月虛時虛三虛之中縱使二實但令一虛遇邪猶為淋洛寒熱居處溼地即為委厥況二虛一實遇邪其病安得不甚若先三虛逢邪遂致擊仆偏枯之病也 平按靈樞相薄作相搏甲乙兩實一虛作兩虛一實淋洛靈樞甲乙作淋露避邪風甲乙無風字靈樞無邪字仆靈樞作骨

三虛三實

平按此篇自篇首至末見靈樞卷十二第七十九歲露篇又見甲乙經卷六第一

黃帝問少師曰余聞四時八風之中人也故有寒暑寒則皮膚急而腠理閉暑則皮膚緩而腠理開賊風邪氣因以得入乎將必須八正虛邪乃能傷人乎 黃帝謂四時八節虛邪賊風中人要因其暑腠理開時因入傷人故致斯問也 平按因以得入乎靈樞甲乙作因得以入乎甲乙八正虛邪作八正風邪 少師答曰不然賊風邪氣之中人也不得以時 少師答意腠理開者賊風中深腠理閉者賊邪中淺以其賊邪賊害甚也不得以時者暑開之時即入閉之時不入也 然必因其開也其入也深其內極也疾其病人卒暴 邪之中人若因腠理開者為害有三一則邪入深也二則極人命速三則病死卒暴也 平按其入也深靈樞甲乙無也字其內極也疾甲乙極作亟注云亦作極靈樞作其內極病其病人卒暴靈樞甲乙卒上有也字 因其閉也其入也淺以留其病人也徐以持也 若腠理閉為遇

有二一則邪入淺也二則爲病充徐持久留之也　平按持靈樞甲乙作遲下無也字　黃帝曰有寒溫和適腠理不開然有卒病者其故何也少師曰帝弗知邪入乎雖平居其腠理開閉緩急固常有時也平和適也人雖和適而居腠理開閉未必因於寒暑因於月之滿空人氣盛衰故腠理開閉有病不病斯乃人之常也　平按固常有時也靈樞作其故常有時也　黃帝曰可得聞乎少師曰人與天地相參也與日月相應也人之身也與天地形象相參身盛衰也與日月相應也　故月滿則海水西盛日爲陽也月爲陰也東海陽也西海陰也月有虧盈海水之身隨月虛實也月爲陰精主水故月滿西海盛也　人血氣精肌肉充皮膚緻毛髮堅焦理郄烟垢著當是之時雖遇賊風其入淺亦不深人身盛時法月及與西海皆悉盛實也但賊邪不入凡有六實一曰血氣精而不濁二曰肌肉充實不疏三曰皮膚緻密不開四曰毛髮堅實不虛五曰焦腠理曲而不通三焦之氣發於腠理故曰焦理郄曲也六曰烟塵垢膩蔽於腠理有此六實故賊風雖入不能深也　平按靈樞甲乙血氣精作血氣積焦理作腠理靈樞淺下無亦字　至其月郭空則海水東盛人血氣虛其衛氣去形獨居肌肉減皮膚緩腠理開毛髮淺焦理薄烟垢落當是之時遇賊風則其入也深其病人也卒暴人身衰時法月及與西海皆悉衰也月空東海盛者陰衰陽盛也凡有八衰一曰血氣虛濁謂當脈血氣虛也二曰衛氣減少謂脈外衛氣去而少也三曰肌肉疏減四曰皮膚虛緩五曰腠理空開六曰毛髮虛淺七曰焦理疏薄八曰理無烟垢有此八虛所以賊邪深入令人卒病也　平按靈樞血氣作氣血皮膚緩作皮膚縱毛髮淺作毛髮殘焦理作膲理甲乙無淺焦理三字　黃帝曰其有卒然卒死暴病者何邪使然少師曰得三虛者其死暴疾得三實者邪不能傷人也人備三虛其病死暴疾也　平按靈樞甲乙卒死作暴死甲乙無暴病二字何邪使然靈樞作何也注暴疾袁刻疾誤作死　黃帝曰願聞三虛少師曰乘年之衰人年七歲加於九歲至十六歲名曰年衰如是恒加九歲至一百六皆年之衰也非歲露年以其人實邪不傷故人至此年名曰乘也　逢月之空月郭空時人具□虛當此虛時故曰逢也　平按注虛上所空一字據上文應作八　失時之和因爲賊風所傷是謂三虛故論不知三虛工反爲粗攝養乖於四時和氣非理受於風寒暑溼人之有此三虛故從衝後發屋折木揚沙走石等賊風至身洒然起於毫毛發於腠理即爲賊風傷也　平按和下甲乙有人氣之少四字賊風下有邪氣二字　黃帝曰願聞三實少師曰逢年之盛逢年謂不加年衰也　遇月之滿十五日時也　得時之和雖有賊風邪氣不能危之攝養順於四時和氣人之有此三實縱有賊邪不能傷也　平按不能危之甲乙作不能傷也注不能上袁刻有定字　黃帝曰善乎哉論明乎哉道請藏之金匱命曰三實然此一夫之論也子之所論皆善者以其內明於道故請藏而寶之此舉一夫之論以類衆人也　平按命曰三實靈樞在黃帝曰上

入正風候

平按此篇自篇首至末見靈樞卷十二第七十九歲露論篇又見甲乙經卷六第一

黃帝曰願聞歲之所以皆同病者何因而然前章言人有攝養乖和遇賊邪之失此言同受邪風俱有傷害以爲問也　平按何因而然甲乙作何氣使然　少師曰此八正之候也入正候者入節之正虛邪候也　黃帝曰候之奈何少師曰候此者常以冬之至日太一立於汁蟄之宮其至也天應之以風雨風雨從南方來者爲虛風賊傷人者也其以夜至者萬民皆臥而弗犯也故其歲民少病九宮經曰太一者玄皇之使常居北極之傍汁蟄上下政天地之常□起也汁蟄坎宮名也太一至坎宮天必應之以風雨其感從太一所居鄉來向中宮名爲實風主生長養萬物若風從南方來向中宮爲衝後來虛風賊傷人者也其賊風夜至人皆寢臥不犯其風人少其病也　平按冬之至日靈樞甲乙作冬至之日爲虛風甲乙作名曰虛風夜下靈樞甲乙有半字注其感感字恐係風字傳寫之誤　其以晝至者萬民懈惰而皆中於虛風故萬民多病虛邪入客於骨而不發於外至其立春陽氣大發腠理開因立春之日風從西方來萬民

又皆中於虚風，此兩邪相薄，經氣絕代。懈惰謂不自收節，情逸腠開，邪客至骨而不外洩，至立春日復有虚風從西方衝上而來，是則兩邪相薄，致經脉絕代，以爲病也。骨有本作胃也。　平按：相薄靈樞、甲乙作相搏，袁刻誤作兩薄。經絕代靈樞、甲乙作接代。故諸逢其風而遇其雨者，命曰遇歲露焉。因歲之和，而少賊風者，民少病而少死；歲多賊風邪氣，寒溫不和，民多病而多死矣。露有其二：一曰春露，主生萬物者也；二曰秋露，主衰萬物者也。今歲有賊風暴雨以衰於物，比秋風露，故曰歲露焉。是以實風至也歲和，有吉；虚風至也歲露，致凶也。黄帝曰：虚邪之風，其所傷貴賤何如？候之奈何？以下言候虚風所傷貴賤，故因問起也。少師曰：正月朔日，太一居天溜之宫，其日西北風，不雨，人多死。以下具言虚風也。平按：溜靈樞作留。正月朔日，平旦北風，春，民多死者也。正月朔日，平旦北風行，民病死者十有三。平按：民病死者靈樞、甲乙死作多。正月朔日，日中北風，夏，民多死者。正月朔日，夕時北風，秋，民多死者。終日北風，大病死者十有六。正月朔日，風從南方來，命曰旱鄉。平按：自終日以下至旱鄉，甲乙無。從西方來，命曰白骨將將，國有殃，人多死亡。平按：命甲乙作名，上有而大二字。將字靈樞、甲乙不重。正月朔日，風從東南方來，發屋揚沙石，國有大災。正月朔日，風從東南行，春有死亡。平按：靈樞南下有方字。甲乙無此二條。正月朔日，天和溫不風，糴賤，民不病；天寒而風，糴貴，民多病。平按：天和溫甲乙作天時和溫，無糴賤、糴貴四字，不病作無病，而風作風疾。此所以候歲之虚風賊傷人者。平按：甲乙無此句。靈樞無虚字，者下有也字。二月丑不風，民多心腹病；三月戌不溫，民多寒熱；四月巳不暑，民多病癉；十月申不寒，民多暴死。諸謂風者，皆發屋，折樹木，揚沙石，起毫毛，開腠理。平按：甲乙寒熱下有病字。靈樞、甲乙病癉作癉病。諸下有所字。甲乙樹下無木字。開靈樞、甲乙作發。理下均有者也二字。

痹論

平按：此篇自篇首至逢溼則縱黄帝曰善，見素問卷十二第四十三痹論篇；自黄帝問於岐伯曰周痹之在身也至陰陽之病也，見靈樞卷五第二十七周痹篇；自問曰人有身寒至不相有也曰死，見素問卷九第三十四逆調論篇；自風痹淫病至末，見靈樞卷五第二十四厥病篇。又自篇首至故不爲痹黄帝曰善，見甲乙經卷十第一上篇；自問曰痹或痛或不痛至逢溼則縱黄帝曰善，見甲乙經卷十第一下篇；自黄帝問於岐伯曰周痹之在身也至轉引而行之，見甲乙經卷十第一上篇；自問曰人有身寒至是人當攣節，見甲乙經卷十第一下篇；自問曰人之肉苛者至不相有也曰死，見甲乙經卷十二第三；自風痹淫病至末，見甲乙經卷十第一下篇。

黄帝問岐伯曰：痹安生？岐伯曰：風寒溼三氣雜至，合而爲痹。風寒溼等各爲其病，若三氣雜至，合而爲一病，稱爲痹。　平按：痹安生甲乙作痹將安生，素問作痹之安生。雜至合而爲痹，甲乙作合至雜而爲痹。其風氣勝者爲行痹，寒氣勝者爲痛痹，溼氣勝者爲著痹。若三合一多，即別受痹名。故三中風多，名爲行痹，謂其痹病轉移不住，故曰行痹；三中寒多，陰盛爲痛，故曰痛痹；三中溼氣多，住而不移轉，故曰著痹。著，住也。此三種病，三氣共成，異於他病，有寒有熱，有痛不痛，皆名爲痹也。問曰：其五者何也？平按：素問、甲乙其五者作有五者。答曰：以冬遇此者爲骨痹，以春遇此者爲筋痹，以夏遇此者爲脈痹，以至陰遇此者爲肌痹，以秋遇此者爲皮痹。冬時不能自調，遇此三氣以爲三痹，俱稱骨痹，以冬骨也。餘四倣此。至陰，六月脾所主也。問曰：內舍五藏六府，何氣使然？五時感於三氣，以爲五痹，其義已知，而有痹病內舍藏府之中，何氣使然也？答曰：五藏皆有合，病久而不去，內舍其合。平按：素問不去下有者字，內舍其合作內舍於其合也，甲乙作內舍於合。故曰骨痹不已，復感於邪，內舍於腎；筋痹不已，復感於邪，內舍於肝；脈痹不已，復感於邪，內舍於心；肌痹不已，復感於邪，內舍於脾；皮痹不已復感於邪，內舍於肺。五藏合者五藏五輸之中皆有合也諸脈從外來合五藏之處故合爲內也是以骨筋脈肌皮等五痹久而不已內舍於合在合時復感邪之氣轉入於藏入藏者死也　平按注入藏者死也袁刻藏誤作府所謂痹者，各以其時重感於寒溫之氣也。平按寒溫二字素問甲乙作風寒溼三字又素問此下有凡痹之客五藏者至痹聚在脾一段新校正謂全元起本在陰陽別論中此王氏所移本書在陰陽雜說中諸痹不已，亦益於內。其風氣勝者，其人易已也。所謂五痹不已者各以其時而重感賊邪寒溫之氣益內五藏之痹者死益風者易已也　平按亦益於內素問甲乙作亦益內也注而重感而字袁刻無問曰：其時有死者，或疼久者，或易已者，其故何也？痹之輕重無過此三故爲問之也　平按素問曰下有痹字答曰：其入藏者死，以藏有神故痹入致死也其留連筋骨間者疼久，腸著相繫在於筋骨之間故筋骨疼痛也其流皮膚間者易已。流行在於皮膚淺處之間動而又淺故易已也　平按流素問作留甲乙作留連二字問曰：客六府者何也？答曰：此亦由其食飲居處而爲病本。六府各有輸，風寒溼氣中其輸，而食飲應之，循輸而入，各舍其府。以上言痹入藏以下言痹入府所由風寒溼等三氣外邪中於府輸飲食居處內邪應內以引外故痹入六府中其輸者亦府之合也　平按素問甲乙此亦下無由字輸作俞下同問曰：以鍼治之奈何？答曰：五藏有輸，六府有合，循脈之分，各有所發，各治其遇，則病瘳已。五藏輸者療痹法取五藏之輸問曰療痹之要以痛爲輸今此乃取五藏之輸何以通之答曰有痛之痹可以痛爲輸不痛之痹若爲以痛爲輸故知量其所宜以取其當是醫之意也療六府之痹當取其合良以藏府輸合皆有藏府脈氣所發故伺而誅之　平按各治其遇素問作各隨其過甲乙作各治其過袁刻遇作道問曰：營衛之氣亦令人痹乎？此問營衛二氣何者與三氣合爲痹也　平按素問甲乙合作令答曰：營者，水穀之精氣也，和調於五藏，灑陳於六府，乃能入於脈，故循脈之下，貫五藏，絡六府。營衛血氣循經脈而行貫於五藏調和精神絡於六府灑陳和氣陳起也故與三氣而合以爲痹也但十二經藏脈貫藏絡府府脈貫府絡藏皆爲營氣何因此所言於營氣唯貫於藏但絡於府然此所言但舉一邊藏府之脈貫絡是同之也　平按之下素問甲乙作上下注十二經藏脈脈字袁刻誤作府衛氣者，水穀之悍氣也，其氣慓疾滑利，其不能入於脈，故循皮膚之內，分肉之間，熏於胃募，散於胸腹，逆其氣則疾，順其氣則愈，不與寒溼風氣合，故不爲痹。黃帝曰：善。衛之水穀悍氣其性利疾走於皮膚分肉之間熏於胃募故能散於胸腹壅之則生癰疽之病通之無疾是以不與三氣合而爲痹也　平按素問甲乙皮膚之內作皮膚之中胃募作肓膜則疾作則病甲乙慓作剽散於胸腹作聚於胸腹注云素問作散問曰：痹，或痛，或不仁，或寒，或熱，或燥，或溼者，其故何也？三氣爲痹之狀凡有其七故請解之答曰：痛者，其寒氣多，有衣寒，故爲痛。內受寒氣既多復衣單生寒內外有寒故痹有痛　平按素問甲乙有衣寒故爲痛作有寒故痛其不仁者，其病久入深，營衛之行濇，經絡時疏，疏而不痛，皮膚不營，故爲不仁。其寒者，陽氣少，陰氣多，與病相益，故寒。仁者親也覺也營衛及經絡之氣疏澀不營皮膚神不至於皮膚之中故皮膚不覺痛癢名曰不仁所感陽熱氣少陰寒氣多與先所病相益故痹爲寒也　平按素問甲乙其不仁者作其不痛不仁者疏而不痛甲乙作故不痛素問作故不通新校正云甲乙經不通作不痛詳甲乙經此條論不痛與不仁兩事後言不痛是再明不痛之爲重也其熱者，陽氣多，陰氣少，病氣勝，陽遭陰，故爲痹熱。所感陽熱氣多陰寒氣少陰陽二氣相逢相擊陽勝爲病故爲痹熱也　平按遭甲乙作乘其多寒汗而濡者，此其逢溼甚，其陽氣少，陰氣盛，兩氣相感，故寒汗出濡。所感陽氣少溼與寒氣相感故寒而汗濡衣溼也　平按其多寒汗甲乙汗下有出字素問汗上無寒字逢溼甚甲乙甚作勝故寒汗出濡素問無寒字夫痹之爲病，不痛何也？三氣合而爲病稱痹而有不痛者其故何也曰：痹在骨則重，在脈則血泣而不流，在筋屈不伸，在肉則不知，在皮則寒，故具此五者則不痛。凡痹之類，逢寒則急。逢溼則縱。黃帝曰善。三氣爲痹所在有五一人具此五者爲痹其痹不痛此爲不痛之痹有云痹者痛者未爲解痹者也不知者不覺不仁也　平按甲乙素問涘作凝不知作不仁素問則急作則蟲逢溼作逢熱黃帝問於岐伯曰。周痹之在身也上下移徙隨脈上下左右相應。閒不容空。願聞此痛之在血脈之中耶。將在分肉之閒乎。何以致是。其痛之移也。閒不及下鍼。其蓄痛之時。不及定治。而痛已止矣。何道使然。願聞其故。夫周痹者邪居分肉之間令正氣循身不周邪與周爲痹故稱周痹今帝之意言其痹痛循行上下移徙往來無處不至名爲周痹岐伯之意言於此痹行於衆處可爲衆痹非周痹也閒不及下鍼者痹痛之中未及下鍼其痛已移也　平按注循行上下別本作循形上下岐伯對曰。此衆痹也。非周痹也。黃帝曰。願聞衆痹。岐伯對曰。此各在其處。更發更止。更居更起。以右應左。以左應右。非能周也。更發更休。言衆痹在身左右之處更身而發不能周身故曰衆痹居起動靜也黃帝曰善。刺之奈何。岐伯對曰。刺此者。痛雖已止。必刺其處。勿令復起。然衆痹在身所居不移但痛有休發故其痛雖止必須刺其痛休之處□令不起也　平按注令上一字原缺左方右方剩彡字袁刻作三恐誤謹空一格黃帝曰善。願聞周痹何如。岐伯對曰。周痹者。在血脈之中。隨脈以上。循脈以下。不能左右。各當其所。言周痹之狀痹在血脈之中循脈上下不能在其左右不移其處但以壅其眞氣使營身不周故名周痹也　平按循脈以下靈樞作隨脈以下黃帝曰善。刺之奈何。岐伯對曰。痛從上下者。先刺其下以遏之。後刺其上以脫之。痛從下上者。先刺其上以遏之。後刺其下以脫之。刺周痹之法觀痹從上自下當先刺向下之前使其不得進而下也然後刺其痹後使氣洩脫也有痹從下上者准前可知也　平按遏靈樞作過注云亦作遏甲乙作通注云一作遏黃帝曰善。此痛安生。何因而有名。此問周痹之所由並問周痹名之所起也岐伯對曰。風寒溼氣客於分肉之間。迫切而爲沫。沫得寒則聚。聚排分肉而裂分也。分裂則痛。三氣以爲周痹循脈而行至分肉之間氣聚排迫分肉肉裂而爲痛也　平按靈樞甲乙而裂分作而分裂痛則神歸之。神歸之則熱。熱則痛解。痛解則厥。厥則他痹發。發則如是。痹痛引神即神歸痛神痛不已故熱氣集而痛解此處痛解厥已即餘處痛生周痹休發如是以爲休起也　平按發下靈樞甲乙重一發字注痛生袁刻痛誤作病黃帝曰善。余已得其意矣。此內不在藏。外未發於皮。獨居分肉之間。眞氣不能周。故命曰周痹。以下解周痹名也　平按靈樞甲乙外上有而字命曰甲乙作名曰故刺痹者。必先切循其下之六經。視其虛實。六經三陰三陽也切循痹病之下六經虛實一也　平按下之六經甲乙作上下之大經及大絡之血而結不通。切循十五大絡知其通塞二也　平按靈樞甲乙而結不通作結而不通及虛而脈陷空者。調之。熨而通其瘈。緊轉引而行之。黃帝曰善。余以得其意矣。又得其事也。又循其脈知其虛陷者三也然後設以熨法用微熨之令其調適又以導引瘈緊轉引令其氣行方始刺之此爲療痹之要也緊急瘈牽令緩也　平按靈樞甲乙調上有而字通下有之字瘈緊靈樞作瘈堅甲乙緊下有者字人九者。經絡之理。十二經脈陰陽之病也。得其事者謂得之人法於九野經絡陰陽之病也　平按靈樞九上無人字問曰。人有身寒。湯火不能熱也。厚衣不能溫也。然不凍慄。此爲何病。人身體冷而不覺寒其病難知故須問也　平按素問熱溫下均無也字此爲作是爲甲乙同答曰。是人者。素腎氣勝。以水爲事。太陽氣衰。腎脂枯不長。一水不能勝兩火。腎者水也。而主骨。腎不生則髓不能滿。故寒甚至骨。素先也其人腎氣先勝足太陽腎府又衰腎脂枯竭不能潤長以其一腎藏府之水與心肝二陽同在一身爲陽所擊一水不勝二陽故反爲寒至於骨髓衣火不能溫也　平按而主骨素問作而生於骨所以不能凍慄者。肝一陽也。心二陽也。腎孤藏也。一水不能勝上二火。故不能凍慄者。病名曰骨痹。是人當攣節。雖寒至骨，二陽猶勝，故不覺寒慄，遂爲骨痹之病。是人當爲骨節拘攣也。一本攣爲變，人有此病，必節操變改也。平按：上二火，甲乙作上下火。素問無上字。問曰：人之肉苛者，何也？雖近衣絮，猶尚苛也。是爲何病也？荅曰：營氣虛，衛氣實，衛氣虛則不仁，而不用。營衛俱虛，則不仁且不用，肉如苛也。人身與志不相有也，曰死。苛音柯，有本爲苛，皆不仁之甚也。故雖衣絮溫覆，猶尚不仁者，謂之苛也。故知近衣絮溫覆，即知覺者，爲不仁也。營虛衛實，氣至知覺，故猶仁也。若營實衛虛者，肉不仁也。若營衛俱虛，則不仁之甚，故肉同苛。如，同也。所以身肉不仁甚者，與神不能相得，故致死也。平按：素問衛氣虛則不仁而不用，作榮氣虛則不仁，衛氣虛則不用。肉如苛也，作肉如故也。有下有也字。甲乙經曰死作三十日死也。風痹淫病不可已者。足如履冰。時如湯入腹中。脹脛淫濼。煩心頭痛。時歐時悗。眩以汗出。久則目眩。悲以喜恐。短氣不樂。不出三年死。人病風痹之病，又有此十二狀者，不出三年死也。平按：風痹淫病，靈樞病上有濼字。湯入腹中，靈樞甲乙作入湯中。脹脛，靈樞作股脛，甲乙作肢脛。時歐時悗，靈樞作時嘔時悗，甲乙作時嘔時悶。喜恐，甲乙作喜怒。靈樞無不樂二字。

黄帝内經太素卷第二十八　黄陂蕭延平校字

黄帝内經太素卷第二十九 氣論

通直郎守太子文學臣楊上善奉 敕撰注

黄陂蕭延平北承甫校正

(平按此篇自堅字以上已佚篇目亦不可考袁刻從靈樞刺節真邪篇自黄帝曰有一脈生數十病者節録補入查自黄帝曰有一脈生數十病者至岐伯曰此邪氣之所生也一段已見本書卷二十二五邪刺篇未免重出茲特從靈樞刺節真邪篇黄帝曰余聞氣者有真氣以下至手按之補於堅字之上其自堅有所結至末見靈樞卷十一第七十五刺節真邪篇又見甲乙經卷十一第九下篇)

黄帝曰余聞氣者有真氣有正氣有邪氣何謂真氣
岐伯曰真氣者所受於天與穀氣并而充身也正氣
者正風也從一方來非實風又非虛風也(平按甲乙無非實風又四字注云太素云非災風也)邪氣者(平按甲乙卷十第一下有虛風也三字)虛風之賊傷人也其中
人也深不能自去正風者其中人也淺合而自去其
氣來柔弱不能勝真氣故自去虛邪之中人也洒淅
動形起毫毛而發腠理其入深內搏(平按搏甲乙作薄下同)於骨
則為骨痹搏於筋則為筋攣搏於脈中則為血閉不
通則為癰搏於肉與衛氣相搏陽勝者則為熱陰勝
者則為寒寒則真氣去去則虛虛則寒搏於皮膚之
間其氣外發腠理開毫毛搖氣(平按搖氣甲乙注云一本作淫氣)往來行
則為癢留而不去則痹衛氣不行則為不仁虛邪偏
容於身半其入深內居營衛營衛稍衰則真氣去邪
氣獨留發為偏枯其邪氣淺者脈偏痛虛邪之入於
身也深寒與熱相搏久留而內著寒勝其熱則骨疼
肉枯熱勝其寒則爛肉腐肌為膿內傷骨內傷骨為
骨蝕有所疾前筋筋屈不得伸邪氣居其間而不反
發為筋溜(平按溜甲乙作瘤下腸溜同)有所結氣歸之衛氣留之不得
反津液久留合而為腸溜久者數歲乃成以手按之
柔已有所結氣歸之津液留之邪氣中之凝結日以
易甚連以聚居為昔瘤以手按之(以上從靈樞刺節真邪篇節録補入)堅(息大按之而堅積病□久也十四)
有所結深中骨氣因於骨骨與氣并日以
益大則為骨疽(先有聚結深至骨邊骨與氣并致令骨壞稱曰骨疽十五也　平按甲乙深中骨作氣深中骨日以益作息日以益)
有所結中於肉氣歸之邪留而不去有熱則化而
為膿(先有聚氣為熱營邪居熱則壞肉以為癰膿十六　平按甲乙中於肉作氣中於肉氣歸之靈樞甲乙作宗氣歸之甲乙為膿上無而字)無
熱則為肉疽(結氣無熱虛邪則壞肉以為肉疽十七也　平按甲乙疽上無肉字)凡此數氣者其發
無常處而有常名也(邪氣傷人身無有定處而有斯十七種名也)

津液

(平按此篇自篇首至末見靈樞卷六第三十六五癃津液別篇又見甲乙經卷一第十三)

黄帝問岐伯曰水穀入於口輸於腸胃其液別為五
天寒衣薄則為溺與氣天熱衣厚則為汗悲哀氣并
則為泣中熱胃緩則為唾邪氣內逆則氣為之閉塞
而不行不行則為水脹余知其然也不知其所由生
願聞其說(輸逆致也水穀入於口逆於腸胃之中化為津液凡有五別則五藏津液凡所言液者通名為津經稱津者不名為液故液有五也此略舉五液請解其義也　平按甲乙無余知其然也願聞其說九字靈樞說作道注逆致逆於別本逆均作送)
岐伯答曰水

穀皆入於口。其味有五。各注其海。五味走於五藏四海，肝心二藏主血，故酸苦二味走於血海；脾主水穀之氣，故甘味走於水穀海；肺主於氣，故辛走於膻中氣海；腎主腦髓，故鹹走髓海也。平按：甲乙各注作分注。津液各走其道。目爲泣道，腠理爲汗道，廉泉爲涎道，鼻爲涕道，口爲唾道也。故上焦出氣，以溫肌肉，充皮膚，爲津。上焦出氣，出胃上口，名曰衛氣，溫煖肌肉，潤澤皮膚，於腠理，故稱爲津也。平按：上焦靈樞作三焦，甲乙膚下有者字，靈樞爲下有其字。其留而不行者，爲液。水穀精汁注骨屬節中，留而不去，謂之爲液。平按：靈樞留作流。天暑衣厚則腠理開，故汗出。因熱而腠理開，而出者謂之爲汗。寒留於分肉之間，沫聚則爲痛。寒留分肉之間，津液聚沫，迫裂分肉，所以爲痛。平按：靈樞甲乙沫聚作聚沫。天寒則腠理閉，氣濇不行，水下留於膀胱，則爲溺與氣。此解溺氣多之所由也。平按：靈樞濇作澀，下留作下留，甲乙作下流。五藏六府，心爲之主，耳爲之聽，目爲之候，肺爲之相，肝爲之將，脾爲之衛，腎爲之主水。平按：水靈樞甲乙作外。故五藏六府之津液，盡上滲於目。心悲氣并則心系急，心系急則肺葉舉，肺葉舉則液上溢。夫心系舉，肺不能常舉，乍上乍下，故咳而泣出矣。咳音去，身中五官所管津液并滲於目爲泣，咳者泣出之時引氣張口也。平按：肺葉舉舉靈樞作肺舉肺舉，夫心系舉肺舉字靈樞作與，甲乙作急，靈樞咳作欬，甲乙同，泣出甲乙作涎出。中熱則胃中消穀，穀消則蟲上下作，腸胃充郭，故緩，緩則氣逆，故唾出。蟲者三蟲也，郭者胸膧也，穀消之時則蟲動上下，腸胃寬充郭中，故腸胃緩而氣上，所以唾也。平按：故緩靈樞甲乙作故胃緩。五穀之津液和合而爲膏者，內滲入於骨空，補益腦髓，而下流於陰。平按：陰靈樞甲乙作陰股。陰陽不和，使則液溢而下流於陰，髓液皆減而下，下過度則虛，虛故骨脊痛而胻痠。補益腦髓者，穀之津液和合爲膏，滲入頭骨空中，補益於腦，滲入諸骨空中，補益於髓，下流陰中，補益於精。若陰陽過度，不得以理和使，則精液溢下於陰，以其分減髓液過多，故虛而腰痛及腳胻痠也。平按：靈樞甲乙使則作則使。陰陽氣道不通，四海閉塞，三焦不寫，津液不化，水穀并於腸胃之中，別於迴腸，留於下焦，不得滲膀胱，則下焦脹，水溢則爲水脹。藏府陰陽不得和通，則四海閉而不流，三焦壅而不寫，其氣不得化爲津液，水穀并於腸胃不消，別於迴腸而留下焦，不得入於膀胱，脹於下焦，溢入於身，故爲水脹也。平按：并於靈樞作并行。此津液五別之順逆。此上五別是爲津液順逆之義。平按：順逆靈樞作逆順也。

水論 平按：此篇自篇首至末見素問卷二十四第八十一解精微論篇，自曰請問哭泣而淚不出者至末見甲乙經卷十二第一。

黃帝坐明堂，雷公曰：臣受業，傳之以教，皆以經論，從容形法，陰陽刺灸，湯液藥滋，所行治有賢不肖，未必能十全，謹聞命矣。天地之間，四方上下，六合宇間，有神明居中，以明造化，故號明堂。法天地爲室，聖明居中，以明道教，稱爲明堂。從容者，詳審兒也。所受太素經論，攝生安形詳審之法，是謂陰陽刺灸，湯液藥滋，四種之術，莫不要妙。然□不肖行之，不能十全，謹受詔命，雷公言已領解之。平按：素問坐作在，以教作行教，教下無皆字，陽下無液字，滋所作所滋，無謹聞命矣四字，注不肖上原缺一字，袁刻作有。黃帝曰：若先言悲哀喜怒，燥溼寒暑，陰陽婦女，若，汝也。先所言人悲哀等事，請聞所由者，貧富賤貴及諸羣下通使臨事之徒，使之適於道術，聞其命。平按：素問無黃帝曰三字。請問其所以然者。卑賤富貴，人之形體所從，羣下通使，臨事以適道術，謹聞命矣。請問其有儳愚仆偏之問，不在經者，敢問其狀。雷公問有假仆偏問，雖合於道，然不在經者，欲知其狀也。平按：素問儳作毚，偏作漏，敢問作欲聞，新校正云全元起本仆作朴。黃帝曰：大矣。仆偏所問之義大矣也。曰：請問哭泣而淚不出者，若出而少涕，其故何也。泣從目下，涕自鼻出，闇爲一液也。故人哭之時，涕泣交連，然有哭而無泣，縱有泣涕少，何也？涕洟也。平按：素問曰作公，注縱有泣袁刻有字誤作少。黃帝曰：在經。□是此在經已陳之義，非仆偏之問也。平按：素問作在經有也。又復問曰。不知水所從生。涕所從出。水者泣也請問涕泣何所從生也　平按素問無又曰二字黃帝曰。若問此者。無益於治。工之所知。道之所生也。若汝也汝之問者無益於人仁義教有益於身道德之道故斯二者道之生也夫心者。五藏專精也。目者。其竅也。華色者。其榮也。是以人有得也。則氣知於目。有亡也。憂知於色。是以悲哀則泣下。泣下水所由生。心為五藏身之總主故為專精目為心之通竅華色為心之榮顯故有得通於心者氣見於目觀目可知其人喜也有亡於己者氣見於色視色可見其人憂也心哀悲者泣下水生也　平按得素問作德新校正云太素德作得水宗者。精水者。至陰。至陰者。腎之精也。宗精之水所由不出者。是精持之也。輔裹之。故水不行也。宗本也水之本是腎之精至陰者也則知人之哭泣不出者是至陰本精輔裹持之故不得出之矣　平按水宗者甲乙作衆精者精水者素問甲乙作積水也積水者六字所由素問甲乙作所以輔下素問甲乙有之字夫水之精為志。火之精為神。是以目之水不生也。水陰精者志也火陰精者神也兩精持之故泣不下也　平按夫下甲乙有氣之傳也四字神下素問甲乙有水火相感神志俱悲八字生上無不字故以人彥言曰。心悲名志悲。心與精共湊目也。是以俱悲。則神氣傳於心精。上不傳於志也。而志獨悲。故泣出也。彥美言也人之美言有當故取以為信也彥言心悲名曰志悲有所以也良以心與精在於目俱為悲者神氣傳於心精不傳於志亦無神持故陰精獨用為悲所以泣水下也　平按素問甲乙故以人彥言曰作故諺言曰名下有曰字心與精作志與心精湊下有於字涕泣之者。腦。腦者。陽也。髓者。骨之充也。故腦滲為涕。故夫志者。骨之主也。是以水流涕從之者。行其類也。夫涕之與泣也。譬如人之兄弟也。急則俱死。出則俱亡。其志以搖悲。是以涕泣俱出而橫行。是故涕泣俱出。相從志所屬之類也。夫涕泣之出本於腦也頭髓為陽充骨之陰也志為骨主腦滲為涕涕之與泣同為水類故泣之水出涕即從之比之兄弟有急有出死生是同相隨不離涕泣亦爾志動而悲則涕泣橫之也　平按陽也素問作陰也新校正云甲乙經太素陰作陽滲素問甲乙作滲行其類也素問作其行類也出則俱亡素問甲乙作生則俱生新校正云太素生則俱生作出則俱亡搖悲素問甲乙作早悲相從志素問甲乙作相從者雷公曰。大矣。

請問人哭泣而泣不出者。若出而少涕。不從何也。讚帝所言並重問前哭涕泣之事黃帝曰。夫泣不下者。哭不悲也。不泣者。神不慈。志不悲。陰陽相持。泣安能獨來。神者為陽志者為陰神之失守故慈志之失守故悲悲故泣出今陰陽相持無失泣安從生也　平按不下素問甲乙作不出神不慈下素問甲乙有也神不慈則五字且夫志悲者。惋則沖陰。沖陰則志去目。志去目則神不守精。精神去目。涕泣出也。沖虛也志悲既甚即虛於陰陰虛則志亡志亡去目則可神次守精今神亦去目故涕泣俱出　平按甲乙素問惋下重一惋字精神精字原鈔作兩點乃上精字重文袁刻誤作二謹依素問甲乙作精往則可神次守精疑有誤袁刻可作不別本作則神不守精且子獨不誦念夫經言乎。厥則目無所見。夫人厥則陽氣并於上。陰氣并於下。陽并於上則火獨光。陰并於下則手足寒。手足寒則脹。夫一水不勝兩火。故目眥而盲。厥逆也人氣逆者陽氣并陰歸上於頭陰氣并陽歸下手足歸下手足則手足冷歸上於頭遂至目盲以其目是陽已是一火下陽并上則是二火志精在目則是一水一水不勝二火故熱盛爭而盲也　平按素問甲乙手足寒作足寒兩火作五火故目眥而盲素問無而字甲乙作故目盲是以衛氣之風泣下而止。是衛氣將於邪風至目遂令泣下風乃止也　平按衛氣之風素問甲乙作氣衝風三字而止作而不止夫風之中目。陽氣下守於精。是火氣循目也。故見風則泣出。有以比之。天之疾風乃能雨。此其類。風者陽也火也風之守精是火循目陽氣動陰陰作泣出比天疾風其雨必降之也　平按甲乙素問下守作內守循目作燔目天之疾風素問作夫火疾生風新校正云太素作天之疾風乃能雨無生字與此正同甲乙作夫疾風生其類作之類

脹論平按此篇自篇首至惡有不下者乎見靈樞卷六第三十五脹論篇又見甲乙經卷八第三自黄帝問於岐伯曰水與膚脹至亦刺去其血脈黄帝曰善見靈樞卷九第五十七水脹篇又見甲乙經卷八第四自黄帝問於岐伯曰有病心腹滿至末見素問卷十一第四十腹中論篇甲乙經見同上

黄帝曰脈之應於寸口何如而脹岐伯曰其至大堅以濇者脹脈之大者多血少氣濇者亦多血少氣微寒脈口盛緊傷於飲食以其脈至診有多血少氣微寒即是傷於飲食為脹也　平按靈樞其至作其脈甲乙堅下有直字黄帝曰何以知府藏之脹也岐伯曰陰為藏而陽為府診得陰脈脹者以為藏脹診得陽脈脹以為府脹也黄帝曰夫氣之令人脹也在於血脈之中耶府藏之内乎血脈謂二十八脈也問脹所在也岐伯曰二者皆存焉然非脹之舍也衛氣並脈而行循分肉之間為脹血脈及五藏六府各脹故曰二者存焉然非脹之所舍之處也　平按靈樞二作三注云一作二黄帝曰願聞脹舍岐伯曰夫脹者皆在於府藏之外排藏府而郭胸脇脹皮膚故命曰脹以下言其脹舍取之藏府之外胸脇及皮膚之間氣在其中郭而排之故命曰脹黄帝曰藏府之在胸脇腹裏之内也若匣匱之藏禁器也各有次舍異名而同處一城之中其氣各異願聞其故以下藏府居處也禁器比藏府也胸脇腹裏比之匣匱也次舍者五藏六府各有居處也藏府之名雖異同在一郭之中然藏府俱別請聞同異所由　平按甲乙無胸脇腹裏之五字城作域靈樞同其故下有黄帝曰未解其意再問九字岐伯曰夫胸腹者藏府之城郭也城郭藏府所處也　平按靈樞無城字膻中者主之官也膻中有心肺之氣故是藏府之官也　平按靈樞主之官作心主之宮城甲乙作心主之中宮胃者大倉也胃貯水穀以供故為藏府大倉也咽喉小腸者傳道也咽傳水穀而入小腸傳之而出喉傳氣之出入故為傳道也　平按靈樞道作送胃之五竅者閭里門戶也咽胃大腸小腸膀胱等竅皆屬於胃故是藏府閭里門戶也廉泉玉英者津液之道也故五藏六府各有畔界其病各有形狀廉泉乃是涎唾之道玉英復為溲便之路故名津液道也此則藏府畔界故藏府病形各異　平按甲乙道下有路字營氣循脈為脈脹衛氣并脈循分為膚脹三里而寫近者一下遠者三下毋問虚實工在疾寫以下謂營衛二氣為脹營氣循脈周於腹郭為脹名為脈脹衛氣在於脈外傍脈循於分肉之間聚氣排於分肉為腫稱為膚脹三里以為脹之要穴故不問虚實皆須寫之其病日近者可以鍼一寫其日遠者可三寫之下者脹消也終須疾寫可不致疑矣　平按靈樞營氣循脈下有衛氣逆三字衛氣并脈循分甲乙作衛氣并血脈循分肉三里而寫甲乙作取三里寫之一下下字甲乙注云一本作分下同黄帝曰願聞脹形願聞五藏六府脹形也岐伯曰夫心脹者煩心短氣臥不安平按甲乙安上有得字肺脹者虚滿而喘欬肝脹者脇下滿而痛引少腹脾脹者喜噦四支急體重不能衣腎脹者腹滿引背怏然腰髀痛氣在藏府之外排藏府郭胸脇脹皮膚時煩心短氣臥不安者以為心脹知此五藏六府脹皆放此各從其藏府所由脹狀有異耳怏不暢也　平按靈樞少腹作小腹喜噦作善噦甲乙作苦噦四支急靈樞作四肢煩悗甲乙作四肢悶靈樞衣上有勝字怏然靈樞作央央然六府脹者胃脹腹滿胃管痛鼻聞焦臭妨於食大便難大腸脹者腸鳴而痛濯濯腸中水聲也　平按靈樞甲乙胃管作胃脘冬日重感於寒則溲食不化小腸脹者少腹䐜脹引腰而痛膀胱脹者少腹滿而氣癃三焦脹者氣滿於皮膚中殼殼然而不堅膽脹者脇下痛脹口中苦好太息香為脾臭焦為心臭今脾胃之病聞焦臭者以其子病思聞母氣故也殼口角反殼殼□□皃今殼殼似實而不堅也　平按溲食靈樞作飧泄甲乙作泄食少腹滿靈樞甲乙作小腹滿殼殼靈樞作輕輕好太息作善太息凡此諸脹其道在一明知逆順鍼數不失一者唯知補寫也補虚寫實得中故不失也寫虚補實神去其室致邪失正真不可定粗之所敗謂之夭命神室心藏也補實寫虚傷神故神去心室神去心室得於邪氣失其四時正氣致使真偽莫定也補虚

寫實，神歸其室，久塞其空，謂之良工。神安其藏，故曰歸室。神得歸藏，自斯已去，長閑腠理，不令邪入，謂上工也。黃帝曰：脹者焉生？何因而有名？平按：《靈樞》無名字。岐伯曰：衛氣之在身也，常并脈循分行，有逆順，陰陽相隨，乃得天和，衛氣并脈循於分肉，有逆有順，從目循足三陽下為順，從目循手三陽下為逆，以衛行有逆順，故陰陽氣得和而順也。平按：《靈樞》常下有然字，《甲乙》分下有肉字，《靈樞》同。五藏更治，四時有序，五穀乃化。然後厥氣在下，營衛留止，寒氣逆上，真邪相攻，兩氣相薄，乃合為脹。五藏屬於五行，故五藏更王，四時寒暑次序得所，五穀入腹，得有變化也。有寒厥之氣，留於營衛之間，營衛不行，寒氣逆上，與正氣相薄，交爭憤起，謂之為脹。平按：更治《靈樞》作更始，《甲乙》作皆治；有序《靈樞》作循叙，《甲乙》作皆叙；薄《靈樞》作搏；《甲乙》乃合為脹作乃舍為脹。黃帝曰：善。何以解惑？岐伯曰：合之於真，三合而得。黃帝曰：善。行補寫時，近者一取，合於真氣，即得病愈；遠者三取，合於真氣，稱曰解惑之也。黃帝問岐伯曰：脹論言曰毋問虛實，工在疾寫，近者一下，遠者三下。今有其三而不下，其過焉在？前言寫虛補實，神去其室，今言無問虛實，工在疾寫，其故何也？所謂初病未是大虛，復取三里，故工在疾寫；若虛已成，又取餘穴虛者，不可也。今至三取不消，請言過之所由也。岐伯曰：此言陷於肉肓而中氣穴者也。肉肓者，皮下肉上之膜也，量與肌膚同類。氣穴謂是發脹脈氣所發穴也。不中氣穴，則氣內閉，鍼其餘處，不中脹之氣穴，則脹不洩也。平按：注鍼袁刻誤作計。鍼不陷肓，則氣不行，不陷肓膜，則氣不行分肉間也。不越中肉，則衛氣相亂，陰陽相遂。其於脹也，當寫不寫，氣故不下，三而不下，必更其道，氣下乃止，不下復始，可以萬全，惡有殆者乎？鍼入其皮，起而不下其肉，則衛氣行而失次，陰陽之氣并也。遂，并也。由於當寫不寫，故三取不下也，必須更取餘穴，以行補寫，以脹消為工，故得萬全，必無危生之禍也。平按：不越《靈樞》《甲乙》作上越；相遂《靈樞》作相逐，《甲乙》作相逆。其於脹也，必審其診，當寫則寫，當補則補，如鼓之應桴，惡有不下者乎？言診審者，如鼓應桴，何有不當者也。平按：診《靈樞》作胗，注音軫。

黃帝問於岐伯曰：水與膚脹、鼓脹、腸覃、石瘕、石水，何以別？此之六病，有難分者，故請別之也。平按：《甲乙》無石水二字，《靈樞》《甲乙》別下有之字。岐伯曰：水始起也，目果上微癰，如臥新起之狀，頸脈動，時欬，陰股間寒，足胻癰，腹乃大，其水已成也。以手按其腹，隨手而起，如裹水之狀，此其候也。水病之狀，候有六別：一者目果微腫；二者足陽明人迎之脈眡見其動，不待按之；三者脹氣循足少陰脈上衝於肺，故時有欬；四者陰下陰股間冷；五者脚胻腫起；六者腹如囊盛水狀，按之不堅，去手即起。此之六種，水病候也。平按：《靈樞》《甲乙》目果作目窠；微癰作微腫；足胻癰《靈樞》作足脛瘇，《甲乙》作足脛腫；注眡袁刻作眼。黃帝曰：膚脹何以候之？岐伯曰：膚脹者，寒氣客於皮膚之間，殼殼然不堅，腹大，身盡腫，皮厚，按其腹，窅而不起，腹色不變，此其候也。次解膚脹，凡有五別：一者寒氣循於衛氣，客於皮膚之間；二者為腫不堅；三者腹大身腫；四者皮厚，按之不起，窅為了反，深也；五者腹色不變。膚脹所由與候，有斯五別也。平按：殼殼然《靈樞》作鼟鼟然；窅《甲乙》作腹陷二字。鼓脹何如？岐伯曰：腹身皆大，大與膚脹等也，色倉黃，腹脈起，此其候也。次解鼓脹，凡有六別，所由及候四種，同於膚脹；五者腹色青黃；六者腹上脈絡見出。鼓脹之候，有此六別也。平按：腹身皆大《靈樞》作腹脹身皆大，《甲乙》作腹身皆腫；《靈樞》《甲乙》倉作蒼；脈起作筋起，《甲乙》注云一本作脈。腸覃何如？岐伯曰：寒氣客於腸外，與衛氣相薄，氣不得營，因其所繫，瘕而內著，惡氣乃起，息肉乃生。其始也，大如雞卵，稍以益大，至其成也，如懷子之狀，久者離歲，按之則堅，推之則移，月事以時，此其候也。次解腸覃。覃，水停聚也。腸覃凡有六別：一者得之所由，謂寒客於腸外，與衛氣合瘕而為內；二者所生形之大小；三者成病久近離歷也，久者或可歷於年歲；四者按之堅鞕；五者推之可移；六者月經時下。腸覃所由與狀，有斯六種也。平按：《靈樞》《甲乙》相薄作相搏，氣不得營甲乙作正氣不得營靈樞營作榮瘕作癖息肉作瘜肉甲乙離歲作離歲月 石瘕何如。岐伯曰。石瘕生於胞中。寒氣客於子門。子門閉塞。氣不通。惡血當瀉不瀉。衃以留止。日以益大。狀如懷子。月事不以時下。次解石瘕凡有四别一者瘕住所在二者得之所由謂寒氣客子門之中惡血凝聚不瀉所致三者石瘕大小形四者月經不以時下石瘕所由與狀有斯四種石水一種缺而不解也　平按氣不通靈樞作氣不得通 皆生於女子。可導而下。黃帝曰。膚脹鼓脹可刺耶。岐伯曰。先刺其腹之血絡。後調其經。亦刺去其血脈。黃帝曰。善。腸覃石瘕二病皆婦人病也水病刺而去之腸覃石瘕可以鍼刺導而下之未知膚鼓二脹可刺已不先寫其血絡以去惡血後調其經亦去血絡也　平按靈樞腹之血絡作脹之血絡去其血脈作去其血絡 黃帝問於岐伯曰。有病心腹滿。旦食則不能暮食。此爲何病。岐伯曰。名爲鼓脹。曰。治之奈何。曰。治之以雞醴。一齊知。二齊而已。黃帝曰。其時有復發者何也。岐伯曰。此飲食不節。故時痛。雖然其病且已。時當痛。氣聚於腹。氣滿心腹故旦食暮不能也是名鼓脹可取雞糞作丸熬令烟盛以清酒一斗半沃之承取汁名曰雞醴飲取汁一齊不愈至於二齊非直獨療鼓脹膚脹亦愈有復發者以不慎節飲食故也　平按鼓脹素問新校正云太素鼓作鼓菽本仍作鼓注同素問甲乙雞醴作雞矢醴齊作劑故時痛作故時有病也時當痛素問作時故當病甲乙作因當風注取汁袁刻作取汁

風水論 平按此篇自篇首至故月事不來黃帝曰善哉見素問卷九第三十三評熱病論篇自黃帝問於岐伯曰有病痝然至末見素問卷十三第四十七奇病論篇又自篇首至末見甲乙經卷八第五

黃帝曰。有病腎風者。面胕痝然壅。害於言。可刺不。胕扶付反義當腐也痝普江反腎氣損腐令面痝然起壅也而言無聲故曰害言此爲腎風之狀可刺以不也　平按痝素問甲乙作痝甲乙壅上有腫字注云素問無腫字不甲乙作否 岐伯曰。虛。虛不當刺。不當刺而刺。後五日其氣必至。如此狀者腎風之狀腎之重虛之風不可刺也刺之至其水數滿日其病氣當至也除刺之日後取五日合有六日水成數也　平按素問甲乙虛虛不當刺而刺作虛不當刺不當刺而刺 問曰。何如。平按素問甲乙作其至何如 答曰。至必少氣時熱。從胸背上至頭汗。手熱。口乾苦渴。不能正偃。正偃則欬。病名曰風水。腎風病氣至者凡有八候一者少氣二時熱三從胸至頭汗出四手熱五口熱六苦渴七不能正偃謂不能仰臥仰臥即欬有此八候候是腎風水病也　平按素問時熱下重時熱二字甲乙時下無熱字汗下素問甲乙有出字苦渴下素問有小便黃目下腫腹中鳴身重難以行月事不來煩而不能食二十三字甲乙同惟行上少以字食下重食字袁刻補入正經據本注不應補入仍從原鈔爲是 黃帝曰。願聞其說。岐伯曰。邪之所湊。其氣必虛。陰虛者。陽必湊之。故小便黃者。中有熱。邪湊虛腎氣虛也腎氣既虛則陽氣并之故中有熱小便黃也　平按小便黃者中有熱素問作少氣時熱而汗出也小便黃者少腹中有熱也甲乙作少氣時熱而汗出小便黃小便黃者少腹氣熱也 不能正偃者。胃中不和也。正偃則欬甚。上迫肺也。腎有虛風即胃中不和仰臥氣上迫肺故欬也 諸有水氣者。其微見於目下。何以言。曰。水者。陰也。目下亦陰也。腹者。至陰之所居也。故水在腹者。必使目下腫。水與目下及腹皆陰故水在腹即目下腫也　平按素問甲乙其微作微腫何以上素問有帝曰二字甲乙有曰字 真氣上逆。口苦舌乾者。故不得正偃。正偃則欬清水。以水在腹故真氣上逆口苦舌乾正偃則欬欬則吐清水也　平按素問甲乙逆下有故字乾下無者故二字有臥字欬下有出字 諸水病者。故不得臥。臥則驚。驚則欬甚。又諸水病仰臥驚則欬甚復爲候也　平按注復袁刻誤作腹 腹中鳴者。病本於胃也。薄肝則煩不能食。食不下者。胃管隔。月事不來之病由於胃氣不和故氣薄於肝煩不能食致使胃管隔塞腹中無食故腹鳴也　平按素問甲乙無月事不來四字甲乙病作脾素問甲乙薄肝作薄脾胃管作胃脘 身重難以行者。胃脈在足也。胃脈足陽明在足今胃氣不和氣下於足遂令身重足不能行也 月事不來者。胞脈閉。肺屬心而溢於

胞中。令氣上迫肺。心藏不得下通。故月事不來。黃帝曰。善哉。胞者任衝之脈起於胞中爲經絡海故曰胞脈也膀胱之胞與女子子門之間起此衝脈上至咽喉先過心肺但肺與心共相繫屬今胞脈虛邪閉塞下則溢於胞氣上則迫於肺氣不得下故月事不來也　平按肺屬心而溢於胞中素問甲乙作胞脈者屬心而絡於胞中令作今心藏作心氣

黃帝問於岐伯曰。有病龐然。如有水氣狀。切其脈大緊。身無痛者。形不瘦。不能食。食少。名爲何病。岐伯曰。病生在腎。名爲腎風。腎風而不能食。善驚。驚以心痿者死。黃帝曰。善哉。龐然者面皮起之皃腎風之狀凡有六別一面龐起二脈大緊三身無痛四形不瘦五食少六喜驚人有此六狀名曰腎風心不痿者可療得生痿者死矣　平按如有水氣狀素問無氣字生甲乙作主喜素問甲乙作善驚以素問作驚已甲乙作不已心痿素問甲乙作心氣痿袁刻痿作委

欬論平按此篇自篇首至末見素問卷十第三十八欬論篇又見甲乙經卷九第三

黃帝問於岐伯曰。肺之令人欬。何也。岐伯曰。五藏六府皆令人欬。非獨肺也。五藏六府皆以肺傳與之稱欬爲肺欬然藏府皆有欬也黃帝曰。願聞其狀。岐伯曰。皮毛者。肺之合也。毛先受邪氣。邪氣從其合。其寒飲食。飲食入胃。順肺脈上注於肺。肺寒。外內合。邪因而客之。□爲肺欬。肺合皮毛故皮毛受於寒邪內合於肺人肺脈手太陰起胃中焦下絡大腸還循胃口上鬲□肺寒飲寒食入胃寒氣循肺脈上入肺中內外寒邪相合肺以惡寒遂發肺欬之病也　平按素問甲乙毛先受邪氣從其合作皮毛先受邪氣邪氣以從其合飲食二字不重順肺脈作從肺脈上注於肺作上至於肺肺寒外內合作則肺寒肺寒則外內合爲上缺一字素問甲乙作則袁刻作發注鬲下缺一字袁刻作故不合平擬據經文作注字與肺字屬上讀五藏各以其時受病。非其時。各傳以與之。五藏各以王時傷寒肺先受之傳爲五藏之欬非其時者又因他藏受寒傳來與之故肺欬之病傳與餘藏稱五藏欬也人與天地相參。故藏各治時。感於寒則受病。微則爲欬。甚則爲泄爲痛。各以時者五藏各以王時也感於寒者感傷寒也感傷寒病有輕有重輕者爲欬重者以爲泄及痛痺也　平按故藏各治時素問甲乙作故五藏各以治時黃帝曰。五藏之欬。奈何。岐伯曰。五藏之久欬。乃移於府。以下言肺欬相傳爲藏府欬也五藏之欬近者未虛久者傳爲六府欬也　平按素問甲乙無此一段五藏之久欬二句在後脾欬不已上肺先受邪。乘春則肝先受之。乘夏則心受之。乘至陰則脾受之。乘冬則腎受之。肺以惡寒肺先受寒乘春肝王時肝受即爲肝欬若肺先受寒乘於至陰即爲脾欬若肺先受寒乘冬即爲腎欬　平按素問肺先受邪上有乘秋則三字新校正云按全元起本及太素無乘秋則三字疑此文誤多也黃帝曰。何以異之。以下言問答五藏欬狀也岐伯曰。肺欬之狀。欬而喘息有音。甚則唾血。言肺欬狀也心欬之狀。欬則心痛。喉中介介如哽狀。甚則咽喉腫。介介喉中氣如哽也　平按甲乙介介作喝喝哽素問甲乙作梗咽喉腫素問甲乙作咽腫喉痺肝欬之狀。欬則兩胠下痛。甚則不可以轉。兩胠下以滿。脾欬之狀。欬則在右脇下痛。引肩背。甚則不可以動。動則欬。胠有本作脇也　平按兩胠下痛甲乙作胠痛素問作兩脇下痛兩胠下以滿素問作轉則兩胠下滿甲乙胠作脇引肩上素問甲乙有陰陰二字則欬下素問有劇字腎欬之狀。欬則腰背相引而痛。甚則欬演。音涎腎液也謂欬涎出之也　平按演素問甲乙作涎黃帝曰。六府之欬奈何。安所受病。岐伯曰。脾欬不已。則胃受之。胃欬之狀。欬而嘔。嘔甚則長蟲出。以下問答言六府欬狀六府之欬皆藏欬日久移入於府以爲府欬府不爲欬移入藏者以皮膚受寒內至於肺肺中外寒兩邪爲欬移於五藏然後外至於府故不從府移入於藏所以脾欬日久移爲胃欬長蟲蛕蟲也　平按素問甲乙脾欬不已上有五藏之久欬乃移於六府二句肝欬不已。則膽受之。膽欬之狀。歐歐膽汁。歐膽汁者欬引於膽故歐膽口苦也　平按歐歐膽汁素問甲乙作欬嘔膽汁肺欬不已。則大腸受之。大腸欬之狀。欬而遺矢。遺矢者欬引大腸故遺矢也　平按矢素問作失新校正云甲乙遺失作遺矢

心欬不已。則小腸受之。小腸欬之狀。欬而氣氣者與欬俱出。（小腸在上，欬引小腸，故氣與欬俱發者也。平按：欬而氣氣者與欬俱出，素問、甲乙作欬而失氣，氣與欬俱失。）腎欬不已。則膀胱受之。膀胱欬之狀。欬而遺溺。（欬動膀胱，故尿出也。平按：甲乙遺溺作遺尿。）久欬不已。三焦受之。三焦欬之狀。欬腹滿。不欲食飲。（三焦無別腸藏，與膀胱合，故膀胱之欬久而不已，腹病滿不欲食也。）此皆聚於胃。管關於肺。使人多涕唾。而面浮腫氣逆。（此六府欬皆以氣聚胃中，上關於肺，致使面壅浮腫氣逆為欬也。平按：素問、甲乙胃下無管字。）黃帝曰。治之奈何。岐伯曰。治藏者。治其輸。治府者。治其合。浮腫者。治其經。黃帝曰。善。（療五藏欬宜療藏經第三輸也，療六府欬者宜療藏經第六合也，有浮腫者不可治絡，宜療經穴也。平按：輸素問、甲乙作俞。）

黃帝內經太素卷第二十九 氣論　黃陂蕭貞昌校字

黄帝内經太素卷第三十 雜病

通直郎守太子文學臣楊上善奉　敕撰注

黄陂蕭延平北承甫校正

平按此卷卷首目錄五十四行袁刻及日本别鈔本全佚平從楊惺吾氏所獲仁和寺十三紙中補入目錄末有二行一行重身病三字高一格寫一行上缺三字下有於岐伯曰四字是上缺三字應係黄帝問三字曰下缺一字又下爲有重二字又下缺五字又下有此爲二字又下缺一字據素問奇病論及甲乙經婦人雜病篇曰下所缺一字應作人重下所缺五字應作身九月而瘖五字爲下所缺一字應作何則此一行應作黄帝問於岐伯曰人有重身九月而瘖此爲何正與本書下文病字相接

厥逆
厥死
陽厥
風厥本書作風逆
風痓
酒風
經解
身度
經絡虛實
禁極虛
順時
刺瘧節度
刺腹滿數
刺霍亂數
刺癇數本書有驚字
刺腋癰數
病解
久逆生病
六府生病
腸胃生病

經輸所療

重身病平按此篇自篇首至末見素問卷十三第四十七奇病論篇又見甲乙經卷十二第十

黃帝問於岐伯曰。人有重身。九月而瘖。此為何從太素殘卷補入病。岐伯曰。胞之絡脈絕。問曰。何以言之。答曰。胞絡繫於腎少陰脈。貫腎繫舌本。故不能言。曰。治之奈何。曰。無治也。當十月復。婦人懷子又名曰重身□□□□□屬膀□不言女子□今云胞絡繫於腎少陰上繫舌本者以是女子胞絡亦繫於腎故任身九月有胞絡絕者瘖不能言至十月胎生還復舊也　平按注重身下原缺六字宜空六格袁刻作胞絡脈三字不合膀下原缺一字宜空一格應是胱字袁刻作胱腎府三字不合女子下原缺一字袁刻作腎十月上袁刻脫至字復下袁刻脫舊也二字　刺法曰。無損不足。益有餘。以成疹。平按益甲乙作溢以成疹素問作以成其疹甲乙疹作辜注云素問作疹素問疹下有然後調之四字新校正云甲乙及太素無此四字乃本全元起注文誤書於此今當删去之所謂不足者。身羸瘦。無用鑱石也。益有餘者。腹中有形而洩之。洩之則精出而病獨擅中也。故曰疹成。身之羸瘦更用鑱石此為損不足也腹中有形此為有餘益之以成其病斯乃損於有餘為病也益有餘為病□知□實為病難□故須言之　平按疹成甲乙作成辜

溫暑病平按此篇自篇首至勿止見素問卷九第三十一熱病篇篇末一句見素問卷十六第六十一水熱穴論又見甲乙經卷七第一

凡病傷寒而成溫者。先夏至日者為病溫。後夏至日者。為病暑。病暑。當與汗皆出。勿止。所謂玄府者。汗空。冬傷於寒輕者夏至以前發於病溫冬傷於寒甚者夏至以後發於病暑暑病熱氣與汗俱出者此為熱去勿止汗之空名玄府者謂腠理也　平按素問甲乙病者當與汗作暑當與汗甲乙汗空作汗孔也又素問新校正引楊注發於兩於字均作為

四時之變平按此篇自篇首至末見靈樞卷十一第七十四論疾診尺篇又自春傷於寒至欬嗽見素問卷二第五陰陽應象大論篇又見甲乙卷十一第五

四時之變，寒暑之勝，重陰必陽，重陽必陰，故陰主寒，陽主熱，故寒甚則熱，熱甚則寒，日中陽隴必降爲陰，夜半陰極必昇爲陽。故曰寒生熱，熱生寒，此陰陽之變也。十一月極寒，一陽爻生，即寒生熱也；五月一陰爻生，即熱生寒也。故曰冬傷於寒，春生癉熱；寒，冬之氣也，傷過多也。人之冬月受寒過多，至春必爲癉熱之病，此爲寒生熱也。春傷於風，夏生飧泄腸澼；風，春之氣也，受風過多，極爲飧泄腸澼，此爲風生泄也。夏傷於暑，秋生痎瘧；暑，夏之氣也，受暑過多，極爲痎瘧，此爲暑生瘧也。秋傷於溼，冬生欬嗽。是謂四時之序。溼，秋之氣也，受溼過多，極爲欬嗽，此爲溼生欬也。此是四時必□□□不可易。　平按：注四時下原鈔有必字，必下缺三字，最下一字下半作文，袁刻四時下無必字，作之序，支三字不合，兹於必字下仍空三格。

息積病平按：此篇見素問卷十三第四十七奇病論，又見甲乙經卷八第二。

黄帝問於岐伯曰：病脇下滿，氣逆行，二三歲不已，是爲何病？岐伯曰：名曰息積，此不妨於食，不可灸刺，精爲引服藥，藥不能獨治也。黄帝曰：善。脇下滿，肝氣聚也。因於喘息，則氣逆行，故氣聚積經二三歲，名曰息積。無妨於食，而不可灸，可以刺□引精，並服藥，藥行不可更刺。　平按：素問逆下無行字，精爲引，素問甲乙作積爲導引，袁刻作精爲導引。注可以刺，袁刻刺字在可以二字之上，可以下有導引二字，無精字。原鈔作可以刺，刺下缺一字，缺字下有引精二字，謹依原鈔。

伏梁病平按：此篇見素問卷十一第四十腹中論，又見素問卷十三第四十七奇病論，又見甲乙經卷八第二。

黄帝問曰：人有身體胕股胻皆腫，環齊而痛，是爲何病？岐伯曰：病名曰伏梁，此風根也，不可動，動之爲水溺清之府。頭以下爲身，四支曰體，胕義當腑也，髀外曰股，膝下長骨曰胻。如此四處皆腑腫，並繞齊痛，名曰伏梁。此伏梁病以風爲本也，動變發也，若有變發，可爲水病溺冷清之府也。　平按：素問胕作髀，不可動上有其氣溢於大腸而著於肓，肓之原在齊下，故環齊而痛也二十二字，本書在後。甲乙、素問清作濇，府作病。黄帝問曰：病有少腹盛者，上下左右皆有根，此爲何病？可治不？岐伯曰：病名伏梁。伏梁何因如得之？平按：素問作帝曰：伏梁因何而得之？答曰：裹膿血，居腸胃之外，不可治，治之每切按之致死。因有膜裹膿血，在腸胃外，四箱有根，在少腹中，不可按之，故按之痛，遂致於死，名曰伏梁。　平按：素問甲乙裹下有大字。問曰：何以然？曰：此下則因陰，必膿血，上則迫胃脘，出鬲，使胃脘內癰。何以按之致死？以其伏梁下因於陰，膿血必上迫於胃管，上出於鬲，使胃管生癰，故按之下引於陰，上連心腹，所以致死。脘□□□　平按：素問甲乙必膿血作必下膿血，出鬲作生鬲，使胃作俠胃，新校正云太素俠胃作使胃。此人之病難治也。居齊上爲逆，居齊下爲順，勿動亟奪。論在刺法中。此風根也，其氣溢於大腸而著於肓，肓之源在齊下，故環齊而痛也。如此之病，得時必久也。亟，數也，更反數也。此病是風爲本，其氣溢於大腸之中，著於齊下肓原，故環臍痛，不可輒動，數奪之致死，以居肓原，所以齊上爲逆也。　平按：此人之病難治也，素問甲乙作此久病難治，袁刻人字作積人二字。齊，素問甲乙作臍；源，素問甲乙作原。

熱痛平按：此篇見素問卷十一第四十腹中論篇，又見甲乙經卷七第一中篇。

黄帝問於岐伯曰：病熱者而有所痛者，何也？曰：熱病者，陽脈也，以三陽之動也。人迎一盛少陽，二盛太陽，三盛陽明，在太陽□太陽入於陰，故痛也，在頭與腹，乃䐜脹而頭痛。黄帝曰：善哉。陽明血氣最大，故人迎三盛得知；有病太陽次少，故二盛得知；次少陽最少，故一盛得知。熱病爲陽，太陽在頭，故熱病起，太陽先受，太陽受已，下入陽明，故陽明次病；陽明受已，末流少陽，故少陽有病。太陽入於少陰，陽盛陰虛，故頭痛；陽盛陰虛，故腹脹也。　平按：甲乙一盛二盛三盛下均有在字，素問在太陽三字作入陰也三字，新校正云甲乙經無入陰也三字。太陽入於陰，故痛也，在頭與腹，素問甲乙作夫陽入於陰，故病在頭與腹。

脾癉消渴平按：此篇見素問卷十三第四十七奇病論篇，又見甲乙經卷十一第六。

黄帝曰：有病口甘者，名為何？何以得之？岐伯曰：此五氣之溢也，名曰脾癉。夫五味入於口，藏於胃，脾為之行其清氣，液在脾，令人口甘，此肥美之所致也。此人必數食甘美而多肥者，令人內熱，甘者令人滿，故其氣上溢，轉轉為消渴，治之以蘭，蘭除陳氣。五氣五穀之氣液在脾者五穀液也。肥美令人熱中，故脾行涎液出廉泉入口中，名曰脾癉內熱氣溢，轉為消渴，以蘭為湯飲之，可以除陳氣也。　平按：素問名為何作病名為何，甲乙作病名曰何；清氣素問作精氣，甲乙作津液；液在脾素問甲乙作津液在脾；此肥美之所致也素問甲乙美作美，致作發，新校正云太素發作致；素問而多下有肥也二字；素問甲乙滿上有中字；轉字不重；消渴甲乙作消癉，注云素問作消渴；素問甲乙蘭字不重。

膽癉　平按：此篇見素問卷十三第四十七奇病論篇，又見甲乙經卷九第五。

黄帝問岐伯曰：有病口苦者，名為何？何以得之？岐伯曰：病名膽癉。平按：病下素問甲乙有口苦取陽陵泉六字，新校正云全元起本及太素無口苦取陽陵泉六字，詳前後文勢疑此為誤。夫肝者，中之將也，取決於膽，咽為之使。此人者，數謀慮不決，故膽虛，氣上溢而口為之苦，治之以膽募輸，在陰陽十二官相使中。膽為肝府，肝為內將，取決於膽，其人有謀慮不決，傷膽氣上，膽溢從咽入口，口苦名曰膽癉，可取膽募日月穴也。　平按：甲乙肝者上有膽者中精之府六字，注云素問無此字。

頭齒痛　平按：此篇自篇首至齒亦當痛見素問卷十三第四十七奇病論篇，又見甲乙經卷九第一；自齒痛不惡清飲至末見靈樞卷五第二十六雜病篇，又見甲乙經卷十二第六。

黄帝曰：人有病頭痛，以歲數不已，此安得之？是為何病？岐伯曰：當有所犯大寒，內至骨髓，髓者以腦為主，腦逆，故令人頭痛，齒亦當痛。大寒入於骨髓，流入於腦中，以其腦有寒逆，故頭痛數歲不已。齒為骨餘，故亦齒痛。　平按：素問甲乙歲數作數歲，齒亦當痛作齒亦痛。齒痛，不惡清飲，取足陽明；惡清飲，取手陽明。上齒雖痛，以足陽明穀氣，故飲不惡冷，可取足陽明。下齒痛取手陽明也。　平按：清靈樞甲乙作清，道藏本靈樞作清。

頷痛　平按：此篇見靈樞卷五第二十六雜病篇，又見甲乙九卷第一。

頷痛，刺手陽明與頷之盛脈出血。頰痛，刺陽明曲周動脈，見血立已；不已，按人迎於經，立已。手陽明上頸貫頰，故頰痛皆取之曲周動脈。有足陽明無手陽明動脈也。　平按：頷甲乙作頷，靈樞作顑；刺陽明靈樞甲乙作刺足陽明；按人迎於經甲乙作按經刺人迎。

項痛　平按：此篇見靈樞甲乙同上篇。

項痛不可俛仰，刺足太陽；不可顧，刺手太陽也。足太陽脈行項，故不可俛仰，取之；手太陽脈行項左右，故不得顧，取之也。　平按：甲乙項痛作頭項；靈樞顧上有以字。

喉痹嗌乾　平按：此篇自篇首至如韭葉見靈樞卷五第二十三熱病篇，又見甲乙經卷九第三；自喉痹不能言至末見靈樞卷五第二十六雜病篇，又見甲乙經卷十二第八及卷七第一中篇。

喉痹舌卷，口中乾，煩心，心痛，臂內廉痛，不可及頭，取手小指次指爪甲下，去端如韭葉。手之小指次指之端，手少陽關衝，手心主出屬心包下膈內，手少陽從膻中上□，係耳後，故喉痹舌卷、口乾、煩心、心痛及臂內痛，皆取之也。　平按：臂內廉痛甲乙作臂表痛，注云靈樞及太素俱作臂內廉痛；又甲乙取下有關衝在三字；韭葉下有許字；注係上原缺一字，袁刻作出，檢靈樞經脈篇手少陽上項係耳後，應作項；又注皆取之皆字，袁刻誤作者。喉痹不能言，取足陽明；能言，取手陽明。手陽明脈循缺盆上頸，足陽明脈循喉嚨入缺盆，故喉痹能言、不能言取此二脈療主病者也。嗌乾，口中熱如膠，取足少陰。足少陰脈至舌下，故口熱取之。　平按：甲乙少陰作少陽。

目痛　平按：此篇自篇首至陰蹻見靈樞卷五第二十三熱病篇，自目眥外決至末見靈樞卷五第二十二癲狂篇，又自篇首至末見甲乙經卷十二

第四

目中赤痛。從内眥始。取之陰蹻。目内眥陰蹻脉也故取所主之輸也　平按蹻靈樞甲乙作蹻

目眥外決於面者。為兌眥。在内近鼻者。上為外眥。下為内眥。人之目眥有三外決為兌眥内角上為外眥下為内眥准明堂兌眥為外眥近鼻者為内眥也　平按靈樞兌作鋭近鼻者下有為内眥三字注准明堂袁刻作唯明堂

耳聾平按此篇自篇首至後取足見靈樞卷五第二十四厥病篇又見甲乙卷十二第五自聾而不痛至末見靈樞卷五第二十六雜病篇甲乙同上

耳聾無聞。取耳中。耳中聽宫角孫等穴也　耳鳴。取耳前動脉。耳前動脉和窌聽會等穴也　耳痛不可刺者。耳中有膿。若有乾擿抵。耳無聞也。耳痛者有二有膿有乾擿抵無所聞者不可刺也而有聞聲者可刺擿當狄反抵乃井反　平按擿抵靈樞作耵聹二字甲乙亦作擿抵注云一本作耵聹

耳聾。取手足小指次指爪甲上與肉交者。先取手。後取足。手少陽至小指次指即關衝穴足少陽至足小指次指即竅陰穴也其脉皆入耳中故二俱取之也　平按甲乙小指作少指無次指二字注云太素作小指次指　耳鳴。取手足中指爪甲上。左取右。右取左。先取手。後取足。手之中指手心主脉明堂不療於耳足之中指十二經脉並皆不上今手足中指皆療耳鳴今刺之者未詳或可絡至繆刺也　平按手足中指靈樞甲乙作手中指　聾而不痛。取足少陽。聾而痛。取手陽明。足少陽正經入耳手陽明絡脉入耳足少陽主骨益耳故取之也手陽明主氣益耳故痛取之也　平按靈樞兩痛字下均有者字

衄血平按此篇見靈樞卷五第二十六雜病篇又見甲乙經卷十二第七

衄而不衃。血流。取足太陽。衃。取手太陽。不已。刺腕骨下。不已。刺膕中出血。衃血凝血也衃普盃反血不凝熱甚也足太陽起鼻手太陽至目内眥皆因鼻故衄血取之腕骨手腕前起骨名完骨非腕也　平按足太陽下甲乙有大衄二字衃取手太陽靈樞甲乙作衄血取手太陽

喜怒平按此篇見靈樞卷五第二十六雜病篇又見甲乙經卷九第五

喜怒而不欲食。言益少。刺足太陰。怒而多言。刺足少陽。怒肝木也食脾土也今木尅土故怒不欲食宜補足太陰肝足厥陰怒也足少陽多言也故寫少陽也　平按足少陽甲乙作少陰注云太素作少陽

疹筋平按此篇見素問卷十三第四十七奇病論篇又見甲乙經卷四第二上篇

黄帝曰。人有尺數甚。筋急而見。此為何病。岐伯曰。此所謂疹筋者。是腹必急。白色黑色見。則病甚。尺脉數筋急見出者此為疹筋疹筋筋急腹急此必金水乘肝故色白黑即甚也有本為尺瘦也　平按素問尺下有脉字甲乙尺數甚作尺膚緩甚注云一作瘈甚疹筋甲乙作狐筋者注云狐素問作疹素問甲乙腹上有人字黑色下有見字

血枯平按此篇自篇首至末見素問卷十一第四十腹中論篇又見甲乙經卷十一第七

黄帝曰。有病胸脇支滿者。妨於食。病至則先聞腥臊臭。出清液。先唾血。四支清。目眩。時時前後血。病名為何。何以得之。岐伯曰。病名曰血枯。此得之少時有所大脱血。若醉以入房中。氣竭肝傷。故使月事衰少不來也。血枯病形有八一胸脇支滿二妨於食三病將發先聞腥臊臭氣四流出清液五病先唾血六四支冷七目眩八大小便時復出血有此八狀名曰血枯血枯之病此得由於少年之時有大脱血若醉入房中氣竭絶傷肝遂使月經衰少或不復來以成此血枯之病也　平按甲乙支滿作榰滿清液作清涕

黄帝曰。治之奈何。以何術。答曰。四烏賊魚骨。一藺茹。二物并令三合。丸以雀卵。大如小豆。以五丸為後飯。鮑魚汁。利脇中及傷肝。四四分一一分擣以雀卵為丸食後服之飲鮑魚汁通利脇及補肝傷也　平按素問以何術作復以何術賊作鰂藺作藘新校正云太素藘作藺并令三合作并合之甲乙為上無四字骨下無一字并令三合作并合素問甲乙鮑

魚上有飲以二字腸中作腸中熱煩平按此篇見素問卷九第三十四逆調論篇又見甲乙經卷七第一上篇問曰。人身非常温也。非常熱也。爲之熱而煩滿者。何也。曰陰氣少而陽氣勝。故熱而煩滿也。身體發熱而苦熱而煩是爲陽勝故也　平按甲乙無爲之熱三字素問新校正云甲乙無此三字身寒平按此篇見素問卷九第三十四逆調論篇又見甲乙經卷十第一下篇問曰。人身非衣寒也。中非有寒也。寒從中出者。何也。曰是人多痹氣。而陽氣少。而陰氣多。故身寒如從水中出焉。外衣不單內不覺寒而身冷如從水中出內多寒氣故也　平按素問甲乙中非有寒也作中非有寒氣也出者作生者肉爍平按此篇見素問卷九第三十四逆調論篇又見甲乙經卷七第一上篇問曰。人有四支熱。逢風寒如炙於火者。何也平按於火素問甲乙作如火新校正云全元起本無如火二字太素云如炙於火當從太素之文荅曰。此人者。陰氣虛。陽氣盛。四支者。陽也。兩陽相得也。陰氣虛少。水不能滅盛火。而陽獨治。獨治者。不能生長也。獨勝而止耳。逢風如炙火者。是人當肉爍。人有四支先熱若逢風寒更如火炙是人陰虛陽盛以其四支是陽陽氣更盛四支二陽合而獨盛消爍肌肉不能生長故曰肉爍　平按素問甲乙少下重一少字滅作減如炙火作如炙如火新校正云當從太素作如炙於火卧息喘逆平按此篇自篇首至則不得偃卧見素問卷十三第四十六病能論篇自問曰人有逆氣至末見素問卷九第三十四逆調論篇又自篇首至末見甲乙經卷十二第三黄帝問於岐伯曰。人有卧而有所不安者何也。岐伯曰。藏有所傷。及精有所乏。倚則不安。故人不能注懸其病。人之病有卧不安者五藏內傷入房太甚洩精過多有所不足故倚卧不安定病處數起動也　平按及精有所乏倚則不安則本乏作之素問作及精有所之寄則安甲乙作及情有所倚則卧不安新校正云太素作精所有倚則不安均無乏字本書原鈔作及精有所乏倚則不安與楊注洩精過多有所不足故倚卧不安正合袁刻無乏字素問甲乙懸上無注字注太甚袁刻作太盛黄帝曰。人之不得偃卧者。何也。岐伯曰。肺者。藏之蓋也。肺氣盛則脈大。大則不得偃卧。肺居五藏之上主氣氣之有餘則手太陽脈盛故不得偃卧也問曰。人有逆氣不得卧而息無音者。有起居如故而息有音者。有得卧行而喘者。有不得卧。不能行而喘者。有不能得卧。卧而喘者。皆何藏使然。願聞其故。此五皆是人之起居卧之與喘不安之病皆由藏內不和故請示也荅曰。不得卧而息有音者。是陽明之逆也。足三陽者下行。今逆而上行。故息有音。陽明爲三陽之長故氣下行順而息調失和上行逆而有音此解息有音也陽明者。胃脈也。胃者。六府之海也。其氣亦下行。陽明逆。不得從其道。故不得卧。上經曰胃不和則卧不安。此之謂也。陽明循道逆行息便有音今不依其道逆行故不得卧上經前所説經也　平按上經素問甲乙作下經王注下經上古經也夫起居如故。息有音者。此脾之絡脈逆。絡脈不得隨經上下。故留經而不行。絡脈之病人也微。故起居如故。而息有音。夫絡脈循脈經上下而行絡脈受邪注留於經病人其病也微所以起居如故息有音也　平按脾之絡脈素問甲乙作肺之絡脈夫不得卧。卧則喘者。是水氣之客也。夫水者。循津液而流者也。腎者。水藏主津液。津液主卧與喘。腎爲水藏主於胃中津液今有水氣客於津液循之而流津液主卧主喘故津液受邪不能得卧卧即喘也　平按甲乙而流作而留素問甲乙津液二字不重

少氣　平按此篇見靈樞卷五第二十二癲狂篇又見甲乙卷十一第七

少氣身漯漯也言吸吸也骨痠體重解㑊不能動補少陰。漯漯吸吸皆虛乏狀也骨疫體重皆腎虛耳故補腎足少陰脈於所發之穴補也　平按靈樞甲乙解作懈補少陰作足少陰　短氣息短不屬動作氣索補少陰取血絡。屬連也索取氣也亦是腎氣虛故補足少陰正經寫去少陰絡血也　平按短氣衰刻作少氣靈樞甲乙少陰上有足字取作去

氣逆滿　平按此篇自篇首至動脈見靈樞卷五第二十六雜病篇又見甲乙卷九第四自氣滿至氣下乃止見靈樞卷五第二十三熱病篇

氣逆上刺膺中陷者與下胸動脈。胸下動脈中府等量取也　平按下胸甲乙作腸下注胸下動脈衰刻作胸膺氣下動脈原鈔無膺氣二字　氣滿胸中息喘取足太陰大指之端去端如韭葉寒則留之熱則疾之氣下乃止。足太陰脈起足大指端隱白穴也　平按靈樞韭作䪥

療噦　平按此篇見靈樞卷五第二十六雜病篇又見甲乙經卷十二第一

噦以草刺鼻嚏而已無息而疾迎引之立已大驚之亦可。疾迎引之者以草刺無息可疾迎更刺引大驚令口噦愈　平按靈樞甲乙亦可下有已字注令下原鈔一字原鈔於左方注有動字謹擬作動衰刻空三格不合

腰痛　平按此篇自篇首至末見素問卷十一第四十一刺腰痛篇又見甲乙經九卷第八惟編次前後畧異

足太陽脈令人腰痛引項脊尻背如重狀刺其郄中太陽正經出血春無見血。項脊尻背足太陽脈行處故腰痛相引郄中足太陽刺金門足太陽在冬春時氣衰出血恐虛故禁之也　少陽令人腰痛如以鍼刺其皮中循循然不可以俛仰不可顧刺少陽成骨之端出血成骨在膝外廉之骨獨起夏無見血。少陽足少陽也其脈行頸循脇出氣街以行腰故腰痛不可俛仰反顧成骨膝臏外側起大骨足少陽脈循髀出過故腰痛刺之足少陽在春至夏氣衰出血恐虛故禁之　平按素問甲乙循然作循循然不可顧素問作不可以顧甲乙作不可以左右顧成骨甲乙作盛骨獨起下素問甲乙有者字　陽明令人腰痛不可顧顧如有見者善悲刺陽明於骭前三痏上下和之出血秋無見血。足陽明支者循喉嚨入缺盆又支者循腹裏下氣街故腰痛不可顧陽明穀氣虛故妄有見虛爲肝氣所尅故喜悲下循骭外廉故刺之以和上下足陽明在仲夏至秋而衰出血恐虛故禁之也　平按素問甲乙不可顧作不可以顧善悲作善悲骭作骬新校正云甲乙骬作骭今本甲乙仍作骬又注在仲夏上衰刻有脈字　足少陰令人腰痛引脊內痛刺足少陰內踝下二痏春無出血出血太虛不可復也。足少陰脈上股內後廉貫脊屬腎絡膀胱故腰痛引脊內痛也出然骨之下循內踝之後故取內踝之下少陰與太陽在冬至春氣衰出血恐虛故禁之也　平按脊內痛素問甲乙作脊內廉新校正云全元起本脊內廉作脊內痛太素亦同此前少足太陰腰痛證并刺足太陰法應古文脫簡也　居陰之脈令人腰痛腰中如張弓弩弦刺居陰之脈在腨踵魚腸之外循之累累然乃鍼刺之其病令人言嘿嘿然不慧刺之三痏。居陰脈在腨踵魚腸之外其處唯有足太陽脈當是足太陽絡也　平按居陰素問甲乙作厥陰王注云厥陰一經作居陰是傳寫草書厥字爲居也弩上素問甲乙有弓字魚腸作魚腹循之甲乙作循循言素問甲乙作善言新校正云詳善言與嘿嘿二病難相兼全元起本無善字於義爲允嘿嘿素問甲乙作默默　解脈令人腰痛引膺目䀮䀮然時遺溲刺解脈在引筋肉分間在郄外廉之橫脈出血血變止。解脈行處爲病與足厥陰相似亦有是足厥陰絡脈　平按素問甲乙引膺作引肩䀮䀮作[illegible]引筋作膝筋止上有而字筋肉衰刻肉作內　同陰之脈令人腰痛痛如小鍼居其中弗然腫刺同陰之脈在外踝上絕骨之端爲三痏。同陰脈在外踝上絕骨之端當是足少陽絡脈也　平按小鍼素問甲乙作小錘新校正云太素小錘作小鍼弗素問甲乙作怫　解脈令人腰痛如別常如折腰之狀善怒刺解脈在郄中結絡如黍米刺之

血射以黑見赤血而已。前之解脈與厥陰相似今此刺解脈郄中當是取足厥陰郄中之絡也　平按如別素問作如引帶甲乙作如裂善怒素問作善恐甲乙作善恐似黑素問甲乙作以黑新校正云按全元起云有兩解脈病源各異恐誤未詳素問此條在同陰之脈上陽維之脈。令人腰痛。上弗然脈腫刺陽維之脈。脈與太陽合腨下間。上地一尺所。陽維諸陽之會從頭下至金門陽交即是也行腰與足太陽合於腨下間上地一尺之中故陽維腫痛也　平按素問甲乙腰痛下重痛字弗作怫下同腫上無脈字上地作去地衝絕之脈。令人腰痛。痛不可以俛不可以仰。則恐仆。得之舉重傷腰衝絕絡。惡血歸之。刺之在郄陽筋之間。上郄數寸衝居為二痏出血。衝脈循脊裏因舉重衝脈絡絕惡血歸聚之處以為腰痛可刺衝郄陽筋間上數寸衝氣居處　平按衝絕素問甲乙作衝絡痛不可以俛不可以仰則恐仆素問作不可以俛仰仰則恐仆甲乙作得俛不得仰仰則恐仆絕絡素問作絡絕甲乙作絡絕衝甲乙筋之間作之筋間會陰之病。令人腰痛。痛上漯漯然汗。汗乾令人欲飲。飲已欲走。刺直陽之脈上二痏。在蹻上郄下下三寸所橫居。視其盛者出血。刺直陽者有本作會陽蹻上郄下橫居絡脈也　平按漯漯然甲乙作濈濈然素問甲乙汗下有出字飲下重一飲字二痏作三痏蹻作蹻郄下下三寸所素問作郄下五寸甲乙作郄下三所飛陽之脈。令人腰痛。痛上弗弗然。甚則悲以恐。刺飛揚之脈在內踝上二寸。太陰之前。與陰維會。足太陽別名曰飛陽有本飛作蜚太陽去外踝上七寸別走足少陰當至內踝上二寸足少陰之前與陰維會處是此刺處也　平按二寸素問作五寸新校正云當作二寸太陰素問甲乙作少陰據本注足少陰之前與陰維會處則太陰恐係少陰傳寫之誤昌陽之脈。令人腰痛。痛引膺。目䀮䀮然。甚則反折。舌卷不能言。刺內筋為二痏。在內踝大筋前太陰後。上踝三寸所。內筋在踝大筋前太陰後內踝上三寸所大筋當是足太陰之筋內筋支筋在足太陽大筋之前足太陰筋之後內踝上三寸也　平按素問內踝作內踝上三寸作二寸散脈。令人腰痛而熱。熱甚生煩。腰下如有橫木居其中。甚則遺溲。刺散脈。在膝前肉分間。在絡外廉束脈為三痏。散脈在膝前肉分門者十二經脈中惟足厥陰足少陽在膝前主溲故當是此二經之別名在二經大絡外廉小筋名束脈亦名散脈也　平按素問甲乙肉上有骨字絡上無在字注膝前衰刻誤作脈前肉里之脈。令人腰痛不可以欬。欬則筋攣急。刺肉里之脈為二痏。在太陽之外。少陽絕骨之後。太陽外絕骨後當是少陰為肉里脈也　平按筋攣急素問攣作縮甲乙無急字甲乙之後作之端腰痛俠脊而痛至頭沈沈然。目䀮䀮欲僵。刺足陽明郄出血。足陽明在頭下支者起胃下口循腹裏下至氣街腹裏近脊故腰痛刺足陽明郄中出血也　平按素問甲乙沈沈作几几䀮䀮作䀮䀮僵下有仆字郄下有中字新校正云太素作頭沈沈然腰痛上寒。刺足太陽陽明。上熱。刺足厥陰。不可以俛仰。刺足少陽。中熱如喘。刺足少陰。刺郄中出血。腰痛上熱補當腰足太陽足陽明脈腰痛上寒寫當腰足厥陰脈足少陽主機關不可俛仰取足少陽腰痛中熱口如喘氣動可取足少陰郄中出血也　平按如喘素問甲乙作而喘注機下衰刺脫關字中熱下原缺一字原鈔旁注極字又按注上熱上寒與經文不合疑有誤腰痛引少腹控䏚。不可仰。刺腰尻交者兩胂上。以月生死為痏數。發鍼立已。䏚以沼反胂脊骨兩箱肉也　平按兩胂上素問甲乙作兩踝胂上素問立已下有左取右右取左六字腰痛痛上寒取足太陽。痛上熱取足厥陰。不可以俛仰。取足太陽。中熱而喘。取足少陰。膕中血絡。前腰痛刺郄中此刺膕中也　平按此段甲乙無素問在腰痛引少腹一段之前其文意亦小異素問云腰痛上寒不可顧刺足陽明上熱刺足太陰中熱而喘刺足少陰大便難刺足少陰少腹滿刺足厥陰如折不可以俛仰不可舉刺足太陽引脊內廉刺足少陰新校正云按全元起本及甲乙經并太素自腰痛上寒至此并無乃王氏所添再檢本書此段如上腰痛上寒一段僅不可以俛仰刺足太陽與刺足少陽不同注云前條為刺郄中此刺膕中則此條與上條亦可互相發明也

髀疾平按此篇見靈樞卷五第二十四厥病篇又見甲乙經卷十第一下篇

髀不可舉。側而取之。在樞合中。以員利鍼。大鍼不可。足太陽脈過髀樞中，即爲樞合也。平按靈樞甲乙髀上有足字樞合甲乙作樞闔大鍼不可靈樞作大鍼不可刺

膝痛平按此篇見靈樞卷五第二十六雜病篇甲乙經見同上

膝中痛取犢鼻。以員利鍼。鍼發而間之。鍼大如氂刺膝無疑。犢鼻足陽明脈氣所發故膝痛取之　平按靈樞鍼字不重

痿厥平按此篇見靈樞卷五第二十六雜病篇又見甲乙經卷十第四

痿厥爲四束悗。乃疾解之。日二。不仁者。十日而知。毋休。病已止。四束四支如束悗煩也　平按爲四束靈樞甲乙作爲四末束甲乙悗作悶

癃洩平按此篇上節見靈樞卷五第二十三熱病篇又見甲乙經卷七第四下節見靈樞卷五第二十四厥病篇又見甲乙經卷十一第五

癃取之陰蹻及三毛上及血絡出血。癃淋也陰蹻上循陰股入陰故取陰蹻所主病者足厥陰脈起大指叢毛之上入毛中環陰器故癃取陰蹻脈所主之輸並取足厥陰脈三毛之上及此二經之絡去血　平按靈樞癃作癃甲乙作注

病洩下血取曲泉。曲泉足厥陰脈之所入也　平按洩靈樞甲乙作注

如蠱如妲病平按此篇見靈樞卷五第二十三熱病篇又見甲乙經卷八第一

男子如蠱。女子如妲。身體腰脊如解。不欲食。先取涌泉見血。視跗上盛者。盡見血。蠱音古妲音但女惑男爲病男病名蠱其狀狂妄失其正理不識是非醉於所惑男惑女爲病女病爲妲其狀瘦黄羸瘦醉於所惑今有男子之病如蠱女子之病如妲可並取腎之井可息相悅之疾也問曰喜怒憂思乃生於心今以鍼灸療之不亦迂乎答曰病有生於風寒暑濕飲食男女非心病者可以鍼石湯藥去之喜怒憂思傷神爲病者先須以理清神明性去喜怒憂思然後以鍼藥裨而助之但用鍼藥者不可□□又加身體骨脊解別不欲食者先取足少陰於足下涌泉之輸去血及循少陰於足跗上絡盛之處去血也　平按靈樞妲作怚食上有飲字涌泉靈樞甲乙作湧泉

癲疾平按此篇自篇首至故令人發爲癲疾見素問卷十三第四十七奇病論篇又見甲乙經十一卷第二自癲疾始生先不樂至末見靈樞卷五第二十二癲狂篇甲乙見同上

黄帝問岐伯曰。人生而有病癲疾者。病名爲何。安得之。答曰。病名爲胎疾。此得之在腹中時。其母有所大驚。氣上不下。精氣并居。故令人發爲癲疾。人之生也四月爲胎母爲人物所驚神氣并上驚胎故生已發爲癲疾也　平按素問甲乙腹中上有母字故令人作故令子

癲疾始生。先不樂。頭重痛。視舉目赤。其作極已而煩心。候之於顔。取手太陽陽明太陰。血變而止。手太陽上頭在目絡心手陽明絡肺手太陰與手陽明通故不樂頭重目赤心煩取之也　平按靈樞甲乙其作甚甲乙無陽明二字

癲疾始作。而引口啼呼喘悸。候之手陽明太陽。右僵者。政其左。左僵者。政其右。血變而止也。手太陽支者別頰上䪼抵鼻手陽明俠口故啼呼左右僵皆取之也　平按靈樞甲乙悸下有者字兩僵字均作強政其右作攻其左政其左作攻其右又按注皆取之也則兩政字恐係攻字傳鈔之誤

癲疾始作而反僵。因脊痛。候之足太陽陽明手太陽。血變而止。足太陽俠脊足陽明耳前上至額顱在頭手太陽繞肩甲交肩上故反僵脊痛取之也　平按靈樞而反僵作先反僵陽明下有太陰二字

治癲疾者。常與之居。察其所當取之處。病至。視之有過者即寫之。置其血於瓠壺之中。至其發時。血獨動矣。不動。灸窮骨二十五壯。窮骨者。骶骨也。病有過者視其絡脈病過之處刺取病血盛之瓠壺中至其發時血自動不動者灸窮骨也　平按二十五壯靈樞作二十壯甲乙作三十壯骶骨甲乙作尾骶

骨癲疾者。頷齒諸輸分肉皆滿。而骨居。汗出。煩悗。歐多涎沫。其氣下洩。不治。居處也骨之癲疾不可療候有八頷齒輪及分肉間骨處汗出煩悗歐多涎沫氣下洩有此八候是骨癲疾死不可療也　平按靈樞頷作顑甲乙而骨居作而骨居強直悗作悶靈樞涎沫作沃沫注有此八候袁刻此誤作死

筋癲疾。身卷攣急。大刺項大經之大杼脈。歐

多液沫，氣下泄，不治。身倦攣急大者，是足太陽之病，宜刺項之大經足太陽脈大杼之穴，若歐液沫，氣下洩，死不可療也。平按：靈樞、甲乙疾下有者字，倦靈樞作倦，甲乙急下有脈字，杼下無脈字，液靈樞作沃，甲乙作涎。

脈癲疾暴仆，四支之脈皆脹而縱，脈滿，盡刺之出血；不滿，灸俠項太陽，灸帶脈於腰相去三寸諸分肉本輸。歐多沃沫，氣下洩，不治。癲疾暴前倒仆，四支脈皆脹滿而縱，縱者可刺去其血，若不脹滿，可灸太陽於項，療主病者，又灸口口當十四椎相去三寸分肉之間，療主癲疾之輸也。平按：靈樞、甲乙癲疾下有者字，俠上有之字，靈樞俠作挾，甲乙灸帶脈上有又字，沃作涎，生灸下二字原不全，玩其剩處似帶脈二字，袁刻作腰取二字，恐誤，據經文應作帶脈二字。

治癲疾者，病發如狂者，死不治。僵仆倒而不覺等謂之癲，馳走妄言等謂之狂，今癲疾發而若狂，病甚，故死不療也。平按：靈樞癲上無治字，病作疾。

驚狂平按：此篇自篇首至末見靈樞卷五第二十二癲狂篇，又見甲乙經卷十一第二。

治狂始生，先自悲，喜忘喜怒喜恐者，得之憂飢。治之取手太陽陽明，血變而止，及取足太陰陽明。人之狂病，先因憂結之甚，不能去解於心，又由飢虛，遂神志失守，則自悲喜忘喜怒喜恐，乘即發於狂病。雖得之失志，然因療之心府手太陽，肺府手陽明也，足太陰陽明主穀，亦可補此二脈，以實憂飢虛損即愈也。平按：靈樞、甲乙悲下有也字，三喜字甲乙均作善，靈樞作苦怒善恐，手太陽靈樞、甲乙作手太陰。

狂始發，少卧不飢，自高賢也，自辯智也，自尊貴也，喜罵詈，日夜不休，治之取手陽明太陽太陰舌下少陰，視脈之盛者，皆取之，不盛者，釋之。手陽明絡肺，手太陽絡心，手太陰屬肺主氣，故少卧自高等皆是魄失氣盛，故視脈盛者皆寫去之，及舌下足少陰脈盛者互寫去之。平按：喜罵靈樞、甲乙作善罵，視下靈樞無脈字，注互袁刻作亦。

狂喜驚，喜笑，好歌樂，妄行不休者，得之大恐，治之取手陽明太陽太陰。此三脈乃是狂驚歌樂妄行所由，唯推可知也。平按：靈樞喜驚喜笑作言驚善笑，甲乙作善驚善笑。

狂目妄見，耳妄聞，喜呼者，少氣之所生也，治之取手太陽太陰陽明足太陰頭兩顑。狂而少氣，復生三病，因此四經，故皆取之也。平按：甲乙足太陰作足太陽，頭上有及字，靈樞顑作顑。

狂者多食，喜見鬼神，喜笑而不發於外者，得之有所大喜，治之取足太陰陽明太陽，後取手太陰太陽陽明。不發於外者，不於人前病發也，得之大喜者，甚憂大喜並能發狂，然大喜發狂與憂不同，即此病形是也，手足太陰、手足陽明、手足太陽，是療此病所由，故量取之以行補寫也。平按：靈樞、甲乙喜見喜笑作善見善笑，後取作後取。

狂而新發，未應如此者，先取曲泉左右動脈，及盛者見血，食頃已。不已，以法取之，灸骶骨二十壯。曲泉，䯒足厥陰脈穴。平按：靈樞食頃作有頃。

厥逆平按：此篇自篇首至末見靈樞卷五第二十二癲狂篇，自篇首至立快者是也，見甲乙經卷七第三，自內閉不得溲至末見甲乙經卷九第十。

厥逆為病也，足暴清，胸若將別，腹若將以刀切之，煩而不能食，脈小大皆清緩，取足少陰，清取足陽明，清則補之，溫則寫之。厥逆之病，足冷胸痛，心悶不能食，其脈動之大小皆多血少氣，緩而溫者，可取足少陰輸穴寫其熱氣，足之寒者取足陽明輸穴補其陽虛也。平按：靈樞、甲乙將別作將裂，脈小大皆清作脈小大皆濇，暴清清取足陽明清則補之三清字，今本靈樞及甲乙經均作清，明趙府居敬堂靈樞均作濇，腹作腸，刃作刀，緩作緩。

厥逆腹滿脹，腸鳴，胸滿不得息，取之下胸二脅，欬而動手者，與背輸，以指按之立快者是也。厥逆胸滿不得息，可量取下胸二脅欬而動手之處，謂手太陰中府輸也，厥逆腹滿脹腸鳴，量取背胃及大小腸輸，療主病者也。平按：靈樞滿脹作脹滿，二脅作二脇，甲乙動下有應字，輸作俞，靈樞作腧，注背胃據經文應作背輸，袁刻作背輸。

內閉不得溲，刺足少陰太陽與骶上，以長鍼。氣逆，取其太陰陽明，厥甚，取少陰陽明動者之經。足少陰太陽主於便溲，故厥便溲閉取此陰陽二經輸穴，療主病者，若加氣逆，可取手足太陰陽明，療主病者，若此閉及氣逆厥甚，可取手足少陰陽明二經動脈，療主病者也。平按：靈樞厥下有陰字，厥甚取少陰甲乙作厥甚取太陰。

厥死平按此篇自篇首至末見素問卷十三第四十七奇病論篇又見甲乙經卷九第十一

黄帝問岐伯曰。有癃者。一日數十溲。此不足也。身熱如炭。火頸膺如格。人迎躁盛。喘息氣逆。此有餘也。太陰脈微細如髮者。此不足也。其病安在。名爲何病。岐伯曰。病在太陰。其藏在胃。頗在肺。病名曰厥。死不治。此得五有餘。二不足也。問曰。何謂五有餘。二不足。答曰。所謂五有餘者。五病之氣有餘也。二不足者。亦二病之氣不足也。今外得五有餘。內得二不足。此其身不表不裏。亦明死矣。癃痳也人有病一日數十溲腎氣不足也手太陰脈如髮肺氣不足也此則二藏不足也身熱如火一有餘也頸及膺二氣盛如格三有餘也頸前胃脈人迎躁盛四有餘也喘息氣逆五有餘也人之遇病外有五有餘內有二不足者病在手足太陰藏於胃中動之於肺非定在於表裏名曰厥死之病不可療也　平按素問甲乙炭下無火字其藏在胃作其盛在胃甲乙五病之氣無五字素問甲乙亦二病之氣不足也作亦病氣之不足也亦明死矣甲乙作亦死證明矣又按本注闕二有餘一條素問王注云外五有餘者一身熱如炭二頸膺如格三人迎躁盛四喘息五氣逆也

陽厥平按此篇自篇首至末見素問卷十三第四十六病能論篇又見甲乙經卷十一第二

黄帝曰。有病喜怒者。此病安在。平按素問甲乙喜怒作怒狂在作生新校正云太素怒狂作喜怒岐伯曰。生於陽。問曰。陽何以使人狂。答曰。陽氣者因暴折而難決。故喜怒。病名陽厥。平按喜怒素問甲乙作善怒問曰。何以知之。答曰。陽明者常動。巨陽少陽不動。而動太疾。此其候也。足陽明人迎脈常動有病名陽厥以陽氣暴有折損不通故狂而喜怒以其太陽少陽不動而大疾以爲候也　平按甲乙巨陽作太陽素問甲乙不動下重不動二字注有病衰刻作有疾不動而大疾衰刻動誤作通問曰。治之奈何。答曰。衰其食即已。夫食入於陰。長氣於陽。故奪之食即已。使之服之以生鐵落爲飲。夫生長氣摧鐵落自下氣疾。衰其食者少食也穀氣熱故推入腹內陰中長盛陽所以增於狂病故奪於情少食令服生鐵落病則愈矣生鐵落鐵漿也　平按衰其食素問作奪其食新校正云甲乙經奪作衰太素同落素問作洛夫生長氣摧鐵落素問甲乙作夫生鐵落養又按生長氣摧鐵五字頗費解當必有誤原鈔如是故仍之

風逆平按此篇見靈樞卷五第二十二癲狂篇又見甲乙經卷十第二下篇

風逆暴四支腫。身漯漯。唏然時寒。飢則煩。飽則喜變。取手太陰表裏足少陰陽明之經。肉清取榮。骨清取井也。手太陰爲裏手陽明爲表二經主氣肉者土也榮者火也火以生土故取榮溫肉也骨者水也井者木也水以生木以子實母故取井溫骨也　平按靈樞甲乙支作肢喜變作善變清今本靈樞及甲乙均作清趙府本靈樞作清甲乙榮作營

風痓平按此篇見靈樞卷五第二十三熱病篇又見甲乙經卷七第四

風痓身反折。先取足太陽及膕中及血絡中有寒。取三里。足太陽行腰脊故身痓反折取其脈所生輸穴及膕中正經視血絡黑也可取足陽明三里之輸也　平按靈樞痓作痙血絡下有出血二字甲乙血絡下有出血痓三字

酒風平按此篇見素問卷十三第四十六病能論篇又見甲乙經卷十第二下篇

黄帝問曰。病者身體解惰。汗出如浴。惡風少氣。此爲何病。答曰。名曰酒風。問曰。治之奈何。岐伯曰。以澤瀉朮各十分。麋銜五合。以三指撮爲後飯。飲酒汗出得風名曰酒風先食後服故曰後飯也　平按素問甲乙病者作有病五合以三指撮作五分合以三指撮素問王注云飯後藥先謂之後飯與此注不同

經解平按此篇見素問卷十三第四十六病能論篇

所謂深之細者。其中手如鍼。摩之切之。聚者堅也。博

者大也。上經者。氣之通天也。下經者。言病之變化也。診脈所知中手如鍼此細之狀也切按也上經言上通天之氣下經言下病之變化也又自腰以上隨是何經之氣以爲上經自腰以下以爲下經上經通於天氣下經言其變化也　平按素問鍼下有也字氣上有言字金匱者。決死生也。金匱之章作決死生之論也

揆度者。切度之。奇恆者。言奇病也。所謂奇者。使奇病不得以四時死者也。恆者。得以四時死者也。所謂揆者。方切求也。度者。得其病處也。以四時度之也。得病傳之至於勝時而死此爲恆也中生喜怒令病次傳死者此爲奇也揆者方將求病所在揆量之也度者得其病處更於四時度其得失也　平按方切求也下素問有言切求其脈理也七字注令病次傳死者素問新校正引楊注作令病次傳者無死字又按素問王注云凡言所謂者皆釋未了義今此所謂尋前後經文悉不與此篇義相接似今數處少成文義者終是別釋經文世本既闕第七二篇應彼闕經錯簡文也古文斷裂繆續於此

身度平按此篇自篇首至末俱見素問卷八第二十八通評虛實論篇惟自問曰形度至何以知其度也一節在後脈浮而濇二句在前與甲乙經卷七第一中篇同在經文春秋則生冬夏則死之下詳素問新校正云按甲乙經移續於此舊在後帝曰形度骨度脈度筋度何以知其度也下王氏以爲錯簡移附於此據新校正所云則本書編次與舊時無異也

問曰。形度。骨度。脈度。筋度。何以知其度也。曰。脈浮而濇。濇者。而身有熱者死也。形骨筋等有病於身節度可診脈而知故脈浮而濇者身必有熱身熱脈浮濇者死也　平按素問甲乙而身上無者字

經絡虛實平按此篇自篇首至末見素問卷八第二十八通評虛實論篇又見甲乙經卷七第一中篇

問曰。絡氣之不足。經氣有餘。何如。答曰。絡氣不足。經氣有餘。脈熱而尺寒。秋冬爲逆。春秋爲順。治主病者。絡虛經實何以得知絡爲陽也經爲陰也寸爲陽也外也尺爲陰也內也秋冬陰也春夏陽也絡氣不足陽氣虛也經氣有餘陰氣盛也於秋冬時診寸口得緩脈尺之皮膚寒爲逆春夏緩脈尺之皮膚寒爲順緩脈熱也以秋冬陽氣在內陰氣在外春夏陰氣在內陽氣在外故也於尺寸在內時寒熱取經絡虛實也

平按素問甲乙脈下有口字素問順作從問曰。經虛絡滿何如。答曰。經虛絡滿者。尺熱滿。脈寒濇。此春夏則死。秋冬則生。滿盛也經虛絡盛春夏診得尺之皮膚熱盛寸口得急脈爲逆故死秋冬得尺熱脈急故生脈急多寒脈緩多熱也　平按素問甲乙脈下有口字死生上無兩則字問曰。治此者奈何。答曰。絡滿經虛。灸陰刺陽。經滿絡虛。刺陰灸陽。經虛陰虛故灸陰絡滿陽滿故刺陽也經滿陰滿故刺陰絡虛陽虛故灸陽也

禁極虛平按此篇見甲乙經卷七第一中篇

問曰。秋冬無極陰。春夏無極陽者。何謂也。答曰。無極陽者。春夏無數虛陽。虛陽則狂。無極陰者。秋冬無數虛陰。陰虛則死。數音朔春夏是陽用事秋冬是陰用事陰陽用事之時行鍼者不可數虛陽數虛陽者陽極發狂數虛陰者陰極致死也　平按甲乙虛陽虛陽作虛陽明陽明虛虛陰陰虛作虛太陰太陰虛

順時平按此篇自篇首至末見素問卷八第二十八通評虛實論篇又此篇前一段見甲乙經卷七第一中篇後一段見甲乙經卷十一第九

問曰。春極治經絡。夏極治經輸。秋極治六府。冬則閉塞者。用藥而少鍼石處。所謂少用鍼石者。非癰疽之謂也。癰疽不得須時。春夏秋三時極意行鍼冬時有癰疽得極餘寒等病皆悉不得故不用稱其時也春時陽氣在於皮膚故取絡脈也夏時在於十二經之五輸故取輸也秋氣在於六府諸輸故取之也冬氣在於骨髓腠理閉塞血脈凝澀不可行於鍼與砭石但得飲湯服藥癰疽以是熱病故得用鍼石也以癰疽暴病不得須問失時不行鍼石也　平按素問甲乙極作亟素問閉塞下重閉塞二字處作也須時素問作頃時回三字

因癰不知。不致按之不應手。乍來乍已。刺手太陰傍三與纓絡各二。有因癰生不痛不知不得其定按之不應其手乍來似有乍去似無者此是肺氣所爲可取手太陰脈有主此病輸傍三刺之及纓脈足陽明之輸主此病者二取之　平按素問甲乙因癰不知不致作癰不知所嬰絡作纓脈據本注應作纓脈素問三下有痏字

刺瘧節度平按此篇自篇首至過之則失時見素問卷十第三十六刺瘧篇自瘧不渴至末見靈樞卷五第二十六雜病篇又見素問刺瘧篇惟文義畧有不同又見本書二十五卷十二瘧篇又自篇首至末見甲乙經卷七第五

瘧病脈滿大急，刺背輸，用中鍼，傍五胠輸各一，適肥瘦出其血。滿盛也脈大多氣少血也急多寒也瘧病寸口脈盛氣多血少而寒可取背輸有療瘧者用中鍼刺輸傍五取及胠輸兩脇下胠中之輸有療瘧者左右各一取之取之適於肥瘦出血多少傍左右須也　平按素問甲乙瘧下無病字輸作俞五素問作伍

瘧脈小而實急，灸脛少陰，刺指井。脈小者血氣皆少瘧病診得寸口之脈血氣皆少而實而多寒可灸足少陰療瘧之輸並指有療瘧之井也　平按素問甲乙無而字

瘧脈滿大急，刺背輸，用第五鍼胠輸各一，適行至於血也。第五鈹鍼以取大膿今用刺瘧背輸可適行至血出而已也　平按用第五鍼胠輸各一素問作用五胠俞背俞各一甲乙經無此條新校正云經文與次前經文重複王氏隨而注之別無義例不若七安之精審不復出也

瘧脈緩大虛，便用藥所宜，不宜用鍼。脈緩者多熱瘧病診寸口脈得多熱多氣少血虛者可用藥用藥者取所宜之藥以補也　平按便用藥所宜素問作便宜用藥

凡治瘧者，先發如食頃乃前可以治，過之則失時。此療瘧時節也　平按素問甲乙無前字

瘧不渴，間日而作，取足陽明；渴而日作，取手陽明。瘧不渴取足陽明渴取手陽明皆取所主輸　平按瘧不渴間日而作取足陽明素問作刺足太陽本書十二瘧篇同新校正云按九卷云足陽明太素同檢今本靈樞亦云取足陽明是不渴間日而作之瘧可取足太陽陽明二處故十二瘧楊注謂治寒瘧本篇謂取所主輸也

刺腹滿數平按此篇自篇首至按之立已見靈樞卷五第二十六雜病篇自腹暴至末見素問卷八第二十八通評虛實論篇又自篇首至足厥陰見甲乙經卷九第九自腹滿大便不利至末見甲乙經卷九第七

少腹滿大，上走胃至心，泝泝身時寒熱，小便不利，取足厥陰。水氣聚於少腹上走至於心下泝泝惡寒寒熱小便不利下熱也是足厥陰所由故取其輸穴也　平按靈樞少腹作小腹走胃甲乙作走胸泝泝靈樞作淅淅甲乙作索索然

腹滿，大便不利，腹大，上走胸嗌，喘息喝喝然，取足少陰。此皆足少陰脈所行之處故取其脈之輸穴有本少陰爲少陽　平按上走靈樞作亦上走甲乙無喘息二字注云靈樞有喘息二字足少陰甲乙作足少陽

腹滿食不化，腹嚮嚮然，不便，取足太陰。腹滿食不化腹虛脹不大便皆足太陰脈所主故取之輸穴也　平按甲乙化下無腹字不便靈樞作不能大便甲乙作不得大便足太陰甲乙作足太陽

腹痛，刺臍左右動脈，已刺按之，立已；不已，刺氣街，已刺按之，立已。腹痛足陽明脈所主故臍左右動脈足陽明動也氣街亦是足陽明動脈故不已取之也　平按甲乙氣街下無已刺二字

腹暴滿，按之不下，取太陽經絡，經絡者，則人募者也，少陰輸去脊椎三寸傍五，用員利鍼。足太陽與足少陰爲表裏足少陰上行貫肝膈發腹諸穴故腹暴滿故取太陽經絡經脈絡脈人之盛募之氣腹滿亦取足少陰之輸俠脊相去三寸輸傍五取之用員利鍼募有本爲幕也　平按甲乙暴下有痛字素問太陽上有手字經絡二字不重則人募者也作胃之募也甲乙作取太陽經絡血者則已無人募者也四字少陰上有又刺二字素問王注云太陽爲手太陽經絡之所生故取中脘穴即胃之募也新校正云楊上善注云足太陽其說各不同未知孰是

刺霍亂數平按此篇見素問卷八第二十八通評虛實論篇又見甲乙經卷十一第四

霍亂，刺輸傍五，足陽明及上傍三。霍亂刺主療霍亂輸傍可五取之及足陽明下脈與上有療霍亂輸傍可三取之也　平按輸傍五素問王注云取少陰俞傍志室穴新校正引楊注云刺主霍亂輸傍五取之

刺癇驚數平按此篇見素問卷八第二十八通評虛實論篇又見甲乙經卷十二第十一

刺癇驚脈五，鍼手太陰各五，刺經太陽五，刺手少陽經絡者傍一寸，足陽明一寸上踝五寸，刺三鍼之。刺癇驚脈凡有五別手太陰五取之又足太陽輸穴五取之又手少陽經絡傍三取之又足陽明傍去一寸上踝五寸三鍼之　平按手太陰甲乙作手足太陰素問手少陽作手少陰甲乙作手足少陰素問甲乙兩一字下均無寸字三鍼下無之字又按素問王注自鍼手太陰以下主治霍亂新校正云按別本注云悉不主霍亂甲乙經太素均爲刺驚癇王注爲刺霍亂者非也又注經絡傍三取之別本作經絡傍一寸以下空位取之

刺腋癰數平按此篇見素問卷八第二十八通評虛實論篇又見甲乙卷十一第九

腋癰大熱，刺足少陽五；刺而熱，手心主三；刺手太陰經絡者，大骨之會各三。足少陽脈下胸絡肝屬膽循脇裏在腋下，故腋脇之間有癰大熱可刺足少陽脈□□之穴五取之，熱而不已刺手心主脈，其脈循胸下腋三寸上抵腋，故腋癰三取之。又取手太陰經絡各三，大骨之會者，手太陰脈循臂內上骨下廉，即爲經絡會處也。平按：刺癰而熱，素問甲乙作刺而熱不止，注之穴上原缺二字，上一字不全，下一字作主，謹擬作所主二字，袁刻作瘚筋二字。

病解平按：此篇自篇首至末見素問卷八第二十八通評虛實論篇，又見甲乙經卷十一第六及卷十二第五等篇

凡治消癉、仆擊、偏枯、痿厥、氣滿發逆，肥貴人則膏粱之疾也。此之六種，是肥貴人膏粱所發之病。平按：痿厥氣滿發逆，甲乙作厥氣逆滿四字。鬲塞閉絕，上下不通，暴憂之病。此之四種，因暴愁憂所生之病，鬲塞，鬲中塞也；閉，謂七竅閉也；謂噫與下使之氣即上下也。暴厥而聾，偏塞，閉內不通，風也。內留著也。暴厥耳聾偏塞也。內氣暴滿薄不從於內中風病也，以脾氣停壅，不順於內，故瘦留著也。平按：不通偏塞也，素問甲乙作偏塞閉不通，內氣暴薄也，閉內內不通風也，內留著也，素問甲乙作不從內外中風之病，故瘦留著也。蹠跛，寒風溼之病也。風溼之氣生於蹠跛，痹病蹠之石反，跛有本爲跂也。

久逆生病平按：此篇見素問通評虛實論篇，又見甲乙卷十一第二

黃疸暴痛，癲疾厥狂，久逆之所生。此之五病，氣之久逆所生。平按：甲乙黃疸作實疸，注云素問作黃疸，暴痛作暴病，狂上無厥字。

六府生病平按：此篇見素問甲乙同上篇

五藏不平，六府閉塞之所生。六府受穀氣傳五藏，故六府閉塞，藏不平也。

腸胃生病平按：此篇見素問同上篇，又見甲乙卷十二第五

頭痛耳鳴，九竅不利，腸胃之所生。腸胃之脈在頭，在於七竅，故腸胃不利，頭竅病也。

經輸所療平按：此篇見素問同上篇，又見甲乙經卷十一第九

暴癰筋濡，隨外分而痛，魄汗不盡，胞氣不足，治在經輸。筋濡者，謂筋溼也。隨分痛者，隨分肉間痛也。魄汗者，肺汗也。胞氣不足者，謂膀胱之胞氣不足也。此之五病，可取十二經輸療主病者也。平按：濡，素問作緛，隨下素問甲乙無外字。

素問內經太素卷第三十雜病

黃帝　陳孝啟　蕭貞昌　校字

黃帝內經太素遺文并楊氏原注 從王注素問林億等新校正及林億等校正甲乙經脈經與日本醫心方所引攷補當在今本所缺七卷中其各書所引仍逐條附注於下以便稽考

飲食有常節。起居有常度。不妄不作。以理而取聲色芳味不妄視聽也循理而動不爲分外之事 平按此條見素問卷一第一上古天真論

上古聖人之教也下。皆爲之。上古聖人使人行者身先行之爲不言之教不言之教勝有言之教故下百姓倣行者衆故曰下皆爲之 平按此條見同上

身肌宗一。真人生之肌體與太極同質故云宗一 平按此條見同上

有至人者。積精全神能至於德故稱至人 平按此條見同上

帝曰。余聞上古聖人論理人形。列別藏府。端絡經脈。會通六合。各從其經。氣穴所發。各有處名。谿谷屬骨。皆有分起。分部逆從。各有條理。四時陰陽。盡有經紀。外內之應。皆有表裏。信其然乎。平按此條見素問卷二第五陰陽應象大論又按新校正云詳帝曰至信其然乎全元起本及太素在上古聖人之教也上

在變動爲握。握憂噦欬慄五者攺志而有名曰變動 平按此條亦見素問卷二第五

脈生脾。平按此條見同上

在變動爲憂。心之憂在心變動肺之憂在肺之志是則肺主於秋憂爲正也心主於憂變而生憂也 平按此條見素問同上又楊氏此注亦見甲乙經卷一第一

東方云風傷筋。酸傷筋。中央云溼傷肉。甘傷肉。南方云熱傷氣。苦傷氣。北方云寒傷血。鹹傷血。西方云熱傷皮毛。辛傷皮毛。平按此條見素問同上又按素問新校正云凡此五方所傷太素俱云自傷袁刻云自傷似亦注

中央生溼。六月四陽二陰合蒸以生溼氣也 平按此條見同上

溼生土。四陽二陰合而爲溼蒸腐萬物成土也 平按此條見同上

在變動爲噦。噦氣喘也 平按此條見同上

燥傷皮毛。熱勝燥。平按此條見同上

寒傷骨。平按此條見同上

溼勝寒。平按此條見同上又按寒傷骨溼傷寒兩條袁刻脫

鹹傷骨。平按此條見同上

左右者。陰陽之道路也。陰氣右行陽氣左行 平按此條見同上

肖者濯濯。平按此條見素問卷三第八靈蘭祕典篇

神之處。平按此條見素問卷三第九六節藏象論 ○ 又按素問六節藏象論爲陽中之太陰新校正引太素太陰作少陰爲陰中之少陰新校正引太素少陰作太陰此爲陽中之少陽新校正引太素作陰中之少陽三條 平從楊惺吾氏所獲日本仁和寺宮御藏本殘卷十三紙中檢出補入本書卷三第二陰陽合篇故此三條不復列入

間者環已。平按此條見素問卷四第十六診要經終篇

滑則少氣。平按此條見素問卷五第十七脈要精微論又按脈經少氣作氣少

白欲如白璧之澤。不欲如堊。平按此條見同上

五藏者。中之府也。平按此條見同上

行則僂附。平按此條見同上

象心之太浮也。平按此條見素問卷七第二十一經脈別論

所謂氣虛者。氣虛者膻中氣不足也 平按此條見素問卷八第二十八通評虛實論

尺滿而不應也。平按此條見同上

足温則生，寒則死。足温氣下故生，足寒氣不下者逆而致死 平按此條見同上

脈實大，病久可治。平按此條見同上。又按素問王注云：久病血氣衰，脈不當實大，故不可治。新校正云：詳經言實大病久可治，注意以爲不可治。甲乙經、太素、全元起本并云可治，復引巢元方云：脈數大者生，細小浮者死。袁刻作脈懸小堅，病久可治，恐誤

誦而頗能解，解而未能別，別而未能明，明而未能彰。習道有五，一誦，二解，三別，四明，五彰 平按此條見素問卷二十三第七十五著至教論

列辰與日月光。此條見同上

上通神農，至教擬於二皇。平按此條見同上

夫三陽太爲業。平按此條見同上

下爲漏病。漏病謂膀胱漏泄，大小便數不禁守也。平按此條見同上

腎且絕，死死日暮也。平按此條見同上

子誠別而已，通五藏之過。平按此條見素問卷二十三第七十六示從容論

是以名曰診經。平按此條見同上

爲萬民副。副，助也 平按此條見素問卷二十三第七十七疏五過論

病深以甚也。平按此條見同上

始樂始苦。平按此條見同上

封君敗傷及公侯王。平按此條見同上

氣內爲實。天地間爲外氣，人身中氣爲內氣，外氣裁成萬物，是爲外實；內氣營衛裁生，故爲內實。治病能求內氣之理，是治病之要也

平按此條見同上

更名爲巧。平按此條見素問卷二十三第七十八徵四失論

愚心自功。平按此條見同上

黃帝燕坐，臨觀八極，正八風之氣，而問雷公曰：陰陽之類，經脈之道，五中所主，何藏最貴？夫天爲陽，地爲陰，人爲和。陰無其陽，衰殺無巳；陽無其陰，生長不止。生長不止則傷於陰，陰傷則陰灾起；衰殺不已則傷於陽，陽傷則陽禍生矣。故須聖人在天地間和陰陽氣，令萬物生也。和氣之道，謂先修身爲德，則陰陽氣和，陰陽氣和則八節風調，八節風調則八虛風止，於是疵癘不起，嘉祥竟集，此亦不知所以然而然也。故黃帝問身之經脈貴賤，依之調攝修身，於身以正八風之氣 平按此條見素問卷二十四第七十九陰陽類論

三陽爲經，二陽爲維，一陽爲游部。三陽是太陽脈也，從目內眥上頭，分爲四道下項，并正別脈上下六道以行於背，與身爲經。二陽是陽明脈也，從鼻而起，下咽分爲四道，并正別脈六道上下行腹，綱維於身。一陽是少陽脈也，起目外眥，絡頭分爲四道，下缺盆，并正別脈六道上下，生經營百節，流氣三部，故曰游部 平按此條見同上

伏鼓不浮，上空志心。肺脈浮清，此爲平也。今見伏鼓，是腎脈也。足少陰脈貫脊屬腎，上入肺中，從肺出絡心，肺氣下入腎，志上入心神也 平按此條見同上

一陰獨至。一陰，厥陰也 平按此條見同上

二陰一陽，病在肺。平按此條見同上

陰陽皆絕，期在孟春。平按此條見同上

陰陽交，期在濂水。濂，廉檢反，水靜也。七月水生時也 平按此條見同上

一上不下，寒厥到膝。虛者厥也，陽氣一上於頭，不下於足，足脛虛，故寒厥至膝 平按此條見素問卷二十四第八十方盛衰論

若伏空室，爲陰陽之一。平按此條見同上

至陽絕陰，是爲少氣。平按此條見同上

脾主爲衛。平按此條見甲乙經卷一第二

六府者胃爲之海。廣胲大頸張胸。五穀乃容。平按此條見同上

當候闕中。平按此條見甲乙經卷一第十五

黑色見於庭。平按此條見同上

闕上者咽喉也。平按此條見同上

闕中者肺也。平按此條見同上

病生於陽者。先治其外。後治其內。平按此條見同上

衛氣留於腹中。平按此條見甲乙經卷九第四

非災風也。平按此條見甲乙經卷十第一下篇

血氣留積。髖皮充肌。平按此條見甲乙經卷十一第六

有過之脈。平按此條見脈經卷一第二

滑則氣少。平按此條見脈經卷一第十三又按素問脈要精微論氣少作少氣

寒氣暴上。脈滿實何如。曰實而滑則生。實而逆則死矣其形盡滿何如。曰舉形盡滿者。脈急大堅。尺滿而不應如是者。順則生。逆則死。何謂順則生。逆則死。曰。所謂順者。手足溫也。謂逆者。手足寒也。平按此條見脈經卷四第七

一月而膏。二月脈。三月胞。四月胎。五月筋。六月骨。七月成。八月動。九月躁。十月生。平按此條見日本醫心方卷二十二又按太素卷九第一經脈正別篇楊注云人之受身時一月而膏二月而脈爲形之先自三月胞以下不載又按醫心方卷二十四所引太素有玄元皇帝曰人受天地之氣變化而生一月而膏二月而脈三月而胞四月而胎五月而筋六月而骨七月而成形八月而動九月而躁十月而生當係楊注與心醫方卷二十二所引小異

導引謂熊頸鳥伸五禽戲等。近愈痿躄萬病。遠取長生久視也。平按此條見日本醫心方卷二十七所引太素楊注

校正内經太素楊注後序

内經太素楊上善注三十卷兩唐志皆箸錄北宋以還漸多散佚宋志僅存三卷元以來遂鮮稱及之者蓋亡失久矣光緒中葉吾鄉楊惺吾先生始從日本獲唐寫卷子本影鈔以歸存二十三卷桐廬袁忠節公得其書未加詳校即以付刊譌謬滋多未爲善本吾姻友蕭北承孝廉精於醫始聚羣籍校正其書殫精廿年以成此本余受而讀之蓋合靈樞素問纂爲一書編次卷目皆有不同反覆以觀然後知内經十八卷之自有真後人援他書以竄亂素問者固非而據一二淺短之文疑靈樞之出於偽託者亦誤也漢志載黄帝内經十八卷初無素問之名後漢張仲景傷寒論引之始稱素問晉皇甫士安甲乙經序稱鍼經九卷素問九卷皆爲内經與漢志十八卷之數合是素問之名實起於漢晉之間故其書隋志始箸於錄然隋志雖名九卷已注明梁八卷是其書自梁以來早闕其一卷故全元起注本僅八卷已亡其第七篇是爲素問原書最初之本至唐王冰作注不知所據何書妄稱得先師秘本即隋所亡之第七篇竄入本書移易篇第纂爲二十四卷是爲今素問四庫箸錄本其書出宋林億等所校正當校正時即謂天元紀大論以下七篇居今素問四卷篇卷浩大不與前後相等所載之事亦不與餘篇相通疑此七篇乃陰陽大論之文王氏取以補素問之闕卷者今按其說未知確否而其文係王氏補入爲全元起本所未有則顯而易見蓋林億等校正此書即取全本對勘於王本移易篇第之下注明全元起本在第幾卷獨此七篇篇目之下未經注明全本其引太素楊上善注雖不及引全注之詳亦幾於卷卷有之獨此七篇曾無一字引及此可爲素問原書無此七篇之確證其不加删汰者徒以係古醫書過而存之云爾今觀楊氏此書則林億等所引以駁正王注者具在卷中而天元紀大論以下七篇則全書俱無其文此可見楊氏所據以編纂此書之經文即同元起本而全注所據之已闕第七篇本乃係素問原文竄亂之迹明而原書之真出矣此可徵林億等之説之確者也靈樞之名漢隋唐志皆不載宋紹興中錦官史崧出其家藏舊本送官詳正世始有傳是其書至宋中世而始出故宋志始箸於錄四庫提要謂即王冰取九靈所改名九靈尤詳於鍼故皇甫謐名之爲鍼經疑其一

經而二名杭堇浦靈樞經跋據隋志所載謂九靈自九靈鍼經自鍼經不可合而爲一冰以九靈名靈樞不知其何所本觀其文義淺短與素問之言不類疑即出冰之僞託不知内經十八卷醫家取其九卷別爲一書名曰素問其餘九卷本無專名張仲景序傷寒論歷引古醫經於素問外稱曰九卷並不標以異名存其實也晉王叔和脉經一同皇甫士安序甲乙經本仲景之意以爲内經十八卷即此九卷及素問又以素問亦九卷無以別此經因取其首篇之文謂之鍼經九卷其實鍼經非九卷之名也故其後仍稱九卷甲乙經内所引靈樞之文其稱皆同於此今觀楊氏此書所引九卷之文不一而足並有引九卷篇名如終始篇者今其文具在靈樞之中可知靈樞之文古祇稱爲九卷楊氏據之其傳甚古王冰謂靈樞即漢志内經十八卷之九其言確有可徵九靈之文今已不傳不知何若在王氏並未取以更名靈樞固可信也若其文義淺短疑爲僞託則不知内經一書雖出黄帝其在古代不過口耳相傳晚周以還始箸竹帛大都述自醫師且不出於一手故其文義時有短長今觀其義之深者九卷之古奥雖素問有不逮其淺而可鄙者即素問未嘗不與九卷略同而以源流而論則素問且多出於九卷觀素問方盛衰論言合之五診調之陰陽已在經脉經脉即靈樞篇目王注已言之是素問之文且有出於靈樞之後者素問且宗靈樞而謂靈樞不逮素問乎徒以宋史崧撰靈樞音釋欲以此九卷配王注素問之數迺分其卷爲二十四分其篇爲八十一至元間併素問爲十二卷又併史崧靈樞之卷以合素問於是古九卷之名湮後人遂疑靈樞爲晚出之書豈知素問自素問九卷自九卷二者同屬古書皆爲楊氏所據初不疑其僞託此可証杭氏之説之誤者也北承究心醫書涉覽極博内經不去手者蓋數十年其校此書也據甲乙經靈樞素問以訂經文之異同據傷寒論巢氏病源論千金方外臺秘要日本醫心方等以證注義之得失體例與素問王注新校正相近其穿穴經論微契聖心雖未知於仲景諸家奚若而用漢學治經義之法於宋賢校醫書之中一義必析其微一文必求其確蓋自林億高保衡以還數百年無此詣精之作可斷言也嘗自謂生平精力盡於此書而決其必傳久客京師一旦書成遂即南歸不肯復出其自信也如

此即其書可知矣。余懵於醫。無以贊之。喜其刻之成而得以有傳於世也。輒爲之僭書於後。甲子冬十月姻愚弟周貞亮謹序

6检